口腔常见病诊疗与口腔正畸

主编 许楠楠 张芳 任杰 高影 邢玉芹 徐念川

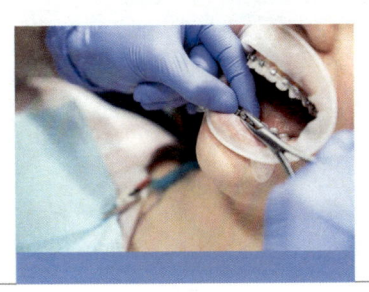

黑龙江科学技术出版社
HEILONGJIANG SCIENCE AND TECHNOLOGY PRESS

图书在版编目(CIP)数据

口腔常见病诊疗与口腔正畸 / 许楠楠等主编. 哈尔滨：黑龙江科学技术出版社, 2024.7. -- ISBN 978-7-5719-2478-2

Ⅰ．R78；R783.5

中国国家版本馆CIP数据核字第2024YX8814号

口腔常见病诊疗与口腔正畸
KOUQIANG CHANGJIANBING ZHENLIAO YU KOUQIANG ZHENGJI

主　　编	许楠楠　张　芳　任　杰　高　影　邢玉芹　徐念川
责任编辑	曹以利
封面设计	宗　宁
出　　版	黑龙江科学技术出版社
	地址：哈尔滨市南岗区公安街70-2号　邮编：150007
	电话：(0451) 53642106　传真：(0451) 53642143
	网址：www.lkcbs.cn
发　　行	全国新华书店
印　　刷	黑龙江龙江传媒有限责任公司
开　　本	787 mm×1092 mm　1/16
印　　张	22.25
字　　数	563千字
版　　次	2024年7月第1版
印　　次	2024年7月第1次印刷
书　　号	ISBN 978-7-5719-2478-2
定　　价	198.00元

【版权所有，请勿翻印、转载】

Editorial Committee 编委会

主　编

许楠楠　张　芳　任　杰
高　影　邢玉芹　徐念川

副主编

徐晓楠　刘云萍　韩蒙蒙
常菊花　宋晶晶　付　丹

编　委（按姓氏笔画排序）

付　丹（单县海吉亚医院）

邢玉芹（淄博市张店区中医院）

任　杰（郸城县中医院）

刘云萍（莱州市第二人民医院）

许楠楠（广饶县人民医院）

宋晶晶（阳谷县中医院）

张　芳（东明县人民医院）

徐念川（汶上县苑庄卫生院）

徐晓楠（济宁市第一人民医院）

高　影（曹县县立医院）

常菊花（微山县人民医院）

韩蒙蒙（滨州市沾化区中医院）

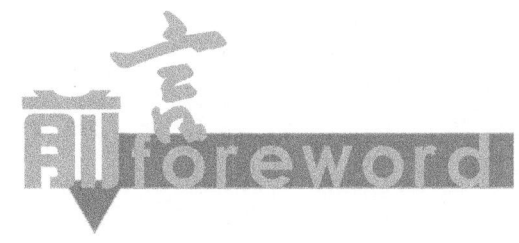

  口腔医学和其他学科不同，是实践性、操作性很强的学科，囊括了复杂的基础理论与诊治技术。本学科不仅要求口腔科医师具备扎实的医学理论知识，还要求其掌握理学、工学的操作技巧。口腔医学是人体工学最前列的开拓学科，口腔科临床诊治中常常需要利用金属材料、高分子塑料、陶瓷材料等来进行牙体和牙列的修复。随着医学技术、医疗器材的不断发展，新方法、新技术的层出不穷，口腔科诊治技术有了更大的发展。为反映近年来口腔技术的成果，提高口腔科医师的理论与实践水平，我们特邀请深耕口腔领域多年的口腔科医师共同编写了《口腔常见病诊疗与口腔正畸》一书。

  本书从多个方面介绍了口腔医学的常见病诊疗。在内容编写上，从基础理论切入，首先简述了口腔科疾病的常见症状；其次介绍了口腔黏膜疾病、口腔颌面部炎症、口腔颌面部损伤的诊断与治疗；然后针对临床常见的牙拔除术、牙髓病治疗、牙体缺损修复、牙列缺损修复等口腔科常用技术进行了详细解读。为使本书具有科学性、先进性和实用性，编者查阅了大量国内外最新学术文献，将口腔医学的发展成果与自身多年临床经验均融入于本书当中。本书内容紧扣临床，层级清晰、重点突出，兼顾科学性与实用性，既可作为各级医院口腔医师的参考资料，也可供医学院校学生学习使用。

  由于口腔医学发展迅速、内容不断更新、涉及学科领域广泛，加之编者的编写时间有限、编写风格不统一，书中难免存在疏漏和不足之处，望广大读者不吝指正。

《口腔常见病诊疗与口腔正畸》编委会

2023 年 10 月

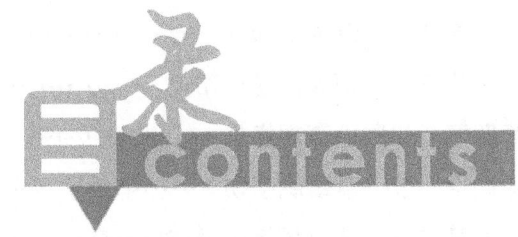

第一章	口腔科疾病的常见症状	(1)
第一节	口干	(1)
第二节	口臭	(2)
第三节	牙痛	(3)
第四节	牙齿松动	(5)
第五节	牙龈出血	(6)
第六节	牙龈肿大	(7)
第七节	牙本质过敏	(9)
第八节	开口困难	(10)
第九节	颌面部麻木	(12)
第十节	颌面部局部肿胀	(14)
第十一节	面部疼痛	(15)
第二章	口腔黏膜疾病	(21)
第一节	口腔念珠菌病	(21)
第二节	复发性口腔溃疡	(25)
第三节	唇部疾病	(27)
第四节	舌部疾病	(33)
第五节	细菌感染性疾病	(37)
第六节	病毒感染性疾病	(41)
第七节	口腔理化性损害	(44)
第三章	口腔颌面部炎症	(49)
第一节	颌骨骨髓炎	(49)
第二节	智齿冠周炎	(50)

第三节　口腔颌面部间隙感染 …………………………………………………… (53)
　　第四节　颌面部疖痈 ……………………………………………………………… (61)
　　第五节　面颈部淋巴结炎 ………………………………………………………… (64)
第四章　口腔颌面部损伤 ………………………………………………………………… (66)
　　第一节　软组织损伤 ……………………………………………………………… (66)
　　第二节　牙及牙槽骨损伤 ………………………………………………………… (75)
　　第三节　颧骨及颧弓骨折 ………………………………………………………… (77)
　　第四节　全面部骨折 ……………………………………………………………… (79)
　　第五节　上颌骨骨折 ……………………………………………………………… (80)
　　第六节　下颌骨骨折 ……………………………………………………………… (87)
第五章　牙拔除术 ………………………………………………………………………… (92)
　　第一节　普通牙拔除术 …………………………………………………………… (92)
　　第二节　阻生牙拔除术 …………………………………………………………… (110)
　　第三节　超声刀在牙拔除术中的应用 …………………………………………… (121)
第六章　牙髓病治疗 ……………………………………………………………………… (124)
　　第一节　根管治疗 ………………………………………………………………… (124)
　　第二节　活髓保存治疗 …………………………………………………………… (138)
　　第三节　牙髓塑化治疗 …………………………………………………………… (142)
　　第四节　干髓术 …………………………………………………………………… (144)
第七章　牙体缺损修复 …………………………………………………………………… (147)
　　第一节　牙体缺损的修复治疗设计 ……………………………………………… (147)
　　第二节　前牙的部分冠美学修复 ………………………………………………… (157)
　　第三节　残根及分根术后桩核冠修复 …………………………………………… (158)
　　第四节　瓷全冠 …………………………………………………………………… (168)
　　第五节　桩核冠 …………………………………………………………………… (179)
第八章　牙列缺损修复 …………………………………………………………………… (192)
　　第一节　固定义齿的设计要领 …………………………………………………… (192)
　　第二节　全瓷固定桥 ……………………………………………………………… (207)
　　第三节　覆盖义齿 ………………………………………………………………… (209)
　　第四节　暂时固定修复体 ………………………………………………………… (211)
第九章　牙列缺失修复 …………………………………………………………………… (215)
　　第一节　全口义齿制作的关键技术 ……………………………………………… (215)

第二节　全口义齿的固定、稳定及支持 …………………………………………… (226)

　　第三节　即刻全口义齿修复 ……………………………………………………… (229)

　　第四节　单颌全口义齿修复 ……………………………………………………… (232)

第十章　其他口腔疾病修复 …………………………………………………………… (234)

　　第一节　咬合病 …………………………………………………………………… (234)

　　第二节　颌面缺损 ………………………………………………………………… (235)

　　第三节　颞下颌关节紊乱病 ……………………………………………………… (240)

　　第四节　牙颜色异常 ……………………………………………………………… (243)

　　第五节　牙排列异常 ……………………………………………………………… (245)

第十一章　Ⅰ类错𬌗畸形的矫治 ……………………………………………………… (247)

　　第一节　牙列拥挤的矫治 ………………………………………………………… (247)

　　第二节　双颌前突的矫治 ………………………………………………………… (260)

　　第三节　牙列间隙的矫治 ………………………………………………………… (262)

　　第四节　开𬌗的矫治 ……………………………………………………………… (265)

第十二章　Ⅱ类错𬌗畸形的矫治 ……………………………………………………… (272)

　　第一节　Ⅱ类错𬌗畸形的病因 …………………………………………………… (272)

　　第二节　Ⅱ类错𬌗畸形的分类 …………………………………………………… (274)

　　第三节　Ⅱ类错𬌗畸形的诊断 …………………………………………………… (280)

　　第四节　Ⅱ类1分类错𬌗畸形的矫治 …………………………………………… (283)

　　第五节　Ⅱ类2分类错𬌗畸形的矫治 …………………………………………… (298)

第十三章　Ⅲ类错𬌗畸形的矫治 ……………………………………………………… (305)

　　第一节　Ⅲ类错𬌗畸形的概述 …………………………………………………… (305)

　　第二节　Ⅲ类错𬌗畸形的病因 …………………………………………………… (309)

　　第三节　Ⅲ类错𬌗畸形的诊断 …………………………………………………… (310)

　　第四节　Ⅲ类错𬌗畸形的矫治 …………………………………………………… (314)

第十四章　儿童口腔疾病 ……………………………………………………………… (337)

　　第一节　儿童牙周组织疾病 ……………………………………………………… (337)

　　第二节　儿童口腔黏膜疾病 ……………………………………………………… (339)

参考文献 ………………………………………………………………………………… (345)

第一章

口腔科疾病的常见症状

第一节 口 干

正常人一昼夜的唾液分泌量为 600～1 500 mL,使口腔黏膜保持湿润而不感口干。口干可由各种原因所致的唾液分泌量减少而引起,但也有唾液分泌正常而自觉口干者。

一、唾液腺疾病

由各种原因造成唾液腺破坏或萎缩均可引起口干症,如鼻咽部肿瘤经放疗后两侧腮腺萎缩,唾液分泌减少。干燥综合征是一种自身免疫性疾病,以眼干、口干为主,还伴有肝脾大、多发性关节炎、吞咽困难等症状。患者常有一项或多项自身抗体水平增高以及丙种球蛋白增高等。本病患者在无刺激时或用酸性药物、咀嚼石蜡等刺激时,均可见唾液分泌量明显减少。

二、神经、精神因素

由于情绪等因素的影响,有些神经衰弱患者常自觉口干,但多为暂时性的。检查患者口腔黏膜无明显的干燥,无刺激时唾液量减少,但用石蜡等刺激后唾液量并不减少。

三、更年期综合征

更年期综合征发生在女性更年期。除有一般症状外,常伴有口干、萎缩性舌炎,口腔黏膜糜烂、灼痛和刺痛等症状。

四、营养障碍

维生素 B_2 缺乏可出现口干、唇炎、口角炎、舌炎和阴囊炎等症状,有的还可出现咽部、鼻腔干燥,咽下困难等。

五、局部因素

由于腺样体增殖或前牙严重开颌等造成习惯性口呼吸者常有口干症状,尤以晨起时明显。

检查唾液,无刺激时以及用酸性药物刺激后分泌量均正常。此外,口干症也可由其他系统病引起,如糖尿病、脱水、高热后以及使用阿托品类药物后等。

(邢玉芹)

第二节 口 臭

口臭是指口腔呼出气体中的令人不快的气味,是某些口腔、鼻咽部和全身性疾病的一个较常见症状,可以由多方面因素引起。

一、生理因素

晨起时常出现短时的口臭,刷牙后即可消除。可由某些食物(蒜、洋葱等)和饮料(酒精性)经过代谢后产生一些臭味物质经肺从口腔呼出所引起。某些全身应用的药物也可引起口臭,如亚硝酸戊酯、硝酸异山梨酯等。

二、病理因素

(一)口腔疾病

口腔呼出气体中的挥发性硫化物可导致口臭,其中90%的成分为甲基硫醇和硫化氢。临床上最常见的口臭原因是舌苔和牙周病变处的主要致病菌,如牙龈卟啉单胞菌、齿垢密螺旋体、福赛坦菌和中间普氏菌等的代谢产物。此外,牙周袋内的脓液和坏死组织、舌苔内潴留的食物残屑、脱落上皮细胞等也可引起口臭。在没有牙周炎的患者,舌苔则是口臭的主要来源,尤其与舌背的后1/3处舌苔的厚度和面积有关。用牙刷刷舌背或用刮舌板清除舌苔可显著减轻或消除口臭。

软垢、嵌塞于牙间隙和龋洞内的食物发酵腐败,也会引起口臭。有些坏死性病变,如坏死性溃疡性龈(口)炎、嗜伊红肉芽肿、恶性肉芽肿和癌瘤等,拔牙创伤的感染(干槽症)等,都有极显著的腐败性臭味。如果经过治疗彻底消除了口腔局部因素,口臭仍不消失,则应寻找其他部位的疾病。

(二)鼻咽部疾病

慢性咽(喉)炎、化脓性上颌窦炎、萎缩性鼻炎、小儿鼻内异物、滤泡性扁桃体炎等均能发出臭味。

(三)消化道、呼吸道及其他全身性疾病

消化道、呼吸道及其他全身性疾病如消化不良、肝硬化、支气管扩张继发肺部感染、肺脓肿、先天性气管食管瘘等。糖尿病患者口中可有烂苹果气味,严重肾衰竭者口中可有氨味或尿味。此外,某些金属(如铅、汞)和有机物中毒时,可有异常气味。

(四)神经和精神异常

有些患者自觉口臭而实际并没有口臭,可能存在心理性疾病,如口臭恐惧症等,或者由于某些神经疾病导致嗅觉或味觉障碍而产生。用鼻闻法、仪器测量法(气相色谱仪等)可直接检测口臭程度和挥发性硫化物的水平。

(徐晓楠)

第三节 牙 痛

牙痛是口腔科临床上最常见的症状,也是患者就医的主要原因。可由牙齿本身的疾病、牙周组织及颌骨的某些疾病,甚至神经疾病和某些全身疾病所引起。对以牙痛为主诉的患者,必须先仔细询问病史,如疼痛起始时间及可能的原因、病程长短及变化情况、既往治疗史及疗效等。必要时还应询问工作性质、饮食习惯、有无不良习惯(如夜磨牙和咬硬物等)、全身健康状况及家族史等。关于牙痛本身,应询问牙痛的部位、性质、程度和发作时间。疼痛是尖锐剧烈的还是钝痛、酸痛;是自发痛还是激发痛、咬合时痛,自发痛是阵发的或是持续不断;有无夜间痛;疼痛部位是局限的或放散的,能否明确指出痛牙等。根据症状可得出一至数种初步印象,便于做进一步检查。应记住,疼痛是一种主观症状,由于不同个体对疼痛的敏感性和耐受性有所不同,而且有些其他部位的疾病也可表现为牵涉性牙痛。因此,对患者的主观症状应与客观检查所见、全身情况及实验室和放射学检查等结果结合起来分析,以做出正确的诊断。

一、引起牙痛的原因

(1)牙齿本身的疾病,如深龋、牙髓充血、各型急性牙髓炎、慢性牙髓炎、逆行性牙髓炎,由龋齿、外伤、化学药品等引起的急性根尖周炎、牙槽脓肿,微裂,牙根折裂,髓石,牙本质过敏,流电作用等。

(2)牙周组织的疾病,如牙周脓肿、急性龈乳头炎、冠周炎、坏死性溃疡性龈炎、干槽症等。

(3)牙齿附近组织的疾病所引起的牵涉痛,如急性化脓性上颌窦炎和急性化脓性颌骨骨髓炎,由于神经末梢受到炎症的侵犯,使该神经所支配的牙齿发生牵涉性痛。颌骨内或上颌窦内的肿物、埋伏牙等可压迫附近的牙根发生吸收,如有继发感染,可出现牙髓炎导致疼痛。急性化脓性中耳炎、咀嚼肌群的痉挛等均可出现牵涉性牙痛。

(4)神经系统疾病,如三叉神经痛患者常以牙痛为主诉。颞下窝肿物在早期可出现三叉神经第三支分布区的疼痛,翼腭窝肿物的早期由于压迫蝶腭神经节,可出现三叉神经第二支分布区的疼痛。

(5)有些全身疾病,如流感、癔症、神经衰弱、月经期和绝经期等可诉有牙痛。高空飞行时,牙髓内压力增高,可引起航空性牙痛。有的心绞痛患者可反射性地引起牙痛。

二、诊断步骤

(一)问清病史及症状特点

1.尖锐自发痛

尖锐自发痛最常见的为急性牙髓炎(浆液性、化脓性、坏疽性)、急性根尖周炎(浆液性、化脓性)。其他,如急性牙周脓肿、髓石、冠周炎、急性龈乳头炎、三叉神经痛、急性上颌窦炎等。

2.自发钝痛

自发钝痛常见为慢性龈乳头炎、创伤殆等。在机体抵抗力降低时,如疲劳、感冒、月经期等,可有轻度自发钝痛、胀痛。坏死性龈炎时牙齿可有撑离感和咬合痛。

3.激发痛

牙本质过敏和Ⅱ～Ⅲ度龋齿或楔状缺损等,牙髓尚未受侵犯或仅有牙髓充血时,无自发痛,仅在敏感处或病损处遇到物理、化学刺激时才发生疼痛,刺激去除后疼痛即消失。慢性牙髓炎一般无自发痛而主要表现为激发痛,但当刺激去除后疼痛仍持续数分钟。咬合创伤引起牙髓充血时也可有对冷、热刺激敏感。

4.咬合痛

牙隐裂和牙根纵裂时,常表现为某一牙尖受力而产生水平分力时引起尖锐的疼痛。牙外伤、急性根尖周炎、急性牙周脓肿等均有明显的咬合痛和叩痛、牙齿挺出感。口腔内不同金属修复体之间产生的流电作用也可使患牙在轻咬时疼痛或与金属器械相接触时发生短暂的电击样刺痛。

以上疼痛除急性牙髓炎患者常不能自行明确定位外,一般都能明确指出痛牙。急性牙髓炎的疼痛常沿三叉神经向同侧对颌或同颌其他牙齿放散,但不会越过中线放散到对侧牙。

(二)初步检查

1.牙体疾病

牙体疾病最常见为龋齿。应注意邻面龋、潜在龋、隐蔽部位的龋齿、充填物下方的继发龋等。此外,如牙隐裂、牙根纵裂、畸形中央尖、楔状缺损、重度磨损、未垫底的深龋充填体、外伤露髓牙、牙冠变色或陈旧的牙冠折断等,均可为病源牙。

叩诊对识别患牙有一定帮助。急性根尖周炎和急性牙周脓肿时有明显叩痛,患牙松动。慢性牙髓炎、急性全部性牙髓炎和慢性根尖周炎、边缘性牙周膜炎、创伤性根周膜炎等,均可有轻至中度叩痛。存在多个可疑病源牙时,叩诊反应常有助于确定患牙。

2.牙周及附近组织疾病

急性龈乳头炎时可见牙间乳头红肿、触痛,多有食物嵌塞、异物刺激等局部因素。冠周炎多见于下颌第三磨牙阻生,远中及颊舌侧龈瓣红肿,可溢脓。牙周脓肿和逆行性牙髓炎时可探到深牙周袋,后者袋深接近根尖,牙齿大多松动。干槽症可见拔牙窝内有污秽坏死物,骨面暴露,腐臭,触之疼痛。反复急性发作的慢性根尖周炎可在牙龈或面部发现窦道。

急性牙槽脓肿、牙周脓肿、冠周炎等,炎症范围扩大时,牙龈及龈颊沟处肿胀变平,可有波动。面部可出现副性水肿,局部淋巴结肿大、压痛。若治疗不及时,可发展为蜂窝织炎、颌骨骨髓炎等。上颌窦炎引起的牙痛,常伴有前壁的压痛和脓性鼻涕、头痛等。上颌窦肿瘤局部多有膨隆,可有血性鼻涕、多个牙齿松动等。

(三)辅助检查

1.牙髓活力测验

根据对冷、热温度的反应,以及刺激除去后疼痛持续的时间,可以帮助诊断和确定患牙。也可用电流强度测试来判断牙髓的活力和反应性。

2.X线检查

X线检查可帮助发现隐蔽部位的龋齿。髓石在没有揭开髓室顶之前,只能凭X线片发现。慢性根尖周炎可见根尖周围有不同类型和大小的透射区。颌骨内或上颌窦内肿物、埋伏牙、牙根纵裂等也需靠X线检查来确诊。

(邢玉芹)

第四节 牙齿松动

正常情况下,牙齿只有极轻微的生理性动度。这种动度几乎不可觉察,且随不同牙位和一天内的不同时间而变动。一般在晨起时动度最大,这是因为夜间睡眠时,牙齿无颌接触,略从牙槽窝内挺出所致。醒后,由于咀嚼和吞咽时的𬌗接触将牙齿略压入牙槽窝内,致使牙齿的动度渐减小。这种 24 小时内动度的变化,在牙周健康的牙齿不甚明显,而在有𬌗习惯,如磨牙症、紧咬牙者较明显。妇女在月经期和妊娠期内牙齿的生理动度也增加。牙根吸收接近替牙期的乳牙也表现牙齿松动。引起牙齿病理性松动的主要原因如下。

一、牙周炎

牙周炎是使牙齿松动乃至脱落的最主要疾病。牙周袋的形成以及长期存在的慢性炎症,使牙槽骨吸收,结缔组织附着不断丧失,继而使牙齿逐渐松动、移位,终致脱落。

二、𬌗创伤

牙周炎导致支持组织的破坏和牙齿移位,形成继发性𬌗创伤,使牙齿更加松动。单纯的(原发性)𬌗创伤,也可引起牙槽嵴顶的垂直吸收和牙周膜增宽,临床上出现牙齿松动。这种松动在𬌗创伤除去后,可以恢复正常。正畸治疗过程中,受力的牙槽骨发生吸收和改建,此时牙齿松动度明显增大,并发生移位;停止加力后,牙齿即可恢复稳固。

三、牙外伤

牙外伤最多见于前牙。根据撞击力的大小,使牙齿发生松动或折断。折断发生在牙冠时,牙齿一般不松动;根部折断时,常出现松动,折断部位越近牙颈部,则牙齿松动越重,预后也差。有的医师企图用橡皮圈不恰当地消除初萌的上颌恒中切牙之间的间隙,常使橡皮圈渐渐滑入龈缘以下,造成深牙周袋和牙槽骨吸收,牙齿极度松动和疼痛。患儿和家长常误以为橡皮圈已脱落,实际它已深陷入牙龈内,应仔细搜寻并取出橡皮圈。此种病例疗效一般均差,常导致拔牙。

四、根尖周炎

急性根尖周炎:牙齿突然松动,有伸长感,不敢对咬合,叩痛(++)～(+++)。至牙槽脓肿阶段,根尖部和龈颊沟红肿、波动。这种主要由龋齿等引起的牙髓和根尖感染,在急性期过后,牙多能恢复稳固。

慢性根尖周炎在根尖病变范围较小时,一般牙不太松动。当根尖病变较大或向根侧发展,破坏较多的牙周膜时,牙可出现松动。一般无明显自觉症状,仅有咬合不适感或反复肿胀史,有的根尖部可有瘘管。牙髓无活力。根尖病变的范围和性质可用 X 线检查来确诊。

五、颌骨骨髓炎

成人的颌骨骨髓炎多是继牙源性感染而发生,多见于下颌骨。急性期全身中毒症状明显,如高热、寒战、头痛,白细胞增至$(10\sim20)\times10^9/L$等。局部表现为广泛的蜂窝织炎。患侧下唇麻木,多个牙齿迅速松动,且有叩痛。这是由于牙周膜及周围骨髓腔内的炎症浸润。一旦颌骨内的化脓病变经口腔黏膜或面部皮肤破溃,或经手术切开、拔牙而得到引流,则病程转入亚急性或慢性期。除病源牙必须拔除外,邻近的松动牙常能恢复稳固。

六、颌骨内肿物

颌骨内的良性肿物或囊肿由于缓慢生长,压迫牙齿移位或牙根吸收,致使牙齿逐渐松动。恶性肿瘤则使颌骨广泛破坏,在短时间内即可使多个牙齿松动、移位。较常见的,如上颌窦癌,多在早期出现上颌数个磨牙松动和疼痛。若此时轻易拔牙,则可见拔牙窝内有多量软组织,短期内肿瘤即由拔牙窝中长出,似菜花状。所以,在无牙周病且无明显炎症的情况下,若有一或数个牙齿异常松动者,应提高警惕,进行X线检查,以便早期发现颌骨中的肿物。

七、其他

有些牙龈疾病伴有轻度的边缘性牙周膜炎时,也可出现轻度的牙齿松动,如坏死性龈炎、维生素C缺乏、龈乳头炎等。但松动程度较轻,治愈后牙齿多能恢复稳固。发生于颌骨的组织细胞增生症,为原因不明的、累及单核-吞噬细胞系统的、以组织细胞增生为主要病理学表现的疾病。当发生于颌骨时,可沿牙槽突破坏骨质,牙龈呈不规则的肉芽样增生,牙齿松动并疼痛;拔牙后伤口往往愈合不良。X线表现为溶骨性病变,牙槽骨破坏,病变区牙齿呈现"漂浮征"。本病多见于10岁以内的男童,好发于下颌骨。其他一些全身疾病,如唐氏综合征等的患儿,常有严重的牙周炎症和破坏,造成牙齿松动、脱落。牙周手术后的短期内,术区牙齿也会松动,数周内会恢复原来动度。

(高 影)

第五节 牙龈出血

牙龈出血是口腔中常见的症状,出血部位可以是全口牙龈或局限于部分牙齿。多数患者是在牙龈受到机械刺激(如刷牙、剔牙、食物嵌塞、进食硬物、吮吸等)时流血,一般能自行停止;另有一些情况,在无刺激时即自动流血,出血量多,且无自限性。

一、牙龈的慢性炎症和炎症性增生

此为牙龈出血的最常见原因,如慢性龈缘炎、牙周炎、牙间乳头炎和牙龈增生等。牙龈缘及龈乳头红肿、松软,甚至增生。一般在受局部机械刺激时引起出血,量不多,能自行停止。将局部刺激物(如牙石、牙垢、嵌塞的食物、不良修复体等)除去后,炎症很快消退,出血亦即停止。

二、妊娠期龈炎和妊娠瘤

妊娠期龈炎和妊娠瘤常开始于妊娠的前3~4个月。牙龈红肿、松软、极易出血。分娩后,妊娠期龈炎多能消退到妊娠前水平,而妊娠瘤常需手术切除。有的人在慢性牙龈炎的基础上,于月经前或月经期可有牙龈出血,可能与牙龈毛细血管受性激素影响而扩张、脆性改变等有关。长期口服激素性避孕药者,也容易有牙龈出血和慢性炎症。

三、坏死性溃疡性牙龈炎

坏死性溃疡性牙龈炎为梭形杆菌、口腔螺旋体和中间普氏菌等的混合感染。主要特征为牙间乳头顶端的坏死性溃疡,腐臭,牙龈流血和疼痛,夜间睡眠时亦可有牙龈流血,就诊时亦可见牙间隙处或口角处有少量血迹。本病的发生常与口腔卫生不良、精神紧张或过度疲劳、吸烟等因素有关。

四、血液病

在遇到牙龈有广泛的自动出血,量多或不易止住时,应考虑有无全身因素,并及时做血液学检查和到内科诊治。较常见引起牙龈和口腔黏膜出血的血液病有急性白血病、血友病、血小板减少性紫癜、再生障碍性贫血、粒细胞减少症等。

五、肿瘤

有些生长在牙龈上的肿瘤,如血管瘤、血管瘤型牙龈瘤、早期牙龈癌等也较易出血。其他较少见的,如发生在牙龈上的网织细胞肉瘤,早期常以牙龈出血为主诉,临床上很容易误诊为牙龈炎。有些转移瘤,如绒毛膜上皮癌等,也可引起牙龈大出血。

六、某些全身疾病

肝硬化、脾功能亢进、肾炎后期、系统性红斑狼疮等,由于凝血功能低下或严重贫血,均可能出现牙龈出血症状。伤寒的前驱症状有时有鼻出血和牙龈出血。在应用某些抗凝血药物或非甾体抗炎药,如水杨酸、肝素等治疗冠心病和血栓时,易有出血倾向。苯中毒时也可有牙龈被动出血或自动出血。

(付　丹)

第六节　牙龈肿大

牙龈肿大是诸多牙龈病的一个常见临床表现。

一、病史要点

(1)牙龈肿胀的病程,是突发还是逐渐发展。
(2)有无刷牙出血、食物嵌塞及口呼吸习惯。
(3)是否服用苯妥英钠、硝苯地平、环孢素等药物。
(4)家族中有无牙龈肿大者。
(5)已婚妇女的妊娠情况。

二、检查要点

(1)牙龈肿胀的范围,牙龈质地、颜色。
(2)有无牙列不齐、开唇露齿及口呼吸、舔龈等不良习惯。
(3)详细检查牙周情况。
(4)必要时做组织病理检查。

三、鉴别诊断

(一)慢性炎症性肿大

因长期局部刺激引起,如牙石、牙列拥挤、冠修复体边缘过长、口呼吸及舔龈习惯等。本型病程缓慢,无症状,开始龈乳头和/或龈缘轻度隆起,逐步地增生似救生圈套在牙齿周围。口呼吸引起的牙龈肿大与邻近未暴露的正常牙龈有明显的分界线。

(二)急性炎症性肿大

急性炎症性肿大常见于急性牙龈脓肿、急性牙周脓肿及急性龈乳头炎。

(三)药物性牙龈肿大

该类患者有明显的服药史,如苯妥英钠、环孢素、硝苯地平均可引起牙龈增生。增生的牙龈呈实质性,质地坚实,淡粉红色,仅发生于有牙区,停药后增生的龈组织可逐步消退。

(四)遗传性牙龈纤维瘤病

遗传性牙龈纤维瘤病是一种原因不明的少发病,多有家族史。病变波及牙龈、龈乳头及附着龈,且上、下颌的颊舌面都可广泛受侵,与苯妥英钠引起的牙龈增生不同。肿大的牙龈颜色正常,质地硬似皮革。重者可将牙齿完全盖住,牙齿移位,颌骨变形。表面光滑或呈小结节样。

(五)青春期牙龈肿大

青春期牙龈肿大见于青春期患者,发病部位有局部刺激因素,但炎症和增生反应较明显,虽经治疗不易痊愈,而且易复发。青春期过后经治疗能较快缓解。临床表现同一般慢性炎症性肿大,即牙龈充血水肿,松软光亮,牙间乳头呈球状突起。

(六)妊娠期牙龈肿大

正处于妊娠期的妇女,牙龈鲜红色或暗紫色,松软光亮,极易出血。单个或多个牙间乳头肥大增生,重者形成有蒂或无蒂的瘤状物,应诊断为妊娠期牙龈肿大。

(七)白血病牙龈肿大

牙龈颜色暗紫或苍白,表面光亮,外形呈不规则的结节状,龈缘处可有坏死的假膜。牙龈自动出血或激惹出血,不易止住。常伴有牙齿松动,全身乏力,低热及相应部位的淋巴结肿大。血常规检查有助诊断。

(八)化脓性肉芽肿牙龈肿大

化脓性肉芽肿牙龈肿大可以呈扁平无蒂的肿大或有蒂的瘤状物,色鲜红或暗红,质地柔软。病损表面有溃疡和脓性分泌物,如果病损时间长可转变为较硬的纤维上皮性乳头状瘤。组织病理检查为慢性炎症细胞浸润的肉芽组织。

(九)浆细胞肉芽肿

牙龈肿大,鲜红色,且松软易碎,极易出血,表面呈分叶状,质地如同肉芽组织。应结合组织病理检查,主要在结缔组织内有大量浸润的浆细胞,或表现为有大量血管和炎症细胞浸润的肉芽肿。

(十) 牙龈良性及恶性肿瘤

牙龈良性及恶性肿瘤包括血管瘤、乳头状瘤、牙龈癌等,可结合组织病理检查加以区别。

(高 影)

第七节 牙本质过敏

牙本质过敏又称牙齿敏感或牙齿感觉过敏。其症状为牙齿受到外界各种刺激时,如机械性刺激(摩擦、咬硬物等)、温度刺激(冷、热)、化学刺激(酸、甜),所产生的尖锐的异常酸痛感觉。除去刺激物,酸痛感即消失。许多牙体病都可产生此症状,有时牙体组织无病变,全身状态异常时,牙齿也会出现敏感状。

一、病史要点

(1) 牙齿敏感症发生的部位。
(2) 引起牙齿敏感的刺激因素。
(3) 有无外伤史,咬硬物史。
(4) 有无牙体病治疗史和修复前的牙体预备史。
(5) 全身情况,是否在产褥期、月经期,头颈部是否做过放疗。

二、检查要点

(1) 患牙𬌗面、切端、牙颈部是否有牙本质暴露。
(2) 在牙本质暴露的部位或牙体硬组织被调磨处,以探针探划牙面是否可找到敏感点。
(3) 患牙有无咬合创伤。
(4) 牙髓活力测验反应是否正常。

三、鉴别诊断

凡使牙本质暴露的各种牙体病、牙周病或牙体牙周病治疗术后,均可产生牙本质过敏症。有些患者,牙本质未暴露,但全身处于应激性增高状态,神经末梢敏感性增强,如头颈部大剂量放疗后、产褥期等也可能出现牙齿敏感症。

(一) 牙颈部楔状缺损、磨损(包括𬌗面或切端)

此两种牙体病,当硬组织丢失速度快于修复性牙本质形成速度时,则出现牙齿敏感症状。可采用脱敏治疗,暂时缓解症状,或避免冷热刺激,待修复性牙本质形成后,自行恢复。有些楔状缺损或磨损很深已近髓,有可能牙髓已有慢性炎症,应检测牙髓活力,注意与慢性牙髓炎鉴别。牙齿敏感症患牙牙髓活力正常,如活力异常,则为慢性牙髓炎,应进行相应的治疗。

(二) 外伤牙折

当牙本质暴露时,即刻出现牙齿敏感症状,应仔细检查有无牙髓暴露,若无,先行护髓治疗,待修复性牙本质形成后,过敏症状消失。若护髓后出现自发痛,则已是牙髓炎,应行相应治疗。

(三)中龋

当龋坏达牙本质浅层即可出现牙齿敏感症。

(四)酸蚀症

发生在从事酸作业的人或长期反酸的胃病患者。由于酸的作用,牙面脱矿呈白垩状,或有黄褐色斑块,或有实质缺损,均产生牙齿敏感症状。

(五)牙隐裂

当隐裂的裂纹深达牙本质时,即可出现牙齿敏感症状。由于隐裂不易被察觉,常贻误治疗时机,发展成牙髓炎。故当牙面无明显磨耗,探划无过敏点时,应注意与早期隐裂鉴别。

(六)牙龈退缩,牙颈部暴露

各种原因所致牙龈退缩,只要使颈部牙本质暴露,均可产生牙齿敏感症状。应注意诊断导致牙龈退缩的疾病,并进行相应治疗。

(七)全身情况处于异常状态时

头颈部放疗患者,妇女月经期、产褥期等,亦会出现牙齿敏感症,均有相应的病史,不难诊断。

(韩蒙蒙)

第八节 开口困难

开口困难是指由于各种原因造成根本不能开口或开口甚小者。造成开口困难的原因很多,可分为感染性、瘢痕性、关节性、外伤性、肿瘤源性和精神、神经性等。

一、感染所致的开口困难

(一)下颌智齿冠周炎

下颌智齿冠周炎可以直接累及咬肌和翼内肌,引起肌肉痉挛,造成开口困难。

(二)颌面部深在间隙感染

颞下窝和翼下颌间隙感染刺激翼肌群痉挛造成开口困难。感染的来源常常是上、下磨牙感染扩散或在注射上颌结节、翼下颌传导麻醉时将感染带入。因感染在深部,早期在颜面部无明显红肿症状,不易发现。所以在有上、下磨牙感染或拔牙史,低热,开口困难,并在该间隙的相应部位(如上颌结节后方、翼下颌韧带处)有明显红肿和压痛者应考虑本病。

(三)化脓性下颌关节炎

化脓性下颌关节炎多数在下颌关节附近有化脓性病灶,如中耳炎、外耳道炎等,继之引起下颌关节疼痛,开口困难。检查时可见关节区有红肿,压痛明显,尤其不能上、下牙对殆,稍用力即可引起关节区剧痛。颞下颌关节侧位X线片可见关节间隙增宽。

(四)破伤风

由破伤风杆菌引起的一种以肌肉阵发性痉挛和紧张性收缩为特征的急性特异性感染,由于初期症状可表现为开口困难而来口腔科就诊。一般有外伤史。痉挛通常从咀嚼肌开始,先是咀嚼肌少许紧张,继之出现强直性痉挛呈开口困难状,同时还因表情肌的紧缩使面部表情很特殊,形成"苦笑面容"。当颈部、背部肌肉收缩,则形成背弓反张。其他,如咬肌下、下颌下、颊部蜂窝织炎,急性化脓性腮腺炎等,均可发生开口困难,体征表浅,容易诊断。

二、瘢痕所致的开口困难

(一)颌间瘢痕挛缩

常常由坏疽性口炎后在上、下颌间形成大量瘢痕,将上、下颌紧拉在一起而不能开口。一般有口腔颌面部溃烂史,颊侧口腔前庭处能触到索条状瘢痕区,有时还伴有唇颊组织的缺损。

(二)放射性瘢痕

鼻咽部、腮腺区、颞下窝等恶性肿物经大量放疗后,在关节周围有大量放射性瘢痕造成开口困难。开口困难的症状是逐渐发展起来的,以致到几乎完全不能开口。照射区皮肤均有慢性放射反应,如皮肤薄而透明,毛细血管扩张,并可见到深棕色的斑点状色素沉着。

(三)烧伤后瘢痕

由各种物理、化学因素所致口颊部深部烧伤后,逐渐形成大量增生的挛缩瘢痕造成开口困难。

三、颞下颌关节疾病所致的开口困难

(一)关节强直

一般由关节区化脓感染或外伤后关节腔内血肿机化逐渐形成关节融合。关节强直常发病于儿童,逐渐出现开口困难以致最后完全不能开口呈开口困难状。关节强直侧下颌骨发育短小,面部丰满呈圆形;而健侧下颌骨发育较长,面部反而显塌陷狭长。颞下颌关节侧位X线片可见患侧关节间隙消失,髁突和关节凹融合成致密团块。少数可由类风湿颞下颌关节炎造成,其特点为常累及两侧并伴有指关节或脊柱关节的类风湿关节炎,因此,同时可查到手指呈梭形强直畸形或脊柱呈竹节样强直畸形。

(二)颞下颌关节盘脱出

急性脱臼后或长期颞下颌关节紊乱病后可使关节盘脱出,脱出的关节盘在髁突运动中成为机械障碍物,甚至可嵌顿在髁突和关节结节之间致不能开口,呈开口困难状。

四、外伤所致的开口困难

(一)颧弓、颧骨骨折

颧弓、颧骨为面侧部突出处,容易被伤及。最常见为呈M形颧弓双骨折,骨折片下陷妨碍喙突活动造成开口困难;颧骨体骨折后向下向后移位可使上颌骨和颧骨之间的间隙消失,妨碍下颌骨活动造成开口困难。

(二)下颌髁突骨折

下颌髁突颈部是下颌骨结构中的薄弱区,当颏部和下颌体部受到外伤后容易在髁突颈部骨折而造成开口困难。此外,由于局部创伤引起的骨化性咬肌炎也可造成开口困难。新生儿开口困难除破伤风外,应考虑由于难产使用高位产钳损伤颞下颌关节所致。

五、肿瘤所致的开口困难

关节区深部肿物可以引起开口困难,因为肿物在深部不易被查出,常误诊为一般颞下颌关节紊乱病而进行理疗。因此,有开口困难而同时存在脑神经症状者应考虑是否有以下部位的肿物。

(一)颞下窝综合征

颞下窝综合征为原发于颞下窝肿物引起的一种综合征。因肿物侵犯翼肌、颞肌,故常有开口困难。早期有三叉神经第三支分布区持续性疼痛,继之出现下唇麻木,口角皮肤、颊黏膜异常感或麻木感。肿瘤长大时可在上颌后部口腔前庭处触到。

(二)翼腭窝综合征

翼腭窝综合征为原发于翼腭窝肿瘤引起的一种综合征,因肿瘤侵犯翼肌可引起开口困难外,最早出现三叉神经第二支分布区持续性疼痛和麻木,以后可影响眼眶累及视神经。

(三)上颌窦后部癌

肿瘤破坏上颌窦后壁,侵犯翼肌群,可以出现开口困难,并有三叉神经第二支分布区的持续性疼痛和麻木,鼻腔有脓血性分泌物,上颌侧位体层X线片见上颌窦后壁骨质破坏。

(四)鼻咽癌

鼻咽癌侵犯咽侧壁,破坏翼板,可影响翼肌群,出现开口困难,并常伴有剧烈头痛、鼻塞、鼻出血、耳鸣、听力障碍及颈部肿块等症状。

六、肌痉挛、神经精神疾病

(一)癔症性开口困难

癔症性开口困难如与全身其他肌痉挛或抽搐症状伴发,则诊断比较容易;但如只出现开口困难症状,则诊断比较困难。此病多发生于女性青年,既往有癔症史,有独特的性格特征。一般在发病前有精神因素,然后突然发生开口困难。用语言暗示或间接暗示(用其他治疗法结合语言暗示),常能解除症状。

(二)颞下颌关节紊乱

咀嚼肌群痉挛型一般由翼外肌痉挛经不适当的治疗或在全身因素(如过度疲劳、精神刺激)影响下引起。主要临床表现为开口困难,X线片关节像正常。用肌肉松弛药能立即开口,药物作用过后又开口困难。一般病期较长。

(三)咬肌挛缩

常因精神受刺激后突然发生开口困难,有时查不出诱因。一般发生在一侧咬肌,触时咬肌明显变硬,用钟式听诊器检查有嗡嗡的肌杂音。用2%普鲁卡因溶液封闭肌肉和咬肌神经时,变硬的肌肉可恢复正常,肌杂音可消失或减轻,开口困难症状亦缓解。咬肌挛缩有时可伴有颞肌挛缩。

(韩蒙蒙)

第九节 颌面部麻木

颌面部麻木是因口腔颌面部损伤、炎症或肿瘤等造成支配口面部的三叉神经功能障碍而出现感觉异常、迟钝,甚至痛觉丧失。

一、病史要点

(1)有无外伤、手术、感染、肿瘤史。

(2)麻木的部位,发病的经过及目前情况。
(3)麻木是否进行性加重,有无缓解期。

二、检查要点

(一)检查感觉和肌肉运动
(1)面部触觉、痛觉、温度觉、直接与间接角膜反射,以确定麻木的范围和三叉神经第几支受损。
(2)检查咀嚼肌运动,如下颌有无偏斜、两侧肌张力与收缩力是否相等,有无咀嚼肌萎缩。

(二)检查引起麻木的病因
(1)有外伤史者查上、下颌骨有无骨摩擦音、骨不连续、压痛及异常动度。
(2)有无面部肿胀、多数牙松动及有无发热乏力等症状。
(3)有无颌骨膨隆、牙齿松动、张口受限、下颌偏斜。

三、鉴别要点

(一)外伤
上颌骨、颧骨骨折损伤眶下神经出现上唇、鼻、眶下区麻木;下颌骨骨折出现下唇麻木。患者有外伤史。X线片可见骨折线。

(二)颌骨炎症
急性化脓性中央型骨髓炎因炎症沿下颌管扩散使下牙槽神经受损出现下唇麻木。可有多数牙松动、面部肿胀,并伴全身中毒症状。X线片见骨质密度改变波及下颌管。待炎症控制后麻木可缓解或消失。

(三)手术损伤
拔阻生下颌第三磨牙时,损伤下牙槽神经或舌神经而出现下唇或舌麻木。颌下腺、舌下腺手术时损伤舌神经也引起舌麻木。

(四)肿瘤
1.下颌骨恶性肿瘤
进行性下唇麻木,病灶区牙齿松动、剧烈疼痛。X线片显示弥散溶骨性破坏,下颌管受侵。
2.颞下窝肿瘤
下颌神经分布区持续性疼痛及感觉异常,颊长神经受侵时最早出现颊部麻木。张口受限,下颌向患侧偏。耳鸣、听力下降。CT扫描可见占位性病变。
3.翼腭窝肿瘤
可为原发或继发恶性肿瘤。眶下区麻木,张口受限。三叉神经第二支持续性疼痛,向磨牙区放射。继发于上颌窦癌者X线下可见骨质破坏,CT扫描示翼腭窝有占位性病变。

(五)颌面部感觉减低或消失
绝大多数是由于三叉神经周围支病变所致,但有时也可能因脑干的三叉神经中枢传导束有关通道病变引起患者三叉神经分布区痛觉、触觉等改变,此时应转神经内科进一步确诊。

(常菊花)

第十节 颌面部局部肿胀

颌面部局部肿胀是由于各种原因致毛细血管壁通透性改变、组织间隙过量积液、淋巴回流障碍及血管及淋巴管畸形的一种病理现象。

一、病史要点

(1)先天性抑或后天性,有无外伤、手术、过敏及其他治疗史。
(2)肿胀出现的时间、发展过程。
(3)肿胀范围有无改变,有无全身反应。
(4)肿胀性质,质地松软还是较硬,皮肤颜色有无改变等。

二、检查要点

(1)肿胀部位,皮肤色泽。
(2)肿胀质地,有无压痛、波动感、可压缩性或随体位改变其大小。
(3)穿刺液性质、色泽。

三、鉴别要点

(一)血管神经性水肿

突然发作的皮肤和黏膜局限性水肿,数小时或1~2天可自行消退。皮肤、黏膜紧张发亮,有胀感,以唇颊为好发区域,也可发生在口底、舌与颈部。如口底和舌根部的肿胀,可影响呼吸。患者体温正常,白细胞计数正常,嗜酸性粒细胞计数可增高。用糖皮质激素药物治疗效果明显。如反复发作则局部组织增厚,药物治疗效果欠佳。

(二)炎性肿胀

患者有牙痛、手术、外伤及结核接触史。炎性肿胀分为副性水肿及炎性浸润肿胀。副性水肿肿胀松软、无痛、皮肤可捏起皱褶,常见于牙槽脓肿所致肿胀。炎性浸润肿胀较硬、疼痛、发红、皮肤光亮、捏不起皱褶,常见于蜂窝织炎,如进一步发展为脓肿形成时穿刺有脓。

(三)损伤性水肿或血肿

损伤部位肿胀、压痛,皮肤伴出血性瘀斑,随着瘀斑的分解和吸收颜色逐渐变浅。挫伤后形成的血肿,开始较软,边界不清,以后逐渐变硬,边界逐渐清楚。伴有骨折时,肿胀或触及骨摩擦音及台阶感。

(四)淋巴管瘤

先天性,呈慢性肿大,边界不清楚,皮肤颜色正常,柔软,无压痛,一般无压缩性。发生在黏膜时表现为孤立或多发性散在小的圆形、囊性结节状或点状病损,浅黄色、柔软,以舌、唇、颊部多见。

(五)血管瘤和血管畸形

发生在颌面部深在的血管瘤局部肿大,皮色正常,侵及皮肤则呈紫色斑。有压缩性,低头试验阳性,穿刺有血液。对海绵状血管瘤(低流速静脉畸形)瘤腔造影有助于诊断。动脉造影有助于诊断蔓状血管瘤(又称动静脉畸形或高流速动静脉畸形)。

(六)手术后淋巴回流不畅

手术后淋巴回流不畅多发生在面颈部手术,尤其颈淋巴结清除术后。因面、颈部静脉与淋巴回流不畅所致。半侧面部肿胀,质地柔软、皮色正常。肿胀与体位有关,平卧时加重,下床活动后减轻。

(张 芳)

第十一节 面部疼痛

面部疼痛是口腔科常见的症状,不少患者因此而就诊。有的诊断及治疗都较容易,有的相当困难。不论是何种疼痛,都必须查清引起的原因。由牙齿引起的疼痛,查出病因是较为容易的,已见前述;但牵涉性痛和投射性痛的原因,却很难发现。颞下颌关节紊乱病引起的疼痛也常导致诊断进入迷途,因为它们很类似一些其他问题引起的疼痛。

诊断困难的另一因素,是患者对疼痛的叙述。这种叙述常是不准确的,但又与诊断有关联。患者对疼痛的反应取决于两种因素:一是患者的痛阈;二是患者对疼痛的敏感性。两者在每一患者都不相同,例如后者就会因患者的全身健康状态的变化及其他暂时性因素而时时改变。

所谓的投射性痛,是指疼痛传导途径的某一部位受到刺激,疼痛可能在此神经的周缘分布区发生。颅内肿瘤引起的面部疼痛即是一例。这类病变可能压迫三叉神经传导的中枢部分而引起其周缘支分布区的疼痛。投射性痛必须与牵涉性痛鉴别。所谓的牵涉性痛是疼痛发生部位与致痛部位远离的疼痛。在口腔科领域内,牵涉性痛最常见的例子可能是下牙病变引起的上牙疼痛。疼痛的冲动发生于有病变的牙齿,如果用局部麻醉方法阻断其传导,牵涉性痛即不发生。即是说,阻断三叉神经的下颌支,可以解除三叉神经上颌支分布区的疼痛。这也是诊断疑有牵涉性痛的一种有效方法。投射性痛的发生机制是很清楚的,但牵涉性痛却仍不十分清楚。提出过从有病部位传导的冲动有"传导交叉"而引起中枢"误解"的看法,但争议仍大。

面部和口腔组织的感觉神经为三叉神经、舌咽神经和颈丛的分支。三叉神经的各分支分布明确,少有重叠现象。但三叉神经和颈丛皮肤支之间常有重叠分布。三叉、面和舌咽神经,以及由自主神经系统而来的分支,特别是与血管有关的交感神经之间,有复杂的彼此交通。交感神经对传送深部的冲动有一定作用,并已证明刺激上颈交感神经节可以引起这一类疼痛。面深部结构的疼痛冲动也可由面神经的本体感受纤维传导。但对这些传导途径在临床上的意义,争论颇大。与口腔有关的结构非常复杂,其神经之间的联系也颇为复杂。口腔组织及其深部,绝大多数为三叉神经分布。虽然其表面分布相当明确而少重叠,但对其深部的情况了解甚少。故诊断错误是难免的。

可以把面部疼痛大致分为4种类型。①由口腔、面部及紧密相关部分的可查出病变引起的疼痛,例如牙痛、上颌窦炎引起的疼痛,颞下颌关节紊乱病引起的疼痛等。②原因不明的面部疼痛:包括三叉神经痛,所谓的非典型性面痛等。③由于感觉传导途径中的病变投射到面部的疼痛,即投射痛。④由身体其他部位引起的面部疼痛,即牵涉性痛,例如心绞痛可引起左下颌部的疼痛。

这种分类法仅是为诊断方便而作的，实际上严格区分有时是很困难的。

对疼痛的客观诊断是极为困难的，因为疼痛本身不能产生可查出的体征，需依靠患者的描述。而患者的描述又受患者的个人因素影响，如患者对疼痛的经验、敏感性、文化程度等。疼痛的程度无法用客观的方法检测，故对疼痛的反应是"正常的"或"异常的"，也无法区别。对疼痛的诊断应分两步进行。首先应除外由于牙齿及其支持组织，以及与其紧密相关组织的病变所引起的疼痛，例如由上颌窦或颞下颌关节紊乱病所引起的。如果全面而仔细地检查不能发现异常，才能考虑其他的可能性。诊断时，应注意仔细询问病史，包括起病快慢、发作持续时间、有无间歇期、疼痛部位、疼痛性质、疼痛发作时间、疼痛程度、伴随症状，以及诱发、加重、缓解因素，家族史等。应进行全面、仔细的体格检查及神经系统检查，并根据需要做实验室检查。

一、神经痛

可以将神经痛看作是局限于一个感觉神经分布区的疼痛，其性质是阵发性的和严重的。神经痛有不少分类，但最重要的是应将其分为原发性的和继发性的。原发性神经痛指的是有疼痛而查不到引起原因者，但并不意味没有病理性改变，也许是直到目前还未发现而已。这种神经痛中最常见的是三叉神经痛，舌咽神经痛也不少见。

（一）三叉神经痛

由于其疼痛的特殊性，三叉神经痛的研究已有多年历史，但至今对其本质仍不明了。虽然疼痛通常是一症状而非疾病，但由于缺乏其他有关症状及对病因的基础知识，现在只能认为疼痛是疾病本身。

三叉神经痛多发生于中老年，女性较多。疼痛几乎都发生于一侧，限于三叉神经之一支，以后可能扩展至二支或全部三支。疼痛剧烈、刀刺样，开始持续时间很短，几秒钟即消失，以后逐渐增加，延续数分钟甚至数十分钟。有"扳机点"存在是此病的特点之一。在两次发作之间，可以无痛或仅有钝痛感觉。可有自然缓解期，数周或数月不等，但永久缓解极罕见。

在疾病的初发期，疼痛的特点不明显，此时患者常认为是牙痛，而所指出有疼痛的牙却为健康牙；有时常误诊而拔除该牙。拔除后疼痛依然存在，患者又指疼痛来源于邻牙而要求拔除。对此情况应加以注意，进行全面检查并考虑三叉神经痛的可能性。相反，其他问题，如未萌出的牙等，可以引起类似三叉神经痛的症状。检查如发现这一类可能性，应加以处理。此病多发生于40岁以后，如为40岁以下者，应做仔细的神经学检查，以除外其他的可能性，如多发性硬化等。有学者主张，卡马西平本身不是止痛药，但对三叉神经痛有特异性疗效，可以用对此药的疗效反应作为诊断的方法之一。

（二）舌咽神经痛

舌咽神经痛的情况与三叉神经痛颇相似，但远较其少见。疼痛的性质相似，单侧，发生于口咽部，有时可放射至耳部。吞咽可引起疼痛发作。也可有"扳机点"存在。用表面麻醉喷于此区能解除疼痛发生。卡马西平亦可用以辅助诊断。

二、继发性神经痛

面部和头部疼痛可以是很多颅内和颅外病变的症状之一。面部疼痛可由于肿瘤压迫或浸润三叉神经节或其周缘支而产生。原发性或继发性颅内肿瘤、鼻咽部肿瘤、动脉瘤、脑上皮样囊肿等,是文献报道中最常引起面部疼痛的病变;颅脑损伤后所遗留的病变也是引起面部疼痛的原因之一;疼痛多不是仅有的症状,但可能最早发生。如有侵犯其他脑神经症状,以及有麻木或感觉异常的存在,应立即想到继发性神经痛的可能性。

畸形性骨炎(佩吉特病,Paget 病)如累及颅底,可使卵圆孔狭窄而压迫三叉神经,产生疼痛症状;疼痛也可由于整个颅骨的畸形,使三叉神经感觉根在越过岩部时受压而产生。疼痛常似三叉神经痛,但多有其他症状,如听神经受压而发生的耳聋、颈椎改变而引起的颈丛感觉神经分布区的疼痛等。上颌或颧骨骨折遗留的眶下孔周围的创伤后纤维化,也可压迫神经而发生疼痛。继发性神经痛在与原发性者鉴别时,关键在于可以查出引起的原因,故仔细而全面的检查是必需的。

三、带状疱疹后神经痛

面部带状疱疹发生前、中或后,均可有疼痛。开始时,可能为发病部位严重的灼烧样痛,以后出现水疱。带状疱疹的疼痛相当剧烈。病后,受累神经可出现瘢痕,引起神经痛样疼痛,持续时间长,严重,对治疗反应差。老年人患带状疱疹者特别易出现疱疹后神经痛,并有感觉过敏或感觉异常症状。

四、偏头痛

偏头痛或偏头痛样神经痛(丛集性头痛)有时也就诊于口腔门诊。偏头痛基本上发生于头部,但有时也影响面部,通常是上颌部,故在鉴别诊断时应注意其可能性。典型的偏头痛在发作前(先兆期或颅内动脉收缩期)可有幻觉(如见闪光或某种颜色)或眩晕、心烦意乱、感觉异常、颜面变色等,症状与脑缺血有关,历时 10~30 分钟或几小时。随即出现疼痛发作,由于动脉扩张引起搏动性头痛,常伴有恶心、呕吐、面色苍白、畏光等自主神经症状。疼痛持续 2~3 小时,患者入睡,醒后疼痛消失,故睡眠能缓解偏头痛。麦角胺能缓解发作。

还有一种类似偏头痛的所谓急性偏头痛性神经痛,其病因似偏头痛,患者多为更年期的男性。疼痛为阵发性,通常持续 30 分钟,发作间歇时间不等。疼痛多位于眼后,扩延至上颌及颞部。患侧有流泪、结膜充血、鼻黏膜充血及流涕。常在夜间发作(三叉神经痛则少有在夜间发作者)。疼痛的发作为一连串的密集头痛发作,往往集中于 1 周内,随后有间歇期,达数周至数年,故又名丛集性头痛。少见的梅-罗综合征也可有偏头痛样疼痛。患者有唇部肿胀,有时伴有一过性或复发性面神经衰弱现象和颞部疼痛。有的患者舌有深裂,颊黏膜有肉芽肿样病变,似克罗恩病。以上诸病均对治疗偏头痛的药物反应良好。

五、非典型性面痛

非典型性面痛一词用以描述一种少见的疼痛情况,疼痛的分布无解剖规律可循,疼痛的性质不清,找不到与病理改变有关的证据。疼痛多为双侧,分布广泛,患者可描述疼痛从面部的某一部分放射至身体他部。疼痛多被描述为严重的连续性钝痛。有的患者有明显的精神性因素,对治疗的反应差,有的甚至越治疗情况越坏。

本病有多种类型,Mumford 将其分为 3 类。第一类为由于诊断技术问题而未完全了解的情况;第二类为将情况扩大的患者,这些患者对其面部和口腔有超过通常应有的特别注意。这些患者显得有些特殊并易被激惹,但仍属正常范围。他们常从一个医师转到另一个,以试图得到一个满意的诊断;第三类患者的症状,从生理学上或解剖学上都不能解释,但很易被认为有精神方面的因素。这类患者的疼痛部位常广泛,疼痛的主诉稀奇古怪。对这一类疾病,首先应做仔细而全面的检查,以除外可能引起疼痛的病变。

六、颞部疼痛

颞动脉炎和耳颞综合征可以引起颞部疼痛。二病虽少见,但也有就诊于口腔门诊者,应在诊断上注意。颞动脉炎属结缔组织性疾病,多见于50岁以上的女性。疼痛局限于颞部和额部,皆为颞浅动脉所分布的区域。早期有发热,颞动脉处红肿、热感及压痛,动脉可增厚甚至搏动消失。患者可伴有食欲缺乏、消化不良、体重减轻、出汗及肌痛等症状。疼痛为严重的钝痛,搏动性,偶为阵发性。平卧时增剧,头低位时更为强烈,仰头或压迫颈总动脉可缓解。在疼痛发作的间歇期,受累部对触痛非常敏感。有全身不适,弥散性肌肉和关节疼痛。也可有视力退化。基本病因为全身性动脉的炎症,早期可表现于颞浅动脉。疼痛亦可发生于牙、耳、下颌或颈部,故认为动脉炎还波及(如上颌动脉、面动脉等)其他分支。如不及时治疗,可能引起视神经的不可逆性损害。

诊断主要依靠临床检查,受累动脉扩大并疼痛。血沉明显加速。活组织检查常必要。耳颞综合征为耳颞神经因腮腺疾病受激惹而引起。腮腺疾病可为炎症、肿瘤或创伤(包括外科创伤)。疼痛发生于耳颞神经分布的部位,常为灼烧样痛。进食时伴有该部多汗及发红。间歇期受累部皮肤可有麻木或感觉异常。

七、牵涉性痛

牵涉性痛指为由远处而来在面部出现疼痛的情况,临床少见。冠状动脉供血不足时,疼痛可牵涉左侧下颌部,同时并有该病的其他症状。但也有报道左下颌部疼痛为患者的第一个主诉者,以后才发生心肌梗死的其他症状。

八、由肌肉紊乱而引起的疼痛

疼痛由肌肉的病理性改变或功能紊乱引起,包括一组疾病,在文献中相当紊乱,但至少有6种:①肌炎;②肌痉挛;③肌筋膜疼痛综合征;④纤维肌痛;⑤肌挛缩;⑥由结缔组织病引起的肌痛。

肌痉挛是肌肉突然的不随意的收缩,伴随疼痛及运动障碍。疼痛常持续数分钟至数天,运动逐渐恢复,疼痛亦渐轻。引起的原因常为过去较弱的肌肉发生过度伸张或收缩或正常肌肉的急性过度使用。由于姿势关系而产生的肌疲劳或衰弱、肌筋膜疼痛综合征、保护有关的创伤、慢性(长期)使用等,均是发病的诱因。当肌肉随意收缩时,如举重、进食、拔第三磨牙、打哈欠等,肌痉挛皆可发生。如成为慢性,可能产生纤维化或瘢痕,引起肌挛缩。

肌炎是整个肌肉的急性炎症,症状为疼痛、对压痛极敏感、肿胀、运动障碍并疼痛。如未治疗,可使肌肉产生骨化,血沉加快,表面皮肤可肿胀及充血。引起肌炎的原因为局部感染、创伤、蜂窝织炎、对肌肉本身或其邻近的激惹等。肌肉持续过度负荷也是引起原因之一。

肌痉挛时,以低浓度(0.5%)普鲁卡因溶液注射于局部可以缓解;但在肌炎时,任何注射皆不能耐受,且无益,应注意。

纤维肌痛罕见,又名肌筋膜炎或肌纤维炎,特征与肌筋膜疼痛综合征基本相同。但本病可发生于身体各负重肌肉,而后者发生于局部,如颌骨、颈部或下腰部。故本病的压痛点在身体各部均有。

结缔组织病,如红斑狼疮、硬皮病、舍格伦(Siabgren)综合征、动脉炎、类风湿关节炎等,也可累及肌肉而产生疼痛。特征为肌肉或关节滑膜有慢性炎症、压痛及疼痛。通过临床及实验室检查,诊断应不困难。肌筋膜疼痛综合征又名肌筋膜痛、肌筋膜疼痛功能紊乱综合征等,是最常见的慢性肌痛,其诊断标准有以下几点。

(1)骨骼肌、肌腱或韧带有呈硬条状的压痛区,即扳机点。
(2)疼痛自扳机点牵涉至他处,发生牵涉痛的部位相当恒定,见表 1-1。

表 1-1　肌筋膜扳机点及面部疼痛部位

疼痛部位	扳机点位置	疼痛部位	扳机点位置
颞下颌关节	咬肌深部	颏部	胸锁乳突肌
	颞肌中部	牙龈	咬肌浅部
	颞肌深部		翼内肌
	颞肌外侧部	上切牙	颞肌前部
	翼内肌	上尖牙	颞肌中部
	二腹肌	上前磨牙	颞肌中部
耳部	咬肌深部		咬肌浅部
	翼外肌	上磨牙	颞肌后部
	胸锁乳突肌	下磨牙	斜方肌
颌骨部	咬肌浅部		胸锁乳突肌
	斜方肌	下切牙	咬肌浅部
	二腹肌		二腹肌前部
	翼内肌	口腔、舌、硬腭	翼内肌
颊部	胸锁乳突肌		二腹肌
	咬肌浅部	上颌窦	翼外肌

(3)刺激活动的扳机点所产生的牵涉性痛可反复引出:所谓活动的扳机点是指该区对触诊高度敏感并引起牵涉性痛。潜在性扳机点一词则用以指该区亦敏感,但刺激时不产生牵涉性痛。

九、炎症性疼痛

炎症包括窦腔炎症、牙髓炎、根尖炎、各种间隙感染等。其中上颌窦炎疼痛部位主要在上颌部。因分泌物于夜间积滞,故疼痛在晨起时较重。起床后分泌物排出,疼痛缓解。弯腰低头时由于压力改变,可加重疼痛;抬头时好转。上颌窦前壁处有压痛,有流涕、鼻塞等症状,上颌窦穿刺可吸出脓液。

十、颈椎病

颈椎病可以直接引起头及面部疼痛,但更常见的是引起肌肉的紊乱而产生直接的疼痛或牵涉性痛。

颈椎病包括椎间盘、椎体骨关节及韧带等的疾病。常可产生头痛,有时为其唯一表现。头痛多在枕颈部,有时扩散至额部及颞部,或影响两侧,或在一侧,多为钝痛。疲劳、紧张、看书、颈部活动等使之加重。肩臂部疼痛、麻木、活动受限、X线片所见等有助于诊断。

十一、颌骨疼痛

骨膜有丰富的感觉神经,对压力、张力等机械性刺激敏感,可产生相当剧烈的疼痛。颌骨疼痛与面部疼痛甚易混淆,在鉴别诊断时应注意。引起颌骨疼痛的原因很多,如急性化脓性骨髓炎、骨膜炎等。颌骨的一些骨病在临床上亦有骨痛表现,其较常见者有甲状旁腺功能亢进、老年性骨质疏松、骨质软化、畸形性骨炎、骨髓瘤等。其他的骨病及骨肿瘤在压迫或浸润神经,或侵及骨膜时,也可引起疼痛。

十二、灼性神经痛

头颈部的灼性神经痛少见,引起灼烧样痛并有感觉过敏。病因为创伤,包括手术创伤,可能成为非典型性面部疼痛的原因之一。曾有文献报道发生于多种面部创伤之后,包括拔除阻生第三磨牙、枪弹伤及头部创伤。临床特征为灼烧样疼痛,部位弥散而不局限;该部皮肤在压迫或轻触时发生疼痛(感觉过敏),或有感觉异常;冷、热、运动及情绪激动可使疼痛产生或加剧;皮肤可有局部发热、红肿或发冷、发绀等表现,为血管舒缩障碍引起。活动、咀嚼、咬合关系失调、打哈欠等引起及加剧疼痛;松弛可缓解疼痛。在诊断上,以局部麻醉药封闭星状神经节如能解除疼痛,则诊断可以成立。

十三、癌症疼痛

癌症疼痛的全面流行病学调查尚少报道。Foley 等报道不同部位癌痛发生率,口腔癌占 80%,居全身癌痛发生率第二位。北京大学口腔医院调查了 208 例延误诊治的口腔癌患者,因忽视疼痛的占 27%,仅次于因溃疡延误的。其原理是癌浸润增长可压迫或累及面部的血管、淋巴管和神经,造成局部缺血、缺氧,物质代谢产物积蓄,相应组织内致痛物质增加,刺激感觉神经末梢而致疼痛,尤其舌根癌常常会牵涉到半侧头部剧烈疼痛。

(张　芳)

第二章

口腔黏膜疾病

第一节 口腔念珠菌病

口腔念珠菌病是真菌——念珠菌感染引起的口腔黏膜疾病,多发于哺乳期婴幼儿及体弱儿童,亦称雪口病或鹅口疮。

一、病因

病原菌为白假丝酵母菌,常存在于正常人口腔、肠道、阴道、皮肤等处,一般情况下不致病。当口腔感染、机体抵抗力低下或全身长期大量应用广谱抗生素及免疫抑制剂导致菌群失调时,该菌就会大量繁殖而致病。婴儿常在分娩过程中被阴道念珠菌感染或通过被念珠菌污染的哺乳器及母亲乳头感染。

二、临床分型

由于念珠菌病患病诱因、临床症状、体征及病程长短不同,表现多种多样,无论全身或口腔念珠菌病均易与其他疾病混淆。为了有利于诊断和治疗,应进行分型、分类。

(一) 口腔念珠菌病分型

目前通用的分型是按 Lehner 提出的分型法。有学者根据临床情况将 Lehner 分型与易感因素结合进行分型,发现更有利于疾病的诊治和预防。

1.原发性口腔念珠菌病

原发性口腔念珠菌病是指发病无任何全身性疾病和口腔黏膜疾病的影响,仅与局部因素,如义齿、吸烟及短期用抗生素有关。此型治疗效果好,不易复发。

2.继发性口腔念珠菌病

继发性口腔念珠菌病是指在有全身性疾病及其他口腔黏膜疾病的基础上发生的念珠菌感染。此型治疗较困难,易复发。

原发及继发性念珠菌病均分为四型。①急性假膜型念珠菌病(鹅口疮、雪口病);②急性萎缩(红斑)型念珠菌病;③慢性萎缩(红斑)型念珠菌病;④慢性增殖型念珠菌病:念珠菌性白斑、念珠菌性肉芽肿。

(二)全身念珠菌病分类

1.急性黏膜皮肤念珠菌病

此类是由于全身大量应用抗生素、激素,久病后全身抵抗力降低,或因局部创伤,皮肤潮湿使局部抵抗力降低等引起的局部或全身的黏膜和皮肤的念珠菌病。口腔念珠菌病中的急性假膜型和急性萎缩型均属此类。这类仅为表层感染,一般并不发展为播散性的内脏器官感染。

2.急性全身性念珠菌病

此类是由于全身严重的疾病,如白血病、恶性肿瘤等,使全身极度衰竭,抵抗力低下而引起的致命性内脏器官的感染。一般表层的感染并不严重。在口腔科临床上很少见。

3.慢性黏膜皮肤念珠菌病

此类病因复杂,除常见引起念珠菌病的易感因素外,还可能有遗传因素。可以是家族性,有些患者一家几代数人有病。通常在婴幼儿期发病,偶见于成人期发病。其临床表现多样化,可以有组织萎缩或组织增生。在黏膜、皮肤、指(趾)甲等部位有慢性或反复发作性念珠菌感染。有些患者还可发生内分泌障碍,常见甲状腺、甲状旁腺、肾上腺皮质等功能低下,则称为念珠菌内分泌病综合征。口腔的慢性萎缩型和慢性增殖型念珠菌病属于此类。

三、临床表现

(一)急性假膜型念珠菌病

急性假膜型念珠菌病又称鹅口疮或雪口病多见于婴儿,可因母亲阴道有念珠菌感染,出生时被传染。成人较少见,但久病体弱者也可发生。病程为急性或亚急性。病损可发生于口腔黏膜的任何部位。表现为口腔黏膜上出现乳白色绒状膜,为白假丝酵母菌的菌丝及坏死脱落的上皮汇集而成。轻时,病变周围的黏膜无明显变化,重则四周黏膜充血发红。这些绒状膜紧贴在黏膜上不易剥离,如强行剥离则发生渗血,且不久又有新的绒膜形成。自觉症状为口干、灼烧不适、轻微疼痛。小儿哭闹不安。艾滋病患者常见有口腔黏膜急性假膜型念珠菌感染,有些可呈慢性假膜型。

(二)急性萎缩型念珠菌病

此型又称抗生素性口炎,近年来又称为慢性红斑型,多见于大量应用抗生素或激素的患者。临床表现为黏膜上出现外形弥散的红斑。以舌黏膜多见,严重时舌背黏膜呈鲜红色并有舌乳头萎缩。但两颊、上腭及口角亦可发生红斑。唇部有时可见,但不如上述部位多发。由于上皮萎缩变薄故使黏膜表现发红。往往白假丝酵母菌菌丝已穿透到上皮层内,多在上皮浅层,故涂片时不易发现菌丝,但有时同急性假膜型同时发生,如取绒膜做涂片则可见大量菌丝。自觉症状主要为口干,亦可有灼烧感及疼痛。少数人有发木不适等。艾滋病患者常见有口腔黏膜急性红斑型念珠菌感染。

(三)慢性萎缩型念珠菌病

此型又称为义齿性口炎、慢性红斑型念珠菌病,因其多发生于戴义齿的患者。临床表现为义齿的承托区黏膜广泛发红,形成鲜红色界限弥散的红斑。基托组织面和承托区黏膜不密合时,可在红斑表面有颗粒形成。患者大多数为老年女性,晚上没有摘下义齿的习惯,但无明显的全身性疾病或免疫缺陷。有些患者合并铁质缺乏或贫血。绝大多数伴有口角炎。义齿性口炎按其原因及表现又可分为三型。①Ⅰ型义齿性口炎:是由于局部创伤或对牙托材料过敏引起的病变,与白假丝酵母菌感染关系不大。其表现为黏膜有点状充血或有出血点,或为局限性的小范围红斑。

②Ⅱ型义齿性口炎：表现为广泛的红斑，整个基托相应黏膜区均发红，形成的红斑表面光滑。患者有口干、灼烧痛症状，与白假丝酵母菌感染有关。③Ⅲ型义齿性口炎：为基托面与黏膜组织不贴合时在红斑基础上有颗粒形成。患者有口干及灼烧痛症状，此型亦与白假丝酵母菌感染有关。

有些患者有完整的牙列，未戴义齿，亦可发生慢性萎缩性白假丝酵母菌感染。在舌、腭、颊等处黏膜上同时有萎缩性红斑，亦可伴有口角炎及唇炎，有的学者称此类病例为慢性多灶性念珠菌病。患者的自觉症状有口干、灼烧感及刺激性痛。病程可数月至数年，病变反复发作，时好时坏。艾滋病患者常见有口腔黏膜慢性红斑型念珠菌感染。

(四)慢性增殖型念珠菌病

慢性增殖型念珠菌病由于临床表现不同，又可分为两种亚型。

1.念珠菌性白斑

临床表现为黏膜上有白色斑块，为白斑样增生及角化病变，黏膜上亦见有红色斑块。严重者白斑表面有颗粒增生，黏膜失去弹性，与其他原因引起的白斑不易区别。病变常见部位为颊黏膜，口角内侧的三角区最多见，腭部、舌背等亦可发生，约半数患者伴有口角炎。自觉症状为口干、灼烧感及轻微疼痛。

2.念珠菌性肉芽肿

临床表现为口腔黏膜上发生结节状或肉芽肿样增生，以舌背、上腭多见。有时颊黏膜亦可见到，颜色较红，在各型中比较少见。常与红斑同时存在，有时亦可同时伴发念珠菌性白斑。

以上所述各型口腔念珠菌病的临床表现，主要特点为形成白色绒膜及红斑，其次为白斑及结节状增生。糜烂较少见，仅在口角，极少数在唇红部偶有糜烂。口角及唇红部仍以红斑病损为主，多在红斑的基础上出现皲裂及糜烂。发病部位主要在舌背、上腭及口角，约占80%，颊部占10%，唇及龈发病较少，在10%以下。

四、诊断

(1)根据各型口腔念珠菌病的临床特点。

(2)在病损处或义齿的组织面做直接涂片，滴加10%氢氧化钾或用高碘酸-希夫(PAS)染色法或革兰染色法染色，在镜下查看菌丝和孢子，如为阳性可以诊断为感染。义齿性口炎者在义齿的组织面取标本做涂片比在黏膜上取标本阳性率更高。

(3)收集患者非刺激性混合唾液1～2 mL，接种于Sabouraud培养基，分离培养可得阳性结果。此法比棉拭子法阳性率能提高10%。对口干患者，可选用含漱浓缩培养法。必要时可用API生化鉴定试剂盒鉴定念珠菌菌种，以及动物接种等鉴定其致病性，并进行抗真菌药物敏感试验，为临床选择药物治疗提供依据。

(4)检测患者血清和唾液抗念珠菌荧光抗体滴度。如血清抗念珠菌荧光抗体滴度＞1∶16，唾液抗念珠菌荧光抗体滴度＞1∶1，可以作为念珠菌感染的辅助诊断依据。

(5)检查血清铁含量部分患者可有血清铁降低，可作为辅助诊断的一个指标。

(6)对于慢性增殖型念珠菌病应做活检，用PAS染色找白假丝酵母菌菌丝，并观察上皮有无异常增生。

(7)仔细询问用药史，是否曾大量应用抗生素、激素等，有无潜在疾病，了解可能引起念珠菌感染的诱因，为诊断提供线索。

五、治疗

念珠菌病的治疗原则是改善口腔环境,使口腔 pH 偏碱性。用抗真菌药物治疗并纠正身体的异常状态,免疫功能低下者应提高免疫功能,特别是细胞免疫功能。缺铁者给予补铁治疗。各型念珠菌病有相应的治疗特点。

(一)急性念珠菌病的治疗

(1)对于婴儿的鹅口疮应注意卫生,奶瓶应严密消毒,哺母乳者喂奶前应洗净奶头。

(2)用弱碱性含漱剂,如 3%～5%碳酸氢钠水溶液,清洗口腔,亦可用 2%硼砂溶液或 0.05%氯己定液清洗口腔病损,可以抑制真菌生长。

(3)病损处可涂 1%甲紫溶液或敷养阴生肌散、冰硼散等。

(4)病情严重者应给予抗真菌药物。临床常用制霉菌素,成人用量为每次 50 万 U,每天 3 次。1 岁以下儿童每次 $0.75×10^5$ U,1 至 3 岁每次 $1×10^5$ U,3 岁以上每次 $2.5×10^5$ U,每天 3 次。对急性感染者疗程不必太长,一般用 7～10 天即可有效。此药肠道不易吸收,可以将药物在口腔内含化后吞服,以增加药物对局部病损的作用。婴幼儿不宜含化,可将制霉菌素配成混悬液,每毫升含 $1×10^5$ U 于局部涂擦。制霉菌素一般在体内不易产生耐药性,但口服有肠道反应,如恶心、呕吐、食欲缺乏、腹泻等。也可选用氟康唑口服,每次 100 mg,连续服用 7～14 天,首次剂量加倍。

(5)成人的急性念珠菌病多有诱发的全身因素,治疗时应注意,酌情暂时停用抗生素及激素等药物。

(二)慢性萎缩型念珠菌病的治疗

(1)首先除去发病的诱发因素。如有全身性疾病,或代谢、内分泌紊乱者给予相应治疗。口腔不洁者改善口腔卫生状况。吸烟者最好戒烟。

(2)对义齿的灭菌很重要。可用 5%碳酸氢钠水溶液或每毫升 $1×10^5$ U 新鲜配制的制霉菌素混悬液浸泡义齿。如果义齿组织面上的念珠菌不易杀灭,病情得不到控制,并经常复发时应重衬义齿或重新做义齿。晚上睡觉时应摘下义齿并浸泡在 5%碳酸氢钠水溶液中。

(3)抗真菌治疗用制霉菌素含化后吞服。如有口角炎及唇炎,可用 3%克霉唑软膏、咪康唑软膏或制霉菌素混悬液局部涂抹。

(4)病损表面有颗粒增生时,将病损切除,除去增生的病变组织,并观察组织学变化。

(5)铁缺乏者应补充铁。根据情况口服硫酸亚铁,剂量为每次 0.3～0.6 g,每天 3 次,直至纠正铁质缺乏。

(三)慢性增殖型念珠菌病的治疗

(1)首先除去发病诱因,如有全身异常情况,予以纠正。吸烟者严格戒烟。

(2)抗真菌药物治疗,同前述。

(3)对念珠菌性白斑应作活检以确定有无异常增生。最好手术切除病损,并定期复查。严密观察病情的变化以防癌变。

(四)慢性黏膜皮肤念珠菌病的治疗

(1)此型念珠菌病治疗较困难,易复发。治疗时首先要处理潜在性疾病,特别是铁质缺乏的纠正。如果缺铁得到补偿,有些病例免疫功能低下可得以恢复。如为免疫功能低下或缺陷,可使用转移因子,每次 1 mg 于腋窝或腹股沟淋巴回流较丰富的部位皮下注射。每周 1～2 次,1 个疗程一般10次,根据情况用药1~3个疗程。

(2)抗真菌治疗。因本型较顽固,不易治愈,常反复发作,故使用抗真菌药物一定要治疗彻底,同时也应注意全身用抗真菌药物的肝肾毒性。根据情况可选择应用下列药物1~2种。①制霉菌素:用法同其他型。可连续使用数月,一般不易产生耐药性。②克霉唑:用量为每千克体重每天30~60 mg,成人一般每天1~3 g,可服用1~2个月。③两性霉素B:口服每次200 mg,每天1次,5天为1个疗程。口腔念珠菌感染可用2~3个疗程。④氟康唑:根据病情严重程度,首日剂量可用100~200 mg口服,以后每天50~100 mg,连续用药7~21天能收到较好疗效。

以上各型念珠菌病用药均应至症状和病损消失,病原菌检查转阴为止,并应在停药1周后复查临床表现及病原菌涂片培养。

(刘云萍)

第二节 复发性口腔溃疡

复发性口腔溃疡又称复发性阿弗他溃疡、复发性口疮,专指一类原因不明、反复发作但又有自限性的、孤立的、圆形或椭圆形溃疡。阿弗他一词本是希腊文"灼烧痛"的译音。但现在已普遍把它译为"小溃疡"或"口疮"。

一、病因

多数学者认为复发性口腔溃疡的发生是多种因素综合作用的结果。免疫、遗传和环境可能是复发性口腔溃疡发病的"三联因素",即遗传背景与适当的环境因素(包括精神神经体质、心理行为状态以及生活、工作和社会环境等)可引发异常的免疫反应而出现复发性口腔溃疡特征性病损。也有人提出"二联因素"论,即外源性因素(病毒和细菌)和内源性诱导因素(激素变化、精神心理因素、营养缺乏系统性疾病及免疫功能紊乱)相互作用而致病。以下因素一般被认为是该病的诱因:口部创伤;精神压力;内分泌失调,例如激素分泌不平衡;身体免疫系统失调;肠胃功能失调;B族维生素、叶酸、铁质、微量元素缺乏以及病毒感染等。

二、病理

组织病理变化为非特异性炎症。早期表现为上皮水肿,继之上皮破坏脱落形成溃疡。表面有纤维素性渗出物。固有层及黏膜下层有炎症细胞浸润,大多为淋巴细胞,还有浆细胞及中性多形核白细胞。胶原纤维分解断裂。毛细血管扩张充血。小血管管壁增生,管腔可闭塞坏死。其中疱疹样口疮急性炎症表现较明显。重型口疮溃疡病变深达黏膜下层,黏膜腺泡可被炎症破坏,有许多淋巴细胞浸润。腺导管上皮增生变性,且周围有小范围坏死。

三、临床表现

临床表现为反复发作的圆形或椭圆形溃疡,具有"黄、红、凹、痛"特征,即损害表面覆有黄色或灰白色假膜;周边有1 mm的充血红晕带;中央凹陷,基底柔软;灼痛明显。发作周期数天或数月,具有不治而愈的自限性。目前分为轻型溃疡、重型溃疡和疱疹样溃疡。

(一)轻型(小型)口疮

该型最多见,好发于唇、颊、舌、口底等非角化黏膜区,牙龈及硬腭少见。病损开始为小充血点,局部有灼烧感,持续1～3天后形成小溃疡,此时疼痛加重。溃疡逐渐扩大,一般为直径2～4 mm的小圆形或椭圆形,在唇颊沟处则为条状。溃疡数目每次1～5个,边缘光整,基底不硬,中心凹陷,周围有红晕。一般持续7～14天,不治而愈,愈合后不留瘢痕。患者复发的间隔期因人而异,一般在开始时较长,以后缩短,甚至连绵不断,无间歇期。溃疡数目可增多或减少,严重影响患者的身心健康。

(二)重型(大型)口疮

该型又称腺周口疮、复发坏死性黏膜腺周围炎或腺周口疮,较少见,发病情况与前者相似,好发于口腔的后部、颊、咽旁、硬软腭交界处、舌腭弓、悬雍垂。溃疡一般为单发,直径10～30 mm,深及黏膜下层或肌层,周围红肿,边缘隆起,基底偏硬,溃疡持续时间较长,可达3～6个月,药物治疗效果欠佳,愈合后留有瘢痕或有组织缺损。溃疡数目为1～2个大溃疡,周围或有数个小溃疡,患者全身情况好。

(三)疱疹样口疮

疱疹样口疮又叫口炎型口疮、疱疹样口炎。溃疡小,直径仅1～2 mm,但数目多,有数十个或更多,散在分布于黏膜的任何部位,以舌腹、口底多见。

四、诊断

溃疡发作具有周期性复发史,且病程有自限性。表现为散在分布孤立的圆形或椭圆形小浅溃疡。轻型口疮溃疡数目不多,一般为1个或数个,灼痛明显。疱疹样口疮溃疡数目多,可达十几个至几十个,散在分布,不成簇,疼痛明显。腺周口疮表现为深而大的溃疡,愈合时间长,部分患者预后可有瘢痕形成。无身体其他部位的病损。

五、鉴别诊断

疱疹样口疮应与单纯性疱疹病毒感染的疱疹性口炎相鉴别。疱疹性口炎原发病损为明显的疱疹,疱破溃后形成溃疡。腺周口疮应与癌性溃疡、结核性溃疡、压疮性溃疡等相鉴别。

六、治疗

目前没有有效根治方法,主要是局部对症治疗,以消炎、止痛、促进愈合为目的。对病情较重者,可考虑全身治疗尤其是针对性的病因治疗以减少复发并促进愈合。

(一)局部治疗

主要是消炎、止痛并促进愈合,常使用消炎药膜如用金霉素药膜、氯己定药膜等贴于患处;也可使用中药散剂如锡类散、冰硼散、养阴生肌散等,散于溃疡面上,每天数次;还可使用漱口液如氯己定液、复方硼砂含漱液、复方氯己定漱口液、西帕依固龈液等,每次含漱1～2分钟,每天多次。

临床上还可使用止痛剂,0.5%达克罗宁、0.1%普鲁卡因、2%利多卡因、利多卡因凝胶等在进食前使用,以减轻疼痛;腐蚀剂如三氯醋酸、硝酸银、氯化锌等灼烧溃疡表面,使其变为创伤性溃疡,加速愈合;口含片如西地碘含片、草珊瑚含片等,每天3～5次,每次1片。

物理疗法也常用于局部治疗,如在口内使用紫外线灯、激光等照射,可以止痛并促进溃疡愈合。还可使用皮质激素局部封闭,用 2.5%醋酸泼尼松龙混悬液 0.5~1.0 mL,加入普鲁卡因 0.5~1.0 mL;以浸润方式注射于溃疡下方,主要用于重型口疮。

(二)全身治疗

病情较重者可考虑全身治疗。

1.肾上腺皮质激素

泼尼松,每次 5~15 mg,每天 4 次;地塞米松,每次 0.75~1.5 mg,每天 2~4 次。

2.免疫增强剂

转移因子(TF),一次一支,每周 1~2 次;左旋咪唑每天 150~250 mg,分 3 次服,连服 2 天,停药 5 天,4~8 周为 1 个疗程,注意监测白细胞计数;胸腺素每次 1~10 mg,每天或隔天一次;胎盘脂多糖每次 0.5~1.0 mg,每天 1 次,20 天为 1 个疗程。

临床上,还使用免疫抑制剂,但均有毒副作用,长期应用时应特别注意。严重的口疮患者为控制症状,首选皮质激素,对疗效不理想或不耐受的少数病例,可考虑合用免疫抑制剂,常用的有小剂量环磷酰胺或硫唑嘌呤、昆明山海棠等。

(刘云萍)

第三节 唇部疾病

皮肤及黏膜共同构成唇,从解剖上看唇红缘是从皮肤到黏膜的过度,有人称其为半黏膜,因此,虽然黏膜皮肤病均可发生于唇,但临床表现有其自身的特点。唇在面部及患者心理中占特殊重要的位置,唇暴露在外,易受外界物理化学刺激而发病。检查时应注意其形态、颜色,有无水肿、皲裂、脱屑、糜烂、色素、质地、结节、压痕和运动情况。

一、慢性唇炎

慢性唇炎为唇部疾病中常见的慢性非特异性炎症性疾病。

(一)病因

有时原因不明,多与各种慢性长期持续刺激有关,如气候干燥、风吹、寒冷以及机械、化学、温度、药物等因素,或嗜好烟酒、舔唇、咬唇等不良习惯。有人观察由舔唇、咬唇等不良习惯引起的"人工性唇炎",可能与患者心理障碍有关,病情反复发作,在唇部形成干燥、皲裂、渗出、结痂等慢性损害。

(二)临床表现

病情特点为反复发作、时轻时重、寒冷干燥季节易发,唇部干燥、灼热或疼痛。唇肿、充血,唇红部脱屑、皲裂,表面渗出结痂。有的糜烂、脓肿或血性痂皮,疼痛明显。这些症状贯穿整个病程。部分患者唇周皮肤亦可受累。慢性反复发作时,肿胀渗出、炎症浸润,可引起持久的淋巴回流障碍,致使唇部长期肿胀,局部淋巴组织可因反复慢性感染而增生。下唇为好发部位,有时局部干胀发痒,患者常伸舌舔唇,试图用唾液湿润干唇。发痒时用手揉搓唇,用牙咬唇,唇部出现脱屑时用手撕扯屑皮,使唇破溃裂口、出血渗出,继发感染后唇部充血肿胀明显,甚至影响唇部的活动。

(三)病理

黏膜上皮部分有剥脱缺损及角化不全,上皮内层细胞水肿。固有层有炎症细胞浸润,以淋巴细胞、浆细胞等为主,血管充血。

(四)诊断

本病根据反复发作、时轻时重、寒冷干燥季节易发,唇部干燥脱屑、灼热或胀痒疼痛等特点不难作出诊断。严重者可有水肿渗出结痂。

(五)治疗

首先应除去一切刺激因素,改变舔唇、咬唇等不良习惯。避免风吹、寒冷等刺激,忌食辛辣食物。对有心理障碍者应进行心理治疗。干燥、脱屑、皲裂损害,可涂以抗炎软膏或激素类软膏,亦可用维生素A、维生素B_6及鱼肝油类软膏,以改善上皮代谢,减少鳞屑干裂症状。有急性渗出肿胀、糜烂结痂等损害时,可用0.1%依沙吖啶溶液湿敷,也可用金霉素液或金霉素甘油涂擦。在炎症较重时,可酌情给予抗生素以控制感染,或局部注射泼尼松龙混悬液等,以消除炎症、促进愈合。

二、腺性唇炎

腺性唇炎比较少见。特征是下唇肿胀,偶为上唇或上下唇同时发病。

(一)病因

病因尚不明了,一般认为有先天遗传及后天性两种可能。后天性可与龈炎、牙周炎、梅毒等口腔病灶或局部因素长期慢性刺激有关,如牙膏、吸烟、辛辣刺激及某些局部药物等。

(二)临床表现

1. 单纯型

单纯型以唇黏液腺增生为主,临床最常见。唇部肿胀增厚,自觉有紧胀感,唇红缘及唇内黏膜可见散在的针头大小紫色斑点,中心有凹陷的黏液腺导管口,边缘清晰,用手触之,黏膜下有多个粟粒大小硬韧结节,为肿大的唇腺,挤压或轻轻向外牵拉患唇,可见露珠样黏液由导管口流出。由于黏液不断分泌,在唇部常形成胶性薄膜,睡眠时,唇部运动减少,唾液分泌降低,常使上下唇互相粘连。表面可有干燥脱屑,糜烂结痂。

2. 化脓型

化脓型是由单纯型继发感染而成,又称脓肿性腺性唇炎。感染表浅时局部形成浅溃疡、表面结痂、痂下有脓液、疼痛明显。感染较深时,可有脓肿和窦道形成。挤压唇部,有脓性分泌物从导管口排出。病程持久时可形成巨唇。

(三)病理

黏液腺体明显增生,腺管肥厚变大,黏膜深层有异位黏液腺,在黏液腺体及小叶内导管的周围有淋巴样细胞、组织细胞、浆细胞浸润。唾液腺导管扩张,并含有嗜伊红物质。部分有纤维化。在脓肿性腺性唇炎,除上皮结缔组织有较多的炎症细胞浸润,部分有小脓肿形成。

(四)诊断

本病依据临床表现,唇部肿胀、增厚,黏液腺体增大,有黏稠或脓性液体从腺导管口溢出,黏膜表面常有痂膜附着可以诊断。

(五)治疗

目前无满意的治疗方法,首先应去除诱因,治疗口腔病灶,保持口腔卫生。10%碘化钾每次

10 mL 口服,每天 2 次。化脓感染时,用抗生素消除感染控制炎症。局部可注射激素或涂氟轻松软膏、金霉素甘油等。因本病多为慢性非特异性炎症,一般抗感染治疗多不理想。另外去除诱发因素及不良刺激也很必要。

对唇肿明显外翻,疑有癌变可能时,应及时切除做活检,唇肿明显外翻时,可考虑手术成形,亦可考虑放疗。

三、肉芽肿性唇炎

肉芽肿性唇炎特征是单发于上唇或下唇,而以上唇多见,上下唇也可同时受累。慢性反复性肿胀肥厚,最后形成巨唇或硬结。有学者认为此病与结节病有关但未能证实。男性较多见,但性别无明显差异。20～40岁发病较多,但也可见于儿童或老年人,一般多在青春期后发病。

(一)病因

病因不明确,有人认为与根尖炎、冠周炎、扁桃体炎有关,可能是对病灶、脂膜炎特发性迟发型变态反应,或对组织变性特别是皮下脂肪变性的一种异物反应。与局部血管运动性障碍及局部淋巴管系统闭塞性炎症有关。有人认为是结核或结节病,因为病理表现相似,但动物接种、细菌培养、结核菌素试验均未能证实。有人认为是硅肉芽肿,推测是由于使用含二氧化硅的牙膏或创伤时沾染含硅的污物,有人用偏光检查肉芽肿性唇炎的组织,发现其中有水晶样微粒,但若要确定是矽引起该病还缺少证据。亦有人认为是克罗恩病的局部表现。有人观察病损局部主要是T辅助淋巴细胞浸润和IgM沉积,推测局部有细胞免疫反应增加伴体液免疫参与,为免疫调节治疗提供依据。有人在患者血清中发现抗伯氏疏螺旋体抗体,BB抗体,认为与螺旋体感染有关。

(二)临床表现

多在青春期后发生,先从一侧开始,唇肿发展较快,但病程缓慢持久。呈弥散性肿胀,肥厚而有弹性。早期触之柔软无压痛,亦无可凹性水肿,不出现糜烂溃疡。自觉厚胀感,可有轻微发痒。早期皮肤呈淡红色,日久呈暗红色,唇红部可有纵行裂沟,左右对称呈瓦楞状。可有渗出结痂,扪诊可触及颗粒样结节。病情时轻时重,早期多能恢复正常,多次反复发作则难恢复。若持续肿胀,可从一侧扩展至另一侧,发展成不同程度的巨唇。如同时伴有舌裂及面神经麻痹,应考虑为梅-罗综合征。如除口唇肿胀外,在前额、颏部、颊部、硬腭、眼睑或舌黏膜发生肿胀,称为复发性水肿性结节性肉芽肿症。

(三)病理

为非特异性炎症,上皮下肉芽肿,上皮细胞形成的结节及朗格汉斯细胞,间质水肿及血管炎,血管周围上皮细胞、淋巴细胞、浆细胞形成结节样聚集。

(四)诊断

根据临床症状,上唇多见,外翘突起增厚,初起色红,炎症明显,并伴有沟裂,反复肿胀,不能完全恢复正常,色呈暗红,无可凹性水肿,不难诊断。

(五)治疗

无特效疗法,去除可能的诱因,如口腔内及口腔周围各种慢性炎症病灶,治疗龋齿、牙周炎,拔除残根,给予适当的抗生素治疗,如甲硝唑、青霉素、四环素。可酌情应用X线浅层照射,皮质类固醇激素口服或局部注射,亦有采用氯喹治疗的报道。亦可采取唇整形术。

四、梅-罗综合征

梅-罗综合征又称唇肿-面瘫-舌裂三联征,肉芽肿性唇炎综合征等。本征最早因由瑞士医师Melkersson(1928)与德国医师Rosenthal(1930)的报告而命名。有些学者认为肉芽肿性唇炎是梅-罗综合征不全型,也有认为梅-罗综合征可能是结节病的变异型。这三者具有共同的发病因素及性质,组织病理学表现相似。

梅-罗综合征病因不明,青春期以后发病较多,男性略多于女性。唇肿、面瘫、舌裂病损多不同时出现,可相隔较长时间。唇部呈弥漫性肿胀,单侧或双侧,呈棕红色,触之有弹性,无凹陷,也无触压痛。可有沟裂但无溃烂结痂,唇周皮肤正常。颊、腭、牙龈也可发生肿胀。舌表面有深沟裂纹,使舌呈皱褶状。面神经麻痹多在青春期前后突然发生,属外周性麻痹,与周围性面神经炎所致麻痹难以区别。麻痹可为部分或全部,也可为双侧,开始可为间歇性,以后则呈永久性。面瘫与唇肿可不在同侧。还可出现嗅神经、听神经、舌咽神经和舌下神经麻痹的症状,以及嗅觉异常、头痛头晕等。

组织病理表现上皮增厚,结缔组织明显水肿,胶原纤维紊乱断裂,血管周围有淋巴细胞浸润,在肌层可见孤立性肉芽肿。

三大症状俱全诊断为完全型,有两项症状诊断为不完全型,但唇肿为多数具备的症状。

可口服皮质激素,或泼尼松龙混悬液加普鲁卡因局部注射。也有应用X线照射或物理治疗取得疗效者。

五、光化性唇炎

光化性唇炎是因过多接受日光照射而引起的唇黏膜损害,又称日光性唇炎。

(一)病因

本病为对紫外线过敏所致。正常人经受一定强度日光照射吸收紫外线后,皮肤暴露部位可以变黑产生晒斑,颈、颧、鼻及下唇都可发生。少数人对紫外线具有特殊敏感性而发生本病。夏季多发,下唇多见。

卟啉对紫外线具有高度敏感性,植物中含的叶绿素为卟啉衍生物,故食用一些蔬菜、生药等,可影响卟啉代谢,增强对日光敏感性而致病。肝脏疾病也可引起卟啉代谢障碍,使对日光敏感性增加。

有人认为,日光照射的最初时,细胞中的DNA、RNA与蛋白质合成及有丝分裂均被抑制,24小时后逐渐恢复。细胞功能加速进行,有丝分裂明显增加,长期反复的照射可不断促进DNA合成和分裂,造成棘层肥厚以致癌变。

(二)临床表现

以下唇红部黏膜损害多见。按其发作程度分为急性和慢性两种类型。

1.急性型

突然发作,整个唇红部水肿充血明显,灼热刺痛。有散在或成簇的小水疱,疱破溃形成表浅糜烂面,渗出结痂,并易于破裂出血,使加剧疼痛。损害重而深者,预后留有瘢痕。轻而表浅者,预后可留有色素沉着。

2.慢性型

反复持久日光照射,唇部反复持续损害,症状逐渐加重。表现为干燥脱屑,充血肿胀,皲裂,血管扩张。唇红部不断出现灰白色秕糠状鳞屑,较少瘙痒和结痂。时间久之,口周皮肤可脱色,或有灰白色角化条纹和肿胀。

(三)病理

急性者表现为细胞内及上皮细胞间水肿和水疱形成,慢性者表现有不全角化、棘层增厚、基底细胞空泡变性,突出表现是胶原纤维嗜碱性变。在地衣红染色下,呈弹性纤维状结构。有人发现偶有异型核和异常有丝分裂区域存在,这部分最终导致浸润鳞癌。

(四)诊断

依据临床表现,结合病史可以诊断。除唇部肿胀水疱、糜烂结痂损害外,结合皮损及日光照射史可明确诊断。慢性则表现为黏膜增厚脱落,口周粗糙等特点。

(五)治疗

有人认为,由于光化性唇炎可能转变成鳞癌,因此,要尽快制订治疗方案。

物理性遮光:避免日光直接照射,采取避光遮阳措施,如戴帽遮光和戴口罩等。

化学性遮光:涂避光软膏,如5%奎宁软膏、50%二氧化钛软膏或20%水杨酸霜等。立即停止食用诱发本病的蔬菜和药物。

渗出水肿明显者应用1%依沙吖啶溶液湿敷,去除痂膜,涂以激素类软膏及抗生素软膏。口服氯喹,氯喹能吸收280~350 nm紫外线,稳定溶酶体膜,与体内外卟啉结合迅速排出体外,减轻光敏作用。避免长期直接的紫外线照射。其次是涂液状、胶状、防水、防光物品对唇部起到保护作用。含有对氨基苯甲酸及其脂类物作用较好。5%奎宁软膏、50%二氧化钛软膏、20%水杨酸霜。

立即停用可能使卟啉代谢障碍的食物、药物,服用氯喹。

渗出结痂时用0.1%依沙吖啶溶液湿敷去痂,涂激素软膏或抗生素软膏。

光化性唇炎的治疗重点之一是防止鳞癌的发生。氟尿嘧啶通过抑制胸腺嘧啶合成酶,在DNA合成方面起到抗代谢作用,用于有白色角化处。亦可用冷冻、CO_2激光治疗。

六、口角炎

口角炎是上下唇联合处口角区发生的各种炎症的总称。可单侧或双侧对称性发生,病损多由口角黏膜皮肤连接处向外扩散发生。如无明显充血水肿炎症,称为口角症。

(一)病因

口角炎发病因素较为复杂,如营养不良、维生素缺乏、感染,尤其是白假丝酵母菌感染、创伤、变态反应,主要是接触药物、化学物质,以及牙齿磨耗或缺牙过多,而造成颌间垂直距离过短、口角流涎等,均可成为发病因素。其致病因素不同,临床表现和治疗也有差别。

(二)临床表现

上下唇联合处潮红充血、干燥脱屑、皲裂糜烂、渗出结痂,张口裂开,可有出血,可伴继发感染,引起灼热疼痛。一般1~3周愈合,损害重者可留有灰色瘢痕。

1.营养不良或维生素缺乏性口角炎

两侧口角皮肤黏膜区呈对称性非特异性炎症。有湿白糜烂、平行横纹皲裂,糜烂面覆以灰黄色或黄褐色黏痂。多无明显自发性疼痛。维生素B_2缺乏者还同时伴有唇炎、舌炎等症状。

2.颌间垂直距离过短性口角炎

由于牙齿重度磨耗、牙齿大部分缺失或义齿修复不良等,造成颌间垂直距离过短,两侧口角凹陷下垂,常有唾液溢出,刺激局部组织发生炎症。局部浸软和潮红、干燥脱屑、充血渗出,可有横纹或向外下裂口和糜烂,伴有灼痛,在进食时更为明显。

3.细菌、真菌感染性口角炎

这种感染性口角炎主要为链球菌、葡萄球菌和白假丝酵母菌感染,在两侧口角区出现红色炎症,上皮发白状如被浸软化,局部皮肤黏膜变厚,伴有细小横行或放射状裂纹,覆以薄的结痂,疼痛不重,可长期不愈。

4.反应性口角炎

可由于变态性或毒性反应而发生的口角炎。局部炎症明显,充血水肿、糜烂渗出均较为突出,发病迅速,疼痛明显。

(三)诊断

依据临床病损特点,结合口腔和全身情况,以及病史过程,有无接触变态原、有无造成营养不良的客观条件或全身有营养不良的表现、是否曾长期服用抗生素或免疫抑制剂、是否有多牙缺失。亦可进行细菌、真菌涂片镜检或培养,或采用除外法试探性治疗以明确诊断。

(四)治疗

主要针对发病原因进行治疗。去除局部刺激因素和对症处理。如给予多种维生素,尤其是维生素 B_2;修改修复体,矫正过短垂直距离,恢复正常颌间高度。

口角局部用0.1%依沙吖啶溶液湿敷,小檗碱软膏外涂。亦可外用抗生素软膏。在渗出皲裂结痂时,可于湿敷后涂以甲紫。

七、血管神经性水肿

血管神经性水肿亦称巨型荨麻疹或 Quincke 水肿,是变态反应的一种,属第1型变态反应局部反应型。特点是突然发作、局限性水肿,消退也较迅速。

(一)病因

引起发作的因素,如食物、肠道寄生虫、药物、寒冷刺激、感染、外伤、情绪波动等,都是致病诱发因素。某些抗原或半抗原物质第一次进入机体后作用于浆细胞,产生 IgE(反应素),这些抗体附着于黏膜下方微血管壁附近肥大细胞表面。当相同抗原第二次进入机体时,则立即与附着在肥大细胞表面的 IgE 相结合并发生反应,引起肥大细胞脱颗粒,释放出组胺、慢反应物质(SRS-A)、激肽等,使血管扩张通透性增加,引起水肿等相应症状。

(二)临床表现

多发于面部疏松组织,唇部好发,尤以上唇多见,表现为肥厚翘突,可波及鼻翼和颧部,反复发作则可形成巨唇。可发生于下唇,或上下唇同时受累。可发生于眼睑、耳垂、阴囊、舌、咽等组织疏松部位,手足也可发生。舌部肿胀如巨舌,影响饮食说话及吞咽活动。局部表现广泛弹性水肿,光亮如蜡,扪之有韧性,无凹陷性水肿。边界不清,皮肤颜色正常或微红,有灼热微痒或无不适。全身多无明显症状,偶有头晕乏力。肿胀常突然发生,亦可缓慢发作,持续数小时或半天以上,逐渐消退。一般消退较快,不留痕迹,但也可持续较长时间。慢性者往往在同一部位反复发作,持续更长时间,并难以恢复正常状态。

(三)病理

血管及淋巴管扩张,充血渗出,形成局限性水肿,伴有炎性细胞浸润,病理改变可波及皮下组织。

(四)诊断

发病突然,好发于面部疏松组织,水肿而有弹性,色泽正常或微红,无压痛。根据病史及临床症状不难诊断。

(五)治疗

寻找变态原,避免接触,但有相当数量的患者难以找到变态原。可用肾上腺素、激素、抗组胺等药物治疗。

咽喉发生水肿而窒息者,则需进行气管插管或气管切开手术,以保证呼吸道通畅。

(刘云萍)

第四节 舌部疾病

舌是构成口腔的重要器官之一,也是口腔黏膜疾病最易发生的部位,它有着随意活动的肌群。舌的血管神经丰富,故能十分灵敏地反映机体的很多变化,并有感觉、触觉、温度觉及特殊的味觉。

舌诊是中医望诊的一个组成部分,人体有病时,可以反映于舌,出现各种病理舌象。临床常结合辨舌来诊断和治疗各种疾病。

一、地图舌

地图舌是一种非感染性炎症性疾病,损害具有不定性和游走性,乳头在舌不同部位出现萎缩和恢复,故又称游走性舌炎。

(一)病因

尚不清楚,部分患者有遗传倾向,有人认为与遗传因素有关。因儿童患病较多,由于患儿神经系统尚不健全稳定;或发作与情绪波动有关。因此,有人认为本病的发生与精神、神经因素有关。另外也有人认为发病与体质因素、寄生虫、月经周期、面部炎症刺激等有一定联系。

(二)临床表现

病变主要发生于舌背部,也可发生于舌尖和舌侧缘。病损特征为丝状乳头萎缩,留下圆或椭圆形红色光滑凹陷剥脱区,周围有丝状乳头增厚黄白色的边缘,相互衔接呈弧形边缘,丝状乳头角化并伸长。正常与病变区形成轮廓鲜明的地图形状,故称地图舌。损害形状大小不一,可单独或多个存在,可相互融合遍及整个舌背。一般多无明显的自觉症状,多为偶然发现,少数患者可有轻度灼烧及痒感。损害可突然出现,可持续多日或几周而无改变,也可一昼夜即发生变化,不断改变其位置和形状,因而常呈现恢复消失和新生萎缩的交替状态,所以又称游走性舌炎。本病有自限性,有间隔缓解期,舌黏膜表面能完全恢复正常。临床50%以上病例合并裂纹舌。

(三)病理

地图舌为非特异性炎症,萎缩区上皮变性,乳头消失,基底细胞层无改变,结缔组织有淋巴细胞、浆细胞及组织细胞浸润,损害边缘呈过度角化及角化不全,有上皮细胞碎屑及坏死物质。

(四)诊断

依据病损特征,轮廓形态及位置不断改变,不难作出诊断。有时与舌扁平苔藓不好区分,可借助病理检查确诊。

(五)治疗

无特效治疗方法,一般不需治疗,向患者进行解释和定期观察即可。主要是消除不良刺激因素,去除口腔病灶,注意饮食及消化功能,保持口腔卫生。可用弱碱性溶液含漱,如2%碳酸氢钠液、2%硼酸钠液含漱。有炎症感染疼痛者,可用金霉素溶液含漱,局部涂金霉素甘油或其他抗生素软膏。还可给予B族维生素药物,如烟酰胺等。合并念珠菌感染,口含制霉菌素或其混悬液外涂。必要时口服氟康唑。

二、沟纹舌

沟纹舌又称阴囊舌、裂纹舌或皱褶舌。

(一)病因

目前尚无一致肯定的意见。过去多认为是先天性舌发育异常所致。舌上纵肌发育异常,舌黏膜随舌肌发育的裂隙出现沟纹。不少患者有家族发育倾向,所以认为与遗传因素有关。但通过对患者细胞遗传学分析,未发现患者染色体数目、结构方面有特异性改变和染色体畸变率异常增高现象。也有人认为可能是遗传因素和环境因素共同作用所致。现也不排除后天因素,如地理环境、饮食营养等因素影响。因本病可见地区性发作,常为后天发现,也有人认为病毒感染、迟发性变态反应、自主神经功能紊乱等,可能为其致病因素。

(二)临床表现

特征为舌背表面出现不同形态的裂隙,裂纹大小、数目、形态及深度不一。有时需舌伸出向下卷曲或用牙轻咬才能看得清晰。舌背中央呈前后向深纵行脉纹裂隙,两旁分叉若干但较浅,对称排列,支脉裂隙伸向两旁舌缘,有如叶脉状。脑纹舌沟纹则迂回舌背如大脑沟回。舌裂隙内上皮完整,乳头大部存在,多无明显不适,如上皮受到损伤破坏,经微生物感染,则发生炎症,可有敏感症状。沟纹舌舌体较肥大,可形成巨舌。本病病程发展缓慢,发病可随年龄增长而增加,在性别上无明显差异。

(三)病理

沟纹可深达黏膜下层或肌层,沟纹表面上皮增生角化,上皮钉突增长,形状不规则。炎症时可见淋巴细胞、浆细胞及毛细血管扩张和组织水肿。扫描电镜检查可见丝状乳头、菌状乳头明显改变,乳头呈半球状或矮柱状,形成机制可能是由于上皮细胞内折成裂隙,裂隙逐渐加深增宽和延长。

(四)治疗

应向患者解释,消除恐癌疑虑。平时应保持口腔卫生,以避免裂沟内存在食物残屑和细菌并滋生感染。有继发感染可涂以甲紫或抗生素软膏,也可外用养阴生肌散。有报道采取广泛切除裂沟病灶恢复外形,在舌背前2/3,从边缘向中央呈W形切口。

三、正中菱形舌

正中菱形舌炎为一种先天性发育异常。

(一)病因

正中菱形舌是舌部发育不全的遗迹,为胚胎奇结节留存。正常时舌在发育中邻近的侧突生长超过奇结节,使之陷入舌体内不露出,而两侧突在中线连接起来。假如两侧突联合不全时,则奇结节在舌盲孔前露出舌面,而形成正中菱形舌炎样改变。也有认为系良性炎症反应的结果。

(二)临床表现

1.光滑型

临床以光滑型为多,在舌背人字沟前方,形成界限清楚色泽深红的椭圆形病损,其前后径大于左右径,约 2 cm×1.5 cm 大小,质软、表面光滑。病损区乳头缺失、无硬结,不影响舌的功能,多无自觉症状。成年男性较多见。

2.结节型

表现在菱形病损表面,出现大小不等,由粟粒到绿豆大小的暗红色或浅灰白色突起结节或乳头,一般为数个紧密排列,触之稍有坚韧感,基底无硬结,无功能障碍和明显症状。对结节型正中菱形舌炎应予追踪,如基底出现硬结或其他症状,应及时做活检。有人认为结节型有癌前损害倾向。

沟纹舌、地图舌、正中菱形舌患者,常诉有舌痛症状,应注意与频繁吐舌伸舌、对镜反复自检观察,造成舌肌筋膜劳损而引起舌钝痛灼痛区别。如精神紧张、疑虑加重,则症状更趋明显。

(三)病理

光滑型病损表面乳头消失,上皮萎缩,细胞形态无改变,固有层有少量炎症细胞浸润。结节型上皮有不同程度增生和不全角化,棘层增殖,上皮钉突伸长。有的上皮有异常增生,或伴有白假丝酵母菌感染。

(四)治疗

无症状者一般不需治疗。局部应保持清洁。若合并感染,局部可涂抗生素软膏或硼酸软膏、养阴生肌散等。如合并白假丝酵母菌感染,可涂克霉唑软膏,口含制霉菌素。如病损基底变硬,应做活检明确诊断。也可试用电凝灼烧或液氮冷冻。对患者应予以解释病情,并嘱避免伸舌吐舌及自检,避免精神过度紧张。有人认为对结节型要追踪观察,因此型有发生癌变的可能。

四、毛舌

毛舌是舌背人字沟前方丝状乳头密集区域,丝状乳头过度伸长形成丝毛状改变,呈黑色或黑褐色称黑毛舌,如为白色称为白毛舌。

(一)病因

一般认为与口腔局部环境改变有关,如口腔卫生不良、过度吸烟、长期应用抗生素或某些含漱剂等,影响角蛋白酶的功能而延缓丝状乳头角化上皮细胞的脱落,上皮增生成毛状。唾液 pH 降低偏酸也有利于真菌生长繁殖。最常见的是黑根霉菌,由黑根霉菌孢子产生黑色素,将丝状乳头染成黑色,使舌背呈黑色绒毛状。吸烟过多或食用含有色素的食物,可加重色素沉着。有人认为与化学因素刺激有关,如长期使用发氧剂可诱发本病。如牙膏、含漱剂等内含过氧化氢、过硼酸钠、高锰酸钾等药物,因刺激舌而发生微小损伤,使口内硫化氢与血液结合,产生硫化物形成沉积着色。

此外某些全身性疾病,如发热、慢性炎症、放线菌病、贫血、糖尿病、放疗等,都会导致黑毛舌的发生。

(二)临床表现

在舌背中部和后部,可见丝状乳头伸长呈丛毛状,颜色呈黑或黑褐色,越接近中心颜色越深。用探针可拨开伸长的乳头,有如麦浪倒伏,如乳头过度增生伸长,可刺激软腭或腭垂,引起恶心不适。病损由后向前逐渐向中央发展,汇合于中线,多呈三角形,可波及全舌大部,靠近边缘则丛毛物减少。毛长由数毫米到 1 cm 以上,表面可有食物残渣停留而显污秽。多无自觉症状,也可伴有口臭、口干和口苦等。如只有黑色积滞而无长的丛毛,则称黑舌。少数患者毛舌呈黄绿白等色丛毛,但以黑色毛舌最多。

(三)病理

舌丝状乳头角质细胞明显伸长,乳头之间有细菌和真菌团块及剥脱角质和其他残渣,上皮钉突显著伸长,固有层有淋巴细胞和浆细胞浸润,为非特异性炎症。

(四)诊断

根据临床表现,舌背丝状乳头呈毛状伸长,不难诊断。

(五)治疗

应找出诱发因素,采取相应措施,避免与之接触。停止吸烟与进食可疑食物或药物,加强口腔卫生,毛舌可逐渐恢复正常。亦可用 5％水杨酸乙醇溶液涂布局部以溶解角质。还可用 1％鬼臼树脂(足叶树脂)丙酮乙醇溶液涂擦后冲洗。或涂 4％尿素溶液后漱口刷牙。如为真菌感染,可用制霉菌素含化或混悬液外涂。

五、舌乳头炎

舌背有 4 种乳头,即丝状、菌状、轮廓、叶状乳头。当乳头受到刺激可发生炎症,并产生不同程度的疼痛和不适。

(一)病因

引起舌乳头产生炎症的以全身因素较为多见,如营养不良、维生素缺乏、内分泌失调、月经周期影响、贫血、血液疾病及真菌感染、滥用抗生素等。局部因素如锐利牙尖边缘、不良修复体、不良习惯及其他外界刺激因素。

(二)临床表现

舌乳头炎为一组疾病,发病部位和致病因素各有不同,因之其临床表现也有差别。

1.光滑舌

光滑舌为慢性舌乳头萎缩性炎症,多系全身性疾病的口腔表现。可见于贫血(缺铁性贫血、恶性贫血)、B族维生素缺乏、营养吸收障碍、绝经期、妊娠期,以及真菌感染、大量使用抗生素等。丝状乳头萎缩、上皮变薄,舌背呈火红色、有浅沟裂隙。菌状乳头可无萎缩,并可显得突出,晚期菌状乳头也可萎缩而成光滑舌。可伴有口干、麻木、灼痛、遇刺激食物可激惹疼痛。

2.菌状乳头炎

菌状乳头分布于舌前及舌尖部,因有痛觉感受器,故对疼痛较敏感。发炎时表现为红肿光亮、上皮薄而呈深红充血状,与贫血、维生素缺乏有关。局部刺激因素如牙石、不良修复体、锐利牙缘,以及辛辣食物、烟酒、牙膏等刺激均可引起本病。

3.叶状乳头炎

叶状乳头位于舌两侧缘后部,在舌根部较明显,呈上下垂直排列的皱褶,因接近咽部、富于淋巴样组织,因此,咽部炎症可波及此处。局部刺激亦可激惹和加重炎症。发炎时叶状乳头明显充血肿大,伴有轻度疼痛。如炎症长期不退、局部破溃长期不愈,则应取活检,明确诊断。

4.轮廓乳头较少发炎肿大,多无明显不适

因有味觉功能,在其受损发炎时,可有味觉障碍。部分患者常因偶然发现而误认为肿物而来就诊,应予检查除外后给予解释以消除顾虑。

(三)治疗

主要针对其发病原因进行对症治疗,给予维生素。炎症明显时,给予抗生素。要去除各种局部刺激因素,保持口腔清洁。

六、舌痛症

舌灼痛引起的原因很多,有全身因素和局部因素,表现症状和轻重程度不一。

(一)病因

舌痛原因是多方面的,可由系统病引起,如贫血、糖尿病、肝病、硬皮病、营养不良、维生素缺乏、慢性乙醇中毒、肿瘤等。局部性因素如牙齿锐利边缘、不良修复体、长期伸吐舌自检、微生物感染及牙膏、药物等刺激因素。另外为神经、精神因素,如三叉神经舌支及舌咽神经痛引起的舌痛。还有主诉舌痛,而无客观检查指标的,如Costen综合征舌痛,更年期妇女常见的舌灼痛等。

(二)临床表现

全身系统性疾病引起的舌痛,除有全身症状外,局部可见某些表征,如舌干质红少津、舌乳头萎缩、上皮变薄、充血发红,或上皮浅层剥脱等。局部因素引起的,多见于舌某些部位表现充血水肿、糜烂溃疡等炎症。神经性因素引起的则可有阵发性短暂的剧烈疼痛,说话、进食等动作可激发疼痛,病史较长,可用局部麻醉法确定诊断。由颞下颌关节功能紊乱和咀嚼功能障碍引起的舌痛,从临床检查、X线片、肌电图等可确诊。精神因素舌痛,以更年期妇女多见,但舌部多无任何异常可见。有灼痛、钝痛或刺痛,短暂或持续性。发作时间、部位可固定也可不固定,多不影响进食和睡眠。舌部无触痛和味觉异常,舌体运动自如,局部无刺激因素。全身可有兴奋性增高或情绪抑郁、失眠忧虑及恐癌心理。严重者可有奇特感觉异常、游走性舌痛,常固执认为有严重躯体疾病,影响正常生活。

(三)治疗

主要针对不同病因,进行相应处理。去除局部刺激因素,停用可能致敏药物、牙膏、含漱剂及刺激性食物。精神因素性舌痛,应进行心理治疗,消除悲观恐癌心理,适当应用调整神经功能和镇静药物,如谷维素,维生素 B_1、维生素 B_6 等,以及维生素 B_{12}、烟酰胺、罗通定等。亦可用 0.5%～1%普鲁卡因或加维生素 B_{12} 局部或舌神经封闭。

(刘云萍)

第五节 细菌感染性疾病

一、球菌性口炎

球菌性口炎是急性感染性口炎的一种,主要是以各种球菌感染为主。由于细菌种类不同,引起的病损特征也有差别。临床表现虽常以某种细菌感染为主,但常为混合性感染。本病损害以假膜为特征,所以又称为膜性口炎或假膜性口炎。多见于婴幼儿,偶见于成人。

(一)病因

在正常人口腔内存在一定数量的各种细菌,为人群共有常驻菌,一般情况下并不致病。但当内外环境改变,身体防御能力下降时,如感冒发热、传染病、急性创伤、感染,以及滥用激素、化疗和放疗后等,口内细菌增殖活跃、毒力增强、菌群失调,即可发病。以金黄色葡萄球菌、溶血性链球菌或肺炎链球菌致病为多。

(二)临床表现

发病急骤,多伴有头痛、发热、白细胞增高、咽痛和全身不适等症状。口腔黏膜和牙龈充血发红、水肿糜烂,或表浅溃疡,散在或聚集融合成片。由于疼痛影响进食,唾液增多,有较厚纤维素性渗出物,形成灰白或黄色假膜。多伴有轻度口臭和尖锐疼痛。局部淋巴结肿大压痛。经过数天体温恢复正常,口腔病损需持续1周左右愈合。

1. 葡萄球菌性口炎

葡萄球菌性口炎为金黄色葡萄球菌引起的口炎,多见于儿童,以牙龈为主要发病区。牙龈充血肿胀,有暗灰白色薄的假膜,由纤维素性渗出物组成,易被拭去,牙龈乳头及龈缘无破溃糜烂。在舌缘、颊咬合线处可有充血水肿,多有尖锐灼痛。涂片可见大量葡萄球菌,进行细菌培养可明确诊断。

2. 链球菌性口炎

链球菌性口炎儿童发病率较高,常伴有上呼吸道感染、发热、咽痛、头痛、全身不适。呈弥散性急性龈口炎,受累组织呈鲜红色。唇、颊、软腭、口底、牙槽黏膜可见大小不等的表浅上皮剥脱和糜烂,有略微高起的假膜,剥去假膜则留有出血糜烂面,不久重新被假膜覆盖。有轻度口臭和疼痛。涂片可见大量革兰阳性链球菌,培养可见大量链球菌,即可明确诊断。

3. 肺炎球菌性口炎

肺炎球菌性口炎好发于硬腭、口底、舌下及颊黏膜。在充血水肿黏膜上出现银灰色假膜,呈散在斑块状。涂片可见大量肺炎链球菌。有时并发肺炎,但也可在口内单独发生。本病不常见,好发于冬末春初,老人及儿童易罹患,体弱成人也可发生。

(三)病理

口腔黏膜充血水肿,上皮坏死糜烂,上覆大量纤维素性渗出物和坏死组织,以及细菌、白细胞等组成的假膜,固有层有大量白细胞浸润。

(四)治疗

主要是消炎控制感染,可给予抗生素或磺胺类药,如青霉素、乙酰螺旋霉素、交沙霉素、头孢拉定、头孢氨苄、增效联磺片等。也可根据细菌药物敏感试验选用抗生素,则效果更好。止痛也是对症处理的重要措施,局部用1%丁卡因溶液外涂,或用1‰~2%普鲁卡因溶液饭前或痛时含漱。局部病损可外用抗生素软膏和药膜,亦可外用中药散剂以消肿止痛促进溃疡愈合。口腔局部含漱或病损局部湿敷也是不可缺少的,保持口腔卫生,消炎止痛。

二、坏死性溃疡性龈口炎

坏死性溃疡性龈口炎本病同义词病名很多,如奋森口炎、战壕口炎、假膜溃疡性口炎、梭螺菌龈口炎、腐败性口炎等。中华人民共和国成立前本病常有流行,中华人民共和国成立后随着人民生活条件改善,营养水平提高,卫生状况好转,已很少见,但由于20世纪80年代后艾滋病的全球流行,坏死性溃疡性龈口炎已成为艾滋病的重要口腔表现之一。

(一)病因

本病病原体为梭状杆菌和螺旋体,在病变部位涂片,可见大量这些细菌。在口内两菌共生,单独一般不易感染致病。但在局部或全身抵抗力下降时,则可使这两种细菌大量繁殖而发病。在口腔卫生不良,营养状况不佳时则发病迅速,病损严重。本病常是复杂混合感染,可合并其他细菌,如链球菌、丝状菌、黑色素类杆菌等。

(二)临床表现

本病为急性感染性炎症,发病急骤,症状显著,多见于儿童及青壮年。好发于前牙牙龈,主要特征为牙龈缘及龈乳头形成穿掘性坏死溃疡,可波及多个牙齿,溃疡边缘不整,互相融合成大片溃疡面,并向周围及深层侵犯。

除牙龈病损外,可波及唇、颊、舌、腭、咽、口底等处黏膜,局部形成不规则形状的坏死性深溃疡,上覆灰黄或灰黑色假膜,周围黏膜有明显的充血水肿,触之易出血。

本病因有剧烈疼痛而影响进食、说话,常伴有流涎、发热、头痛、全身乏力,颏下或下颌下淋巴结肿大压痛等症状。

(三)组织病理

为非特异性炎症改变,上皮破坏有大量纤维素性渗出,坏死上皮细胞、多形核白细胞及多种细菌和纤维蛋白形成假膜。固有层有大量炎症细胞浸润。基层水肿变性,结缔组织毛细血管扩张。

(四)诊断

突然发病,牙龈坏死溃疡,牙间乳头消失,有特殊腐败臭味,自动出血,唾液黏稠混有血液,有剧烈疼痛或持续钝痛。唇、颊、舌、腭、咽、口底等处黏膜,可有不规则形状坏死性溃疡。涂片有大量梭状杆菌和螺旋体。白细胞数增加,淋巴结肿大。

(五)治疗

本病为急性感染性炎症,全身状况不佳,口腔黏膜、牙龈损害广泛而深在,所以应及早进行治疗,给予抗感染治疗和支持疗法,以控制感染,消除炎症,防止病损蔓延和促进组织恢复。

全身抗感染可给予广谱抗生素,如青霉素、氨苄西林、头孢拉定、乙酰螺旋霉素、红霉素及交沙霉素等。也可使用抗无芽孢厌氧菌活性较强药物,如甲硝唑等。

全身应给予高维生素、高蛋白饮食,加强营养。必要时给予输液,补充液体和电解质。

局部治疗、局部处理对缓解症状、消除感染、减少疼痛、防止病变蔓延和促进组织愈合有重要作用。针对病因应用氧化剂反复冲洗、含漱、湿敷,如1‰~3‰过氧化氢溶液、1/5 000~1/2 000过锰酸钾溶液。

另外除去一切刺激因素和对使用器具清洁消毒,也是很重要的。

(六)预后

预后一般良好。如全身状况极度衰弱、营养不良、口腔卫生不佳,合并产气荚膜杆菌与化脓性细菌、腐败细菌等,病变可迅速坏死崩解,甚至造成组织破溃穿孔,穿腮露颊成坏疽性口炎,口角及颊部发生感染较为多见。由于组织分解毒性产物和细菌毒素,被机体吸收可发生全身中毒症状。

(七)预防

经常保持口腔卫生,除去一切刺激因素,注意合理营养,增强抗病能力。

三、口腔结核

结核病是常见的慢性传染病之一。在人体抵抗力降低时因感染结核菌而发病。结核病为全身性疾病,各个器官均可发病,而以肺结核最为多见。口腔结核虽有原发病例,但结核初疮极少见,大多继发于肺结核或肠结核等。在口腔黏膜多表现为结核性溃疡、结核性肉芽肿。少数口周皮肤的结核性寻常狼疮可向口腔黏膜发展。

(一)病因

病原菌为结核杆菌,是一种革兰阴性杆菌。往往在身体免疫功能低下、抵抗力降低时易被感染而发病。口腔病损多因痰中或消化道的结核菌而引起。

(二)临床表现

1.结核初疮

结核初疮临床上少见。可发于牙龈、拔牙窝、咽、舌、移行皱襞、颊、唇等处。多见于缺乏免疫及体质较差的儿童,口腔黏膜可能是结核杆菌首先侵入的部位。一般经 2~3 周的潜伏期后,在入侵处出现一小结节,并可发生顽固性溃疡,周围有硬结。患者无明显疼痛感。

2.结核性溃疡

结核性溃疡多为继发性感染。溃疡可发生于口腔黏膜任何部位,为慢性持久性溃疡。病变由浅而深逐渐发展,成为口腔黏膜的深溃疡。一般面积均较大,直径可达 1 cm。特征是溃疡底和壁有许多粟粒状小结节,溃疡边缘不齐并微隆起呈倒凹状,表面多有污秽的假膜覆盖。溃疡基底及四周无明显硬结。早期即可感到疼痛。溃疡外形不规则,有时成线状深溃疡病程较长,常在数月以上。

3.结核性寻常狼疮

寻常狼疮是皮肤的原发性结核,由口周皮肤可向口腔黏膜发展,表现为黏膜上有发红的小结节,且结节不断扩大,融合,破溃后形成狼疮的原始溃疡。如感染未得到及时控制,则溃疡面逐渐扩大成为结核性溃疡。病程十分缓慢,一般疼痛不很明显。

因口腔黏膜结核多为继发感染,所以患者常有口腔以外的结核病灶,主要是肺结核或肠结核等,或有结核接触史。

(三)病理

病变组织中可见结核结节,为一种增殖性病变。结节的中心有干酪样坏死,其外环绕着多层上皮样细胞和朗格汉斯细胞(多核巨细胞)。最外层有密集的淋巴细胞浸润,并伴有成纤维细胞增生。老化的结核结节中细胞成分减少而逐渐形成瘢痕。结节中心的干酪样物质不能被吸收而发生钙化。

(四)诊断

(1)根据临床表现及全身的结核病灶。

(2)病变组织涂片用抗酸染色法能找到结核杆菌,但有时因取材关系未找到结核菌,亦不能轻易否认结核感染,可进一步作结核菌培养。

(3)最后可作活检,病理表现为结核的特殊病变,即形成结核结节。

(五)治疗

1.全身抗结核治疗

全身抗结核治疗,现多采用化疗方案,即几种抗结核药同时应用,可提高疗效,缩短疗程。如同时应用异烟肼和利福平,根据病情严重程度还可同时加用链霉素,或再加用吡嗪酰胺等4种药同时应用。亦可选用链霉素、异烟肼及对氨基水杨酸钠等同时应用。用药至少6个月。

2.局部抗结核治疗

口腔局部除注意控制继发感染及对症治疗外,还可于病损处用抗结核药物。用链霉素0.5 g,隔天1次,于病损处局部注射。

(刘云萍)

第六节 病毒感染性疾病

一、单纯疱疹

单纯疱疹是由单纯疱疹病毒引起的皮肤和黏膜疾病。单纯疱疹病毒的天然宿主是人,侵入人体可引起全身性损害及多种皮肤黏膜疾病。口腔、皮肤、眼、会阴、中枢神经等都是该病毒易于侵犯的部位。儿童成人均可罹患,有自限性,但也可复发。

(一)病因

单纯疱疹病毒原发感染后一般转为潜伏感染,神经节中的神经细胞是病毒潜伏的场所,正常情况下不发病,在宿主免疫力下降时,潜伏的病毒被激活,病毒增殖,沿神经纤维下行至神经末梢支配的上皮细胞内继续增殖,并造成损害,引起局部的疱疹。

(二)病理

上皮内疱是由上皮退行性变引起,即气球样变性和网状变性。气球变性为上皮细胞显著肿大呈圆形,胞质嗜酸性染色均匀,胞核为1个或多个,或无胞核,细胞间桥可消失,细胞彼此分离形成水疱,气球变性的上皮细胞多在水疱底部。网状液化为上皮细胞内水肿,细胞壁膨胀破裂,相互融合成多房水疱,细胞核内有嗜伊红病毒小体(包涵体),上皮下方结缔组织伴有水肿和炎症细胞浸润。

(三)临床表现

临床上可表现为两种类型,急性疱疹性龈口炎和唇疱疹。

急性疱疹性龈口炎多发生于婴幼儿,有较重的全身前驱症状,如发热、头痛、流涎、拒食等,口腔黏膜、口周皮肤出现小疱,一般成簇,疱易破溃,融合成不规则糜烂面,全口或局部灼痛明显,牙龈红肿,易出血,愈合期7~14天。

唇疱疹主要侵犯唇部,儿童、成人均可发生,口唇及口周皮肤出现成簇小水疱,局部有刺痛、灼烧、麻痹感,疱破后形成糜烂面,上结痂壳,全身症状轻,7~14天愈合。

(四)诊断

根据临床病史及症状表现,婴幼儿多发,急性黏膜疱疹口炎特征,全身伴有发热咽痛,淋巴结肿大压痛,病程有自限性和自行愈合特点,不难作出诊断。发病期可取疱疹液或唾液做病毒接种证实诊断,或取疱疹基底涂片,可见气球变性细胞、多核巨细胞及核内包涵体,但特异性不高。血液抗单纯疱疹病毒抗体效价明显升高,如成人血液中有这种抗体,说明有过原发感染。病毒分离培养对诊断有重要意义,但需在实验室进行。

(五)预防

因患者唾液、粪便中有病毒存在,所以对患儿应予以休息隔离,避免与其他儿童接触,对体内潜伏的单纯疱疹病毒尚缺少预防其复发的方法。

(六)治疗

目前还缺少抗病毒的特效疗法。主要是对症治疗以缩短疗程,减轻痛苦,促进愈合。

1.支持疗法

应充分休息,给予高能量、易消化、富于营养的流食或软食。口服大量多种维生素。损害重、疼痛显著影响进食者,酌情静脉滴注葡萄糖溶液及维生素。

2.对症治疗

体温升高、炎症明显、痛重者,给予解热、镇痛、消炎药物,以控制病情,缓解症状,消除感染,促进恢复。

3.局部治疗

可用1%～2%普鲁卡因溶液含漱,或0.5%～1%达克罗宁溶液、1%丁卡因局部涂敷,均可达到减轻疼痛的作用。0.1%依沙吖啶或0.025%～0.05%硫酸锌溶液局部湿敷,有助于消除继发感染。也可用0.5%金霉素液漱口。用1%金霉素甘油局部涂敷,亦可用新霉素或杆菌肽或硼酸软膏外用。唇疱疹可用氦氖激光照射,功率10 mW,光斑3 mm照5分钟,可止痒镇痛,促进疱疹液体吸收结痂,缩短疗程。局部还可外用0.1%碘苷。

二、带状疱疹

带状疱疹是病毒感染性疾病。特点是剧烈疼痛,沿神经走向发生水疱、溃疡,呈单侧性分布。疱疹单独或成簇地排列并呈带状,故而得名。本病预后很少复发,很少发生于婴幼儿及青少年,中年以上较为多见,性别无明显差别。

(一)病因

本病由带状疱疹病毒引起,病原体为水疱带状疱疹病毒属DNA病毒,可引起水痘或带状疱疹。一般认为第一次接触带状疱疹病毒可发生全身原发性感染——水痘。病毒可通过唾液飞沫或皮肤接触而进入人体,病毒可经皮肤黏膜进入血管,侵犯神经末梢,以后潜伏于脊髓神经的后结节或脑神经髓外节、三叉神经节,病毒被激活则引起带状疱疹。激活因素如上呼吸道感染、传染病、外伤、药物、恶性肿瘤、免疫缺陷病等。有人认为儿童感染本病毒,则可发生水痘,也可不发生症状成为隐性感染。

(二)临床表现

本病多发于春秋季节,发生前可有发热、倦怠、全身不适、食欲缺乏等前驱症状。患侧皮肤有灼烧感,神经性疼痛,疼痛程度不一,亦可无前驱症状,直接出现疱疹。疱疹与疼痛沿着神经分布发生,开始发病时皮肤可见不规则红斑,继而出现密集成簇的疱疹,呈粟粒大小透明小水疱,疱壁紧张,周围有红晕。几天之内陆续出现水疱,继而疱疹变为浑浊,逐渐吸收干涸结痂。小水疱亦有破裂成糜烂面,最后结痂脱落。

口腔颌面部带状疱疹与三叉神经被侵有关,损害可见于额、眼、面颊、唇口、颏部,口内如腭、舌、颊、龈等部位,可侵犯1支或2支以上,但多为单侧不超过中线。

胸、腰、腹、背部及四肢也可发生,多局限于一侧,少数可超过中线。全身可有发热不适等症状。重者可并发肺炎、脑炎等,甚至导致死亡。病毒侵犯眼部,可发生结膜炎、角膜炎。病毒侵犯运动神经、睫状神经节,随部位不同,而有面瘫、外耳道疼痛、耳聋、唾液腺分泌障碍等症状。

本病随着年龄增长,症状也多加重,病程亦随之延长。有的患者痊愈后神经症状可迁延数月或更长时间。

(三)诊断

根据临床病史和症状表现,疱疹成簇沿神经呈带状排列,单侧发生,疼痛剧烈等特点,易于作出诊断。

(四)治疗

减少疼痛、缩短疗程、促进愈合为其治疗目的。抗病毒治疗可选用阿昔洛韦,宜早期使用。也可用干扰素每天$(1\sim3)\times10^6$ U 肌内注射。免疫增强治疗可选用转移因子、胸腺素治疗。皮质激素虽可抑制炎症,减少神经疼痛后遗症发生率,但因可抑制免疫功能,有使带状疱疹扩散的可能,因此,应慎用。

针对疼痛可用苯妥英钠,每天 300 mg,或卡马西平每天 600~800 mg,分 3 次服用。每天或隔天肌内注射维生素 B_1 100 mg,维生素 B_{12} 500 μg,隔天肌内注射 1 次。局部激光照射,有止痛和缩短疗程作用。

针对病毒,也可肌内注射板蓝根注射液、口服吗啉胍等。

病损局部可涂 1% 甲紫,炉甘石溶液可帮助水疱吸收、干燥、脱痂。有继发感染者可使用抗生素,并注意休息支持疗法。

三、手足口病

手足口病是由小核酸类病毒中的柯萨奇 A16 病毒引起的流行性皮肤黏膜病。为侵犯手、足、口部的疱疹性疾病,主要发于儿童。自 1957 年在新西兰流行以来,各国也先后多有报道,我国报道也在增多。

(一)病因

本病主要是柯萨奇 A16 病毒感染,亦可由柯萨奇 A5、A10、B5、B2 等所致。有报道与肠道病毒 E71 有关。本病传染性很强,飞沫经空气由呼吸道直接传播,亦可由消化道间接传播。

(二)临床表现

本病多发于儿童,男女无明显差异,发病多无季节性。春季发病稍多。婴幼儿易患此病。潜伏期 2~5 天。全身症状轻微,可有低热、头痛、咳嗽、流涕、食欲缺乏等症状。口腔、颊、龈、硬腭、舌部、唇和咽部黏膜出现疼痛性小水疱,周围绕以红晕。水疱可相互融合,疱很快破裂,形成灰白色糜烂或表浅溃疡。因疼痛影响进食、吮乳,并有流涎。皮损和口腔损害同时或稍后出现,呈散在或密集分布于手、足,包括手背、手掌、足底及指、趾,以外侧、伸侧多见。皮损为红斑、丘疹、水疱,丘疹呈黄白色椭圆形,水疱米粒至豌豆大,孤立而不融合,疱壁厚而紧张,周围有红晕。有时可在足背、肘、膝、臂、下肢出现斑丘疹。本病一般在 2 周内痊愈。有时可伴腹痛、腹泻等症状。

(三)诊断

本病发生具有特征部位及病损形态,根据发病季节、流行性及患儿易发等特点,即可确定诊断。必要时可进行病毒分离检查。

(四)治疗

一般可用抗病毒药物,如可选用板蓝根等中药抗病毒治疗。严重者可酌情用阿昔洛韦、左旋咪唑、聚肌胞等药物。

局部主要防止继发感染,局部湿敷和外涂抗炎软膏。保持口腔卫生。对患者进行隔离,以免发生流行。

(刘云萍)

第七节 口腔理化性损害

口腔理化性损害是指由于机械性、化学性及物理性刺激等明确的原因而引起的口腔黏膜疾病损。

一、创伤性血疱及溃疡

(一)病因

由于机械性刺激因素对口腔黏膜的损伤可形成创伤性血疱或创伤性溃疡,按刺激时间不同又可分为持久性及非持久性刺激因素。持久性机械刺激如口腔内龋齿破坏后的残冠、残根、尖锐的牙尖、经磨耗后的牙齿锐缘、不良修复体的卡环、义齿的牙托等均是长期存留在口腔内可以引起创伤性损害的因素。非持久性机械刺激如脆、硬食物的刺激,咀嚼不慎时的咬伤、刷牙时用力不当、口腔科医师使用器械操作不当等均可对黏膜造成损伤,而成为非持久性的刺激因素。

(二)临床表现

由于机械性刺激因素的力量大小和受刺激的时间长短不同,机体对刺激的反应亦不完全相同,故形成各有特点的病损。

1.压疮性溃疡

由持久性机械刺激引起的一种口腔黏膜深溃疡。多见于成年人,尤其是老年人。病损多发生在刺激物的邻近或与刺激物接触的部位。早期受刺激处黏膜发红,有轻度的肿胀和疼痛,如及时除去刺激,黏膜可恢复正常,否则形成溃疡,溃疡外形与刺激物形状一致。因为黏膜长期受刺激,故溃疡可波及黏膜下层形成深溃疡。溃疡边缘轻微隆起,中央凹陷。如有继发感染则溃疡表面有淡黄或灰白色假膜。局部淋巴结可触及。

儿童乳牙的慢性根尖炎,当牙槽骨已遭受破坏,再加以恒牙萌出时的压力,有时可使乳牙根尖部由牙槽骨的破坏部位穿破牙龈表面黏膜而暴露在口腔内,形成对黏膜的刺激,引起压疮性溃疡。牙根尖部往往直插入溃疡当中,此种情况以上唇及颊黏膜多见。

因为形成压疮性溃疡的刺激是缓和而长期的,故溃疡表面多为炎性肉芽组织而缺少神经纤维,所以疼痛不很明显,但有继发感染时疼痛可加重。

2.Riga 病

RigaFede 溃疡 RigaFede 溃疡是专指婴儿舌系带由于创伤而产生的增殖性溃疡。多见于舌系带短的婴儿。因为舌系带较短,初萌出的下切牙切缘又较锐,所以当吸吮、咳嗽或伸舌时,舌系带易受下切牙切缘刺激。因长时间的摩擦就可形成溃疡。开始时在舌系带处充血、发红、肿胀,久之,上皮破溃即形成溃疡。由于持续不断的摩擦,溃疡面渐扩大,长久得不到治疗即可转变为增殖性、炎症性、肉芽肿性溃疡。触之较坚韧,因此,影响舌的运动,患儿啼哭不安。

3.增殖性病损

增殖性病损多见于老年人。由于义齿的牙托边缘不合适引起的长期而缓和的慢性刺激使组织产生增殖性炎症病变。常见于腭部及龈颊移行部。黏膜呈坚韧的肉芽肿性增生,有时伴有小面积溃疡。有时仅有炎症性增生而无溃疡面。患者一般无明显的疼痛症状。

4.Bednar 口疮

Bednar 口疮专指婴儿硬腭后部由于创伤引起的擦伤。如婴儿吮吸拇指或吮较硬的人工奶头,或大人给婴儿清洗口腔时力量太大,可造成对上腭的擦伤,形成浅溃疡。病损多为双侧对称分布。婴儿常哭闹不安。

5.自伤性溃疡

自伤性溃疡好发于青少年,性情好动,常用铅笔尖捅刺黏膜,右利手者,溃疡好发于左颊脂垫尖或磨牙后垫处;左利手者,反之。咬唇颊者,溃疡好发于下唇、双颊或口角处。溃疡深在,基底略硬或有肉芽组织,疼痛不明显。

6.黏膜血疱

黏膜血疱常因咀嚼时不慎咬伤或脆硬食物的重力摩擦而引起。咬伤者多见于颊及口角和舌黏膜,形成的血疱较小。而食物摩擦引起者多见于软腭或咽部黏膜,形成的血疱较大,且易破裂。血疱破裂后可形成溃疡,比较疼痛。小血疱不易破。如将疱中血液吸出且无继发感染,1~2 天即可愈合。

(三)病理

创伤性溃疡的组织病理变化为非特异性溃疡。可见上皮破坏,溃疡区凹陷。结缔组织中有多形核白细胞、淋巴细胞及浆细胞浸润。增殖性病损可见慢性炎症肉芽组织增生。

(四)诊断

(1)在病损附近或对颌可发现机械性刺激因素。如为溃疡,则溃疡外形往往同刺激物的形态一致。且在上、下颌静止或运动状态时,溃疡与刺激物的摩擦部位有相对应关系。

(2)如未发现刺激物,可仔细询问患者,往往有受创伤的病史,而无溃疡反复发作史。

(3)除去刺激因素,局部用药后,溃疡在 1~2 周即可愈合。如果仍不愈合,溃疡又较深大,或基底有硬结等要考虑做活检,以便进一步明确诊断,除外特殊性病损。

(五)鉴别诊断

需与一些不易愈合的特异性深溃疡相鉴别。

1.复发性坏死性黏膜腺周围炎

(1)口腔内无机械刺激因素,亦无创伤史,但有较长期的口腔溃疡反复发作史。

(2)溃疡深大,但常为多发性,多时为 1 个或 2 个深大溃疡,同时可伴有数个小溃疡。

(3)疼痛明显,溃疡持续数周以上不易愈合。往往在口腔内能见到愈合后遗留的瘢痕。

2.癌性溃疡鳞状细胞癌

癌性溃疡鳞状细胞癌是口腔常见的恶性病变,其以溃疡形式表现的又最多,所以应注意其特征,做到早诊断早治疗。其特点如下。

(1)口腔内虽然有深溃疡但无刺激因素,无创伤史,亦无口腔溃疡反复发作史。

(2)溃疡深大,呈弹坑样,溃疡底有细颗粒状突起,似菜花样,或有人形容像天鹅绒样。溃疡边缘翻卷高起,并发硬。周围组织迅速被浸润,基底有较广泛的硬结。溃疡持久不愈。如无继发感染,疼痛不明显。

(3)病变进展迅速,病程无自限性,没有组织修复现象。

(4)病变初起时淋巴结无明显改变,但很快病变相应部位淋巴结肿大,触之较硬,早期能推动,晚期则和周围组织粘连不能推动。

(5)用甲苯胺蓝染色法做筛选试验为阳性的部位取活检,易见癌的组织病理变化。

(六)治疗

1.除去刺激因素

如拔除残冠、残根,调磨尖锐牙尖、牙缘,修改不合适的义齿等。轻度的创伤只要除去刺激因素,甚至不需药物治疗,几天内即可愈合。

2.局部治疗

局部治疗以预防继发感染,促进溃疡愈合为原则。用0.1%依沙吖啶溶液含漱。局部用养阴生肌散或收敛性药物如1%甲紫溶液,或抗菌消炎的药膏均可。

3.继发感染

如局部淋巴结肿大、疼痛等,要根据情况给予抗生素。

4.对Riga病亦按压疮性溃疡治疗

首先消除刺激改变吮奶方式,暂时用勺喂奶,以免吸吮时牙齿切缘刺激舌系带。对增生性溃疡有人主张局部用5%~10%硝酸银溶液灼烧,如溃疡表面有坏死时可考虑使用,以除去表面的坏死组织。用药时应隔离好唾液。用药次数不宜太多,1~2次即可。溃疡愈合患儿稍大时可结合手术治疗,矫正舌系带过短。

二、化学性灼伤

(一)病因

某些化学物质,如强酸、强碱等,误入口腔,或口腔治疗用药不慎,将酚、硝酸银、三氧化二砷等药物接触了正常口腔黏膜,可使黏膜发生灼伤。

(二)临床表现

化学物质引起损伤的特点是使组织坏死,在病损表面形成一层易碎的白色坏死的薄膜。如拭去此坏死层即露出出血的红色糜烂面。病损不深,但非常疼痛。

(三)治疗

首先要用大量清水冲洗病损处,尽量稀释和洗净致伤的化学物质。因病损往往为大面积的浅溃疡或糜烂,故非常疼痛,局部可使用表面麻醉药,如0.5%达克罗宁液或1%~2%利多卡因液等含漱止痛。病损处涂抗菌消炎的药物或收敛性药物。如无继发感染,1周左右可痊愈。

三、热损伤

(一)病因

口腔黏膜的热损伤并不多见。偶因饮料、茶水或食物过烫时引起黏膜的烫伤。

(二)临床表现

轻度烫伤仅见黏膜发红,有轻微疼痛或麻木感,并不形成糜烂或溃疡。但热损伤严重时可形成疱疹。疱破溃后变为糜烂或浅溃疡,疼痛明显。

(三)治疗

病损仅发红未糜烂时,一般局部不需用药,数小时内症状可渐缓解。如有疱疹或已糜烂则局部应用抗菌消炎药物。最初1~2天疼痛较重时,局部可用0.5%达克罗宁液或1%~2%利多卡因液含漱止痛。如无继发感染一般在1周左右可痊愈。

四、放射线损伤

放射性口炎又称放射性黏膜炎,是因放射线电离辐射引起的口腔黏膜损伤,多为头颈部恶性肿瘤用放射线治疗的患者。根据X线照射剂量、患者年龄和健康状况等不同,可发生程度不同的口腔黏膜损伤。一般可分为急性损害和慢性损害。

(一)病因

各种电离辐射(X线、α、β、γ射线及电子、核子和质子)作用于人体,细胞核的DNA吸收辐射能,导致可逆或不可逆DNA合成和细胞分化方面的变化,破坏了细胞正常代谢,引起细胞基因突变,导致细胞组织和器官发生一系列反应和损伤。放射线在杀死癌细胞的同时,也不同程度地损伤了正常组织。放射性口腔炎是头颈部放疗最常见的并发症。

(二)临床表现

放射性口腔损害的程度和过程取决于电离辐射的性质、照射剂量及其面积和总疗程、个体差异等。放射线照射后短时间内的黏膜变化称为"急性损害",照射后2年以上出现的症状及变化称为"慢性损害"。

一般在照射后第2周,当剂量达到10 Gy时可出现黏膜反应。急性放射性口炎主要表现为口腔黏膜充血、水肿糜烂、白膜形成、溃疡、疼痛、进食困难,甚至影响到放疗的正常进行及治疗效果。口腔黏膜急性放射性损伤依据照射剂量不同可分为4级。①Ⅰ级:黏膜充血水肿,轻度疼痛;②Ⅱ级:口腔黏膜充血水肿,点状溃疡及散在白膜,中度疼痛;③Ⅲ级:口腔黏膜充血水肿,片状溃疡及融合白膜,疼痛严重并影响进食;④Ⅳ级:口腔黏膜大面积溃疡,剧痛,不能进食。

慢性放射性口炎以唾液腺破坏,口腔干燥为主要症状。口干症状能长时期存在,并伴有灼烧痛。白假丝酵母菌感染是常见的并发症。

(三)病理

急性放射线损害可见组织水肿、毛细血管扩张、黏膜上皮细胞坏死、纤维素渗出等。慢性放射线损害可见上皮连续性破坏、炎细胞浸润、毛细血管扩张、黏膜下小唾液腺萎缩等。

(四)诊断

头颈部肿瘤接受放疗的患者接触射线后短期内或较长时间后出现口腔黏膜损伤。

(五)预防

1.保持口腔卫生

应嘱患者使用氟制牙膏,保持口腔卫生,养成餐后刷牙漱口的习惯,使用波浪形软毛牙刷,有效清洁牙齿和牙间隙,保持口腔清洁。

2.多喝水

患者开始放疗的当天起,每天饮水要≥2 500 mL,也可用金银花、麦冬泡水喝,以保持口腔湿润。应多嚼口香糖,多作咀嚼运动,可减轻张口困难。

3.放疗前的口腔检查

放疗前先去口腔科作详细检查,如有口腔溃疡、脓肿、龋齿、牙周炎等,治疗后再行放疗。如有不合适的义齿,应先矫正,尽量避免对口腔黏膜的不良刺激。

4.放疗期间饮食

放疗期间,加强营养,给予高蛋白、高维生素、高热量的饮食,勿食过冷、过热、过硬及油炸食物,忌辛辣刺激性的食物。遵医嘱用淡盐水或多贝尔溶液漱口预防口腔感染。淡盐水的配制方法是:在 500 mL 温开水中加盐 3~4 g(约小半匙)即可;如发生真菌感染,选用 2%~4%碳酸氢钠溶液漱口,并含化制霉菌素。

5.中药漱口液

中药漱口液有清热解毒之功效,作用缓和且口感好,不但可以预防口腔感染,而且对上呼吸道感染也有一定的预防作用。

(六)治疗

以对症治疗为主。

1.急性放射性损害的治疗

可根据口腔内 pH 选择正确的漱口液,给予超声雾化吸入,每天 2 次,可减轻黏膜水肿、稀释分泌物、促进溃疡愈合、减少疼痛。溃疡处可用锡类散或口腔溃疡膜等贴敷。疼痛剧烈可用局麻药 1%利多卡因饭前含漱,可起到镇痛、消炎、消肿的作用。

2.慢性放射性损害的治疗

有真菌感染者,可用制霉菌素或氟康唑片。但长期使用抗真菌药应注意肝肾功能。口干症状明显者可用人工唾液或促进唾液分泌的药物,如胆碱受体激动剂或采用中药活血生津冲剂等。

3.全身支持治疗

加强营养,给予高蛋白、高维生素、高热量的饮食。不能进食者给予营养支持,必要时可给鼻饲饮食。

(刘云萍)

第三章

口腔颌面部炎症

第一节 颌骨骨髓炎

一、病因

(一)牙源性感染

牙源性感染临床上最多见,约占这类骨髓炎的90%,常见在机体抵抗力下降和细菌毒力强时由急性根尖周炎、牙周炎、智齿冠周炎等牙源性感染直接扩散引起。

(二)损伤性感染

因口腔颌面部皮肤和黏膜的损伤,与口内相通的开放性颌骨粉碎性骨折或火器伤伴异物存留均有利于细菌侵入颌骨内,引起颌骨损伤性颌骨骨髓炎。

(三)血源性感染

该类感染多见于儿童,感染经血扩散至颌骨发生的骨髓炎,一般有颌面部或全身其他部位的化脓性病变或败血症史,但有时也可无明显全身病灶史。

二、临床表现

临床上可见四种类型的颌骨骨髓炎症状:急性化脓性、由急性转为慢性、起始即为慢性、非化脓性。下颌骨急性骨髓炎早期通常有下列4个特点:①深部剧烈疼痛。②间歇性高热。③颏神经分布区感觉异常或麻木。④有明显病因。

在开始阶段,牙齿不松动,肿胀也不明显,皮肤无瘘管形成,是真正的骨髓内的骨髓炎。积极的抗生素治疗在此阶段可防止炎症扩散至骨膜。化验检查仅有白细胞轻度增多,X线检查基本为正常。由于此时很难取得标本培养及做药敏试验,可根据经验选择抗生素。

发病后10~14天,患区牙齿开始松动,叩痛,脓自龈沟向外排出或形成黏膜、皮肤瘘管排出。口腔常有臭味。颊部可有蜂窝织炎或有脓肿形成,颏神经分布区感觉异常。不一定有开口困难,但区域淋巴结有肿大及压痛,患者多有脱水现象。急性期如治疗效果欠佳,则转为慢性。临床可见瘘形成、软组织硬结、压痛。如起始即为慢性,则发病隐匿,仅有轻微疼痛,下颌稍肿大,渐有死骨形成,常无瘘管。

三、诊断

详细询问发病经过及治疗情况,注意与牙齿的关系,查明病原牙。有无积脓波动感,可疑时可作穿刺证实。脓液作细菌培养和抗生素敏感度测定。有无瘘管,用探针等器械探查有无死骨及死骨分离。X线摄片,慢性期查明骨质破坏情况,有无死骨形成。

四、治疗

(一)急性颌骨骨髓炎的治疗

在炎症初期,应采取积极有效的治疗,控制感染的发展。如延误治疗,则常形成广泛的死骨,造成颌骨骨质缺损。治疗原则与一般急性炎症相同,但急性化脓性颌骨骨髓炎一般来势迅猛,病情重,并常有引起血行感染的可能。因此,在治疗过程中应首先注意全身支持及药物治疗,同时应配合必要的外科手术治疗。

1.药物治疗

颌骨骨髓炎的急性期,尤其是中央性颌骨骨髓炎,应根据临床反应,细菌培养及药物敏感试验的结果,给予足量、有效的抗生素,以控制炎症的发展,同时注意全身必要的支持疗法。在急性炎症初期,物理疗法可有一定效果。

2.外科疗法

目的是达到引流排脓及去除病灶。急性中央性颌骨骨髓炎,一旦判定骨髓腔内有化脓性病灶时,应及早拔除病灶牙及相邻的松动牙,使脓液从拔牙窝内排出,既可以防止脓液向骨髓腔内扩散、加重病情,又能通过减压缓解剧烈的疼痛。如经拔牙未能达到引流目的,症状也不减轻时,则应考虑凿去部分骨外板,以达到敞开髓腔充分排脓,迅速解除疼痛的效果。如果颌骨内炎症自行穿破骨板,形成骨膜下脓肿或颌周间隙蜂窝织炎时,单纯拔牙引流已无效,此时可根据脓肿的部位从低位切开引流。

(二)慢性颌骨骨髓炎的治疗

颌骨骨髓炎进入慢性期有死骨形成时,必须手术去除死骨病灶后方能痊愈。慢性中央性颌骨骨髓炎,常常病变范围广泛并形成较大死骨块,可能一侧颌骨或全下颌骨均变成死骨。病灶清除应以摘除死骨为主,如死骨完全分离则手术较易进行。慢性边缘性颌骨骨髓炎,受累区骨质变软,仅有散在的浅表性死骨形成,故常用刮除方法去除。但感染侵入松质骨时,骨外板可呈腔洞状损害,有的呈单独病灶,有的呈数个病灶相互连通,病灶腔内充满着大量炎性肉芽组织,此时手术应以刮除病理性肉芽组织为主。

(任 杰)

第二节 智齿冠周炎

一、病因

阻生智齿及智齿在萌出过程中,牙冠可部分或全部被龈瓣覆盖,龈瓣与牙冠之间形成较深的盲袋,食物及细菌极易嵌塞于盲袋内;加上冠部牙龈常因咀嚼食物而损伤,形成溃疡。当全身抵抗力下降、局部细菌毒性增强时可引起冠周炎的急性发作。

二、临床表现

(一)慢性冠周炎

慢性冠周炎因症状轻微,患者就诊数不多。盲袋虽有食物残渣积存及细菌滋生,但引流通畅,若无全身因素、咬伤等影响,常不出现急性发作。在急性发作时,症状即与急性冠周炎相同。慢性者如反复发作,症状可逐渐加重,故应早期拔除阻生牙,以防止发生严重炎症及扩散。

(二)急性局限型冠周炎

阻生牙牙冠上覆盖的龈瓣红肿、压痛。挤压龈瓣时,常有食物残渣或脓性物溢出。龈瓣表面常可见到咬痕。反复发作者,龈瓣可有增生。

(三)急性扩展型冠周炎

局部症状同上,但更严重、明显。有颊部肿胀、开口困难及咽下疼痛。Winter认为,由于龈瓣中含有颊肌及咽上缩肌纤维,可导致开口困难及吞咽疼痛。Kay认为开口困难的原因可能是:①因局部疼痛而不愿张口;②由于炎症致使咀嚼肌组织张力增大,上颌牙尖在咬合时直接刺激磨牙后区的颞肌腱,引起反射性痉挛而致;③由于炎症时组织水肿的机械阻力使张口受限。有学者认为,如果炎症向磨牙后区扩散,可侵犯颞肌腱或翼内肌前缘,引起开口困难。

阻生的下颌第三磨牙多位于升支的前内侧,在升支前下缘与牙之间形成一骨性颊沟,其前下方即为外斜嵴,有颊肌附着。炎症常可沿此向前下方扩散,形成前颊部肿胀(以第一、第二磨牙为中心)。扩散型冠周炎多有明显的全身症状,包括全身不适、畏寒、发热、头痛、食欲减退、便秘,还可有白细胞及体温升高。颌下及颈上淋巴结肿大、压痛。

(四)扩散途径及并发症

炎症可直接蔓延或经由淋巴道扩散。由于炎症中心位于几个间隙的交界处,可引起多个间隙感染。一般先向磨牙后区扩散,再从该处向各间隙扩散。最易向嚼肌下间隙、翼颌间隙、颌下间隙扩散;其次是向咽旁间隙、颊间隙、颞间隙、舌下间隙扩散。严重者可沿血液循环引起全身他处的化脓性感染,甚至发生败血症等。磨牙后区的炎症(骨膜炎、骨膜下脓肿)可从嚼肌前缘与颊肌后缘之间的薄弱处,向前方扩散,引起颊间隙感染。嚼肌下间隙的感染可发生于沿淋巴道扩散或直接蔓延。嚼肌内侧面无筋膜覆盖,感染与嚼肌直接接触,引起严重肌痉挛,发生深度张口困难。嚼肌下间隙感染如未及时治疗或成为慢性,可引起下颌升支的边缘性骨炎。炎症向升支内侧扩散,可引起翼颌间隙感染,亦产生严重的开口困难,但程度不及嚼肌下感染引起者。炎症向内侧扩散,可引起咽旁间隙感染或扁桃体周围感染。炎症如向下扩散,可形成颌下间隙或舌下间隙感染。炎症如沿舌侧向后扩散,可形成咽峡前间隙感染。

三、诊断

多发生于青年人,尤其以18～30岁多见。有全身诱发因素或反复发作史,重者有发热、周身不适、血中白细胞计数增多。第三磨牙萌出不全,冠周软组织红、肿痛,盲袋溢脓或分泌物,具有不同程度的张口受限或吞咽困难,面颊部肿胀,患侧颌下淋巴结肿痛。慢性者可有龈瘘或面颊瘘,X线检查见下颌骨外侧骨膜增厚,有牙周骨质的炎性阴影。下颌智齿冠周炎合并面颊瘘或下颌第一磨牙颊侧瘘时,易误诊为下颌第一磨牙的炎症。此外不可将下颌第二磨牙远中颈部龋引起的牙髓炎误诊为冠周炎。

四、治疗

对于慢性冠周炎,应及时拔除阻生牙,不可姑息迁延。因反复多次发作,多形成急性扩展型而带来更多痛苦。对急性冠周炎,应根据患者的身体情况、炎症情况、牙位情况、医师的经验,进行适当治疗。

(一)保守疗法

1.盲袋冲洗、涂药

可用2%的过氧化氢或温热生理盐水,并最好用一弯针头(可将尖部磨去,使之圆钝)深入至盲袋底部,彻底冲洗盲袋。仅在盲袋浅部冲洗则作用甚小。冲洗后用碘甘油或50%的三氯醋酸外涂,后二者有灼烧性,效果更好。涂药时用探针或弯镊导入盲袋底部。

2.温热液含漱

温热液含漱能改善局部血液循环,缓解肌肉痉挛,促使炎症消散,使患者感到舒适。用盐水或普通水均可,温度应稍高,每1~2小时含漱1次,每次含4~5分钟。含漱时头应稍向后仰并偏向患侧,使液体作用于患区。但在急性炎症扩散期时,不宜用热含漱。

3.抗生素

根据细菌学研究,细菌以绿色链球菌(甲型溶血性链球菌)为主,此菌对青霉素高度敏感,但使用24小时后即可能产生抗药性。故使用青霉素时,初次剂量应较大。由于厌氧菌在感染中亦起重要作用,故在严重感染时,应考虑使用克林霉素。亦可考虑青霉素类药物与硝基咪唑类药物(甲硝唑或替硝唑)同时应用。

4.中药、针刺治疗

可根据辨证施治原则用药。亦可用成药如牛黄解毒丸之类。面颊部有炎性浸润但未形成脓肿时,可外敷如意金黄散,有安抚、止痛、消炎作用。针刺合谷、下关、颊车等穴位有助于止痛、消炎和开口。

5.支持疗法

因常有上呼吸道感染、疲劳、失眠、精神抑郁等诱因,故应重视全身支持疗法,如适当休息、注意饮食、增加营养等。应注意口腔卫生。应视情况给予镇痛剂、镇静剂等。

(二)盲袋切开

如阻生牙牙冠已大部露出,则不需切开盲袋,只做彻底冲洗上药即可,因此种盲袋,多有通畅引流,保守疗法即可治愈冠周炎症。

如盲袋引流不畅,则必须切开盲袋。在牙冠露出不多或完全未露出、盲袋紧裹牙冠、疼痛严重或有跳痛者,盲袋多引流不畅,切开盲袋再彻底冲洗上药,能迅速消炎止痛并有利于防止炎症扩散。

切开盲袋时应充分麻醉。可将麻药缓慢注入磨牙后三角区深部及颊舌侧黏膜下。用尖刀片(11号刀片)从近中颊侧起,刀刃向上、向后,将盲袋挑开。同时应将盲袋底部的残余牙囊组织切开,使盲袋彻底松弛、减压。但勿剥离冠周的黏骨膜,以免引起颊部肿胀。然后用前法彻底冲洗盲袋后上药。

(三)拔牙

如临床及X线检查,发现为下颌第三磨牙阻生,不能正常萌出,应及早拔除阻生牙,可预防冠周炎发生。如已发生冠周炎,何时拔除阻生牙,意见不一,特别是在急性期时。不少学者主张应待急性期消退后再拔牙,认为急性期拔牙有引起炎症扩散的可能。

近年来,主张在急性期拔牙者颇多,认为此法可迅速消炎、止痛,如适应证选择得当,拔牙可顺利进行,效果良好,不会使炎症扩散。如冠周炎为急性局限型,根据临床及X线检查判断,阻生牙可用简单方法顺利拔除时,应为拔牙的适应证。如为急性扩散型冠周炎,或判断拔除困难(需翻瓣、去骨等),或患者全身情况差,或医生本身的经验不足,则应待急性期后拔牙。

急性期拔牙时,如患者开口困难,可采用高位翼下颌阻滞麻醉,同时在磨牙后稍上方用局麻药行颞肌肌腱处封闭,并在翼内肌前缘处封闭,可增加开口度。拔牙时如有断根,可不必取出,留待急性期过后再取除。很小的断根可不必挖取。总之,创伤越小越好。急性期拔牙时,应在术前、后应用抗生素,术后严密观察。

(四)龈瓣切除

如牙位正常,与对颌牙可形成正常𬌗关系,𬌗面仅为龈瓣覆盖,则可行龈瓣切除。龈瓣切除后,应暴露牙的远中面。但阻生牙因萌出间隙不足,很难露出冠部的远中面,故龈瓣切除术的适应证很少。最好用圈形电灼器切除,此法简便,易操作,出血少,且同时封闭了血管及淋巴管,有利于防止炎症扩散。用刀切除时,宜用小圆刀片,尽量切除远中及颊舌侧,将牙冠全部暴露。远中部可缝合1~2针。

(五)拔除上颌第三磨牙

如下颌阻生牙龈瓣对颌牙有创伤(多可见到牙咬痕),同时上颌第三磨牙也无保留价值(或有错位,或已下垂等),应在治疗冠周炎时同时拔除。但如上颌第三磨牙有保留价值,可调𬌗,使之与下颌阻生牙覆盖之龈瓣脱离接触。

(任 杰)

第三节 口腔颌面部间隙感染

口腔颌面部间隙感染是口腔、颌骨周围、颜面及颈上部肌肉,筋膜、皮下组织中的弥散性急性化脓性炎症,也称为蜂窝织炎。如感染局限称为脓肿。其中有眶下、颊、嚼肌、翼颌、咽旁、颞下、颞、颌下、口底等间隙感染。临床表现主要为发热、食欲缺乏、局部红、肿、热、痛及张口受限或吞咽困难、白细胞增高,可引起脑、肺部等并发症。本病成年人发病率较高,主要为急性炎症表现,感染主要来自牙源性,少数为腺源性或血源性。口底蜂窝织炎是口腔颌面部最严重的感染,未及时接受治疗可发生败血症、中毒性休克或窒息等严重并发症,因此,早期诊断、早期治疗是关键。

一、眶下间隙感染

(一)病因

眶下间隙位于眼眶下方上颌骨前壁与面部表情肌之间。其上界为眶下缘,下界为上颌骨牙槽突,内界为鼻侧缘,外界为颧界。间隙中有从眶下也穿出之眶下神经、血管以及眶下淋巴结。此外尚有走行于肌间的内眦动脉、面前静脉及其与眼静脉、眶下静脉、面深静脉的交通支。眶下间隙感染多来自颌尖牙及第一双尖牙或上颌切牙的根尖化脓性炎症或牙槽脓肿;此外,上颌骨前壁骨髓炎、眶下区皮肤、鼻背及上唇的感染（如疖、痈）也可通过直接播散、静脉交通或淋巴引流致该间隙感染。

（二）临床表现

该间隙蜂窝织炎主要表现为眶下区，以尖牙窝为中心的红肿，可伴眼睑肿胀，睑裂变窄。眶下神经受累常伴有疼痛。从口腔前庭侧检查可见相当于尖牙及第一双尖牙前庭沟肿胀变平，从前庭沟向尖牙窝方向抽吸，可抽得脓液。有时可在眶下区直接扪及波动。向侧方可向颊间隙播散，引起颊部肿胀，向上播散可引起眶周蜂窝织炎，如引发内眦静脉、眶静脉血栓性静脉炎时，可造成海绵窦血栓性静脉炎。

（三）诊断

有剧烈疼痛，患侧眶下面部肿胀，鼻唇沟消失。下眼睑及上唇水肿。病牙松动，有叩痛。尖牙及前磨牙前庭沟肿胀，脓肿形成时有波动感。

（四）治疗

脓肿形成后应及时作切开引流，一般在尖牙、第一双尖牙相对应的前庭沟底肿胀中心做与上牙槽突平行的切口，深度应切破尖牙窝骨膜。用盐水冲洗，必要时放置橡皮引流条。橡皮引流条应与尖牙或第一双尖牙栓结固定，以免落入尖牙窝底部。如脓肿主要位于皮下且局限时，也可在下睑下方眶下缘沿皮纹作切口。但一般原则是尽可能采用口内切开引流的方式。急性炎症减轻后应及时治疗病灶牙。

二、颊间隙感染

（一）病因

颊间隙有广义狭义之分。广义的颊间隙系指位于颊部皮肤与颊黏膜之间的间隙。其上界为颧骨下缘；下界为下颌骨下缘；前界从颧骨下缘，经口角至下颌骨下缘的连线；后界浅面相当于嚼肌前缘；深面为颊肌及翼下颌韧带等结构。间隙内除含蜂窝组织、脂肪组织（颊脂垫）外，尚有面神经、颊长神经、颌外动脉、面前静脉通过，以及颊淋巴结、颌上淋巴结等位于其中。狭义的颊间隙是指嚼肌与颊肌之间存在的一个狭小筋膜间隙，颊脂垫正位于其中，此间隙亦称为咬颊间隙。颊间隙借血管、脂肪结缔组织与颞下间隙、颞间隙、嚼肌间隙、翼颌间隙、眶下间隙相通。颊间隙感染可来源于上下颌后牙的根尖感染或牙周感染，尤其是下颌第三磨牙冠周炎可直接波及此间隙，也可从邻近间隙播散而来，其次为颊及上颌淋巴结引起的腺源性感染，颊部皮肤黏膜的创伤、局部炎症也可引起该间隙感染。

（二）临床表现

面部前部肿胀、疼痛，如肿胀中心区接近皮肤或黏膜侧，可引起相应区域皮肤或黏膜的明显肿胀，引起张口受限。脓肿可扪及波动感。该间隙感染易向眶下间隙、颞下间隙、翼颌间隙及嚼肌间隙扩散，也可波及颌下间隙。

（三）诊断

有急性化脓性智齿冠周炎或上下颌磨牙急性根尖周炎史。当脓肿发生在颊黏膜与颊肌之间时，下颌或上颌磨牙区前庭沟红肿，前庭沟变浅呈隆起状，触之剧痛，有波动感，穿刺易抽出脓液，面颊皮肤红肿相对较轻。脓肿发生在皮肤与颊肌之间，特别是颊指垫全面受到炎症累及时，面颊皮肤红肿严重、皮肤肿胀发亮，炎性水肿扩散到颊间隙解剖周界以外，但是红肿压痛中心仍颊肌位置。局部穿刺可抽出脓液。患者发热及白细胞计数增高。

(四)治疗

脓肿接近口腔黏膜时,宜在咬合线下方前庭沟上方作平行于咬合线的切口。如脓肿接近皮肤,较局限时可直接从脓肿下方沿皮纹切开,较广泛时应从颌下 1.5 cm 处做平行于下颌骨下缘的切口,将止血钳从颌骨下缘外侧伸入颊部脓腔。引流条放置时宜加固定,以免落入脓腔中。

三、颞间隙感染

(一)病因

颞间隙位于颧弓上方的颞区。借脂肪结缔组织与颞下间隙、翼下颌间隙、嚼肌间隙和颊间隙相通。主要为牙源性感染,由上颌后磨牙根尖周感染引起。其次可由嚼肌间隙、翼下颌间隙、颞下间隙、颊间隙感染扩散而来直接播散。尚可继发于化脓性中耳炎、颞骨乳突炎,还可由颞部皮肤感染直接引起。该间隙感染可通过板障血管、直接破坏颞骨或通过颞下间隙的颅底诸孔、翼腭窝侵及颅内。患者出现硬脑膜激惹、颅内压升高的症状,如呕吐、昏迷、惊厥。

(二)临床表现

颞间隙临床表现取决于是单纯颞间隙感染还是伴有相邻多间隙感染,因此肿胀范围可仅局限于颞部或同时有腮腺嚼肌区、颊部、眶部、颧部等区广泛肿胀。病变区表现有凹陷性水肿,压痛、咀嚼痛和不同程度的张口受限。颞浅间隙脓肿可触到波动感,颞深间隙则需借助穿刺抽出脓液方能明确。由于颞筋膜坚韧厚实,颞肌强大,疼痛十分剧烈,可伴头痛,张口严重受限。深部脓肿难以自行穿破,脓液长期积存于颞骨表面,可引起骨髓炎。颞骨鱼鳞部骨壁薄,内外骨板间板障少,感染可直接从骨缝或通过进入脑膜的血管蔓延,导管脑膜炎、脑脓肿等并发症。感染可向颞下间隙、翼颌间隙、颊间隙、嚼肌间隙等扩散,伴多间隙感染时,则有相应间隙的症状和体征,并有严重的全身症状。

(三)诊断

有上颌第三磨牙冠周炎、根尖周炎史,上牙槽后神经阻滞麻醉、卵圆孔麻醉、颞下-三叉-交感神经封闭史。颞部或同时有腮腺嚼肌区有凹陷性水肿,压痛、咀嚼痛和不同程度的张口受限,疼痛十分剧烈。

(四)治疗

脓肿形成时,应根据脓肿大小及范围确定切口。颞浅间隙的脓肿可在颞肌表面做放射状切口,切口方向与颞肌纤维方向一致。勿在切开引流过程中横断颞肌,以免引起出血、感染播散。颞深间隙脓肿时,可沿颞肌附着线做弧形切口,从骨膜上翻开肌瓣彻底引流脓腔。颞间隙伴颞下间隙、翼颌间隙感染时可另在升支喙突内侧,上颌前庭沟后作切口,或经颌下做切口,使引流管一端经口内(或颌下)引出,另一端经口外引出建立贯通引流,加快创口愈合。颞间隙感染经久不愈者,应考虑是否发生颞骨骨髓炎,可通过 X 线片或经伤口探查证实,如有骨质破坏吸收的影像或是骨膜粗糙不平,尽早做颞骨刮治术。

四、颞下间隙感染

(一)病因

颞下间隙位于颞骨下方。前界为上颌结节及上颌颧突后面;后界为茎突及茎突诸肌;内界为蝶骨翼突外板的外侧面;外界为下颌支上份及颧弓;上界为蝶内大翼的颞下面和颞下嵴;下界是翼外肌下缘平面,并与翼下颌间隙分界。该间隙中的脂肪组织、颌内动静脉、翼静脉丛、三叉神经上下颌支的分支分别与颞、翼下颌、咽旁、颊、翼腭等间隙相通；还可借眶下裂、卵圆孔和棘孔分别与眶内、颅内相通。上颌后磨牙根尖周感染，特别是上颌第三磨牙冠周炎可直接引起颞下间隙的感染。也可从相邻的颞间隙、翼颌间隙、嚼肌下间隙染及颊间隙感染引起。深部注射麻醉药液如上牙槽后神经麻醉，圆孔、卵圆孔阻滞麻醉，颞下封闭，如消毒不严密有可能造成该间隙感染。

（二）临床表现

首发症状是面深部疼痛及张口受限，张口型向患侧偏斜。额骨颧突后方，颧弓上方肿胀压痛，口内检查在颧牙槽嵴后方的前庭沟部分可扪及肿胀膨隆，可从此或乙状切迹垂直穿刺抽出脓液。由于本间隙与颞间隙、翼下颌间隙并无解剖结构分隔，往往同时伴有颞间隙及翼下颌间隙感染的症状和体征。颞下间隙感染时，除直接波及颞间隙及翼颌间隙，内上可波及眼眶及翼腭窝，通过颅底孔道、翼静脉丛与颅内血管交通，引起颅内感染。向外可波及嚼肌下间隙，向前下可波及颊间隙引起感染。

（三）诊断

有上颌第三磨牙冠周炎、根尖周炎史，上牙槽后神经阻滞麻醉、卵圆孔麻醉、颞下-三叉-交感神经封闭史也不可忽视。颞下间隙感染早期症状常不明显；脓肿形成后也不易查出波动感。为早诊断，应用穿刺和超声检查帮助诊断。

（四）治疗

应积极应用大剂量抗生素治疗。若症状缓解不明显，经口内（上颌结节外侧）或口外（颧弓与乙状切迹之间）途径穿刺有脓时，应及时切开引流。切开引流途径可由口内或口外进行。口内在上颌结节外侧口前庭黏膜转折处切开，以血管钳沿下颌升支喙突内侧向后上分离至脓腔。口外切开多用沿下颌角下作弧形切口，切断颈阔肌后，通过下颌升支后缘与翼内骨之间进入脓腔。

五、嚼肌间隙感染

（一）病因

嚼肌间隙位于嚼肌与下颌升支外侧骨壁之间。由于嚼肌在下颌支及其角部附着宽广紧密，故潜在性嚼肌间隙存在于下颌升支上段的外侧部位。借脂肪结缔组织与颊、颞下、翼下颌、颞间隙相连。嚼肌间隙为最常见的颌面部间隙感染之一。主要来自下颌智齿冠周炎，下颌磨牙的根尖周炎、牙槽脓肿，也可因相邻间隙，如颞下间隙感染的扩散，偶有化脓性腮腺炎波及引起。

（二）临床表现

以下颌支及下颌角为中心的嚼肌区肿胀、变硬、压痛伴明显张口受限。由于嚼肌肥厚坚实，脓肿难以自行破溃，也不宜触到波动感。若炎症在1周以上，压痛点局限或有凹陷性水肿，经穿刺有脓液时，应积极行切开引流，否则容易形成下颌支的边缘性颌骨骨髓炎。

（三）诊断

有急性化脓性下颌智齿冠周炎史。以嚼肌为中心的急性炎性红肿、跳痛、压痛，红肿范围上方超过颧弓，下方达颌下，前到颊部，后至颌后区。深压迫有凹陷性水肿，不易扪到波动感，有严重开口受限。用粗针从红肿中心穿刺，当针尖达骨面时回抽并缓慢退针即可抽到少许黏稠脓液。患者高烧，白细胞总数增高，中性白细胞比例增大。

（四）治疗

嚼肌间隙蜂窝织炎时除全身应用抗生素外，局部可和物理疗法或外敷中药；一旦脓肿形成应及时引流。嚼肌间隙脓肿切开引流的途径，虽可从口内翼下颌皱襞稍外侧切开，分离进入脓腔引流,但因引流口常在脓腔之前上份,体位引流不畅,炎症不易控制,发生边缘性骨髓炎的机会也相应增加。因此,临床常用口外途径切开引流。口外切口从下颌支后缘绕过下颌角,距下颌下缘 2 cm 处切开,切口长 3~5 cm,逐层切开皮下组织,颈阔肌以及嚼肌在下颌角区的部分附着,用骨膜剥离器,由骨面推起嚼肌进入脓腔,引出脓液,冲洗脓腔后填入盐水纱条引流。次日交换敷料时抽去纱条,换橡皮管或橡皮条引流。如有边缘性骨髓炎形成,在脓液减少后应早期施行死骨刮除术,术中除重点清除骨面死骨外,不应忽略嚼肌下骨膜面附着之死骨小碎块及坏死组织,以利创口早期愈合。嚼肌间隙感染缓解或被控制后,应及早对引起感染的病灶牙进行治疗或拔除。

六、翼颌间隙感染

(一)病因

翼颌间隙感染又称翼下颌间隙,位于翼内肌与下颌支之间,其前界为颞肌及下颌骨冠突;后界为下颌支后缘与腮腺;内侧界为翼肌及其筋膜;外侧界为下颌支的内板及颞肌内面;上界为翼外肌;下界为下颌支与翼内肌相贴近的夹缝。间隙内有舌神经、下牙槽神经、下牙槽动、静脉穿行,下牙槽神经阻滞术即将局麻药物注入此间隙内。翼颌间隙感染主要是由牙源性感染引起的,如下颌第三磨牙冠周炎、上下颌磨牙根尖周感染等。也可由注射麻醉药液或其他间隙感染如颞下间隙、颊间隙、咽旁间隙、嚼肌间隙等感染的直接播散。

(二)临床表现

翼颌间隙感染时,突出症状是面深部疼痛及张口受限。可在升支后缘、下颌角下内侧、升支前缘与翼下颌韧带之间扪及组织肿胀,压痛。医源性原因引起者起病慢,症状轻微而不典型,牙源性感染引起或其他毗邻间隙感染播散引起者,则起病急骤。翼下颌间隙感染非常容易向嚼肌间隙、颊间隙、颞下及颞间隙扩散。向其他间隙扩散时,局部及全身都会出现更为严重的炎症反应与毒性反应。可从间隙内抽出脓液,或超声波查见脓液平面。

(三)诊断

有急性下颌智齿冠周炎史或急性扁桃体炎史,或有邻近的翼颌间隙、颊间隙、颌下间隙、舌下间隙感染史。面深部疼痛及张口受限,局部及全身都会出现更为严重的炎症反应与毒性反应,可从间隙内抽出脓液,或超声波查见脓液平面。

(四)治疗

可经口内途径或口外途径建立引流。口内途径是从翼下颌韧带外侧 0.5 cm 处做纵行切开,在升支前缘内侧分离直达脓腔,或从下颌角下缘下 1.5 cm 处做平行于下颌角下缘的切口,在保护面神经下颌缘支的条件下,用大弯止血钳从翼内肌下下颌骨后缘间分离进入脓腔。感染病史超过 2 周时,应注意探查升支内侧骨板有无破坏,如有边缘性骨髓炎形成时宜及时处理。

七、舌下间隙感染

(一)病因

舌下间隙位于舌和口底黏膜之下,下颌舌骨肌及舌骨舌肌之上。前界及两侧为下颌体的内侧面;后部止于舌根。由颏舌肌及颏舌骨肌又可将舌下间隙分为左右两部,二者在舌下肉阜深面相连通。舌下间隙后上与咽旁间隙、翼下颌间隙相通,后下通入颌下间隙。舌下间隙感染可能是牙源性感染引起,如下颌切牙根尖周感染可首先引起舌下肉阜间隙炎症,尖牙、前磨牙及第一磨牙根尖周感染可引起颌舌沟间隙炎症,牙源性感染尚可通过淋巴及静脉交通途径引起该间隙的炎症。创伤、异物刺入、颌下腺导管化脓性炎症,舌下腺感染及同侧颌下间隙感染的播散也是可能的感染途径。一侧舌下间隙感染时主要向对侧舌下间隙及同侧颌下间隙播散。

(二)临床表现

舌下肉阜区及颌舌沟部位软组织肿胀、疼痛,黏膜表面可能覆盖纤维渗出膜,患侧舌体肿胀、僵硬、抬高,影响语言及吞咽。同侧颌下区也可能伴有肿胀。波及翼内肌时可出现张口受限。颌舌沟穿刺可抽得脓液。应注意与舌根脓肿鉴别。后者多由局部损伤因素引起舌体或舌根肌肉内感染,引起舌体或舌根肿胀,舌体运动受限,吞咽及呼吸困难。向舌根深部穿刺可抽出脓液。

(三)诊断

根据临床表现和舌下肿胀的部位感染的原因诊断。应与舌根部脓肿鉴别,舌根部脓肿较少见,常因刺伤舌黏膜或舌根部扁桃体的化脓性炎症继发;患者自觉症状有吞咽疼痛和进食困难,随着炎症加重可有声音嘶哑,甚至压迫会厌,出现上呼吸道梗阻症状。全身及局部症状均比舌下间隙感染重。

(四)治疗

应在舌下皱襞外侧做与下颌牙槽突平行的纵切口,略向下分离即可达脓腔,如放置引流条时,其末端应与下牙固定。患者应进流食,勤用盐水及漱口液含漱。诊断为舌根部脓肿时,可从口外舌骨上方做水平切口,应用钝头止血钳从中线向舌根方向钝分离,直到脓腔引流。如有窒息危险时可先行气管切开,再做脓肿引流手术。

八、咽旁间隙感染

(一)病因

咽旁间隙位于咽腔侧方的咽上缩肌与翼内肌和腮腺深叶之间。前为翼下颌韧带及颌下腺上缘;后为椎前筋膜。间隙呈倒立锥体形,底在上为颅底的颞骨和蝶骨,尖向下止于舌骨。由茎突及附着其上诸肌将该间隙分为前、后两部,前部称咽旁前间隙,后部为咽旁后间隙。前间隙小,其中有咽升动脉、静脉及淋巴、蜂窝组织。后间隙大,有出入颅底的颈内动、静脉,第9～12对脑神经及颈深上淋巴结等。咽旁间隙与翼颌、颞下、舌下、颌下及咽后诸间隙相通;血管神经束上通颅内,下连纵隔,可成为感染蔓延的途径。多为牙源性,特别是下颌智齿冠周炎,以及腭扁桃体炎和相邻间隙感染的扩散。偶继发于腮腺炎、耳源性炎症和颈深上淋巴结炎。

(二)临床表现

表现为咽侧壁咽腭弓、舌腭弓乃至软腭肿胀、变红,扁桃体及悬雍垂偏向中线对侧,在翼颌韧带内侧翼内肌与咽上缩肌之间或下颌角后外方上、内、前方翼内肌内侧穿刺可抽得脓液。可伴张口受限、吞咽疼痛。重者可伴颈上份和颌后区肿胀、呼吸困难、声嘶。咽旁间隙感染时可波及翼颌、颞下、舌下及颌下间隙,向上可引起颅内感染,向下可波及纵隔。波及颈动脉可引起出血死亡。

(三)诊断

有急性下颌智齿冠周炎史,或急性扁桃体炎史,或有邻近的翼颌间隙、颊间隙、颌下间隙、舌下间隙感染史。多见于儿童及青少年。除严重全身感染中毒体征外,局部常表现有如下三大特征。①咽征:口腔内一侧咽部红肿、触痛,肿胀范围包括翼下颌韧带区、软腭、悬雍垂移向健侧,患者吞咽疼痛,进食困难。从咽侧红肿最突出部位穿刺可抽出脓液。②颈征:患侧下颌角稍下方的舌骨大角平面肿胀、压痛。③开口受限:由于炎症刺激该间隙外侧界的翼内肌发生痉挛,从而表现为一定程度的开口受限。

(四)治疗

脓肿较局限时,可从口内切开引流。可在翼颌韧带内侧做纵向切口,分开咽肌进入脓腔,切口达黏膜深层即可,止血钳分离脓腔时不能过深,以免伤及深部的大血管。要在有负压抽吸及气管切开抢救设备条件下进行手术,以免脓液突然流出阻塞气管。张口受限或肿胀广泛时,可从口外切开引流,在下颌角下方1.5 cm平行于下颌骨下缘切口。因脓肿位置紧邻气道,在治疗过程中应严密观察呼吸情况,有窒息症状时应及时进行气管切开。

九、颌下间隙感染

(一)病因

颌下间隙位于颌下三角内,间隙中包含有颌下腺,颌下淋巴结,并有颌外动脉、面前静脉、舌神经、舌下神经通过。该间隙向上经下颌舌骨肌后缘与舌下间隙相续;向后内毗邻翼下颌间隙、咽旁间隙;向前通颊下间隙;向下借疏松结缔组织与颈动脉三角和颈前间隙相连。因此,颌下间隙感染可蔓延成口底多间隙感染。多见于下颌智齿冠周炎,下颌后牙尖周炎、牙槽脓肿等牙源性炎症的扩散。其次为颌下淋巴结炎的扩散。化脓性颌下腺炎有时亦可继发颌下间隙感染。

(二)临床表现

主要表现为以颌下区为中心的红肿、疼痛,严重者可波及面部及颈部皮肤红肿,患者可能伴有吞咽疼痛及张口困难。脓液形成时易扪及波动感。颌下间隙感染可向舌下间隙、颏下间隙、咽旁间隙及颈动脉三角区扩散。要注意与颌下腺化脓性炎症区别。颌下腺化脓性炎症常有进食后颌下区肿胀史,双合诊颌下腺及其导管系统肿胀、压痛,挤压颌下腺及导管可见脓液从颌下腺导管口流出。多有相对长期的病史,反复急性发作。而颌下间隙蜂窝织炎起病急骤,颌下弥漫性肿胀,病情在数天内快速进展。

(三)诊断

常见于成人有下颌磨牙化脓性根尖周炎、下颌智齿冠周炎史,婴幼儿、儿童多能询问出上呼吸道感染继发颌下淋巴结炎病史。颌下三角区炎性红肿、压痛,病初表现为炎性浸润,有压痛;进入化脓期有跳痛、波动感,皮肤潮红;穿刺易抽出脓液。患者有不同程度体温升高、白细胞增多等全身表现。急性化脓性颌下腺炎,常在慢性颌下腺炎的基础上急性发作,表现有颌下三角区红肿压痛及体温升高、白细胞增加的急性炎症体征,但多不形成颌下脓肿,并有患侧舌下肉阜区、颌下腺导管口红肿,压迫颌下有脓性分泌物自导管口流出。拍摄X线口底咬片多能发现颌下腺导管结石。

(四)治疗

颌下间隙形成脓肿时范围较广,脓腔较大,但若为淋巴结炎引起的蜂窝织炎,脓肿可局限于一个或数个淋巴结内,则切开引流时必须分开形成脓肿的淋巴结包膜始能达到引流的目的。颌下间隙切开引流的切口部位、长度,应参照脓肿部位、皮肤变薄的区域决定。一般在下颌骨体部下缘以下2 cm处做与下颌下缘平行之切口;切开皮肤、颈阔肌后,血管钳钝性分离进入脓腔。如系淋巴结内脓肿应分开淋巴结包膜,同时注意多个淋巴结脓肿的可能,术中应仔细检查,予以分别引流。

十、颏下间隙感染

(一)病因

颏下间隙位于舌骨上区,为颏下三角内的单一间隙。间隙内有少量脂肪组织及淋巴结,此间隙供下颌舌骨肌、颏舌骨肌与舌下间隙相隔。两侧与颌下间隙相连,感染易相互扩散。颏下间隙的感染多来自淋巴结炎症。下唇、舌尖、口底、舌下肉阜、下颌前牙及牙周组织的淋巴回流可直接汇于颏下淋巴结,故以上区域的各种炎症、口腔黏膜溃疡、口腔炎等均可引起颏下淋巴结炎,然后继发颏下间隙蜂窝织炎。

(二)临床表现

由于颏下间隙感染多为淋巴结扩散引起,故一般病情进展缓慢,早期仅局限于淋巴结的肿大,临床症状不明显。当淋巴结炎症扩散至淋巴结外后,才引起间隙蜂窝织炎,此时肿胀范围扩展至整个颏下三角区,皮肤充血、疼痛。脓肿形成后局部皮肤紫红,按压有凹陷性水肿及波动感染。感染向后波及颌下间隙时,可表现出相应的症状。

(三)诊断

主要根据淋巴结扩散引起的颏下三角区皮肤充血、疼痛。脓肿形成后局部皮肤紫红,按压有凹陷性水肿及波动感染可诊断。

(四)治疗

宜从颏下1 cm处做平行于下颌骨下缘的切口,分开皮下组织即达脓腔。

十一、口底蜂窝织炎

(一)病因

下颌骨下方、舌及舌骨之间有多条肌,其行走又互相交错,在肌与肌之间,肌与颌骨之间充满着疏松结缔组织及淋巴结。因此,口底各间隙之间存在着相互关联关系,一旦由于牙源性及其他原因而发生蜂窝织炎时,十分容易向各间隙蔓延而引起广泛的蜂窝织炎。口底多间隙感染一般指双侧颌下、舌下以及颏下间隙同时受累。其感染可能是金色葡萄球菌为主引起的化脓性口底蜂窝织炎;也可能是厌氧菌或腐败坏死性细菌为主引起的腐败坏死性口底蜂窝织炎,后者又称为卢德维咽峡炎,临床上全身及局部反应均甚严重。口底多间隙感染可来自下颌牙的根尖周炎、牙周脓肿、骨膜下脓肿、冠周炎、颌骨骨髓炎,以及颌下腺炎、淋巴结炎、急性扁桃体炎、口底软组织和颌骨的损伤等。

引起化脓性口底蜂窝织炎的病原菌,主要是葡萄球菌、链球菌;腐败坏死性口底蜂窝织炎的病原菌,主要是厌氧性、腐败坏死性细菌。口底多间隙感染的病原菌常常为混合性菌群,除葡萄球菌、链球菌外,还可见产气荚膜杆菌、厌氧链球菌、败血梭形芽孢杆菌、水肿梭形芽孢杆菌、产气梭形芽孢杆菌,以及溶解梭形芽孢杆菌等。

(二)临床表现

化脓性病原菌引起的口底蜂窝织炎,病变初期肿胀多在一侧颌下间隙或舌下间隙。因此,局部特征与颌下间隙或舌下间隙蜂窝织炎相似。如炎症继续发展扩散至颌周整个口底间隙时,则双侧颌下、舌下及颏部均有弥漫性肿胀。

腐败坏死性病原菌引起的口底蜂窝织炎,软组织的副性水肿非常广泛,水肿的范围可上及面颊部,下至颈部锁骨水平;严重的甚至达胸上部。颌周有自发性剧痛,灼热感,皮肤表面略粗糙而红肿坚硬。肿胀区皮肤呈紫红色,压痛,明显凹陷性水肿,无弹性。随着病变发展,深层肌等组织发生坏死、溶解,有液体而出现流动感。皮下因有气体产生,可扪及捻发音。切开后有大量咖啡色、稀薄、恶臭、混有气泡的液体,并可见肌组织呈棕黑色,结缔组织为灰白色,但无明显出血。病情发展过程中,口底黏膜出现水肿,舌体被挤压抬高。由于舌体僵硬、运动受限,常使患者语言不清、吞咽困难,而不能正常进食。如肿胀向舌根发展,则出现呼吸困难,以致患者不能平卧;严重者烦躁不安,呼吸短促,口唇发绀,甚至出现"三凹征",此时有发生窒息的危险。个别患者的感染可向纵隔扩散,表现出纵隔炎或纵隔脓肿的相应症状。

全身症状常很严重,多伴有发热、寒战,体温可达 39～40 ℃。但在腐败坏死在蜂窝织炎时,由于全身机体中毒症状严重,体温反可不升。患者呼吸短浅,脉搏频弱,甚至血压下降,出现休克。

(三)诊断

根据双侧颌下、舌下及颏部均有弥漫性肿胀,颌周有自发性剧痛,皮肤表面红肿坚硬,肿胀区皮肤呈紫红色,压痛,明显凹陷性水肿,无弹性,皮下因有气体产生,可扪及捻发音。患者吞咽困难,而不能正常进食。如肿胀向舌根发展,则出现呼吸困难,甚至出现"三凹征",此时有发生窒息的危险。全身机体中毒症状严重,体温反可不升。患者呼吸短浅,脉搏频弱,甚至血压下降,出现休克可诊断。

(四)治疗

口底蜂窝织炎不论是化脓性病原菌引起的感染,还是腐败坏死性病原菌引起的感染,局部及全身症状均很严重。其主要危险是呼吸道的阻塞及全身中毒。在治疗上,除经静脉大量应用广谱抗菌药物,控制炎症的发展外,还应着重进行全身支持疗法,如输液、输血、必要时给以吸氧、维持水电解质平衡等治疗;并应及时行切开减压及引流术。

切开引流时,一般根据肿胀范围或脓肿形成的部位,从口外进行切开。选择皮肤发红、有波动感的部位进行切开较为容易。如局部肿胀呈弥漫性或有副性水肿,而且脓肿在深层组织内很难确定脓肿形成的部位时,也可先进行穿刺,确定脓肿部位后,再行切开。如肿胀已波及整个颌周,或已有呼吸困难现象时,应做广泛性切开。其切口可在双侧颌下,颌下做与下颌骨相平行的"衣领"形或倒"T"形切口。术中除应将口底广泛切开外,还应充分分离口底肌,使口底各个间隙的脓液能得到充分引流。如为腐败坏死性病原菌引起的口底蜂窝织炎,肿胀一旦波及颈部及胸前区,皮下又触到捻发音时,应按皮纹行多处切开,达到敞开创口,改变厌氧环境和充分引流的目的。然后用3%的过氧化氢液或1∶5 000高锰酸钾溶液反复冲洗,每天4～6次,创口内置橡皮管引流。

(任 杰)

第四节 颌面部疖痈

颌面部疖痈是一种常见病,它是皮肤毛囊及皮脂腺周围组织的一种急性化脓性感染。发生在一个毛囊及所属皮脂腺者称疖;相邻多个毛囊及皮脂腺累及者称痈。由于颜面部局部组织松软,血运丰富,静脉缺少瓣膜且与海绵窦相通。如感染处理不当,易扩散逆流入颅内,引起海绵窦血栓性静脉炎、脑膜炎、脑脓肿等并发症。尤其是发生在颜面部的"危险三角区"内更应注意。

一、病因

绝大多数的病原菌为金黄色葡萄球菌,少数为白色葡萄球菌。在通常情况下,人体表面皮肤及毛囊皮脂腺有细菌污染但不致病。当皮肤不洁,抵抗力降低,尤其是某些代谢障碍的疾病,如糖尿病患者,当细菌侵入很易引起感染。

二、临床表现

疖是毛囊及其附件的化脓性炎症,病变局限在皮肤的浅层组织。初期为圆锥形毛囊性炎性皮疹,基底有明显炎性浸润,形成皮肤红、肿、痛的硬结,自觉灼痛和触痛,数天后硬结顶部出现黄白色脓点,周围为红色硬性肿块,患者自觉局部发痒、灼烧感及跳痛,以后发展为坏死性脓栓,脓栓脱去后排出血性脓液,炎症渐渐消退,创口自行愈合。轻微者一般无明显全身症状,重者可出现发热,全身不适及区域性淋巴结肿大。如果处理不当,如随意搔抓或挤压排脓以及不适当切开等外科操作,都可促进炎症的扩散,甚至引起败血症。有些菌株在皮肤疖肿消退后还可诱发肾炎。发生于鼻翼两旁和上颌者,因此处为血管及淋巴管丰富的危险三角区,如果搔抓、挤捏或加压,感染可骤然恶化,红肿热痛范围扩大,伴发蜂窝织炎或演变成痈,因危险三角区的静脉直接与颅内海绵窦相通,细菌可沿血行进入海绵窦形成含菌血栓,并发海绵窦血栓性静脉炎,进而引起颅内感染、败血症或脓毒血症,常可危及生命。疖通常为单个或数个,若病菌在皮肤扩散或经血行转移,便可陆续发生多数疖肿,如果反复出现,经久不愈者,则称为疖病。

痈是多个相邻的毛囊及其所属的皮脂腺或汗腺的急性化脓性感染,由多个疖融合而成,其病变波及皮肤深层毛囊间组织时,可顺筋膜浅面扩散波及皮下脂肪层,造成较大范围的炎性浸润或组织坏死。

痈多发生于成年人,男性多于女性,好发于上唇部(唇痈)、项部(对口疮)及背部(搭背)。感染的范围和组织坏死的深度均较疖为重。当多数毛囊、皮脂腺、汗腺及其周围组织发生急性炎症与坏死时,可形成迅速扩大的紫红色炎性浸润。感染可波及皮下筋膜层及肌组织。初期肿胀的唇部皮肤与黏膜上出现多数的黄白色脓点,破溃后呈蜂窝状,溢出脓血样分泌物,脓头周围组织可出现坏死,坏死组织溶解排出后可形成多数蜂窝状洞腔,严重者中央部坏死、溶解、塌陷,似"火山口"状,内含有脓液或大量坏死组织。痈向周围和深层组织发展,可形成广泛的浸润性水肿。

唇痈除了剧烈的疼痛外,可引起区域淋巴结的肿大和触痛,全身症状明显,如发热,畏寒,头痛及食欲减退,白细胞计数增高,核左移等。唇痈不仅局部症状比疖重,而且容易引起颅内海绵状血栓性静脉炎、败血症、脓毒血症及中毒性休克等,危险性很大。

三、诊断

有全身及局部呈现急性炎症症状,体温升高、白细胞升高、多核白细胞增多、左移。单发性毛囊炎为"疖",多发性为"痈"。注意疖肿的部位是否位于"危险三角区",有无挤压、搔抓等有关病史,有无头痛、头晕、眼球突出等海绵窦血栓性静脉炎等征象败血症表现。

四、治疗

(一)局部治疗

尽量保持局部安静,减少表情运动,尽量少说话,进流食等,以减少肌肉运动时对疖肿的挤压刺激,严禁挤压、搔抓、挑刺,忌用热敷、石炭酸或硝酸银灼烧,以防感染扩散。

1.毛囊炎的局部治疗

止痒杀菌,局部保持清洁干燥。可涂2%～2.5%的碘酊,1天数次。毛囊内脓肿成熟后,毛发可自然脱出,少量脓血分泌物溢出或吸收便可痊愈。

2.疖的局部治疗

杀菌消炎,早期促进吸收。早期可外涂2%～2.5%的碘酊,20%～30%的鱼石脂软膏或纯鱼石脂外敷,也可用2%的鱼石脂酊涂布。也可外敷中药,如二味地黄散、玉露散等。如炎症不能自行消退,一般可自行穿孔溢脓。如表面脓栓不能自行脱落,可用镊子轻轻夹除,然后脓液流出,涂碘酊即可。

3.痈的局部治疗

促使病变局限,防止扩散。用药物控制急性炎症的同时,局部宜用4%的高渗盐水或含抗菌药物的盐水行局部湿敷,以促使痈早期局限、软化及穿破,对已有破溃者有良好的提脓效果,在溃破处可加用少量化腐丹,以促进坏死组织溶解,脓栓液化脱出。对脓栓浓稠,一时难以吸取者,可试用镊子轻轻钳出,但对坏死组织未分离彻底者,不可勉强牵拉,以防感染扩散。此时应继续湿敷至脓液消失,直到创面平复为止。过早停止湿敷,可因阻塞脓道造成肿胀再次加剧。面部疖痈严禁早期使用热敷和按一般原则进行切开引流,以防止感染扩散,引起严重并发症。对已形成明显的皮下脓肿而又久不破溃者,可考虑在脓肿表面中心皮肤变薄或变软的区域,作保守性切开,引出脓液,但严禁分离脓腔。

(二)全身治疗

一般单纯的毛囊炎和疖无并发症时,全身症状较轻,可口服磺胺和青霉素等抗菌药物,患者应适当休息和加强营养。

面部疖合并蜂窝织炎或面痈应常规全身给予足量的抗菌药物,防止炎症的进一步扩散。有条件者最好从脓头处取脓液进行细菌培养及药物敏感试验,疑有败血症及脓毒血症者应进行血培养。但无论是脓液培养还是血培养,可能因为患者已用过抗菌药物,或因为取材时间和培养技术的影响,培养结果可能为假阴性,药物敏感试验也可能出现偏差。为提高培养结果的阳性率和药物敏感试验的准确性应连续3～5天抽血培养,根据结果用药。如果一时难以确定,可先试用对金黄色葡萄球菌敏感的药物,如青霉素、头孢菌素及红霉素等,待细菌培养和药物敏感试验有确定结果时,再作必要的调整。尽管细菌药物敏感试验结果是抗菌药物选择的重要依据,但由于受体内、体外环境因素的影响,体外药物敏感试验的结果不能完全反映致病细菌对药物的敏感程度。

另一个给药的重要依据是在用药后症状的好转程度,如症状有明显好转,说明用药方案正确,如症状没有好转,或进一步恶化,应及时调整用药方案。此外,在病情的发展过程中,可能出现耐药菌株或新的耐药菌株的参与,所以也应根据药物敏感试验的结果和观察脓液性质及时调整用药方案。败血症和脓毒血症常给予2～3种抗菌药物联合应用,局部和全身症状完全消失后,再维持用药5～7天,以防病情的复发。唇痈伴有败血症和脓毒血症时,可能出现中毒性休克,或出现海绵窦血栓性静脉炎和脑脓肿等严重并发症,应针对具体情况予以积极的全身治疗。

(任 杰)

第五节 面颈部淋巴结炎

一、病因

以继发于牙源性及口腔感染最为多见,也可以来源于面部皮肤的损伤、疖、痈等。小儿大多数由上呼吸道感染及扁桃体炎引起。由化脓性细菌引起的称为化脓性淋巴结炎。由结核杆菌引起的为结核性淋巴结炎。

二、临床表现

(一)急性化脓性淋巴结炎

急性化脓性淋巴结炎早期病症轻者仅有淋巴结的肿大、变硬和压痛,有时患者有自觉疼痛的症状,淋巴结的界限清楚,与周围组织无粘连,移动度尚可。当炎症波及淋巴结包膜外时,结周出现蜂窝织炎,则肿胀弥散,周界不清,表面皮肤发红。全身反应轻微或有低热,体温一般在38 ℃以下,此期常为患者所忽视而不能及时治疗,如能够及时治疗可以治愈或向慢性淋巴结炎转归。如未有效地控制,可迅速发展成为化脓性,局部疼痛加重,淋巴结化脓溶解。脓肿破溃后,侵及周围软组织,形成广泛的肿胀,皮肤红肿,淋巴结与周围组织粘连,不能移动。脓肿形成后,皮肤表面出现明显压痛点,表面皮肤软化,有凹陷性水肿,可扪及波动感。全身反应加重,高热,寒战,头痛,全身无力,食欲减退,小儿出现烦躁症状,白细胞数急剧上升,达$(20～30)×10^9/L$,重者出现核左移。如不及时治疗可并发颌周间隙蜂窝织炎、静脉炎、败血症,甚至出现中毒性休克。临床上小儿的症状较成人更加严重,反应更加剧烈。

(二)慢性淋巴结炎

慢性淋巴结炎主要表现为慢性增殖性炎症,也可以是急性化脓性炎症经有效控制后的转归过程。淋巴结肿大、变硬,大小不等,与周围组织无粘连,活动度良好,有轻度压痛,无明显全身症状。慢性淋巴结炎可持续很长时间,甚至有些病例在治愈后,因淋巴结内纤维结缔组织增生,在肿大的淋巴结消退到一定程度后,仍有一定硬度,但无任何其他症状。此外,慢性淋巴结炎在遇到新的致病因子的侵袭或机体抵抗力突然下降时,可突然急性发作。

三、诊断

根据病史、临床表现可诊断。急性化脓性淋巴结炎与结核性淋巴结炎形成脓肿后可借抽吸脓液进行鉴别诊断;冷脓肿的脓液稀薄污浊,暗灰色似米汤,夹杂有干酪样坏死物;而化脓性淋巴结炎,抽吸物多呈黄色黏稠脓液。急性化脓性颌下淋巴结炎应与化脓性颌下腺炎相鉴别,后者可因损伤、导管异物或结石阻塞而继发感染。双手触诊检查时颌下腺较颌下淋巴结炎位置深而固定,导管口乳头有红肿炎症,并可挤出脓液。

四、治疗

(一)局部治疗

急性化脓性淋巴结炎在全身用药的同时,早期可采用局部热敷、超短波、氦氖激光、中药外敷等疗法,以促进炎症的吸收,防止炎症扩散。如有脓肿形成,且脓汁较少,或吸收痊愈,或向慢性淋巴结炎转化。若脓汁较多,或已形成颌周蜂窝织炎时,肿大的淋巴结中心已变软,有波动感,或经局部穿刺抽出脓汁者,应及时切开引流,排出脓液。有的婴幼儿颈部皮下脂肪较厚,对脓肿较小且较为局限者,也可采用穿刺抽脓并注入抗生素的方法治疗。慢性淋巴结炎一般不需要治疗,但淋巴结增大明显经久不能缩小,或有疼痛不适也可采取外科手术方法将肿大淋巴结摘除。急性化脓性淋巴结炎和慢性淋巴结炎都应尽早查明并积极予以治疗原发病灶,如牙槽脓肿、牙周炎、智齿冠周炎、扁桃体炎、疖和痈等。

(二)全身治疗

急性化脓性淋巴结炎,早期常有全身症状,尤其在婴幼儿,常有高热及中毒症状,应给予全身支持疗法,以及维持水、电解质平衡,患者要安静休息,根据常见病原菌选择抗生素。

(任 杰)

第四章

口腔颌面部损伤

第一节 软组织损伤

口腔颌面部损伤,因致伤原因的不同,可造成单纯的口腔颌面部软组织损伤,也可造成软组织和深部骨组织的联合损伤,其中单纯的软组织损伤最多见。

一、擦伤

擦伤常见于颜面部较突出的部位,如颏部、唇部、颧部、鼻尖、额部等处与粗糙面的物体呈切线方向摩擦,造成表皮层破损或脱落,甚至可深达真皮浅层。

(一)临床特点

创面表浅,常呈点状渗血或散在的小片渗血,有时可见淡黄色血浆渗出;创面常有泥沙或其他不洁物附着;创面如果仅累及表皮层,仅有轻度疼痛。如果真皮层暴露者,则有明显的灼痛。

(二)治疗原则

治疗原则主要是尽早彻底清创。去尽创面内的泥沙等污染物,创面暴露,保持干燥,数天内可自行愈合。真皮层暴露者,渗血和血浆渗出较多,可在创面覆盖一层凡士林油纱,然后敷料包扎可减少创面感染机会。油纱的凡士林不宜过多,应使网孔有良好的通透性,使创面的渗出物容易渗到外层敷料中,利于创面干燥,避免感染。如果创面已感染,则需用高渗盐水湿敷,湿敷时局部辅以抗生素,有利于控制局部感染。

对擦伤创面污染物的清除,一般使用生理盐水冲洗和擦拭,对泥土、砂粒等容易清除。但煤渣等有色异物被清除后创面有可能被染色,污染时间越久,染色越深,如不在清创中予以清除,则愈合后常遗留皮肤色素,严重影响容貌。对已染色的浅层组织,采用打磨皮肤的金刚砂打磨器磨去染色组织,可减少伤口愈合的色素沉着。如果擦伤创面是非水溶性的油泥等,则需用乙醚、二甲苯、丙酮等有机溶剂,方可去除油腻污染物。

二、挫伤

颌面挫伤多由于钝物直接打击或因跌倒撞击于硬物所致的闭合性损伤。表面皮肤完整,但深部皮下组织内小血管、淋巴管破裂,引起深部组织内渗血,形成皮下瘀斑或血肿。严重的挫伤可累及深部的肌肉、骨膜和关节,可伴发骨折。

(一)临床特点

较浅的淤血和血肿可引起皮肤变色、局部肿胀和疼痛。皮下瘀斑早期呈暗红色或青紫色,随着淤血的分解和吸收,皮肤颜色逐渐变为浅黄色,一般在伤后2~3周可恢复正常的肤色。

局部的肿胀和疼痛与挫伤部位的组织质地有关。眼眶周围和面颊、颧部组织疏松,组织肿胀明显,但疼痛较轻,而额部挫伤时,肿胀虽不明显,但胀痛较甚。口底血肿常使舌根部后移,而出现上呼吸道梗阻,具有高度的危险性,多见于口底软组织挫伤。当口底软组织损伤伤后出现呼吸困难,应高度警惕口底血肿的可能,应尽快作出诊断和处理。颞颌关节常在下颌骨遭受暴力后出现组织挫伤,引起关节囊内或囊外渗血,可出现关节区压痛、自发痛、张口疼痛、张口受限甚至错𬌗。囊内血肿时,关节区肿胀不明显,但疼痛明显。

(二)血肿的转归

当深部组织内较大血管破裂时,大量血液聚积在局部形成血肿。血肿可以向多个方向转化:①较小的血肿,被组织内吞噬细胞等吞噬、分解,最终被完全吸收,血肿消失;②较大的血肿不容易被完全吸收,周围血管、成纤维细胞长入,血肿机化,最终形成瘢痕结缔组织;③血肿如果长期存留,容易继发感染,形成脓肿;④少数血肿中心液化,发生囊性变;⑤如果是颈部大血管破裂形成的血肿,破裂口不易闭合,可形成假性动脉瘤或动静脉瘘。

(三)治疗原则

早期止血,止痛,预防感染,消除血肿的压迫症状,后期促进血肿吸收和功能恢复。

挫伤后早期应冷敷,使组织内小血管收缩,减少渗血和组织水肿。如有血肿形成,应加压包扎,可压迫止血和使组织内渗血局限化。较大的血肿,多不能自行吸收,应使血肿尽量缩小,可在无菌条件下用粗针穿刺,将血肿内未凝固的血液(多混有淋巴液、组织液)抽出,使血肿变小,利于血肿的分解、吸收。较小的血肿即使不能全部吸收,机化后形成的瘢痕也较小,对功能的影响也较小。抽吸时,负压不宜太大,否则会使栓塞的小血管栓子脱落,再次出血。如果血肿大,为了避免机化后形成大块瘢痕,影响面部表情肌活动或张口,可手术切开、清除血凝块、消除血肿,关闭深部无效腔;口底血肿或颈部大血肿,容易造成呼吸道受压引起窒息,应手术清除血肿;血肿感染,形成脓肿,也应切开引流。

挫伤后期,渗血停止,则宜改用局部热敷、理疗,可促进血液循环,利于血肿的分解、吸收。中医采用活血化瘀,消肿的原则,内服外敷,对挫伤有较好的疗效。

颞颌关节的挫伤,如关节囊内积血,一定要抽除积血,防止血肿机化,继发关节强直。如果仅为关节软组织肿胀、疼痛,无明显积血,可戴入磨牙垫,或在磨牙区垫2~3 mm厚橡皮垫,辅以颅颌弹性绷带,可使髁突下移,达到关节减压、疼痛减轻的目的。张口训练对防止关节囊内血肿继发关节强直有重要作用。应在伤后10~15天,即开始进行张口训练,并配合关节区热敷、理疗,促进关节囊内积血的吸收。

三、挫裂伤

挫裂伤多见于较大力量的钝器打击,引起皮肤和皮下深层组织开裂。

(一)临床特点

创口不整齐,创缘常呈锯齿状。深部创面可有青紫色的缺血坏死组织。

(二)治疗原则

充分清洗伤口,彻底止血,修剪创缘。剪去已经坏死的组织,分层缝合时,应避免在深部留下无效腔,皮肤创缘准确对位缝合。如伴发骨折,应同时处理。

四、切割伤

切割伤是由刀或玻璃等锋锐器械造成的开放性创伤。

(一)临床特点

创缘整齐,一般无组织缺损,创面污染较小。可能伤及深部的知名血管,引起大量出血,如果面神经切断,则造成面瘫。

(二)治疗原则

清创后,对位缝合。对切断的知名血管,应予以结扎止血,切断的神经也力争一期吻合。

五、刺伤

(一)临床特点

软组织被尖锐、细长的物品刺入,形成入口小,伤道窄而深的创口。常常是非贯通伤,部分为贯通伤。伤道常与口腔、上颌窦、鼻腔、眼眶相通,甚至可深达颅底。与窦腔相通者,容易继发感染。玻璃、木片等易碎物品,在伤道深部容易折断并残留在组织内。

(二)治疗原则

彻底清除伤道内的污染物,特别留意探查伤道深处有无异物。如有应尽量取出,必要时可扩大创口,取出异物。同时,要避免对邻近重要血管、神经的损伤。

由于伤道深部无效腔不易缝合而消除,应常规放置引流条,防止深部积液、积血、继发感染。创口缝合后容易造成深部的厌氧环境,利于破伤风杆菌的滋生、繁殖,应常规预防性给予 1 500 IU 的破伤风抗毒素或破伤风免疫球蛋白。

小儿常将筷子、匙子或其他棒状物含于口内,跌倒后造成腭部穿通伤,多见于硬腭后缘的软腭穿通,一般无组织缺损。可在基础麻醉下用粗针、粗线,行软腭全层贯穿缝合,2~4 针即可。

六、螫伤

颌面部处于暴露部位,容易被蜂类、蝎子等昆虫的毒刺刺伤,毒剂携带的毒素使局部红肿明显,疼痛剧烈。处理方法是取出毒刺,中和毒素,消肿止痛。中和毒素常用 5%~10% 氨水涂抹患处。用 5%~10% 普鲁卡因做螫伤周围环封,有良好的消肿止痛效果。

七、咬伤

咬伤见于野生动物(如熊、狼)和家庭宠物如(狗)咬伤,偶也可见于人咬伤。常造成颌面部大块组织的撕脱和组织缺损,特别是突起部位,如鼻、耳、唇部的缺损。此类伤的创面污染重,容易感染。处理时,应彻底清创。组织缺损不严重者,应尽量拉拢缝合,缝合时针距宜宽,利于创口分泌物引流,必要时可置放橡皮引流条。组织缺损较大、创面暴露、污染较轻者,可立即游离植皮,覆盖创面,暴露的骨创面或污染重的软组织创面,先用抗生素生理盐水湿敷,控制感染,待新鲜肉芽组织生长后,再植皮。鼻、唇、外耳等缺损,若无法即刻修复,一般行二期整复。

狗咬伤:应预防性注射狂犬疫苗。

八、撕脱伤

撕脱伤多见于工伤中长发辫卷入机器,或车祸中车轮旋转或拖拉,使大块头皮撕脱,严重者连同额部、眉毛、耳朵及部分面颊部组织一并撕脱或撕裂。撕脱伤伤情重,出血多、创面广,常伴骨面裸露甚至骨折。容易发生创伤性休克和继发感染。撕脱伤应尽早清创,防治休克。如果撕脱组织有蒂时,应立即复位、缝合;如果有可供吻合的大血管,完全撕脱的组织也可复位缝合;如果撕脱组织中主要血管挫伤严重,不能吻合,或估计吻合后容易出现栓塞者,在伤后6小时内,将撕脱皮肤保留,修剪成全厚或中厚皮片后再植。如伤口超过6小时,撕脱皮肤不能再植,应在控制感染的基础上,尽早植皮,覆盖创面。

九、热灼伤

颌面部处于暴露状态,容易遭受火焰等烧伤,面部也容易被沸水、高热油等烫伤,偶可见放射线、电流引起的灼伤。

(一)烧伤深度的估计——三度四分法

三度四分法是临床上普遍采用的方法,主要依据组织学层次进行深度划分。

1. Ⅰ度烧伤

只伤及表皮中、浅层,主要累及颗粒层及其浅层,有时可伤及棘层,但生发层完好,上皮再生能力强。Ⅰ度烧伤又称红斑性烧伤,烧伤处皮肤发红、肿胀,但无水疱。局部干燥,有明显的灼烧痛。通常3～7天后,皮肤的红肿逐渐消退,转为淡褐色。表皮皱缩、脱落,露出红润光滑的上皮面,有时可有浅淡的色素沉着,但在短期内可恢复正常肤色。皮肤去屑后不会留下任何瘢痕。

2. Ⅱ度烧伤

伤及真皮。根据在真皮内的深浅又分为以下2种。①浅Ⅱ度烧伤与深Ⅱ度烧伤:浅Ⅱ度烧伤:仅伤及真皮乳头层。由于生发层大部受累,上皮的再生有赖于残存的生发层及皮肤附件,如毛囊、汗腺管上皮。上皮再生稍慢,但多能在1～2周痊愈,不留瘢痕。浅Ⅱ度烧伤后,很快在患处形成大小不等的水疱,水疱饱满、突起,内含淡黄色清亮液。创面水肿,疼痛剧烈。若无感染,1～2周自愈,不留瘢痕,但常有较深的色素沉着,以后逐渐消退。②深Ⅱ度烧伤:伤及真皮深层的乳头层全层,仅残留部分真皮和皮肤附件。真皮深层的网状层内残存的毛囊、汗腺、皮脂腺上皮增殖或形成上皮小岛,可再生上皮,不需植皮,创面可自行愈合。但在愈合过程中有部分肉芽组织形成,痊愈后多留有不同程度的瘢痕,但基本保存了皮肤功能。深Ⅱ度烧伤时,患处肿胀最为明显。因坏死的表层组织较厚,不易形成水疱。形成的水疱也较小,较扁平,表皮较白或棕黄。将坏死表皮去除后,创面微湿红,或白中透红、红白相间。表皮渗液较少,干燥后可见蜘蛛网状血管栓塞。若无感染,3～4周后可自愈。如继发感染,将导致残存的皮肤附件和上皮破坏,创面不能自愈,必须植皮,覆盖创面。

3. Ⅲ度烧伤

伤及皮肤全层,真皮和皮肤附件全部毁损,而且可能伤及皮下脂肪、肌肉甚至骨面。皮肤全层及伤的深部组织坏死、脱水形成焦痂,逐渐与正常组织分离后脱落。裸露的创面已无再生的上皮来源,仅在创面边缘有上皮。如果创面大,仅靠边缘的上皮生长、爬行,覆盖创面,十分缓慢,必须植皮方能愈合。如果创面不消除,大量肉芽组织生长,皮肤由瘢痕取代,将造成面部畸形和功能障碍。Ⅲ度烧伤又称焦痂性烧伤。患处皮肤坏死呈灰白色、棕黄色,并逐渐脱水炭化。伤处感觉迟钝,疼痛消失。

(二)口腔颌面部热灼伤的特点

(1)口腔颌面部组织疏松,血运丰富,创面肿胀明显,渗出液多。一般在24小时内水肿逐渐加重,48小时达高峰。深度烧伤时,肿胀向深部扩张,可压迫呼吸道引起上呼吸道梗阻,小儿深度烧伤后早期即可引起脑水肿。一些严重烧伤病员,在伤后2～3天为水肿高峰期,此时应高度警惕脑水肿造成的脑疝,病员常因中枢性呼吸、循环功能衰竭而死亡。

(2)颜面部烧伤时,常伴热空气吸入,造成呼吸道热灼伤。呼吸道黏膜水肿,呼吸道变窄,黏膜上皮大量分泌液体,纤毛运动障碍,咳嗽反射减弱或消失,造成分泌物堵塞下呼吸道。如有呼吸困难,应紧急行气管切开术。

(3)颜面部神经丰富,伤后疼痛剧烈,应给予镇痛、镇静药物。

(4)颜面部高低不一,热力作用的强度不一,烧伤的深度常不相同。一般来说,面部较突出的部位受伤较重,如鼻、唇、颧部、外耳等。具体的深度判断应根据临床表现予以鉴别。

(5)颜面部血运丰富,抗感染力强,修复能力强。创面痂壳剥脱分离早,愈合快,即使是深Ⅱ度烧伤,也可获得痂下愈合。

(6)由于毛发及五官分泌物的存在,容易污染,感染机会较大,应加强护理,及时清除分泌物,进食时避免食物污染创口,保持创面清洁,减少污染。

(7)深度的颜面部烧伤后,患处遗留的瘢痕挛缩会造成明显的面部畸形及功能障碍。如小口畸形、唇外翻、睑外翻、张口受限、假性关节强直、颏颈粘连等。因此,面部烧伤不仅要求创面修复,还要最大限度地防止容貌毁损及功能障碍。

(三)烧伤创面的处理

常用的方法主要有早期清创术、暴露疗法、包扎疗法、切痂疗法和植皮术。对治疗方法的选择,应遵循以下几条原则:①能够保护创面,对创面无损伤;②形成一个促进创面愈合的局部环境;③减轻疼痛;④减少细菌污染,防止创面感染;⑤尽早去除创面已失活的组织。

1.清创术

主要清除创面的污染物、异物和失活组织。①现多主张简单清创,因为彻底清创不可能使创面无菌,反而有可能加重局部创伤,甚至促进休克的发生发展。②清创前应先剪去创面周围毛发。用肥皂水或有机溶剂清洗创面周围健康皮肤,再用1‰新洁尔灭或0.5‰氯己定反复冲洗创面,冲不掉的污染物可用棉球轻轻擦拭,最后再用生理盐水冲洗创面。创面的小水疱无须处理,大水疱可用消毒针刺破,行低位引流,保留疱皮。如果水疱已感染化脓,则应去除疱皮。③深度烧伤坏死的皮肤,在早期与深部相连,应在2周左右时再行切痂术。

2.暴露疗法

将创面直接暴露在空气中,让创面干燥,造成一个不利于细菌生长繁殖的环境。该法可以预防和控制感染,抑制焦痂液化和糜烂。①将伤员置于清洁、空气流通,室温30℃左右的环境内。创面完全暴露,保证创面的清洁、干燥和无感染。应及时清理创面渗液和分泌物。为促进创面干燥可用烤灯照射。创面可涂擦磺胺嘧啶银或吡咯酮碘等不易被创面吸收、抗菌效果好、毒性小的药物,中医学中的虎杖液、紫草油、猪油等具有良好的镇痛、消肿、收敛、干燥创面的作用,可一天涂布数次。②行暴露疗法时,应做好创面与周围环境的消毒、隔离工作。及时更换无菌铺单,避免交叉感染。暴露疗法适用于颜面部不易包扎固定部位的各类烧伤,但不适用于不合作的婴幼儿及昏迷病员。

3.包扎疗法

包扎疗法是用敷料对创面进行包扎、封闭、固定的一种方法。它可以保护创面,减少外界对创面的刺激,减少外界细菌对创面的污染和侵袭,包扎和封闭、固定给创面提供了细胞生长的良好环境,有利于创面愈合。①常用于:烧伤病员的转送;婴幼儿及不合作的烧伤患者;较严重的深度烧伤。②但包扎疗法不适于严重污染的创面,因为封闭的内环境有利于细菌滋生繁殖。③包扎方法:内层敷料可用少油的、网眼适当的凡士林纱布,也可以用抗生素盐水纱布或干纱布。外层敷料要有足够的厚度,应>1 cm,以保证敷料不被渗出液浸透。宽度要超过外缘至少5 cm。包扎压力要适中,应露出嘴、眼、鼻。如果外层敷料干燥,创面无感染征象时,可2～5天交换敷料一次。如敷料已浸透后,则应及时更换,如果患者自诉创面跳痛、敷料有臭味、体温升高、白细胞升高,提示有创面感染,应及时更换敷料或换用其他疗法。

4. 焦痂切除术

就是采用手术的方法切除焦痂。它与植皮术联合应用可缩短疗程,减轻感染,加快创面愈合。Ⅲ度烧伤后,皮肤坏死、脱水形成焦痂,小片的焦痂可自行剥脱,但大片的焦痂剥脱很慢,痂下积聚的分泌物不易清除,容易继发感染,出现痂下积脓,常需手术切除焦痂。切痂术是大面积深度烧伤救治成功的关键。Ⅲ度烧伤的创面,多数不主张早期切痂,因早期深度不易分辨,切痂平面不够清楚,容易造成切除过多,增加组合缺损。加之面部血液循环丰富,出血较多,宜在伤后2周左右行切除术。近年也有人主张早期切痂后植皮,认为这样可减少瘢痕形成和功能障碍。一旦焦痂开始分离,应迅速切痂或剥痂,然后植皮,消灭创面。

5. 植皮术

深度烧伤创面,无上皮细胞覆盖时,靠纤维结缔组织增生修复创面,伤后的瘢痕挛缩将导致严重的面部畸形和功能障碍。游离植皮,可从远处提供上皮细胞,加速创面的上皮覆盖,促进创面愈合。而且,暴露的创面植皮后,渗出减少,感染也减少,游离植皮术在烧伤治疗中广泛应用于创面的关闭治疗。

颜面部Ⅲ度烧伤创面的植皮,多采用中厚皮片游离移植,可获得较高的存活率,皮肤又能有较好的质地、颜色和功能。

颜面部烧伤伤员,应尽快脱离致伤现场,迅速扑灭身上的火焰,迅速把烧伤部位浸入20 ℃左右的水中可减轻热灼伤的损害,并作简单包扎后送医院。

在医院内尽早行简单的清创术后,根据伤情确定进一步治疗方案。创面多采用暴露疗法,并配合镇静、止痛、抗休克、抗感染治疗。对烧伤病员感染的预防和控制非常重要。如果继发感染即使是浅Ⅱ度烧伤甚至Ⅰ度烧伤,都可能留下瘢痕或明显的色素沉着,影响面部的外形和功能。颜面部遗留的烧伤瘢痕,一般应在伤后6～12个月时,待瘢痕软化,改建停止后,再进行整复手术。但如果眼睑外翻者,因角膜长时间暴露易引起暴露性角膜炎,角膜会逐渐浑浊,甚至失明。应及早松解瘢痕,保证眼睑闭合。严重的小口畸形影响进食或张口者,也可早期行口裂开大术。

十、化学性灼伤

颜面部处于突出暴露部位,日常纠纷中的毁容事件,屡屡发生,常用酸、碱等高度腐蚀性化学物质,造成颜容毁损和严重口腔、咽部、食物的灼伤。化学工厂的工伤事故也容易造成头颈颜面等暴露部位损伤,高浓度的化学气体经呼吸道吸入会造成口腔黏膜和呼吸道黏膜的灼伤。战争中的化学武器,如疥子气、磷弹等也会引起化学性灼伤。

(一)化学性灼伤的致伤机制

按化学物质对组织作用的性质可分为两类:组织凝固性物质和组织溶解性物质。

1.组织凝固性物质

主要有酸类,如硫酸、盐酸、硝酸、碳酸、草酸等和重金属盐,如硝酸银、氯化锌等。上述物质使组织蛋白凝固,组织脱水,创面迅速形成一层界限清楚的痂壳。凝固的蛋白限制了致伤物质向深部的侵蚀,因此酸灼伤的深度较碱灼伤浅。

2.组织溶解性物质

主要有苛性碱氢氧化钠和氢氧化钾等。碱类与组织蛋白结合,形成可溶性碱性蛋白化合物,与脂肪组织发生皂化反应;使细胞脱水坏死;形成不断向深部侵蚀的持续性损害;并在溶解组织的过程中产热;加重损伤。

化学毒性物质除了引起接触部位局部的损害,还可经损伤部位吸收,引起全身中毒反应和内脏器官(特别是具解毒、排毒功能的肝脏、肾脏)的损害。化学灼伤患者的死亡率明显高于一般烧伤患者,化学物质的全身毒性反应和内脏器官受损,是其中最重要的原因。尽早使用解毒剂和利尿剂,可减少中毒性肝炎、急性重型肝炎、急性肾功衰的发生,大剂量给予葡萄糖、维生素C,可减轻中毒反应。伤后尽早切除焦痂,有利于化学物质的清除、减轻中毒反应。

(二)化学性灼伤的临床表现

不同的化学物质引起的临床表现和全身中毒症状不尽相同,其表现及程度与化学物质的种类、浓度、剂量、接触时间、损伤部位等因素有关。

硫酸灼伤创面为黑色或棕黑色;浓盐酸灼伤创面为棕黄色,口腔黏膜则多呈浅绿色;硝酸灼伤创面多呈棕黄色或褐色。灼伤深度越深,痂色越深。

强碱灼伤创面多呈黏滑或肥皂样焦痂,基底潮红,较深,一般均在深Ⅱ度以上,疼痛剧烈。焦痂脱落后,创面深陷,边缘潜行,创面经久不愈。

(三)化学灼伤的急救

急救原则是尽快脱离致伤物质,立即大量流水冲洗,迅速查明致伤物质的性质,采取相应的措施,积极预防和治疗全身中毒等合并症。

不管是哪类化学物质引起的灼伤,均需在受伤现场使伤员脱离致伤物质,如果头发内和衣服上浸泡了液体,应迅速剪去头发,脱掉衣服,并立即用流动冷水冲洗患处,30分钟以上,碱性烧伤冲洗时间应更长,有人建议24小时冲洗,口腔黏膜冲洗后可用1%普鲁卡因含漱。伤后的早期冲洗对减轻组织损伤非常关键,故应予以充分冲洗。

颜面部化学灼伤后,应常规检查有无眼部灼伤,并应优先冲洗,并在表面麻醉下仔细检查角膜和结膜表,彻底清除残留物质。

治疗时应查明致伤物质,可根据皮肤或衣服上的残留物予以分辨。仔细询问家属,核对盛装致伤物的容器,对致伤物性质的判明十分有益。另外,可结合创面局部的表现加以诊断。

确定致伤种类后,可选用相应的中和剂。

酸性灼伤时,用1%~2%碳酸氢钠冲洗,或用肥皂水冲洗,中和创面的酸后,再用水冲洗,吞食强酸者,用0.5%~1%的碳酸氢钠冲洗口腔,但切忌吞入,忌用碳酸氢钠洗胃或用催吐剂,以免造成胃穿孔,可口服蛋清、牛奶、豆浆、氢氧化铝、凝胶等,保护食管和胃肠黏膜。

碳酸烧伤时,其腐蚀、穿透力较强,对组织有浸润性破坏。吸收后主要对肾脏产生损害。故抢救时先用大量流动冷水冲洗1小时以上,再用70%乙醇冲洗,或伤后用水或直接用乙醇冲洗。伤后早期切痂,可减少局部吸收,减轻全身中毒和肾脏损害。

草酸灼伤后常形成粉白色顽固性溃疡。草酸吸收后与钙结合成草酸钙,使血钙下降。局部大量冷水冲洗后,应局部和全身使用钙剂。

碱性灼伤时,可用食醋或2%～5%醋酸,柠檬酸冲洗,中和碱液。吞服强碱者,口腔黏膜灼伤可用较低浓度(0.5%～1%)的弱酸(醋酸、柠檬酸等)冲洗,禁忌洗胃和催吐,以防胃、食管穿孔。

生石灰烧伤时,用水冲洗前,应将石灰粉基本擦净,以免生石灰遇水后产热加重损伤。

磷灼伤,常见于化工厂或战争中磷弹灼伤。一方面是由于附着颜面部的磷遇空气或受震动即可自燃,另一方面,磷燃烧生成的五氧化二磷可使组织脱水,而且后者遇水后生成磷酸,并产热使创伤加深。磷和磷化物还可经局部创面迅速吸收,灼伤数分钟后即可进入血液和肝、肾等内脏器官,引起急性肝、肾衰竭。磷也容易蒸发,经吸入引起呼吸道灼伤。磷灼伤是热烧伤和化学灼伤的复合损伤,并伴广泛的全身器官的损害。

磷烧伤者,除立即用水冲洗外,应迅速清除磷颗粒。残存的磷颗粒遇空气易复燃,应避免与空气接触。未来得及清除的创面部分,不要暴露在空气中,可用数层湿布覆盖,并用湿布遮掩口、鼻腔,减少磷蒸气吸入造成的呼吸道灼伤。

清创时,用1%硫酸铜清洗,可产生磷化铜,呈黑色,便于清除干净。清除完毕后,再用清水冲洗,然后用2%～5%的碳酸氢钠湿敷,中和磷酸。4～6小时后,包扎创面。严禁用油脂类敷料包扎。因为磷在油脂内溶解后可加速其吸收。一般不采用暴露疗法,以防残存磷遇空气自燃。

全身中毒的预防在于局部尽早尽快和彻底的清创,早期切痂,减少化学毒物的吸收。

无机磷中毒的抢救,目前尚无较有效的办法,主要是对症治疗:应用大量葡萄糖和各种维生素,以及高热量、高蛋白饮食保护肝脏,及早利尿、碱化尿液,禁用损害肾脏的药物。

十一、冻伤

机体组织的冰点一般为−2.5～−2.2℃,依组织的种类和部位有所差异,皮肤开始冻结的温度约为−5℃。一般来说,当局部组织的温度降到冰点以下时,即可发生冻伤。冻伤常发生于身体暴露部位,特别是肢端或循环较差的部位,手、脚趾最多见,颜面部、鼻尖、外耳次之。

(一)冻伤的病理过程

1.生理调节阶段

局部低温,使血管收缩,血流减少,散热减少。短期收缩后,继发血管扩张,血流增加,以保障局部组织的血供。血管收缩与扩张,交替发生,每一周期为5～10分钟。如果持续局部低温,则局部血管持续收缩、痉挛,组织缺血,温度明显降低,引起冻结性损伤。

2.组织冷冻阶段

首先是细胞外液的水分结成冰晶体,并以此为晶核,逐渐增大,导致细胞外液电解质浓缩,细胞外高渗压使组织细胞脱水,细胞代谢紊乱,细胞膜破裂,细胞变性、坏死。血管内皮细胞和血管壁的破坏,血栓形成。微循环障碍,从而加剧了局部缺血和组织坏死。

3.复温融化阶段

即使在局部温度回升后,继发的微血管栓塞还会加重局部的微循环障碍,反而加速和加重了冻伤。有人认为,在一定条件下,冻伤组织的40%是组织冻结造成的原慢性损伤,60%是微循环障碍造成的继发性损伤。

(二)冻伤的分级

1.Ⅰ度冻伤

仅伤及表皮。皮肤发红、肿胀、皮温升高。局部有麻木感,复温后瘙痒、灼痛、无水疱。一般不做特殊处理,5～7天后自愈。

2.Ⅱ度冻伤

伤及真皮层。皮肤红或暗红,压之变白,继之血管迅速充盈,局部肿胀,疼痛明显。复温后12～24小时出现大小不等的浆液性水疱。5～7天后水疱逐渐吸收、结痂,2～3周后痊愈,可遗留浅瘢痕。

3.Ⅲ度冻伤

伤及皮下组织。皮肤青紫,明显肿胀,疼痛剧烈,数天后局部组织发黑坏死,缓慢脱落后,遗留明显瘢痕。

4.Ⅳ度冻伤

伤及肌肉甚至骨骼。同Ⅲ度,但程度更重多伴严重的全身症状。

耳、鼻冻伤时,其软骨对冷的抵抗力弱。在外部皮肤只有很小的损害时,就可能引起内部的软骨坏死,发生慢性软骨膜炎,软骨变形、收缩,导致耳、鼻畸形。

(三)冷冻的治疗应按以下原则进行

(1)迅速脱离寒冷环境,实施保温措施,防止继续受冻。

(2)尽早快速复温:用40 ℃温水湿毛巾,局部热敷,持续20～30分钟。水温不宜超过43 ℃,严禁火烤、雪搓、冷水浸泡或捶打受冻部位。

(3)改善局部微循环:静脉滴注右旋糖酐40 500～1 000 mL,持续7～10天。还可配合血管扩张剂,如罂粟碱30 ng,肌内注射,每6小时一次。

(4)局部保暖、涂布冻伤膏:Ⅰ～Ⅱ度冻伤,只作局部清洁和保暖。局部涂布冻伤膏,厚度至少1 mm以上,可起保暖作用。Ⅲ度冻伤时,应在坏死组织分界明显时剥痂,然后尽量在肉芽创面上植皮,缩短愈合时间。Ⅱ度以上的冻伤,应常规预防性肌内注射破伤风抗毒素。

十二、火器伤

火器伤主要包括枪弹伤和爆炸伤。其伤情视致伤武器、投射距离和速度、弹道部位等不同有所差别。

1.特点

(1)多为二次性损伤:枪弹射入颌面部时,除少数全程穿过软组织外,大部分弹头均易受颌骨和其他面骨以及牙齿的阻挡,随即发生爆炸。炸裂的骨片、牙碎片成为继发性弹性,向四周散射,引起邻近大片组织损伤。

(2)常累及颌面部多个器官,呈多区域的广泛性损伤:单纯的软组织损伤少见,常伴牙、骨组织损伤。

(3)多为贯通伤:可从颈部穿入口腔,或从一侧穿至对侧面部,从口腔穿通颅脑等。由于二次损伤的原因,伤道常常是入口小,出口大。

(4)组织内的弹道不一定是直线:弹头遇到质地不一的骨质或窦腔,常改变弹道方向。在异物定位和探查时,应注意这种情况。

(5)伤道及周围组织内异物多:弹片及爆炸造成的碎骨片、牙片常嵌入邻近组织中。

(6)火器伤创面污染严重:炸药、泥土的污染,牙碎片的污染,弹片穿过窦腔带入的污染等,均易加重创面污染。

(7)创口不规则、不整齐,常伴组织缺损:弹头爆炸和雷管等爆炸,使创口呈放射状撕裂伤,对位缝合较困难。

2.治疗

(1)火器伤的伤情均较严重,首先应维持全身情况的稳定,保持呼吸道通畅、止血、抗休克。如果是口底、颈部的广泛损伤,容易出现上呼吸道梗阻,必要时行管气切开术。

(2)细致、彻底清创是关键;彻底冲洗创面,减少局部污染;仔细探查,尽量除尽异物;创缘修整比一般创口要彻底;力争关闭与口腔的通道;暴露的骨面须用周围组织覆盖或碘仿纱布覆盖;软组织缝合不宜过紧过密,应常规放置引流条。

(3)加大抗感染力度;大剂量全身用抗生素。常规注射破伤风抗毒素。

(任 杰)

第二节 牙及牙槽骨损伤

牙及牙槽骨损伤较常见,可以单独发生,也可以和颌面其他损伤同时发生。前牙及上颌牙槽骨,因位置较突出,容易受到损伤。

一、牙挫伤

(一)临床表现与诊断

牙挫伤主要是直接或间接的外力作用使牙周膜和牙髓受损伤。由于伤后可发生创伤性牙周膜炎,特别是接近根尖孔处,血管常发生破裂、出血,致使患牙有明显叩痛和不同程度的松动。自觉牙伸长,对咬合压力和冷热刺激都很敏感等。如同时有牙龈撕裂伤,则可有出血及局部肿胀。损害轻者,尤其是青少年患者,损伤多可自行恢复,若损伤较重,甚至根尖孔处主要血管撕裂,则引起牙髓坏死,在临床上表现为牙冠逐渐变色,牙髓活力由迟钝渐渐变为无活力反应。偶然也可以出现牙髓炎症状。此种坏死的牙髓有时除牙冠变色外,可以终生不出现症状,也无危害。但也可以发生继发性感染,并引起根尖周围组织的急性或慢性炎症。

(二)治疗

牙挫伤的治疗比较简单,轻者可不做特殊处理。损伤较重者应使患牙得到休息,在1～2周避免承受压力,可调磨对颌牙,使其与患牙不接触,也不要用患牙咀嚼食物。如果牙松动较明显,可作简单结扎固定。创伤牙齿定期观察,每月复查1次。半年后若无自觉症状,牙冠不变色,牙髓活力正常,可不必处理;如牙冠变色,牙髓活力不正常时,应考虑做根管治疗。

二、牙脱位

较重的暴力撞击可使牙齿发生部分脱位和完全脱位。

(一)临床表现与诊断

牙在牙槽窝内的位置有明显改变或甚至脱出。牙部分脱位,一般有松动、移位和疼痛,而且常常妨碍咬合;向深部嵌入者,则牙冠暴露部分变短,位置低于咬合平面。完全脱位者牙已脱离牙槽窝,或仅有软组织粘连。牙脱位时,局部牙龈可有撕裂伤与红肿,并可伴有牙槽突骨折。

（二）治疗

牙脱位的治疗，以尽量保存牙为原则。如部分脱位，不论是移位、半脱位或嵌入深部，都应使牙恢复到正常位置，然后固定2～3周；如牙已完全脱落，而时间不长，可将脱位的牙进行处理后再植。脱位固定的牙要定期复查，当牙冠变色或牙髓活力迟钝时，应做根管治疗。

牙脱位固定的常用方法有以下几种。

1.牙弓夹板固定法

先将脱位的牙复位，再将牙弓夹板弯成与局部牙弓一致的弧度，与每个牙相紧贴。夹板的长短，根据要固定的范围而定。原则上牙弓结扎的正常的固位牙数应大于脱位牙的两倍，注意应先结扎健康牙，后结扎脱位牙。所有结扎丝的头，在扭紧后剪短，并推压在牙间隙处，以免刺激口腔黏膜。

2.金属丝结扎法

用一根长结扎丝围绕损伤牙及其两侧2～3个健康牙的唇（颊）舌侧，作一总的环绕结扎；再用短的结扎丝在每个牙间作补充垂直向结扎，使长结扎丝圈收紧，对单个牙的固定用"8"字形结扎法。

三、牙折

牙折常由于外力直接撞击而产生；也可因间接的上、下牙相撞所造成。平时由于跌伤致使上前牙、特别是上中切牙的折断为最多见。

（一）临床表现与诊断

按解剖部位，牙折可分为冠折、根折和冠根联合折3类。冠折又可分为穿通牙髓与未穿通牙髓两种。冠根联合折也有斜折和纵折两类。冠折如穿通牙髓，则刺激症状明显；未穿通牙髓者，可有轻微的感觉过敏，或全无感觉异常。根折的主要特点是牙松动和触、压痛，折断线愈接近牙颈部，则松动度愈大；如折断线接近根尖区，也可无明显的松动。冠根联合折断，可见部分牙冠有折裂、活动，但与根部相连，在冠部可察见裂隙，并有明显咬合痛或触压痛。测牙髓活力、摄牙X线等有助于对牙折的诊断。

（二）治疗

根据牙折的不同类型，采用不同的治疗方法。切缘折断少许只暴露牙本质者，可将锐利边缘磨去，然后脱敏治疗。切缘折断较多，但未露牙髓时，也可用上法保护断面。观察数月后如无症状，即可用套冠或光固化树脂修复缺损部分。牙冠折断已露牙髓，或在牙颈部折断但未到牙龈下时，应行根管治疗，然后用桩冠修复缺损部分。根折可用牙弓夹板或金属丝结扎固定，或用根管钉插入固定。冠根联合纵折，如有条件可行根管治疗后用套冠恢复其功能，否则可拔除。

四、乳牙损伤

乳牙损伤的处理有一定的特殊性，因保存正常的乳牙列，对今后恒牙萌出，颌面部发育及成长都很重要。因此，应当尽量设法保留受损伤的乳牙。

（一）临床表现与诊断

乳牙损伤的部位，多见于乳前牙，特别是上颌乳前牙。其损伤类型亦可分冠折、根折、嵌入、半脱位及脱位等，但以嵌入及半脱位为最多见。

(二)治疗

冠折、根折的处理与恒牙大体相同。儿童乳前牙因损伤而半脱位,若无感染,又距恒牙萌出尚有一定时间,可在局麻下用手法复位,然后用金属丝结扎固定。如有感染,则常需拔除。对向唇侧或腭侧半脱位或脱位的乳前牙,可应用牙弓夹板固定,并应调𬌗,使其暂时脱离咬合关系。

乳前牙因损伤牙冠嵌入牙槽内 1/3~2/3 者,可应用抗炎药物,预防感染,等待其再萌出;如牙冠完全嵌入,又无感染,复位后固定 6~8 周;如牙周组织破坏,并有感染者,则应拔除。损伤后经保存疗法处理的乳牙,应严密观察 3~6 个月,如发现牙髓坏死,应施行根管治疗,但一般只限于前牙;对嵌入的乳牙,应观察对恒牙的萌出有无影响。凡乳牙损伤需要拔除者,4 岁以上儿童,为了防止邻牙向近中移动致恒牙萌出错位,应该做牙列间隙保持器,以保证未来的恒牙列排列整齐,获得正常的咬合关系。

五、牙槽突骨折

牙槽突骨折常因外力直接作用于局部的牙槽突而引起。多见于上前牙,可以单独发生,也可以伴有上、下颌骨或其他部位骨折和软组织损伤。

(一)临床表现与诊断

牙槽突骨折常伴有唇组织和牙龈的肿胀及撕裂伤。骨折片有明显的移动度,摇动单个牙,可见邻近数牙随之活动。出现这一症状,即可证实该部位牙槽突已折断。骨折片移位,取决于外力作用的方向,多半是向后向内移位,从而引起咬合错乱。较少发生嵌入性骨折。牙槽突骨折多伴有牙损伤,如牙折或脱位。在检查时,要注意牙槽突骨折线平面的部位,以便能够及时地诊断出是否存在牙根和上颌窦壁的骨折。为此,可摄颌骨正位或侧位 X 线以助诊断。

(二)治疗

牙槽突骨折的治疗,首先应将移位的牙槽骨恢复到正常的解剖位置,然后根据不同情况,选择适当的固定方法。一般牙槽突骨折,在复位后常选用金属丝牙弓夹板结扎、固定 2~3 周,如不能立即复位者,也可做牵引复位固定。

(任 杰)

第三节 颧骨及颧弓骨折

颧骨和颧弓是面侧部较为突出的部位,易受撞击而发生骨折。颧骨因与上颌骨相连,常与上颌骨同时发生骨折。颧弓是颧骨颞突和颞骨颧突相连接的部分,较窄细,较颧骨更易发生骨折。

一、临床表现

(一)面部塌陷畸形

当颧骨、颧弓发生骨折时,由于外力的作用,骨折片向内后方移位,由于伤时伴有面部软组织肿胀,可能暂时掩盖由于骨折片移位造成的颧面部塌陷,然而当面部肿胀消退后,局部会出现塌陷畸形。

(二)张口受限

颧骨、颧弓骨折片向内后方移位,压迫嚼肌和颞肌,妨碍喙突运动,会造成张口疼痛及张口受限。

(三)复视

颧骨构成眶腔的外侧壁和眶下缘的大部分,当颧骨骨折片发生移位时,会造成眼球移位、外展肌充血和局部水肿,从而使眼球移动受限而发生复视。复视也是诊断颧骨骨折的一项重要的临床指征。

(四)神经症状

颧骨骨折会引发眶下神经损伤,造成支配区域的感觉麻木;也可能损伤面神经的颧支,造成患侧眼睑闭合不全。

二、治疗

颧骨骨折后如出现明显面部畸形、复视、张口受限及神经压迫症状者,应做手术复位;如无上述症状发生,骨折片无明显移位者,可采取保守治疗。

(一)口内上颌前庭沟切开复位法

适用于颧弓骨折不伴有旋转移位者。自上颌磨牙区前庭沟作切口,直达骨面,沿下颌骨喙突外侧向上分离,经颞肌肌腱、颞肌达颧骨和颧弓深面,用骨膜分离器将骨折片向外上前方向提翘,将骨折片复位(图4-1)。

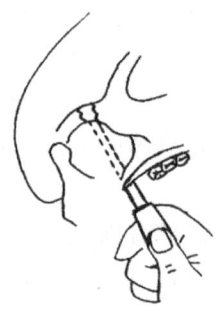

图4-1 口内上颌前庭沟切开复位法

(二)单齿钩切开复位法

适用于颧弓骨折不伴有旋转移位者。在颧骨颧弓骨折处下方皮肤做切口,直达颧弓表面,探明骨折片位置后,将单齿钩探入骨折片深部,向上方提拉颧骨颧弓骨折片使其复位。

(三)上颌窦填塞法

适用于粉碎性颧骨骨折及上颌骨骨折。在上颌口内前庭沟作切口,在上颌骨尖牙窝处开窗,显露上颌窦,用骨膜分离器将骨折片复位后,以碘仿纱条填塞上颌窦,在下鼻道开口将纱条引出,严密关闭口腔内切口。2周后逐渐撤出纱条。

(四)巾钳牵拉法

适用于单纯颧弓骨折。不做切口,用大号巾钳夹住骨折处皮肤、皮下直至骨折深面,向外牵拉颧弓复位,复位后应避免再次挤压。

(五)头皮冠状瓣切开复位法

适用于有旋转移位的颧骨骨折。手术切口及进路同上颌骨骨折,手术充分显露骨折断端,手术应在颧弓、颧额缝和眶下缘达到3点固定,一般使用小钛板或微型钛板进行固定。

(任 杰)

第四节 全面部骨折

全面部骨折主要指面中1/3与面下1/3骨骼同时发生的骨折。多由于严重的交通事故、高空坠落和严重的暴力损伤造成。由于面骨维持着面部轮廓,一旦发生多骨骨折,面形则遭到严重破坏,且经常累及颅底和颅脑、胸腹脏器和四肢。

一、临床表现

(一)多伴有全身重要脏器伤

首诊时患者常有明显的颅脑损伤症状,如昏迷、颅内血肿以及脑脊液漏等;腹腔脏器如肝脾损伤导致的腹腔出血、休克等;颈椎、四肢和骨盆的骨折。

(二)面部严重扭曲变形

由于骨性支架破坏,面部出现塌陷、拉长和不对称等畸形;可有眼球内陷,运动障碍,眦距不等,鼻背塌陷等改变,严重时常有软组织的哆开或撕裂伤。

(三)咬合关系紊乱

全面部骨折最明显的改变是咬合错乱,患者常呈开𬌗、反𬌗、跨𬌗等状态,伴有张口受限等症状。

(四)功能障碍

患者常伴有复视甚至失明,眶下区、唇部的感觉障碍等。

二、诊断

全面部骨折在首诊时必须早期对伤情做出正确判断,应首先处理胸、腹、脑、四肢伤以及威胁生命的紧急情况,优先处理颅脑伤和重要脏器伤。昏迷的伤员要注意保持呼吸道通畅,严禁作颌间结扎固定,严密观察瞳孔、血压、脉搏和呼吸等生命体征的变化。及时处理出血,纠正休克,解除呼吸道梗阻。

全面部骨折的诊断通过详细的检查与辅助检查不难做出,但由于涉及诸多骨骼骨折,普通平片和CT常常容易漏诊,因此常选用更先进的三维CT重建,其优点是提供的信息更详细,骨折部位、数量、移位方向一目了然,结合平片可全面了解骨折的全貌。

三、治疗

此类骨折的专科手术应在伤员全身情况稳定、无手术禁忌证后进行。

(一)手术时机

应争取尽早行骨折复位固定,手术可在伤后2~3周进行。可一次手术或分期手术。如伤员伤情稳定,经过充分准备,可与神经外科、骨科联合手术,处理相关骨折。需要指出的是,由于伤情涉及多个专业,所以处理这类伤员时,既要分轻重缓急,又要相互协作,避免延误治疗,给后期手术带来困难。

(二)手术原则

恢复伤员正常的咬合关系;尽量恢复面部的高度、宽度、突度、弧度和对称性;恢复骨的连续性和面部诸骨的连接，重建骨缺损。

(三)骨折复位的顺序

全面部骨折后，常使骨折的复位失去了参照基础，因此复位的顺序和步骤显得非常重要，术前要有成熟的考虑，多采用自下而上或自上而下、由外向内复位的原则，具体要考虑上、下颌骨骨折段的数量、移位的程度、牙存在与否等因素决定。对于有牙颌伤员，复位首先考虑的问题是咬合关系的恢复，先做容易复位、容易恢复牙弓形态的部位，找到参照基础后，再以其他部位的咬合对已复位的咬合关系。

如上颌骨无矢状骨折，牙列完整，而下颌骨骨折错位严重，牙丢失多，可先复位上颌骨，然后用下颌对上颌，恢复正确的咬合关系，最后复位颧骨颧弓和鼻眶骨折。下颌骨因为骨质较厚，强度大，发生粉碎性骨折的概率较上颌骨少，容易达到较精确的复位与固定，形态恢复较容易，所以也可以先行下颌骨复位后再行上颌骨复位，当上、下颌骨的咬合关系重建后，以颌间固定维持咬合关系，接下来复位颧骨颧弓骨折，恢复面中部的高度、宽度及侧面突度的对称性，最后复位鼻-眶-筛骨折、眶底骨折和内眦韧带(图4-2)。程序性复位固定在全面部骨折是很好的方法。但对无牙颌伤员则不适用，此时，可根据情况利用原来的义齿参照进行复位，或尽量进行比较接近关系的骨折复位。

(四)手术入路

严重的全面部骨折的手术切口应综合设计，如面部有软组织开放创口，可利用创口做骨折的复位内固定。闭合性骨折时，一般上面部和中面部骨折采用全冠状切口，可加用睑缘下切口，下颌骨根据骨折部位选择口外局部切口或口内切口。这样几乎可暴露全面部骨折线，进行复位与固定。全面部骨折常需要植骨，冠状切口可就近切取半层颅骨作为植骨材料，用以修复眶底、上颌骨缺损，可免除另开手术区的缺点。

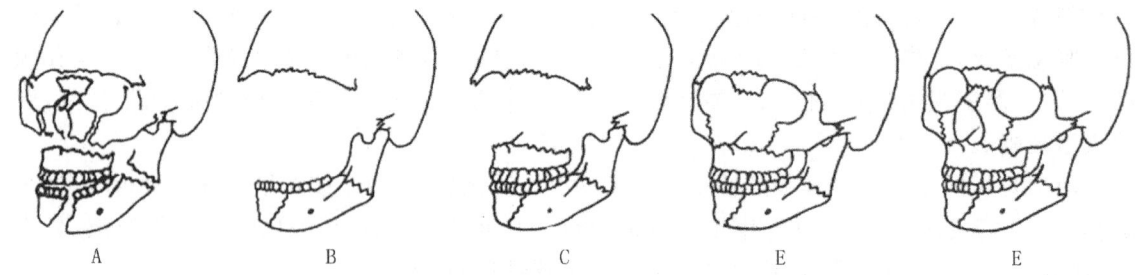

图 4-2 自下而上的全面部骨折复位
A.全面部骨折；B.复位下颌骨骨折；C.复位上颌骨骨折，复位咬合关系；D.复位颧骨颧弓骨折；E.复位鼻眶筛骨折

(任 杰)

第五节 上颌骨骨折

颜面部以口角、眼角连线分为三等份，其中面中1/3为口角连线以上，眼角连线以下的颜面

部。而面中份骨折所指的部位,范围略有扩展,常包括眼角水平面稍上方的眶内壁、筛骨和眶外壁等整个眶部。

面中份骨骼的解剖结构和形态复杂。骨块多扁平不规则,骨块间相互交错、嵌接,且与口腔、鼻腔、眼眶、上颌窦、筛窦等多个窦腔相邻接。面中份骨折多为直接暴力所致,常累及多个骨块和多个解剖部位。骨折线多不规则,且多伴有邻近窦腔骨壁破坏,给骨块的复位和固定造成了很大的困难,骨折后常常有不同程度的错位愈合,是颌面部骨折治疗中的一大难点。

传统的治疗方法多采用较为保守的方法,进行颅颌牵引复位和颌间牵引复位、固定。比较注重咬合关系的恢复,忽视了面骨的解剖形态的复位,未能恢复面中份骨骼结构的完整性和较精确的位置,常常给患者遗留一些形态和功能方面的后遗症,如面部不对称畸形、复视等,常需进行二期手术,给患者造成了很大的痛苦。

近年来,随着对颌面部解剖结构和功能的重新认识,骨折移位造成的面部畸形问题受到了更多的重视。随着骨折治疗中新的手术术式、新材料的开发应用,特别是冠状切口的应用,可以较好地显露眶周、筛窦、颧弓、颧骨骨折块,再辅以上颌前庭沟切口,基本上能暴露面中份的所有结构,为面中份多发性骨折的复位、固定,提供了良好的手术视野,为直视下进行骨折块的精细拼对,创造了良好的条件,使解剖复位成为可能。金属微型夹板坚固内固定技术的应用,使复位后骨块的稳定性明显优于非坚固内固定,很少发生骨折块的再移位,保证了面部各骨块在正确的解剖位置上的愈合,大大减少了伤后的颌面部畸形和复视等后遗症。

随着内固定材料的研制开发和内固定装置的制作工艺水平的提高,以及内固定系统的不断改进和完善,坚强内固定在颌面部骨折治疗中应用越来越广泛,使传统的骨折治疗方法发生了根本的转变。切开复位,微型夹板坚强内固定,使面骨的框架得以精确的重建,在恢复面部外表上较传统的方法有着无可比拟的优越性。

一、面中部骨骼的解剖生理特点

面中部骨骼由上颌骨、颧骨、鼻骨、筛骨、泪骨、蝶骨、颞骨、腭骨、犁骨等诸骨构成。形态及边界均不规则,相互嵌合,大量的骨缝成为抵抗外力的薄弱环节,为面中份骨折的好发部位。

面中部的骨性支架主要由上颌骨、颧骨和鼻骨组成。上颌骨居中,左右各一,是构成面中1/3骨架的核心;颧骨、颧弓是面部较为突出的部位,在形成和维持面部外形轮廓上起着重要作用;鼻骨塌陷也会引起容貌的明显改变。上颌骨眶突与颧骨眶突以眶下管为界,大约各占眶底的1/2,颧骨眶突除构成眶底外1/2,还构成眶外侧壁下1/2。如果上颌骨和颧骨骨折后移位,可能造成眶内眼球的移位而出现不同程度的复视。

面中份骨骼在结构上相当薄弱。在上颌骨内还含有上颌窦,骨块大都菲薄,最薄部位可透光,约1 mm,见于上颌窦壁和眶底以及眶内外侧壁,是面中份骨骼的薄弱部位和骨折好发部位。

面中份骨骼在结构上的稳定性主要依赖骨皮质的局部增厚,构成拱形支柱式结构,或称为"支撑柱",包括垂直向和水平向支柱。垂直向支撑柱由鼻额柱、颧颌柱(起自眶外缘,向下止于颧上颌隆凸、颧牙槽嵴)、翼颌柱构成,在面中部的前内部、侧部和后内部,将面中部与颅底相连,以维持纵向结构的稳定。水平向支柱则由眶上缘、眶下缘、颧弓组成。这些呈弓形的支柱结构可以抵抗一定的外力而避免骨折。这些支柱以及面中份诸多的窦腔和骨缝在面中份遭受轻度暴力时,可使外力得以分散消失,对外力有一定的缓冲作用,对面部以及相邻的颅脑等重要结构起到了保护作用。但当遭遇较大暴力时,各骨缝和窦腔成为薄弱区,常造成面中份多发性骨折。支撑柱骨折后,上颌骨、颧骨失去了支撑,可能出现垂直向和前后向的移位。导致面部轮廓改变、面形对称性改变、面中份增宽等。面中份骨折的治疗关键,是对这些支柱结构的恢复和重建,尽可能进行准确的解剖复位。由于大部分面中份骨骼菲薄,面中份骨折复位后微型夹板的内固定必须固定在这些支柱部位,方能有足够的固位力,保证和维持骨块的稳定性。

二、面中份骨折的特点

(一)常见多发性骨折

面中部骨骼众多,各骨块之间相互交错,嵌接点多,如位于面中份中心位置的上颌骨,有一体四突,其中额突、颧突、腭突,分别与额骨、颧骨、鼻骨、梨骨、筛骨、泪骨、蝶骨和腭骨相连。颧骨也有四个突起,其上颌突、眶突、额突、颞突分别与上颌骨、蝶骨大翼、额骨和颞骨颧突相接。当面中部受到较大暴力时,暴力沿这些突起传递到邻近骨骼,引起相连诸骨同时骨折。

(二)常伴颅脑损伤

面中部骨骼与颅骨及颅脑紧邻,外力易传导到相邻的颅底,引起颅底骨折,脑膜破裂,出现脑脊液鼻漏和脑脊液耳漏,甚至更严重的脑组织损伤。严重的颅脑损伤可引起伤者意识障碍,呼吸中枢和心血管中枢损伤后可出现呼吸、循环功能障碍,生命体征不平稳。不能耐受伤后治疗中必需的麻醉和手术操作,是面中部骨折后迟迟不能复位和固定的最主要原因。

近年来,随着颅脑外科的迅速发展,颌面外科医师对颅脑伤知识的进一步了解,麻醉技术和监护手段的不断更新,伴发颅内损伤的面中部骨折伤员,伤后早期行骨折复位固定的禁忌逐渐开放。有的学者认为:如果颅内压维持在 3.3 kPa(25 mmHg)以内,颅脑伤员仍能耐受较长时间的麻醉并不增加并发症。合并较严重颅脑伤的患者,面中份骨折的治疗常可以和开颅探查同时进行,这样既可以赢得治疗时机又可避免患者再次手术的痛苦和风险。

(三)对骨折线及骨块移位程度的评判较困难

由于面中份骨骼结构复杂,形态不规则,腔窦多,且有颅底、颈椎等重叠,X线各结构重叠多,使传统的X线摄片对面中部骨折的诊断,特别是在骨折线走行方向、骨折片的移位情况的诊断上,受到了很大的限制。要明确诊断还必须结合临床检查和具备相当的临床经验。近年来,三维CT的出现,为骨折诊断提供了有效的手段。三维CT是将所摄平面,经计算机处理,可将任意部位形成三维立体图像。避免了各骨骼结构之间的重叠,也能清晰显示各结构、骨折片之间的空间位置关系。三维CT不但对骨折类型的判定,而且对骨三维结构的改变,以及骨缺损部位和量的评估均极有帮助。在有三维CT的医院,面中份骨折的诊断应首选三维CT。清晰的立体图像不但能使诊断准确性大大提高,而且,它对制订手术方案及疗效评价均极有帮助,是传统的颌面部骨折诊断的一个飞跃。

(四)血运丰富,骨折愈合较快

面中份诸骨血供丰富,组织愈合快。一般情况下3周左右即形成纤维愈合。如不及早复位,很快会发生错位愈合,容易延误最佳治疗时机。因此,对于面中份骨折,在全身状况许可的情况下,应尽早地予以精确的复位和固定。对全身状况不稳定,伴有颅脑损伤或其他严重合并伤的患者,应尽可能抓紧时间,创造条件,使全身状况早日改善,尽可能在伤后1~2周使伤员过渡到稳定期,能耐受麻醉和手术操作,在纤维愈合前进行骨折的复位和固定。

三、上颌骨骨折的类型

法国学者Le Fort根据上颌骨骨骼结构与邻近骨的联合,及其对生物力学的反应,认为上颌骨存在的几条薄弱线,是上颌骨遭受外力后容易骨折的部位。根据这几条常见的骨折线,将骨折线分为Ⅰ、Ⅱ、Ⅲ型骨折,是目前上颌骨骨折最常采用的分类法。

Le Fort Ⅰ型骨折:又称上颌骨低位骨折或水平骨折。骨折沿上颌骨下薄弱线,在梨状孔平面,水平向后,沿上颌牙槽突与上颌窦交界处,在牙根的上方,延伸至上颌翼突,造成牙槽突、腭骨、上颌结节以下的整块骨折。骨折块仅借助口腔、鼻腔及上颌窦的粘骨膜与周围骨相连,摇动上颌牙,整个牙弓及骨折块随之移动。

Le Fort Ⅱ型骨折:又称上颌骨中位骨折或锥形骨折。骨折沿上颌骨中薄弱线,从鼻额缝横过鼻梁、泪管、眶底至颧颌缝,沿颧颌缝斜向下外,达颧牙槽嵴,再沿上颌骨侧壁折向后,到达翼腭窝。

Le Fort Ⅲ型骨折:又称上颌骨高位骨折。骨折沿上薄弱线,从鼻额缝,水平向后,沿眶内侧壁、额骨与筛骨之间的骨缝,眶外壁的颧额缝,向内后沿眶下裂达翼腭窝顶部、翼突根部。造成面中 1/3 与颅底完全分离(又称颅面分离)。分离的骨块包括内上方的鼻骨,外上方的颧骨与上颌骨连成一整体,仅靠软组织悬吊与颅底相连,面中份骨骼有很大的活动度。

上述骨折线和骨折类型是上颌骨遭受外力后较常见的几种典型骨折。它们可以是单侧上颌骨骨折,也可能是双侧同时骨折,两侧的骨折线可能不完全对称,在走行上略有差别,甚至可能是两侧分别为不同类型的骨折,或同时伴有几种类型的骨折。

总之,上颌骨的骨折类型比较复杂,不同大小、方向的暴力,作用于不同的部位,都会出现不同类型的骨折。事实上,除了上述的三种典型骨折外,上颌骨骨折常与相邻骨骼同时受累,形成面中份甚至面下1/3在内的多发性复合骨折,粉碎型骨折也很常见。有人建议对这种常见的复合性骨折进行分类和命名。在 Le Fort 分型的基础上,根据伴随的其他骨折进行亚型的命名。即使如此,仍然不能概括所有的骨折类型。应根据实际的伤情,具体分析。

四、临床表现特点

上颌骨骨折除了有一般损伤的特点外,还可能因骨折段移位出现咬合紊乱、面中份塌陷、面中份变长。周围骨骼和软组织损伤,出现口、鼻腔出血,脑脊液漏、眶周淤血、复视、嗅觉障碍、眶下神经麻木等。

(一)骨折段移位、面中份凹陷畸形和长面畸形

上颌骨上附丽的肌肉少,骨折后骨段的移位受附丽肌牵拉的作用较弱,主要受创伤时暴力的大小、方向以及骨折线走向重力的影响。

由于上颌骨骨折时遭受的暴力多来自面前方和侧向,向后、向内击打所致,上颌骨骨折沿作用力的方向向后、内移位,造成面中份凹陷畸形;同时,骨折段在自身重力的作用下下垂,使面中 1/3 变长,造成长面畸形;附着于上颌骨后方,翼内、外板的翼内肌、翼外肌的牵拉也使上颌骨折段向下、向后移位,加重了面部畸形和咬合紊乱。如上颌骨仅为裂纹骨折,则不发生移位。由于上颌骨附丽肌肉大多力量薄弱,在骨折早期容易手法复位,应抓紧时机,进行复位和固定。

(二)咬合关系错乱

上颌牙随上颌骨折段的向下、向后移位,而导致患侧后牙早接触,前牙开𬌗。如果上颌骨受前方外力打击而向后移位,则会出现前牙反𬌗。

(三)眶周淤血

上颌骨 Le Fort Ⅱ、Ⅲ型骨折常伴眶壁骨折。眶部组织疏松,血供丰富,外伤后组织内易出

血,淤积于眶周区域而呈靛青色或紫红色,好似眼镜框,故形象称此体征为"眼镜征",是上颌骨中、高位骨折后较早出现的、也较常见的体征,并可伴随一系列症状,如:眼睑及结膜下出血,眼球突起或内陷、复视等。眶周眼镜征提示眶壁可能有骨折,在进行诊断和治疗时应引起注意,切勿漏诊,耽误治疗时机。

(四)脑脊液鼻漏、耳漏

上颌骨严重骨折时,常波及相邻的颅底,引起颅底骨折和硬脑膜破裂,脑脊液外漏。当颅前凹骨折,骨折线经过筛窦、额窦,可伴硬脑膜撕裂,出现脑脊液鼻漏。表现为鼻腔内持续有清淡的血水流出;当颅中凹骨折合并耳岩部损伤时,脑脊液常经外耳道流出。如检查中发现外耳道湿润,应警惕脑脊液耳漏。

(五)眶下神经麻木

眶下神经麻木见于 Le Fort Ⅱ型骨折。骨折线经过眶下管,骨折片压迫经过眶内管的神经干,也见于上颌窦前壁骨折,骨折片压迫眶下神经,出现眶下区皮肤感觉消失。骨折片复位后,感觉多能自行恢复。

五、上颌骨骨折的诊断

上颌骨骨折后的检查与诊断方法与其他颌面部骨折有许多相同之处。首先,应问明受伤史,特别是暴力作用部位和方向。其次,应作详细的临床检查:口腔内的咬合关系,骨折段动度、移位情况以及眼、鼻、耳的相关情况,作出初步诊断。再结合 X 线、CT 片进行骨折线走行、骨折段移位的判断,一般可以明确诊断。但因面中份骨骼众多,上颌骨骨折时多伴其他骨骼损伤,故对多发性复合性骨折,漏诊某一部位的骨折,也较常见,应加以注意。

六、上颌骨骨折的治疗

上颌骨骨折的治疗,与其他颌面部骨折的治疗原则基本相同。应行早期的复位固定,越早越好。但上颌骨骨折大都伴有不同程度的颅脑损伤,伤情较重。在伤后早期,生命体征尚未稳定时,要有全局观念,局部处理应服从全局的稳定。在优先保证生命体征稳定的前提下,在伤员能耐受麻醉和手术时,尽早处理上颌骨骨折。

(一)维持生命体征的平稳

对任何一处的局部创伤的早期处理,均要有全局观念。首先检查和处理全身重要器官的损伤,保障伤员的生命安全。

单纯的颌面部损伤,不会引起伤员的死亡。但只注重颌面部损伤的处理,忽略了全身性合并伤的抢救,特别是颅脑、胸、腹部、脊柱、大血管等器官的损伤,继发呼吸、循环衰竭而死亡的教训时有发生,应引以为戒。上颌骨严重骨折,大多伴发颅脑损伤,对颅脑损伤伤情的判断和及时处理,应作为上颌骨骨折治疗的常规和重要内容之一。

意识障碍是颅脑损伤程度最重要的指标。一般的颌面部损伤中,大多数昏迷时间短暂,仅为轻型颅脑损伤;昏迷超过 1 小时者,多为中、重型颅脑损伤。

单纯性上颌骨折引起呼吸困难者较少见,程度也轻;但如果是双侧上颌骨 Le Fort Ⅲ型骨折造成颅面分离,上颌骨向下后移位,软腭随之下移,压迫舌根会厌,则可能出现较明显的上呼吸道梗阻;如有上、下颌骨联合骨折,则呼吸道梗阻更易出现,应在整个抢救过程中警惕窒息的发生,随时保持呼吸道通畅。

单纯的颌面部骨折,引起创伤性休克少见。但如果失血较多,有效血容量不足,可引起失血性休克。脑干受伤,心血管中枢功能不稳定也可能出现血液循环衰竭。

在上述几项指标均处于稳定状态后,方可进行局部处理。

(二)复位和固定

复位和固定是上颌骨骨折治疗中的重要内容和疗效好坏的关键。

1.复位的时机

在全身状况良好,生命体征基本稳定,伤员能耐受麻醉和手术的前提下,越早越好。伴软组织开裂的开放性骨折,可在清创缝合术中同时行骨折块的复位和内固定,可减少手术创伤。

2.复位标准

形态和功能并重。既要恢复上颌牙与下颌牙之间的正常咬合关系,又要尽量做到解剖复位。在垂直向、前后向和水平向三维空间上恢复面中 1/3 的正常构架,恢复和重建面部外形。

3.复位方法

复位方法可分为手法复位、牵引复位和切开复位三大类。传统的方法是牵引复位,而切开复位以其准确的复位、良好的固定,应用越来越广。方法的选用依骨折的具体情况而定。优选的方法应达到简单,有效,稳定,安全,创伤最小。每种方法都各有其优缺点和适应证。

(1)手法复位:用手的力量,使骨折段恢复到正常位置。由于上颌骨附丽的肌肉力量薄弱,单纯的上颌骨骨折多数用手即可复位。尤其在骨折初期,骨折尚未发生纤维愈合时。手法复位方法简便、快捷,对软、硬组织损伤小,在局麻下甚至不用麻醉即可完成。缺点是手法复位力量有限,骨折时间较久,已有纤维连接者,常不易手法复位。对多发性骨折、粉碎性骨折,则不易使多数骨块同时复位,对此手法复位效果差。

(2)牵引复位:多用于手法不能完全复位者,或复位时机延误,骨折已呈部分纤维愈合,不能手法复位者。面中份骨骼血供丰富,骨愈合快,在两周左右已纤维愈合,可利用橡皮筋强大而持续的牵引力,使骨折段复位。根据牵引时的支撑位置可分以下几类。①颅颌牵引:先在头部制作石膏帽,并将牵引支撑杆固定在石膏帽上,金属支撑杆在面部前方的位置依牵引方向而定。在骨折的上颌牙上行单颌牙弓夹板固定,用弹性橡皮筋将上牙弓夹板与支撑杆连接,将移向内、后的上颌骨复位。②颌间牵引:在上、下颌牙列上固定带挂钩的牙弓夹板,将橡皮圈分别套在上、下颌弓杠的挂钩上。橡皮圈的方向依复位方向而定,使上颌骨复位到正常的咬合位置上。该法适用于部分或单侧上颌骨骨折。移位后的上下牙呈反𬌗者,由于上颌牙与下牙之间有一定的超𬌗关系,颌间牵引需与颅颌牵引配合,方能使上颌牙复位到正常超𬌗位置;颅颌牵引使上颌骨大致复位后,精确的复位调整也需要配合颌间牵引,使上颌牙精确复位到正常的咬合关系位,二者常配合使用。

(三)非开放复位后的固定

手法复位和牵引复位后,均需进行骨折段固定。常用的固定方法为上颌牙单颌固定或上、下颌之间的颌间固定。

1.单颌牙弓夹板固定

仅适用无明显移位或手法易复位的单侧上颌骨或牙槽突骨折。在复位后,将骨折块上的牙与上颌其他部位牙用牙弓夹板连接成一整体,以限制骨块活动。

2.颌间固定

在上、下颌牙弓上分别放置牙弓夹板,在上颌骨折处断开夹板,利用下颌骨作支持点,对位牵拉,达到上颌骨的复位固定。

以上两种固定均需借助上、下颌骨上的牙作固位体,必须有较整齐而且牢固的牙列方能获得稳定的固位。如果患者为儿童,且处于乳牙期或乳恒牙交替期,乳牙牙冠短而圆,不易放置牙弓弓杠,换牙期的乳牙松动,不能获得稳定的固位;老年人牙列部分缺失者,余留牙数目少,弓杠放置不牢,牵拉力由少数牙承担,容易导致余牙牙周受损而松动;上颌外伤多系直接暴力,常伴牙齿损伤,牙折断、松动,其至脱落,部分牙列缺失也较多见。牙周病患者多数牙松动,也不能承受颌间牵引。牙弓夹板固定,需要牙齿具有较好的条件。

颌间牵引固定还有一个最大的缺点就是伤者不能张口,不能进半流质或普食;不能进行正常的语言交流。在长达4周以上的固定期间,社会交际和日常生活均将受到很大的影响。

另外,牙弓夹板固定后,口腔清洁困难,食物容易堆积在弓杠周围的间隙内,大多数患者常出现不同程度的牙龈炎症。

3.颅颌固定

利用头颅部固定上颌骨。先在头部制作石膏帽,并在制作石膏帽时预置牵引、固位用的金属支架。在上颌骨复位后,再用直径0.5 mm左右的不锈钢丝连接支架与上颌牙弓夹板进行固定。钢丝的方向要能对抗上颌骨折段移位的倾向。有时,钢丝需穿过面颊部进行固定。

石膏帽的制作:用一弹性线套套于头部面上1/3处,并在额部及枕部骨隆突处加垫薄棉垫,将石膏绷带(成品或临时制作,在普通纱布绷带上均匀撒布薄层石膏后,松松卷起即可)置于水中。浸透后即水平缠绕头部。下缘平眉弓、耳根部及枕骨粗隆稍下方(如果在枕部骨突下方太多,则倒凹大,石膏帽凝固后很难从头部取下),上缘露出头顶。绷带缠绕5层左右,预置金属支架。支架的位置可根据牵引方向而定。支架基部应制作固位形,如矩形等,并有一定的曲度,使之与头部外形一致。继续缠绕石膏绷带,并在支架基部局部加厚加固,以防牵引时支架松动。在石膏凝固之前,将弹性线套的上、下部分翻转至石膏帽上,再缠绕一层石膏绷带,以固定线套,迅速修整上、下缘,使之圆润平滑。过低的下缘应适当调整,以免压迫眼球及耳郭。缠绕绷带时,注意不要过松或过紧,石膏帽的直径在凝固过程中,有一定程度收缩。太紧常致难以忍受的头痛,太松则固位差。将石膏绷带以自然状态展开、缠绕即可。石膏帽制作完毕后让其留在头部,凝固成形后方可取下,否则容易变形。24小时后再加力牵引,固定。

4.金属丝组织内悬吊固定

用0.5 mm直径的不锈钢丝将活动的上颌骨折段固定在上方的骨骼上。骨骼部位必须有足够的强度,通常选择面中份骨质增厚的支撑柱,作为钻孔、拴结的部位。如梨状孔边缘、眶下缘、眶外缘、额骨、颧突等部位。需在接近梨状孔的口腔前庭沟尖牙凹处或睑缘下皮肤皱褶处或眶外缘皮肤做一个1.5~2.0 cm的小切口,暴露骨面并钻孔。不锈钢丝穿入骨孔后,再穿过面颊深部组织,最后与上颌牙弓夹板拴结,使下方的骨折段固定在上方骨骼上。该法仅适用于单一骨折线的上颌骨骨折,且能通过手法复位完全复位者。该固定方式固位力和稳定性有限。

5.克氏针骨内固定

克氏针骨内固定适用于上颌骨骨折后无明显移位或易于复位者。将克氏针经皮肤钻入正常骨骼和已复位的骨折段,使二者通过克氏骨针串联成一个整体。有时,为防止骨折段的旋转或移位,可插入两根钢针。钢针插入经过的部位,必须有厚实的骨质,以保证固定的稳固性。钻入骨针时,要很熟悉骨骼的结构和解剖位置,以保证插入位置的准确性。特别是面中份骨骼大都薄而不规则,准确插入有相当的难度。对此,克氏针法现已少用。

(四)开放复位、内固定

手法复位和牵引复位比较适用于上颌骨单纯性骨折。对一分为二的上颌骨下份骨折段,可以用手或弓杠夹板复位。但上颌骨骨折,有相当多的是多骨折线的多发性骨折,或粉碎性骨折。累及面中 1/3 的多个骨骼,如颧骨、颧弓、眶周及鼻骨、筛骨,这些受累骨骼远离口腔,错位后不能通过移动上颌牙齿来移动错位的骨折段。必须切开软组织,暴露骨骼,使骨折段直接显露,并在直视下对骨折片一块一块地拼对,并立即进行微夹板固定,使之达到精确的解剖学复位,重塑面部原有外形,使面中 1/3 的骨折做到形态和功能的完全恢复。开放复位、微型夹板内固定技术的广泛应用,使面中份多发性骨折和粉碎性骨折的治疗效果,得到了长足的进步,使面中份多发性复合骨折的治疗取得了突破性进展。切开复位、微型夹板内固定治疗,是面中份复合骨折和粉碎性骨折的首选治疗方案。

手术进路:冠状切口加眼睑下切口或上颌前庭沟切口,骨膜下隧道贯通法。如果是面中 1/3 上份的骨折复位固定,如眶内、外缘、颧弓骨折,可单纯采用冠状切口;如果是面中份中、下份的骨折,如:上颌骨 Le Fort Ⅱ、Ⅲ 型骨折合并颧骨鼻骨骨折。可辅以眼睑下切口或口内前庭沟切口,将各切口分离达骨膜下,再由骨膜下将各切口贯通,从而获得广泛的暴露。如果是面中份开放性创口,可直接经创口进路,如果暴露不足,可辅助睑下切口或口内上颌前庭沟切口,而单纯的口内上颌前庭沟切口,即可完成上颌骨 Le Fort Ⅰ 型骨折,半侧牙槽突骨折,上颌正中分离骨折和部分 Le Fort Ⅱ 型骨折的复位和固定。总之,手术进路的确定应以暴露好、创伤小、操作方便、术后瘢痕隐蔽、不影响美观为原则。

固定部位:微型夹板应根据骨折的范围及外形选择与之相适应的夹板。螺钉常选用 5~9 mm 长度的短钉,应固定在面骨增厚的部位,而且要进行多点固定,以达到三维固定,方能获得良好的稳定性。微型夹板常置于面部支撑柱部位,如眶内、外、下缘,颧牙槽嵴、颧弓以及鼻底前嵴下,梨状孔两侧。

(任 杰)

第六节 下颌骨骨折

一、下颌骨骨折的常见部位

下颌骨位于面下 1/3,位置突出,易于受伤。是颌面部损伤最常见的骨损伤。下颌骨各部位骨折发生的概率因各家学者的统计资料不同,有些差别。按华西医科大学口腔颌面外科 310 例颌面部骨折的分析,下颌骨折占 60%。该科对最近 10 年收治的 413 例下颌骨骨折部位的分析,颏部(29%),体部(23%),髁突(21%),角部(17%),牙槽突(5%),升支(3%),喙突(2%)。据第四军医大学口腔颌面外科 348 例下颌骨骨折的分析,好发部位依次是:颏部(41%),下颌体部(37%),髁突颈部(16%),下颌升部最少,而口腔颌面外科学高校教材中提供的资料为:下颌骨骨折以髁突颈骨折多见占 36%,其次是下颌体部(21%)、下颌角区(20%)、颏部(14%),下颌升支和牙槽突骨折较少见,各占 3%,偶尔可见喙突骨折(2%)。

虽然各家的资料显示的比例不尽相同,但有一点是共同的,下颌骨骨折常为多发性骨折,特别是下颌颏部和下颌体部受到暴力打击时,常伴发对侧或双侧髁突颈骨折。该处骨折多系外力经下颌骨传导后间接损伤,伤处隐蔽,容易漏诊。

二、下颌骨骨折的特点

(1)下颌骨呈马蹄形,有一弯曲的水平部(下颌体部)和两侧的垂直部(升支部)两骨段之间的角度大,当下颌骨体部外侧受到打击,容易造成下颌体与下颌角同时骨折。

(2)马蹄形的下颌骨,也使其受力后容易产生过度的屈曲而折断。

(3)下颌髁突颈是下颌骨最薄弱的部位。髁状突位于颅底关节窝内,再加上髁突颈以上包裹于关节囊内,使髁突相对固定。当下颌骨颏部正中受到向后上方的外力打击,升支向后上方移位,而髁突因颅底阻挡位置相对恒定,造成髁突与升支之间的非同步移位而致髁颈折断。当下颌颏孔区或升支部遭受侧向暴力后,升支将沿侧向力方向水平移位而髁突受关节窝阻挡,不能随之移动而折断。

(4)下颌骨是颌面部唯一能活动的骨骼,当遭受外力后,容易沿外力方向移位,而髁突受关节窝限制移位小,一个较小的打击力也容易间接造成一侧甚至双侧髁突颈的骨折。髁突颈骨折是下颌骨骨折最常见的部位之一。

(5)髁突颈骨折多因间接暴力所致。有时,下颌骨遭受直接暴力打击的部位并未造成骨折,却因力的传导造成髁突骨折。

(6)下颌骨骨折时直接损伤与间接损伤并存,呈多发性骨折,容易漏诊。

(7)下颌骨正常位置的维持依赖于升颌肌群和降颌肌群的肌力平衡,而这种平衡,又依赖于下颌骨的完整性。一个完整的下颌骨,就像一根杠杆,升、降肌群作用于杠杆的不同部位而达到一个动态的平衡,使下颌骨能行使正常的开、闭口及侧方运动等功能。一旦杠杆折断,力的平衡破坏,骨折片移位将不可避免。

升颌肌群包括咬肌、翼内肌、颞肌,附着于下颌升支,收缩时使下颌骨上移。降颌肌群主要是:颏舌骨肌、下颌舌骨肌、二腹肌前腹,附丽于下颌体部,收缩时下降下颌。

(8)下颌骨体上的牙,在骨折后绝大多数均随骨折段移位而致程度不同的咬合紊乱,大多数错𬌗将严重影响伤者的咀嚼效率。部分伤者因后牙早接触,前牙开𬌗而不能闭口,因此语言、吞咽均受影响。

三、下颌骨骨折的常见症状及体征

下颌骨骨折除有一般外伤骨折所具有的软组织肿胀,创口疼痛、出血,骨折段移位和功能障碍外,由于其解剖生理的特点,临床表现也有其特殊性。

(一)咬合错乱

咬合错乱是颌骨骨折最常见、最明显的症状,是判断有无骨折及骨折移位的重要依据,也是颌骨骨折治疗的主要内容之一。

咬合错乱是下颌骨骨折后,下颌体错位的结果。各部位骨折段的移位不同,随之引起的咬合错乱也不同。

(二)骨折段移位

下颌骨处于一种悬空状态,颌骨的位置受颌骨肌群的牵拉,处于一种动态平衡。骨折后,下颌骨的完整性遭受破坏,肌力平衡打破,必然导致下颌骨骨折段的移位。

如上所述,下颌骨骨折段的移位受以下几个因素的影响:①最主要是受肌肉收缩牵拉移位。骨折部位不同,附着的肌肉不同,移位的方向也不同。②骨折线的倾斜方向有时可阻挡骨段移位。③骨折段上牙的存在尤其是对颌牙有咬合者,可减少殆向移位。总之,各部位骨段移位有其规律性、相似性,同时又受其他诸因素的影响而有所不同。应结合临床检查和特殊检查,具体问题具体分析。

1.正中颏部骨折颏部指

之间的下颌骨体。此区有两个薄弱点:①正中联合是两侧下颌骨体在正中线上的结合部。②尖牙区因尖牙根长,致使该区骨质相对薄弱,容易在上述两个部位呈线性骨折。颏部是下颌骨的最前部,也是最突出部,极易受到撞击发生粉碎性骨折。

颏部骨折常见有:①单发的正中联合部线性骨折,由于骨折线两侧的肌肉牵引力对等,方向相反,常无明显移位。②颏部双线骨折,正中骨折段受颏舌肌的牵引向后下移位,舌随之后缩,但正中骨折段多呈梯形,舌侧窄,唇侧宽,后退受到一定限制。③颏部粉碎性骨折,舌后坠明显。加之粉碎性骨折创伤大,可能存在的口底血肿会加重舌及口底组织后缩,而且,两侧骨折段受下颌舌骨肌牵拉向中线移位,牙弓变窄,口底组织挤向后方,故此型骨折极易引起上呼吸道梗阻,呼吸困难,甚至窒息。

2.颏孔区骨折颏孔多位于根尖下方

一般把之间的下颌骨体称为颏孔区。颏孔区骨折的移位情况,可代表尖牙区、前磨牙区和磨牙区下颌体骨折的移位情况。该部位骨折移位,除受肌肉牵拉外还与骨折线的倾斜度有关。下颌体部骨折线,多数是由下颌下缘斜向上、前,由舌侧骨皮质斜向前外。

短骨折段由升颌肌群的牵拉向上移位,并受附着于内斜线后份的下颌舌骨肌牵拉向内移位,并在升颌肌群等诸肌的合力下,发生轻度内旋;长骨折段则主要受降颌肌群的牵拉向下、后移位,健侧下颌舌骨肌还牵拉骨折段略偏向患侧,造成患侧后牙早接触。前牙开殆。水平向也有错殆、有明显的咬合错乱。但如果骨折线从舌侧斜向前外侧,则水平向移位不明显;骨折线由上后斜向下前,则垂直向移位不明显。双侧下颌体骨折,移位情况同双侧颏部骨折,多有明显舌后坠和呼吸困难。

3.下颌角部骨折

单纯的下颌角部骨折,骨折线多由角部斜向前上,如果骨折线在咬肌和翼内肌附着区内,则多不发生移位;当骨折线在咬肌前缘,则有明显移位。短骨折段受升颌肌群牵拉向上前,长骨折段被降颌肌群拉向下后,向前的升支与下颌体部分重叠,压迫下牙槽神经血管束,伤者多有下唇麻木的症状。

4.髁突骨折

髁突骨折以髁突颈部骨折多见。折断的髁突被翼外肌拉向前内,位于颞下区较深的部位;下颌升支受升颌肌群的牵拉向上,出现典型的咬合紊乱;单侧髁突颈骨折时,患侧后牙早接触,前牙及健侧后牙开殆;双侧髁突颈骨折时,则为:双侧后牙早接触,前牙开殆。由于髁颈骨折常伴下颌骨体部的骨折,移位情况则视具体伤情而定。

5.多发性骨折

下颌骨多发性骨折比较多见。

骨折片的移位和咬合关系的改变,因骨折段的多少、部位不同而有较大的差别。对其移位判断，一般情况下是：有肌肉附丽的骨折段随肌肉牵引方向移位；无肌肉附丽的骨折段，则沿暴力方向移位。当然，还要考虑骨折线方向，骨折段上牙的情况。真实的移位情况，靠临床检查和三维CT等特殊检查，综合分析。

6.喙突骨折

喙突骨折后，一般不发生移位，但因颞肌肌腱挫伤，可导致颞肌痉挛，出现张口受限。如果喙突折断，因颞肌牵拉向上移位至颞凹，移位至颞肌筋膜间隙内，骨折片在数周后，可由纤维结缔组织包裹，不会妨碍功能，可不处理。如果骨折片大，且明显侧方移位，可影响张口功能。经口内下颌升支前缘切开，取出骨折片，或将骨折片复位，骨内固定。

（三）下颌骨活动异常

下颌运动是整体运动，骨折后，则出现分段活动，即所谓的假关节活动。断端两侧的下颌骨、牙弓动度不一致，发生相对运动。

（四）张口受限

多因下颌运动时骨折断端摩擦而剧痛，咀嚼肌运动失调和反射性痉挛、颞颌关节创伤等，使下颌活动受限，不能张口，影响语言、进食和吞咽。

（五）呼吸困难

见于下颌体粉碎性骨折和双侧下颌体骨折，舌体、口底后坠出现呼吸困难。

（六）下唇麻木

下颌骨内有下牙槽神经，骨折断端的移位、摩擦或重叠，均可能压迫、损伤神经，出现患侧下唇麻木。

四、咬合错乱及对策

上、下颌牙在三维空间上的位置关系是口颌系统在长期的咀嚼过程中形成和不断完善的结果。上、下颌骨固有的位置关系是正确的咬合关系的解剖学基础。下颌骨升颌肌群和降颌肌群在下颌骨静止状态和运动过程中受神经-肌肉系统的调节，协调作用，并在长期的功能活动中，将协调的肌张力记忆下来，使下颌骨处于正常的颌位，则是正确咬合关系的生物学基础。如果颌骨骨折出现移位，附着于颌骨上的牙齿必将随之移位，上、下颌牙的尖、窝对应关系将会出现颊舌水平向、前后向和垂直向的相对位移，出现早接触、开𬌗、反𬌗、锁𬌗和其他尖、窝位置关系紊乱，以及𬌗干扰和创伤𬌗，将严重影响咀嚼等一系列功能，创伤𬌗还会进行性加重牙周创伤，所以必须在骨折后采取措施，恢复正常咬合。

咬合错乱是口腔颌面部骨折和牙脱位后最常见的症状，也是损伤治疗的主要内容，同时，也是伤后疗效的重要指标。口腔颌骨损伤后，如果出现单个牙的𬌗紊乱，多为牙脱位致单纯性的牙位改变；如果是相邻多个牙的𬌗紊乱，摇动一个牙，相邻牙同步运动，则可能是牙槽突骨折；如果一侧牙或全口牙咬合错乱，牙弓连续性中断，说明颌骨骨折并有错位。可以说，多数牙的咬合紊乱一定是颌骨骨折后错位的结果。

不同部位的骨折，因错位方向和程度不同，可出现不同的咬合紊乱。

不同程度的咬合紊乱，应采取不同的方法来纠正。损伤后立即出现的𬌗紊乱，多因牙、骨段的错位所致，牙、骨段的准确复位可以起到立竿见影的效果。颌间牵引复位和颌间固定可以保证伤后恢复良好的咬合关系。如果因为治疗上的偏差或治疗时机的延误，造成颌骨的错位愈合，轻度错位形成的轻度错𬌗,可通过调𬌗纠正错𬌗;如果再严重一点,则必须通过正畸方法,才能纠正错𬌗;如果下颌磨牙颊尖与上颌磨牙舌尖呈尖尖相对,甚至无咬合,则必须重新切断骨折处或行正颌外科手术,重建上、下颌骨的正常位置关系,方能重建正常的咬合关系。有时,需根据具体伤情,综合采用上述多种方法,方能获得完善的咬合。

调𬌗是矫正轻度咬合紊乱的主要手段,简便、易行,不增加患者的痛苦,易被患者接受。

(任　杰)

第五章

牙拔除术

第一节 普通牙拔除术

普通牙拔除术是指采用常规拔牙器械对简单牙及牙根进行拔除的手术。

一、拔牙适应证

牙拔除术的适应证是相对的。随着口腔医学的发展、口腔治疗技术的提高、口腔微生物学和药物学的进展、口腔材料和口腔修复手段的不断改进,拔牙适应证也在不断变化,过去很多学者认为应当拔除的患牙,现已可以治疗、修复并保留下来。由于种植技术的发展,对由各种原因导致的保守治疗效果不好的患牙,应尽早拔除以利于及时种植修复。因此,口腔医师的责任是尽量保存牙齿,最大限度地保持其功能和美观,要根据患者的具体情况决定是否拔除患牙。

(一)不能保留或没有保留价值的牙齿

(1)严重龋坏:严重龋坏、无法修复是牙齿拔除最为常见的适应证。但如果牙根及牙根周围组织情况良好则可保留牙根,经根管治疗后桩冠修复。

(2)牙髓坏死:牙髓坏死的患牙因不可逆性牙髓炎、根管钙化等原因无法治疗,或经牙髓治疗后失败,或患者拒绝牙髓治疗。

(3)牙髓内吸收:患牙髓室壁吸收过多甚至贯通时,易发生病理性折断,应当拔除。

(4)根尖周病:根尖周病变已不能用根管治疗、根尖切除或牙再植术等方法保留者。

(5)严重牙周炎:重度牙周炎,牙槽骨破坏严重且牙齿松动Ⅲ度以上,应拔除患牙。

(6)牙折。

(7)阻生牙。

(8)错位牙:错位牙引起软组织损伤又不能用正畸方法矫正时应拔除。

(9)弓外牙:弓外牙可能引起邻近组织损坏又不能用正畸方法矫正时应拔除。

(10)多生牙:影响正常牙齿的萌出,并有可能导致正常牙齿的吸收或移位者,需拔除。

(11)乳牙:乳牙滞留或发生于乳牙列的融合牙和双生牙,如延缓牙根生理性吸收、阻碍恒牙萌出时应拔除;乳牙根端刺破黏膜引起炎症或根尖周炎症不能控制时应拔除。但成人牙列中的乳牙,其对应恒牙阻生或先天缺失时可保留。

(二)因治疗需要而拔除的牙齿

(1)正畸需要：牙列拥挤接受正畸治疗时，部分病例需要拔除牙齿提供间隙。

(2)修复治疗需要：修复缺失牙时，需拔除干扰修复治疗设计或修复体就位的牙。

(3)颌骨骨折累及的牙齿：颌骨骨折累及的牙齿影响骨折的治疗；或因损伤、脱位严重保守治疗效果不好；或具有明显的牙体、牙周病变有可能导致伤口感染均应考虑拔除。

(4)良性肿瘤累及的牙齿：在某些情况下，牙齿可以保留并进行治疗，但如果保留牙齿影响病变的切除时应拔除。

(5)放疗前：为预防放射性骨髓炎的发生，放疗前应拔除放疗区的残根、残冠。

(6)因治疗颞下颌关节紊乱病需要拔除的牙。

(7)因种植需要拔除的牙。

(8)病灶牙：导致颌周蜂窝织炎、骨髓炎、上颌窦炎的病灶牙；疑为引起如风湿、肾炎、虹膜睫状体炎等全身疾病的病灶牙。

(三)由于美学原因需要拔除的牙齿

此种情况一般包括牙齿严重变色（如四环素牙）或者严重错位前突。尽管有其他办法来矫正，但有些患者可能会选择拔除患牙后修复重建。

(四)由于经济学原因需要拔除的牙齿

患者不愿意或无法承受保留牙齿治疗的费用，或没有时间接受保守治疗而要求拔除患牙。

二、拔牙禁忌证

与拔牙适应证一样，拔牙禁忌证也是相对的。一般来说，拔牙术属于择期手术，在禁忌证存在时，应延缓或暂停手术。如必须进行手术，除应做好周密的术前准备，必要时除应请专科医师会诊外，还需具备相应的镇静、急救设备和技术。

(一)全身性禁忌证

1.未控制的严重代谢性疾病

未控制的糖尿病患者及肾病晚期伴重度尿毒症患者应避免拔牙。

2.急性传染病

各种传染病在急性期，特别是高热时不宜拔牙。

3.白血病和淋巴瘤

患者只有在病情得到有效控制后才可拔牙，否则可能会导致伤口感染或大出血。

4.有严重出血倾向的患者

如血友病或血小板异常的患者在凝血情况恢复前应尽量避免拔牙。

5.严重心脑血管疾病患者

如重度心肌缺血、未控制的心律不齐、未控制的高血压或发生过心肌梗死患者，须在病情稳定后方可拔牙。

6.妊娠P在妊娠期前3个月和后3个月应尽量避免拔牙。妊娠中间3个月可以接受简单牙的拔除。

7.精神疾病及癫痫患者

应在镇静的条件下才能拔牙。

8.长期服用某些药物的患者

长期服用肾上腺皮质激素、免疫抑制剂和化疗药物的患者在进行相应处理后,可接受简单牙的拔除。

(二)局部禁忌证

1.放疗史

在放疗后 3~5 年内应避免拔牙,否则易引起放射性骨坏死。必须拔牙时,要力求减少创伤,术前、术后给予大剂量抗生素控制感染。

2.肿瘤

特别是恶性肿瘤侵犯区域内的牙齿应避免拔除,因为拔牙过程中可能会造成肿瘤细胞扩散。

3.急性炎症期

急性炎症期是否可以拔牙,应根据炎症性质、炎症发展阶段、细菌毒性、手术难易程度(创伤大小)、全身健康状况等决定。如果患牙容易拔除,且拔牙有助于引流及炎症局限,则可以在抗生素控制下拔牙,否则应控制炎症后拔牙。

三、拔牙器械

(一)拔牙钳

牙钳是用来夹持牙冠或牙根并通过楔入、摇动、扭转和牵引等作用方式使牙齿松动脱位的器械。由于人类牙齿形态各异,因而有多种不同设计形式和构造的牙钳,用于拔除不同部位、不同形态的牙齿。

1.基本组成

拔牙钳由钳柄、关节、钳喙 3 部分组成(图 5-1)。

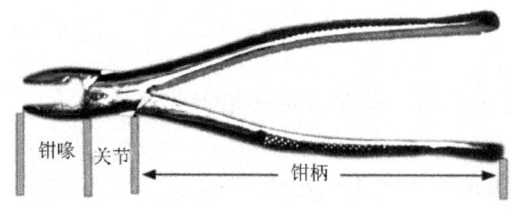

图 5-1 拔牙钳
由钳柄、关节及钳喙组成(上颌前牙钳)

钳柄的大小是以握持舒适、能传递足够的力量拔除患牙为宜,通常为直线型或曲线型以便术者使用。钳柄的表面通常呈锯齿状,以便操作时防止牙钳滑脱。由于欲拔除牙齿的位置不同,握持牙钳的方法也不同。拔除上颌牙时,手掌位于钳柄的下方;拔除下颌牙时,手掌可位于钳柄的上方或下方。

牙钳的关节连接钳柄和钳喙,将力量由钳柄传递至钳喙。关节的形式有水平和垂直两种:关节为垂直的,钳柄亦是垂直的;关节为水平的,钳柄亦是水平的(图 5-2)。

牙钳的主要差异是钳喙,其形态为外侧凸起而内侧凹陷,钳喙的设计形状与以下因素有关。①与牙冠形态有关:钳喙内侧的凹陷设计是为了使用时钳喙能够环抱牙冠并与牙齿呈面与面的接触,其外形应与牙冠表面形状相匹配。较窄的钳喙用于拔除牙冠较窄的牙齿(如切牙);较宽的钳喙用于拔除牙冠较宽的牙齿(如磨牙)。如果用拔除切牙的牙钳拔除磨牙,因钳喙太窄而影响拔牙效率；如果用磨牙钳拔除牙冠较窄的切牙时会导致邻牙损伤。②与牙根的形态和数目有关：钳喙尖端不同形状的设计是为了适应不同的牙根形态和数目，从而降低断根的风险。钳喙的形态与牙根越匹配，拔除效率越高，并发症发生率越低。③钳喙具有一定的角度：不同角度的钳喙便于牙钳放置，并可在拔牙时保持钳喙与牙长轴平行。因此，上颌前牙钳的钳喙与钳柄平行。上颌磨牙钳呈曲线形，便于术者舒适地将牙钳放置于口腔后部，且能使钳喙与牙齿长轴平行。下颌牙钳的钳喙通常与钳柄垂直，便于术者舒适可控地将牙钳放置于下颌牙。

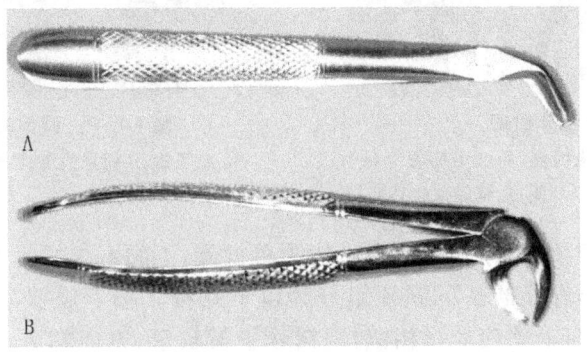

图 5-2　牙钳关节的形式
A.关节为水平的拔牙钳(下颌前牙钳)；B.关节为垂直的拔牙钳(鹰嘴钳)，都用于拔除下颌切牙及尖牙

2.牙钳的分类

(1)上颌牙钳：上颌切牙、尖牙和上颌第二前磨牙一般均为单根牙；上颌第一前磨牙常有 2 个根，根分叉常位于根尖 1/3 处；上颌磨牙常为 3 个根。上颌牙钳的形态就是根据此结构特征而设计的。上颌牙钳分为以下几种。①上颌前牙钳(图 5-3)：用于拔除上颌切牙及尖牙，属于直线型牙钳。②上颌前磨牙钳(图 5-4)：用于拔除上颌前磨牙，从侧面看略为曲线型，从上面看为直线型，钳喙稍弯曲。③上颌磨牙钳(图 5-5)：左右成对，用于拔除上颌磨牙。由于上颌磨牙为三根牙：1 个腭根、2 个颊根，上颌磨牙钳腭侧喙为平滑的凹面，而颊侧喙在与颊根分叉相对应的部分有凸起的嵴。④上颌第三磨牙钳(图 5-6)：钳喙较宽且光滑，并与钳柄呈一定角度，用于拔除上颌第三磨牙。

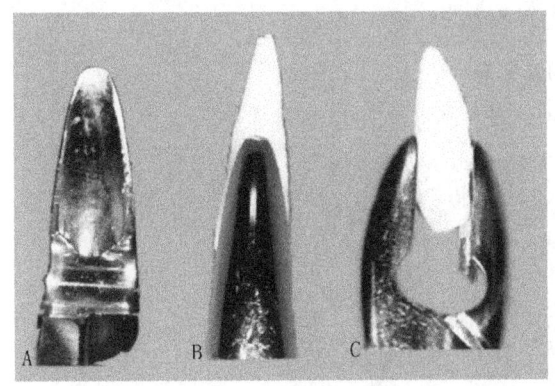

图 5-3　上颌前牙钳喙
A.内侧；B.外侧；C.侧面

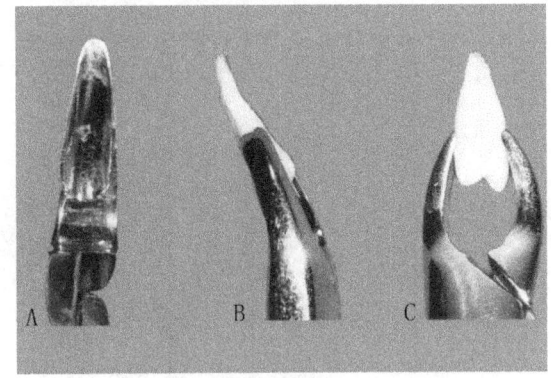

图 5-4　上颌前磨牙钳喙
A.内侧；B.外侧；C.侧面

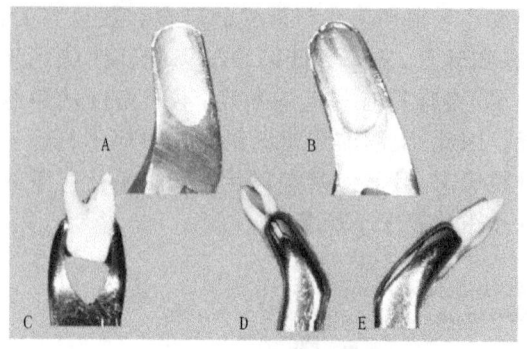

图 5-5 上颌磨牙钳喙

A.腭侧钳喙内侧;B.颊侧钳喙内侧,钳喙中间有一纵形嵴;C.钳喙侧面;D.颊侧钳喙外侧;E.腭侧钳喙外侧

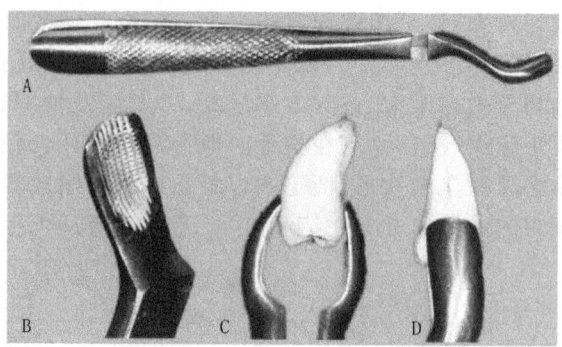

图 5-6 上颌第三磨牙钳和钳喙

A.牙钳;B.钳喙内侧;C.钳喙侧面;D.钳喙外侧

（2）下颌牙钳：下颌切牙、尖牙和前磨牙一般为单根牙，下颌磨牙常为2个根。下颌牙钳的形态就是根据此结构特征而设计的。下颌牙钳分为以下几种。①下颌前牙钳（图5-7）：用于拔除下颌切牙及尖牙，其钳柄与上颌前牙钳相似，但钳喙平滑较窄、方向朝下，钳喙尖部收窄，这使得拔牙钳可以放在牙齿的颈部并抓牢牙齿。②下颌前磨牙钳（图5-8）：用于拔除下颌前磨牙。从侧面看两头向下弯曲，钳喙稍弯曲。③鹰嘴钳（图5-9）：用于拔除下颌单根牙。④下颌磨牙钳（图5-10）：用于拔除下颌磨牙，直角钳柄，钳喙倾斜向下。为适应根分叉结构，双侧钳喙有喙尖。⑤下颌第三磨牙钳（图5-11）：与下颌磨牙钳相似，只是钳喙稍短，钳喙两侧没有嵴，用于拔除已经萌出的下颌第三磨牙。

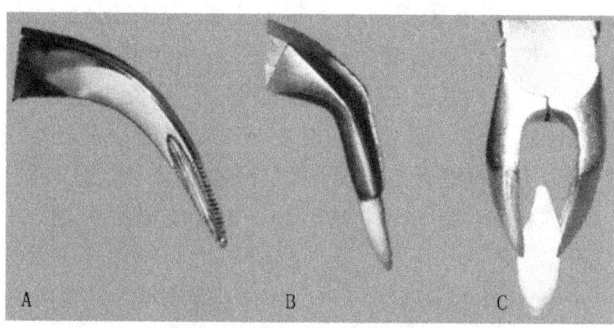

图 5-7 下颌前牙钳喙

A.内侧;B.外侧;C.正面

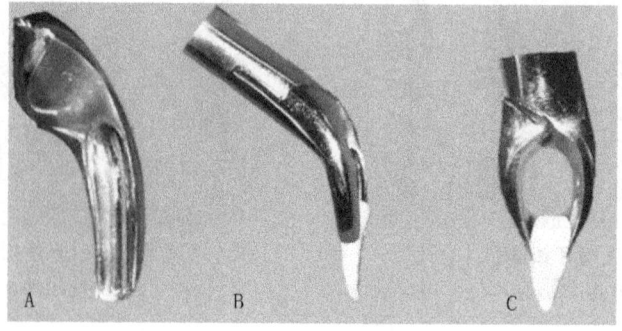

图 5-8 下颌前磨牙钳喙

A.内侧;B.外侧;C.正面

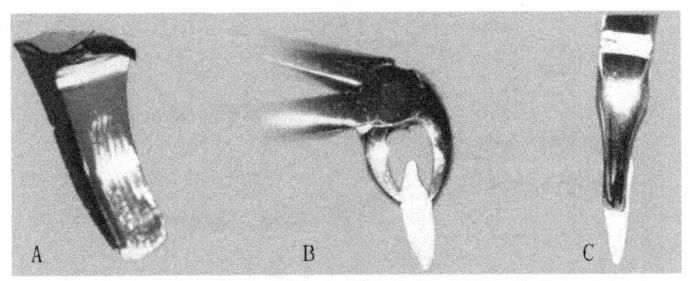

图 5-9　鹰嘴钳喙
A.内侧；B.侧面；C.外侧

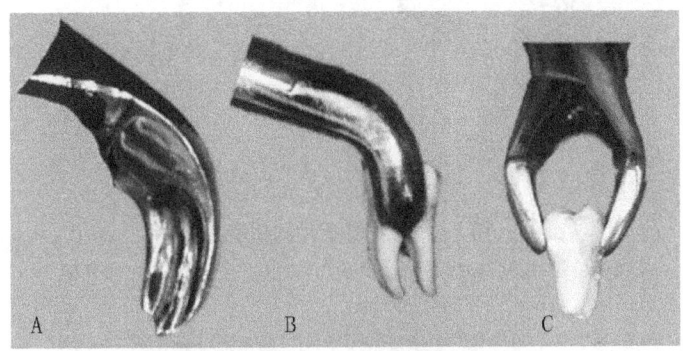

图 5-10　下颌磨牙钳喙
A.内侧；B.外侧；C.正面

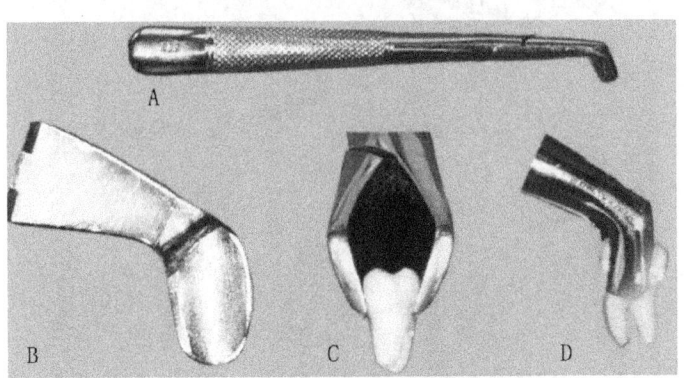

图 5-11　下颌第三磨牙钳和钳喙
A.牙钳；B.钳喙内侧；C.钳喙正面

（3）根钳。①上颌根钳（图 5-12）：上颌根钳的钳喙窄长，容易夹持牙槽窝深部的残根，用于拔除上颌牙根。临床上最常用的是刺枪式根钳，另外一种根钳的钳喙较长、呈弧形，其工作端位于钳喙尖端。②下颌根钳（图 5-13）：下颌根钳的钳喙窄长，可以伸入到牙槽窝内，用于拔除下颌牙根。有的下颌根钳的钳喙工作端距离关节较远，以便于拔除位置比较靠后的残根；有的上、下颌根钳的钳喙设计成圆形，使牙钳在不伤害邻牙的情况下就位并与牙根呈最大面积的接触，便于牙根的拔除。

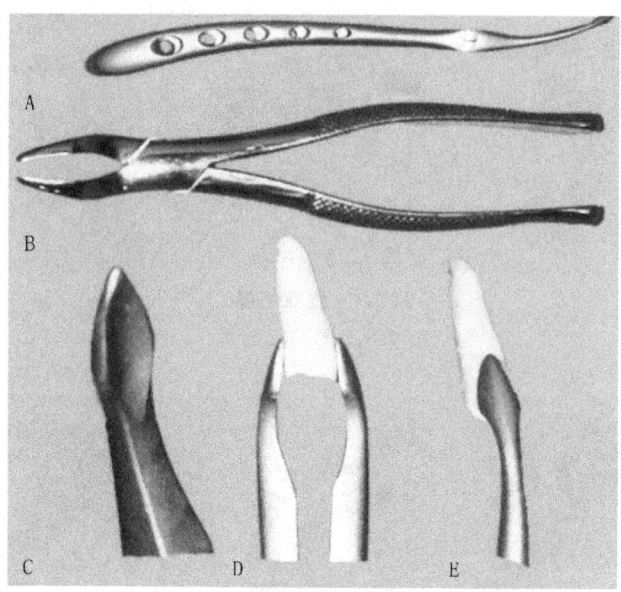

图 5-12 上颌根钳和钳喙

A.弧形根钳;B.刺枪式根钳;C.钳喙内侧;D.钳喙侧面;E.钳喙外侧

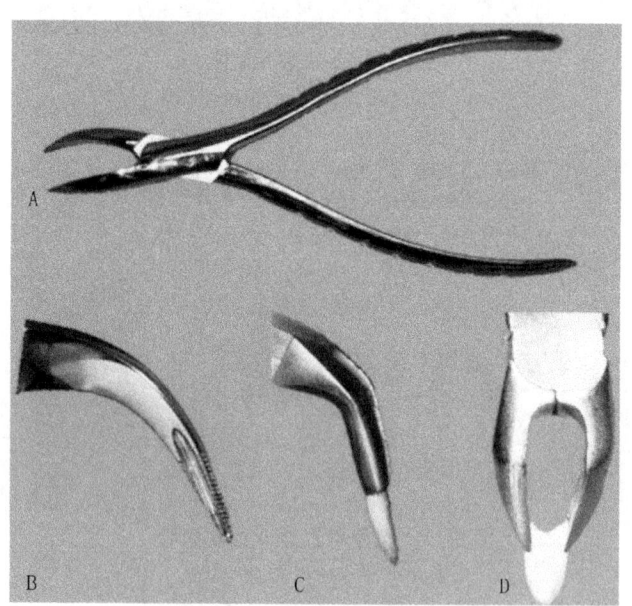

图 5-13 下颌根钳和钳喙

A.根钳;B.钳喙内侧;C.钳喙外侧;D.钳喙正面

(4)乳牙钳：与恒牙相比，乳牙牙冠短小，需要与之相适应的乳牙钳拔除患牙。

(5)其他牙钳。①上颌磨牙残冠钳(图 5-14)：左右成对，用于拔除牙冠严重龋坏的上颌磨牙。其形状与上颌磨牙钳相似，主要区别是钳喙。舌侧钳喙呈分叉状，颊侧钳喙长而弯曲呈点状，锐利的点状喙可以深入到根分叉，通过挤压的力量将牙齿挤出，避免了严重龋坏的牙冠因直接受力而发生碎裂。其主要的缺点是当用于拔除完整的牙齿时,如果不小心有可能造成牙齿颊侧骨板折裂。②牛角钳(图5-15)：用于拔除下颌磨牙。牛角钳具有两个较尖的钳喙,可以深入到下颌磨牙的根分叉。使用时,在钳喙深入到根分叉后,紧紧挤压钳柄,钳喙则以颊舌侧皮质骨板为支点,将牙齿逐渐压出牙槽窝。但如使用不当,会增加支点处牙槽骨折裂的风险。③分根钳(图5-16)：拔除下颌磨牙残冠时用于分根。该牙钳形状与下颌根钳相似,但其钳喙内侧锐利呈刃状,将分根钳的钳喙深入到根分叉处,握紧钳柄即可将患牙分为近中、远中两瓣。

(二)牙挺

拔牙术中最常用的器械是牙挺。牙挺用来挺松牙齿,使之与周围骨组织脱离。在使用拔牙钳之前将牙齿挺松可以简化拔牙过程,降低根折和牙折的概率,即使发生了根折,也会因断根已经松动,容易从牙槽窝中取出。此外,牙挺还可用于拔除残根或断根。

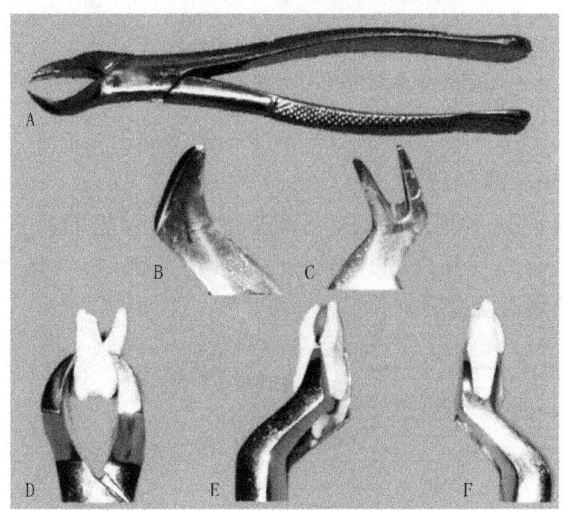

图5-14　上颌磨牙残冠钳和钳喙
A.牙钳；B.腭侧钳喙内侧；C.颊侧钳喙内侧；D.钳喙侧面；E.颊侧钳喙外侧；F.腭侧钳喙外侧

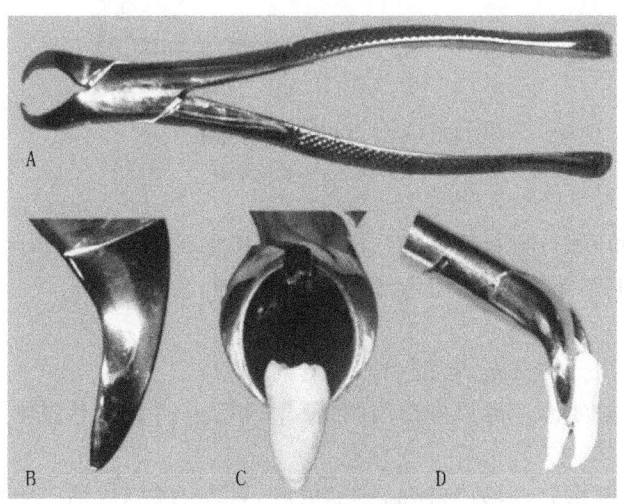

图5-15　牛角钳和钳喙
A.牙钳；B.钳喙内面；C.钳喙正侧；D.钳喙外侧

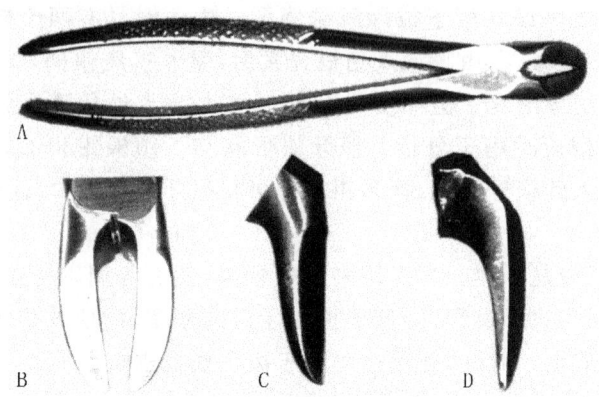

图 5-16　分根钳和钳喙
A.牙钳;B.钳喙正面;C.钳喙外侧;D.钳喙内侧

1.基本组成

牙挺由挺刃、挺柄、挺杆 3 部分组成。

(1)挺柄的大小和形状应达到抓握舒适、易于施加可控力量的目的,分为直柄和横柄两种(图 5-17)。在使用牙挺时,合理使用并施加合适的力量是关键,特别是在使用横柄的牙挺时,由于牙挺产生的力量较大,使用时更应小心。

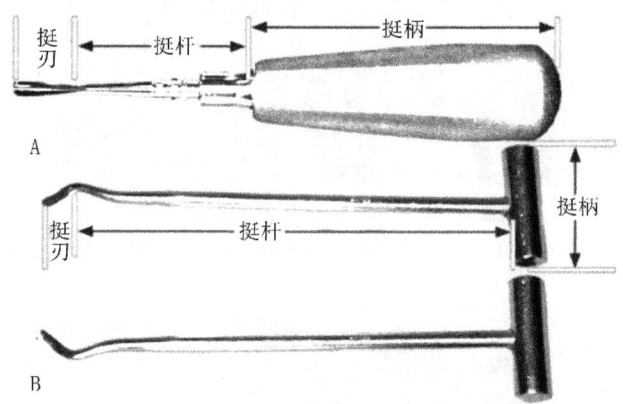

图 5-17　不同挺柄的牙挺
A.直柄牙挺;B.横柄牙挺

(2)挺杆连接挺柄和挺刃,应有足够的强度承受从挺柄传到挺刃的作用力。

(3)挺刃是牙挺的工作部分,作用于患牙和患牙周围的牙槽骨。

2.种类

牙挺根据形状的不同分为直挺、弯挺和三角挺(图 5-18)。

(1)直挺:常用于挺松牙齿。挺刃外凸内凹,使用时挺刃凹面应与患牙牙根长轴方向平行并紧贴牙根。

(2)弯挺:挺刃与直挺相似,但刃与杆成一定角度,且左右成对,用于挺松口腔较后部区域的牙齿。

(3)三角挺:左右成对,常用于相邻牙槽窝空虚时挺出牙槽窝中的断根。典型例子是下颌第一磨牙折断,远中根断在牙槽窝中,而近中根已随牙冠拔出,将牙挺刃伸入到近中根的牙槽窝中,深入到远中根的牙骨质处,然后转动牙挺,远中根断即被拔出。

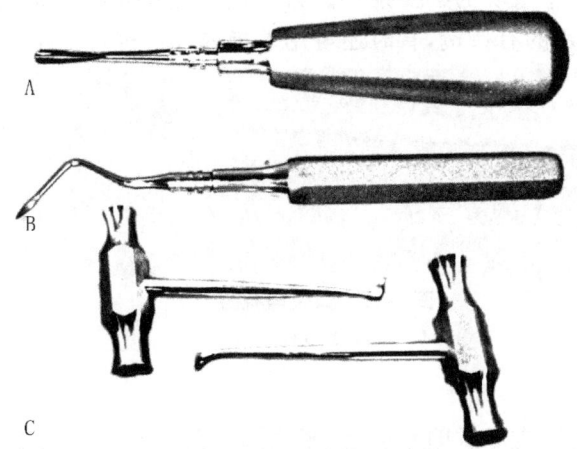

图 5-18 不同形状的牙挺
A.直挺;B.弯挺;C.三角挺

牙挺的最大的区别在于挺刃的形状和大小。牙挺刃较宽常用于挺松已经萌出的牙齿;根挺刃较窄用于从牙槽窝中挺出牙根;根尖挺主要用于去除牙槽窝内小的根尖,由于其挺刃更窄,而且薄,操作时尽量不要使用撬动力,以免损坏器械(图5-19)。

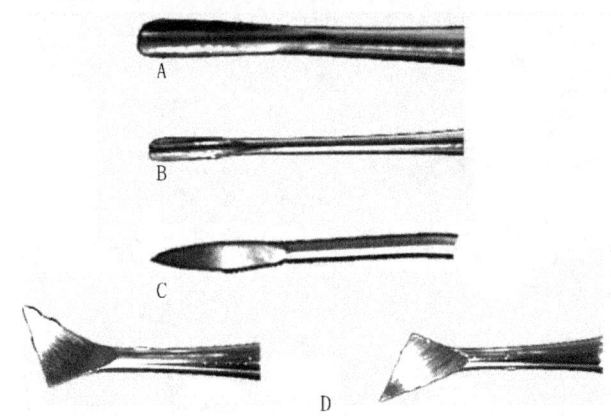

图 5-19 不同规格的挺刃
A.牙挺刃;B.根挺刃;C.根尖挺刃;D.三角挺刃

(三)牙龈分离器

牙龈分离器用于普通牙拔除前分离紧贴牙颈部的牙龈组织,以免拔牙时撕裂牙龈(图5-20)。

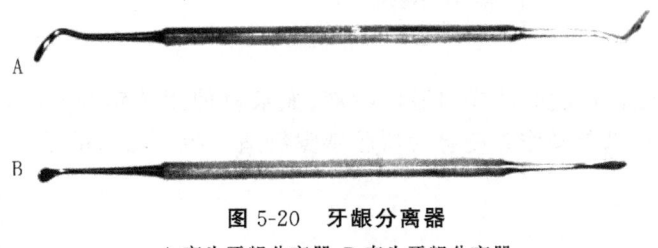

图 5-20 牙龈分离器
A.弯头牙龈分离器;B.直头牙龈分离器

(四)牵拉软组织器械

良好的视野和入路是手术成功的必要条件。为了使口腔手术视野清楚,需要专用器械用于牵拉颊和舌的软组织,最常用的有口镜,有时还可用手指或棉签进行牵拉(图5-21)。

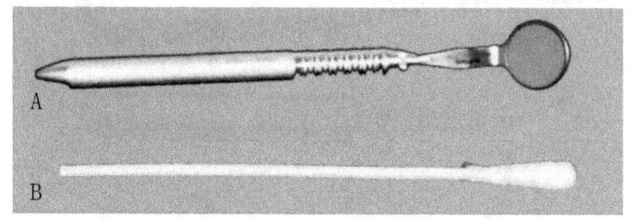

图 5-21 口镜与棉签
A.口镜;B.棉签

(五)开口器

拔牙时开口器可以用来增大患者的开口度,避免因长时间张口而导致患者疲劳。当拔除下颌牙时,因能支撑住下颌骨而避免颞下颌关节受到过大的压力。常用的开口器有金属制作的鸭嘴式和旁开式开口器及橡胶制作的不同型号开口器(图5-22)。

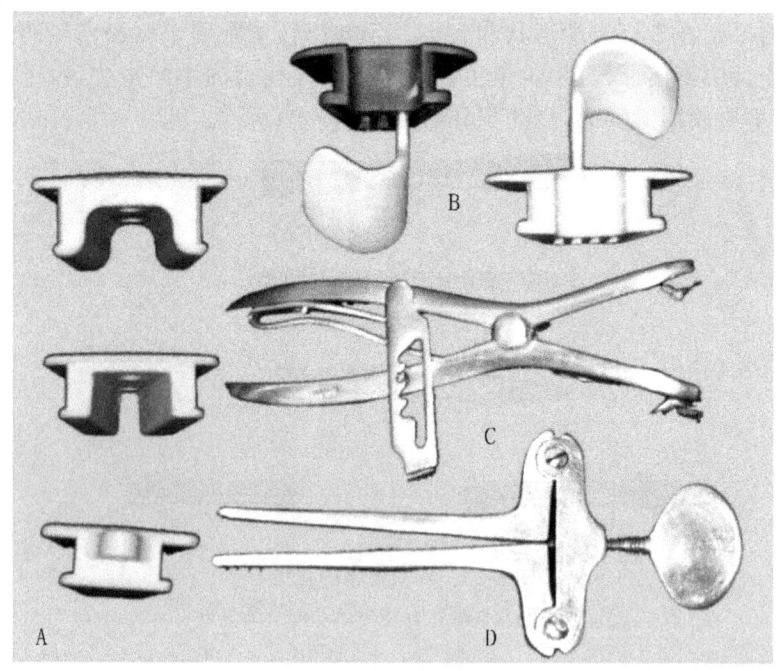

图 5-22 开口器
A.不同开口大小的橡胶开口器;B.具有牵拉舌体功能的橡胶开口器;C.旁开式开口器;D.鸭嘴式开口器

(六)吸唾器

在拔牙过程中,吸唾器可随时清净口腔内唾液、血液及使用牙钻和骨钻时的冷却水,保持术野清楚和口腔干净,便于术者操作并使患者口腔感觉舒适。吸唾器由助手操作,它是重要的拔牙辅助器械(图5-23)。

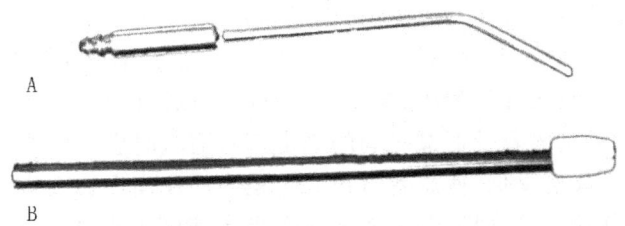

图 5-23　吸唾器
A.金属吸唾器；B.一次性塑料吸唾器

（七）刮匙和镊子

刮匙用在牙拔除后刮除牙槽窝内遗留的炎性肉芽组织、碎骨片和牙片等异物，并搔刮牙槽窝骨壁使新鲜血液充满牙槽窝，形成健康的血凝块，促进牙槽窝愈合。刮匙由刮匙柄及其两端具有反向折角的两个匙状刮刃构成。使用刮匙时应从牙槽窝底部向牙槽嵴方向施力，避免向牙槽窝深部施加压力，否则可能刺穿上颌窦底或下颌管表面的骨壁，导致口腔上颌窦瘘或下牙槽神经损伤。

镊子用于夹持棉球、纱条等柔软的物体，应避免在口腔内夹持坚硬的物体（如取出已脱位的牙根），以免因夹持力导致牙根弹入咽腔而引起误咽或误吸（图5-24）。

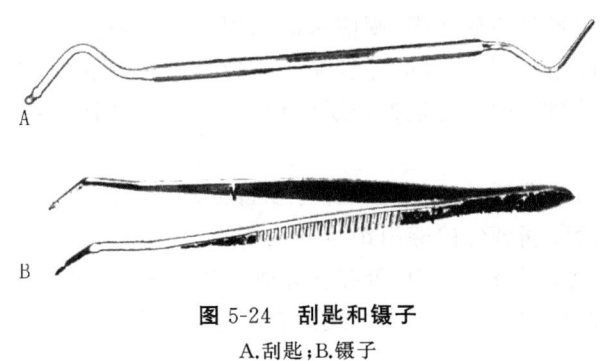

图 5-24　刮匙和镊子
A.刮匙；B.镊子

四、拔牙术前准备

（一）询问病史和全身状况

应仔细询问患者的病史及全身状况，包括可能危及患者生命的一切健康问题。如：是否患有心脑血管疾病、肝炎、哮喘、糖尿病、肾病、性传播疾病、癫痫、人造关节置入及变态反应性疾病，其中应特别注意心脑血管系统疾病，如心绞痛、心肌梗死、心脏杂音、风湿热、脑梗死、脑出血等病史。是否长期使用抗凝药物、肾上腺皮质激素类药物、高血压药物及其他药物。对于女性患者需要了解是否在妊娠期或月经期。此外，还应询问曾经治疗时出现过的并发症，以便充分了解患者有关手术的具体问题。通过询问病史及对患者全身状况的了解应初步判断该患者能否接受手术；如果患者对药物或口腔材料过敏如何处理；患者的全身状况是否影响伤口的愈合；拟在术前、术中和术后使用的麻醉、镇静、消炎、止痛等药物对患者的全身状况是否有影响；患者长期服用药物的效果。对以上问题要全面考虑并提出解决措施。

（二）疼痛和焦虑控制

由于患者在拔牙前可能通过不同途径了解到不愉快的拔牙经历，会先入为主地认为这个过程很痛苦,因而可能对拔牙治疗存在心理恐惧;患者亦可能认为牙齿是身体的一部分,认为拔牙是衰老的象征,对即将失去患牙产生伤感。在这些情况下,患者不愿接受拔牙治疗,但又无法避免,于是患者会焦虑不安。在拔牙过程中,虽然局部麻醉可以阻断痛觉,但压力感受还存在,另外还存在其他不良刺激(如敲击去骨及器械之间的撞击声),而这时患牙可能已经疼痛较长时间,引起患者身心疲惫造成疼痛阈值降低,使患者对拔牙过程中的疼痛更加敏感,从而加重患者的焦虑和恐惧。如果患者患有其他全身性疾病,可能会导致患者病情加重并可能诱发危及患者生命的并发症,因此在术前和术中控制患者焦虑非常重要。

对于绝大多数患者来说,医师通过给予患者关心与安慰,对操作过程进行细心地解释,使患者对医师产生信任感,即可达到控制焦虑的目的。

如果患者过于焦虑,则需要使用药物辅助治疗。术前口服地西泮可使患者于手术前夜得到良好的休息,可极大地减轻手术当天的焦虑。

对于中度焦虑患者可使用氧化亚氮镇静。对极度焦虑患者,则需要静脉镇静。

(三)牙齿拔除难度的临床评估

患牙拔除前应对其拔除难度进行仔细评估,要认真考虑以下各种因素。

1.手术入路

(1)张口度:张口受限多为感染导致的牙关紧闭、TMJ功能障碍或肌肉纤维化等。张口受限会妨碍拔牙操作,如果患者张口明显受限,则应考虑采用外科拔除法。

(2)患牙位于牙弓的位置:位置正常的牙齿易于安放牙挺或牙钳,而牙列拥挤或错位牙则给安放常规使用的牙钳带来困难,此时应选择合适的根钳或考虑使用外科拔除法。

2.牙齿动度

松动患牙易于拔除,但拔牙后需对软组织进行妥善处理,特别是重度牙周炎的患牙,要对牙槽窝进行仔细搔刮,避免遗留病理性肉芽组织。

对小于正常动度的患牙应仔细评估是否存在牙骨质增生或牙根粘连。牙根粘连常见于滞留的乳磨牙、曾行根管治疗的死髓牙。如果牙根发生粘连应考虑使用外科拔除法。

3.牙冠情况

如果牙冠大面积龋坏或有大面积的牙冠修复体,牙冠的脆性会增大,在拔除过程中很可能发生冠折,拔除时应将牙钳尽量向根方放置。

如果患牙表面有大量牙石,在拔除前应先用刮匙或超声洁牙机清洁牙面,因为牙石可能会妨碍牙钳就位,而且可能会脱落于牙槽窝中造成感染。

4.邻牙情况

当邻牙有大面积银汞合金、做过根管治疗或有冠修复时,在使用牙挺或牙钳拔除患牙过程中应特别小心,因为可能会造成修复体折断。术前应告知患者有损伤修复体的可能。

(四)影像学检查

术前拍摄牙片可以为术者提供准确、详细的关于患牙牙冠、牙根和周围组织的信息,阻生牙和埋伏多生牙可拍摄全口曲面断层X线片。

1.患牙与邻牙的关系

应注意患牙与邻牙及邻牙牙根的关系,拔乳牙时应注意患牙牙根与其下方恒牙的关系。

2.患牙与重要解剖结构之间的关系

拔除上颌磨牙时应注意牙根与上颌窦底之间的关系。如果中间只存在一薄层骨板,拔牙过程中上颌窦底贯通的可能性将增加,需使用外科法拔除患牙。

下颌磨牙的牙根与下牙槽神经管很近。在拔除下颌阻生磨牙前评估下牙槽神经管与下颌磨牙牙根之间的关系极其重要,否则可能会损伤下牙槽神经并导致术后下唇麻木。

3.牙根的结构

(1)牙根数目:首先要判断牙根的数目,牙根数目越多,牙齿拔除难度越大。通常每颗牙齿都有特定的牙根数,但有时会发生变异,如果术前可以明确牙根数,即可及时调整拔除方法以避免断根。

(2)牙根弯曲度及分叉程度:牙根的弯曲度与根分叉程度越大,牙齿拔除难度越大。如果牙根的弯曲度或根分叉程度过大时,需要采用外科法拔除患牙。

(3)牙根形状:牙根为短圆锥形则较容易拔除,如果牙根较长、弧度较大或根尖处弯曲成钩状则较难拔除。

(4)牙根大小:短根牙比长根牙容易拔除。如果牙根较长且有牙骨质增生则较难拔除,因为牙骨质增生常见于老年患者,对这些患者应仔细观察是否存在牙骨质增生。

(5)根面龋:根面龋会增加根折发生的可能性。

(6)牙根吸收:牙根吸收(内吸收或外吸收)会使根折的发生率增加,若牙根广泛吸收则应考虑外科拔除法。

(7)根管治疗史:接受过根管治疗的患牙会出现牙根粘连或变脆,应采用外科拔除法。

4.周围骨组织情况

(1)骨密度:牙片的透射性越高则骨密度越低,患牙拔除越容易;若阻射性增加则意味着骨密度增加,可能有致密性骨炎或骨质硬化,牙齿拔除的难度则增加。

(2)根尖病变:患牙周围骨质是否存在根尖病变,如果死髓牙根尖周围出现透射影,即说明患牙根尖周围发生肉芽肿或根尖周囊肿,拔牙后搔刮牙槽窝时应将这些病变组织彻底清除。

(五)规范化的医师及患者体位

术者站或坐在患者的右前或右后方,前臂与地面平行,肘部位于患牙水平,该种姿势比较舒适而且方便操作。助手站于患者左侧,即2~4点的位置,此位置便于传递器械及吸唾。麻醉时患者应采取仰卧位或半仰卧位。拔除上颌牙时,患者头部后仰,调节椅位使患者在大张口时上颌𬌗平面与地面呈45°左右。拔除下颌牙时,患者稍直立,大张口时下颌𬌗平面与地平面平行。拔除上下颌前牙时,患者头部居中,双眼正视前方。拔除右侧上颌后牙时,患者头部偏离术者。拔除左侧上下颌后牙时,患者头部略偏向术者。

(六)器械准备

最好将所有器械集中于托盘,包在一起消毒,在手术中打开,便于使用。普通牙拔除器械除局部麻醉注射器和局部麻醉药外,应包括牙龈分离器1把、刮匙1把、直挺1把、拔牙钳1把、口镜1把、镊子1把、金属吸唾器1支、棉条2个,也可用金属盒子来替代托盘。

五、普通牙拔除的基本步骤

(一)麻醉

选择适当的麻醉方法进行麻醉。

(二)消毒

1%碘酊消毒患牙及周围牙龈或嘱患者用漱口水含漱。

(三)分离牙龈

将牙龈分离器插入龈沟内,以邻牙为支点,沿唇腭侧牙颈部曲线自近中向远中滑动将牙龈完全分离。

(四)用牙挺或牙钳拔除患牙

1.牙挺拔牙的基本方法

将牙挺刃插入患牙近中颊侧牙槽骨与牙根之间,以牙槽突为支点,向根尖方向楔入后,再同时使用转动和撬动力量,使牙槽窝扩大,牙齿松动并向上浮动。

2.牙钳拔牙的基本步骤

(1)插:将钳喙尽量向牙根方向插入,钳喙长轴应与牙齿长轴一致,避免夹住牙龈。

(2)抱:钳喙牢固地环抱住牙颈部。

(3)摇:以根尖为轴心,向唇(颊)、舌(腭)侧逐渐摇动牙齿。

(4)转:部分单圆根牙齿可使用旋转力使牙齿松动。

(5)牵:当牙齿松动后一般从骨质较薄弱的一侧牵引拔除患牙。

3.牙挺与牙钳结合使用

亦可以先用牙挺将患牙挺松,再使用牙钳将其拔出。

(五)处理拔牙创

(1)查:牙齿拔出后,首先应检查牙齿的牙根数目是否相符,牙根外形是否完整;其次应检查牙槽窝,助手用吸唾器吸净唾液和血液,清楚显露牙槽窝后,根据拔出牙齿检查结果查找有无断根等遗留,有无炎性肉芽组织、折裂骨片、锐利的骨尖骨嵴,有无活跃出血等;最后检查牙龈等软组织有无撕裂、渗血,邻牙有无异常松动等。并根据以上检查结果给以对症处理。

(2)刮:用刮匙搔刮牙槽窝底的炎性肉芽组织、碎牙片及结石等异物。

(3)压:用示指和拇指(戴手套)压住棉条挤压牙槽骨,使扩张的牙槽骨壁复位。

(4)咬:用咬骨钳修整过高的牙槽中隔、骨嵴或牙槽骨壁。

(5)缝:一次拔除多个相邻牙齿时,应对连续的伤口进行缝合。

(6)盖:消毒棉卷覆盖拔牙创口并嘱患者咬紧加压止血。

(六)交代拔牙术后注意事项

(1)术后即可将用纱布包裹冰袋置于拔牙部位的相应面部间断冷敷术区6~8小时(冷敷3分钟,休息30分钟),以减轻术后肿胀。

(2)咬紧棉卷,拔牙后40分钟左右即可将棉卷轻轻吐出。注意棉卷不要咬压过久,以免造成伤口被唾液长久浸泡,引起感染或凝血不良。

(3)有出血倾向的患者,拔牙后最好暂时不要离开,待0.5小时后请医师再次查看伤口,如果仍出血,应做进一步处理,如局部使用止血药、进行缝合止血、口服止血药物等。

(4)正常情况下,棉条吐出后就不会再出血,唾液中带一点血丝是正常的,如持续出血则应及时复诊。

(5)拔牙后2小时方可进食,当天应吃一些温凉、稀软的食物,如口含冰块或冷饮等,不要吃辛辣刺激性和硬、黏、不易嚼碎的食物,也要避免食用易碎、薄片状的食物(因为掉到牙槽窝内而导致突然的疼痛和影响伤口愈合)。

(6)吸烟、饮酒对伤口愈合有一定影响,拔牙后一两天内最好不要吸烟、饮酒。

(7)拔牙后要注意保护好血凝块,24小时内不刷牙、不漱口、不要用拔牙侧咀嚼食物、不要频繁舔伤口、切忌反复吸吮,以免破坏血凝块。术后第2天开始用漱口水或温盐水漱口。

(七)拔牙后用药

拔牙后一般不用药。但在急性炎症期拔牙,或创伤较大、全身情况较差时,应口服抗生素和止痛药。拔牙后24~48小时内可能有轻到中度的不适,对疼痛耐受较差的患者可以给予止痛药,如有必要可补充使用麻醉镇痛药。口内缝线一般一周后拆除。

六、各类牙的拔除方法

(一)上颌牙拔除

1.上颌切牙拔除

通常使用上颌前牙钳拔除上颌切牙。上颌切牙通常是锥形根,唇侧骨板薄而腭侧骨板厚,所以拔除时主要向唇侧用力。开始为缓慢均匀地向唇侧加力扩大牙槽窝,然后向腭侧轻度用力,接着再施以轻度、缓慢的旋转力,最后以适度的牵引力将牙齿向下从唇侧脱位。但应注意:侧切牙根稍细长且牙根1/3常向远中弯曲,所以在拔除前必须进行影像学检查,对牙根弯曲者,拔除时尽量少用旋转力。

2.上颌尖牙拔除

上颌前牙钳是拔除上颌尖牙的最佳工具。全口牙中上颌尖牙通常是最长的,牙根呈椭圆形并在上颌骨前面形成一个称为尖牙突的突起,所以尖牙牙根唇侧的骨板特别薄,但由于牙根很长,拔除比较困难。在拔除过程中如不小心常造成唇侧牙槽骨的骨板骨折。

在拔除时,牙钳喙应尽量向尖牙根方放置,先向唇颊侧用力再向腭侧摇动,当牙槽窝被扩大且牙齿有一定动度后,再将牙钳继续向根方放置。在扩大牙槽窝时,可以使用轻度的旋转力,当牙齿被充分松解后,使用唇向牵引力使牙齿向下从近中唇侧方向脱位。

3.上颌第一前磨牙拔除

常用上颌前磨牙钳拔除上颌第一前磨牙。上颌第一前磨牙颊侧骨板较腭侧薄,在根颈2/3常为单根,在根尖1/3~1/2常分为颊、舌侧两个根,两根细长很容易折断(特别是骨密度增加的老年患者),成年人(年龄>35岁)拔牙时最易发生断根的就是上颌第一前磨牙。

由于上颌第一前磨牙牙根有两个相对较细的根尖部分,当向颊侧用力时,容易折断颊根;当向腭侧用力时,容易折断腭根,所以拔除时必须控制力量。开始先向颊侧用力,向腭侧的力量应相对较小,以免腭根折断(因颊侧骨板较薄,即便是颊根折断也相对容易取出),最后以略偏颊侧的牵引力使牙齿脱位。拔牙过程中应避免使用旋转力。

由于给成人拔除该牙时极可能发生断根,所以应先使用直挺尽可能将该牙挺松后再用牙钳拔除,即便是发生断根,松动的根尖也容易被取出。

4.上颌第二前磨牙拔除

通常使用上颌前磨牙钳拔除上颌第二前磨牙。上颌第二前磨牙颊侧骨板较薄,腭侧骨板较厚,常为单根,牙根较粗且根尖较钝,因此,拔除该牙时很少发生断根。

牙钳应尽可能向根方放置以获得最大的机械效力。由于牙根相对强壮,拔除过程中可使用较大的颊、腭侧摇动力量和脱位的旋转力和牵引力。

5.上颌磨牙拔除

通常使用左、右成对的上颌磨牙钳拔除上颌磨牙,该拔牙钳的颊侧钳喙上有一个突起可以插入颊侧两根之间。当上颌磨牙牙冠大面积龋坏或有修复体时,建议使用上颌磨牙残冠钳。

上颌第一磨牙颊侧骨板薄而腭侧骨板较厚,有3个较粗壮的根,通常情况下两颊根之间分叉较小,颊根与腭根之间分叉较大。拔牙前需对该牙进行影像学检查,应注意3个牙根的大小、弯曲度、根分叉程度及牙根与上颌窦的关系。如果两颊根分叉也较大,则很难拔除;如果牙根接近上颌窦且根分叉较大,发生上颌窦瘘的可能性就大。此时应该考虑使用外科拔牙术。

拔牙时牙钳应尽量向根方放置,用较大而缓慢均匀的力量向颊腭侧摇动,向颊侧的力量略大于腭侧,不能使用旋转力。如果根分叉较大,预计会有一个牙根折断时,因为颊根更容易取出,应避免折断腭根,所以需控制向腭侧的力量和幅度。

上颌第二磨牙解剖与第一磨牙相似,但牙根较短,根分叉较小,两颊根常融合成单根。所以该牙较第一磨牙容易拔除。

已萌出的上颌第三磨牙通常是锥形根,一般情况下,只需使用牙挺即可拔除。有时也可以使用上颌第三磨牙钳拔除,该牙钳左右通用。因该牙解剖变异较多,经常会出现小而弯的根,而该牙断根后又非常难取,所以术前一定要进行影像学检查。

(二)下颌牙齿拔除

1.下颌前牙拔除

通常使用下颌前牙钳拔除下颌前牙,有时也可以使用鹰嘴钳。下颌切牙和尖牙唇舌侧骨板都较薄,仅尖牙舌侧骨板相对稍厚,切牙和尖牙形状相似,切牙牙根稍短、细,尖牙的牙根长而粗,所以切牙牙根更容易折断,在拔除前必须充分松解患牙。

牙钳喙应尽量向牙齿根方放置,通常先向唇舌侧摇动,摇动的力量和幅度基本相等,当牙齿有一定的松动度后再使用旋转力进一步扩大牙槽窝。最后通过牵引力使牙齿从牙槽窝内脱位。

2.下颌前磨牙拔除

通常使用下颌前磨牙钳拔除下颌前磨牙,有时也可以使用鹰嘴钳。下颌前磨牙舌侧骨板稍厚,颊侧骨板较薄,其牙根直且呈圆锥形,所以是最容易拔除的牙齿。

牙钳应尽量向根方放置,先向颊侧用力摇动,再向舌侧摇动,然后施以旋转力,最后通过牵引力使牙齿向上、颊的方向脱位。术前必须进行影像学检查以确定根尖1/3是否存在弯曲,如果存在弯曲,则应尽量减少或者不使用旋转力。

3.下颌磨牙拔除

通常使用下颌磨牙钳拔除下颌磨牙,该牙钳两侧钳喙都有与双根相适应尖形突起。下颌磨牙的颊舌侧骨板在全口牙中最厚,牙根通常比较粗大,常为双根,牙根有时会在根尖1/3与牙槽骨发生融合,拔除难度较大,第一磨牙根分叉常比第二磨牙大,更增加了操作难度,所以全口牙齿中最难拔除的是下颌第一磨牙。

钳喙尽可能向根方放置,用较大的力量向颊舌侧摇动扩大牙槽窝,再使牙齿向颊𬌗方向脱位。第二磨牙舌侧骨板较颊侧薄,所以用较大的舌侧力量可以比较容易拔除第二磨牙。

如果牙根为双根,可以使用牛角钳。此牙钳的设计使得钳喙可以伸入根分叉,这样可以产生以颊舌向牙槽嵴为支点的对抗力逐渐地将牙齿从牙槽窝中挤出。如果失败,则可以再施以颊舌侧力量来扩大牙槽窝,然后再加大挤压钳柄的力量。使用该牙钳时必须注意避免损伤上颌牙齿,因为下颌磨牙可能会从牙槽窝中蹦出,使得牙钳突然撞到上颌牙齿。

萌出的下颌第三磨牙通常为融合的锥形根或根分叉较小,舌侧骨板明显较颊侧骨板薄,常用下颌第三磨牙钳(喙短、直角)拔除,大多数情况下患牙经摇动而松动后向舌侧用力使患牙从舌侧𬌗面脱位。如果因根分叉较大等各种原因导致拔除困难时应先用直挺将牙齿挺至中度松动,然后使用牙钳并逐渐增加摇动力量,在牙齿完全松解后再使用牵引力使牙齿脱位。

七、牙根拔除

牙根拔除包括残根和断根的拔除,两者的情况不同。其中,残根是指牙齿由于龋坏等原因而致牙冠基本缺失,仅剩余牙根;而断根是指由于外伤或牙拔除术中造成的牙根折断。

造成术中断根的原因:①钳喙安放时位置不正确,或未与牙长轴平行,或钳喙未深入到牙槽嵴而仅夹住了牙冠;②拔牙钳选择不当,钳喙不能紧贴于牙面而仅仅是点或线的接触;③牙冠有广泛破坏,或有较大的充填物;④牙的脆性增加(如老年人的牙、死髓牙);⑤牙根外形变异(如细弯根、肥大根、额外根);⑥牙根及周围骨质因各种原因发生增生(如牙骨质增生、牙槽骨过度致密、牙根与牙槽骨粘连、老年人牙槽骨失去弹性);⑦拔牙时用力不当或用力方向错误(如使用突然的暴力、向致密坚硬的方向用力过大、向逆牙根弯曲方向用力、误用不该使用的旋转力)。

残根和断根的类型很多,情况较为复杂,拔除的难易程度主要与牙根的以下几种状况有关。①牙根断面与牙槽嵴边缘的关系:牙根断面高于或与牙槽窝边缘平齐则拔除相对容易;牙根断面低于牙槽窝边缘,特别是牙根断面表面部分或全部被牙龈覆盖时,由于不能沿着牙根表面探寻牙根与牙槽骨之间的间隙则拔除相对困难。②牙根间隙的状况:残根由于受到长期的慢性炎症刺激,根周与牙槽骨壁之间产生不同程度的破坏和吸收,使牙根间隙扩大,则拔除相对容易;断根由于其牙根与牙槽骨之间正常间隙未被破坏则拔除相对困难;有的残根受到慢性炎症刺激后导致牙骨质与牙槽骨粘连,使牙根失去正常的牙根间隙则拔除难度最大。③牙根牙髓的状况:死髓牙的牙根由于失去牙髓营养供应会使牙根组织变得疏松而易碎,拔除时容易导致上段牙根碎裂,使根断面进一步向牙槽窝深入,增大拔除难度,因而死髓牙牙根较活髓牙牙根难以拔除。④牙根的形态、数目和周围组织的关系:弯曲、膨大、细长等有变异的牙根比直立、短小、圆钝的牙根难以拔除;多根牙比单根牙难以拔除;牙根与周围重要组织(如上颌窦、下颌神经管)关系密切的难以拔除。

由于牙根拔除的难易程度变化很大,拔除前应做仔细的临床检查,拍摄 X 线片,确定牙根的数目、大小、部位、深浅、阻力、根斜面情况及与周围组织的关系(如上颌窦、下颌管),对检查结果经仔细分析后制订手术方案并准备相应器械,对可能发生的情况向患者解释清楚。

术中折断的牙根拔除必须在清楚、直视下进行,要求有良好的照明及止血条件,切忌在未看见断根时盲目操作,原则上各种断根皆应在术中取出,但必须全面考虑,如患者体质较弱,而手术又很复杂时,亦可延期拔除;如牙根仅在根尖部折断(<3 mm),不松动且本身并无炎症存在(一般为阻生牙、埋伏牙、错位牙)时也可不拔除。

牙根的具体状况不同,拔除方法也不一样,以下为较常使用的牙根拔除方法。

(一)根钳拔除法

适用于牙根断面高于牙槽窝边缘的牙根和牙根断面虽平齐或低于牙槽窝边缘但在去除少许牙槽骨壁后能用根钳夹住的牙根(由于用去除牙槽骨壁的方法在术后存在牙槽嵴高度降低、外形凹陷的缺点,最好不要采用此法,可改用直挺拔除法)。安置根钳时,钳喙应尽量向根方插入,要尽量多地环抱牙根,然后尝试摇动并缓慢加力,随着牙槽窝的扩大,钳喙不断向根方深入。对扁平的牙根主要依靠楔入和摇动的力量拔除,对圆钝的牙根还可使用扭转力。

(二)直挺拔除法

根的折断部位比较低,根钳无法夹住时,应使用牙挺将其挺出。尽量选用挺刃窄而薄的直挺,挺刃的大小、宽窄应与牙根表面相适应。高位牙根可用直牙挺,位于牙槽窝内的低位牙根应使用根挺,根尖1/3以下的牙根需用根尖挺。一般情况下,牙挺从牙根斜面较高的一侧插入,对于弯根则应从弯曲弧度凸出的一侧进入。挺刃凹面应紧贴牙根并沿着牙根表面用楔的原理尽量向牙根根方插入至牙根与牙槽骨壁之间,挺的凸面以牙槽骨骨壁或腭侧骨板为支点施以旋转力,使牙槽窝扩大,牙根与周围组织的附着断裂,即利用楔与轮轴的作用原理使牙根逐渐松动,牙根松动后,牙挺就可乘势插向牙槽窝深处,这样不断推进与旋转牙挺,最后再稍微用力便可使牙根脱位。多根牙或相邻的牙根需同时拔除时挺刃也可从多根牙或相邻牙根之间插入,以邻近的牙根为支点,在拔除牙根的同时,也挺松了需要拔除的相邻牙根。

(三)三角挺拔除法

最常用于拔除多根牙时已完整拔除患牙的一个根,利用该根空虚的牙槽窝挺出相邻牙槽窝中的断根。使用时将三角挺的挺喙插入已经空虚的牙槽窝底部,喙尖抵向牙槽中隔,以牙槽骨为支点,向残留断根的方向施加旋转力,将残留断根连同牙槽中隔一并挺出。

(四)牙钳分根后拔除

下颌磨牙残冠拔除时,可以先使用牛角钳或分根钳夹持根分叉处,握紧钳柄将患牙分为近、远两个牙根,而后根据具体情况,用下颌根钳或牙挺分别拔除。

(五)牙挺分根拔除法

适用于磨牙残冠折断部位比较低,根钳无法夹住,且根分叉暴露者。此时可以将直挺挺刃插入近远中两根间的根分叉下,旋转挺柄即可将残冠分割成近、远两根,而后根据具体情况,用下颌根钳或牙挺分别拔除。

(高　影)

第二节　阻生牙拔除术

阻生牙是指由于邻牙、骨或软组织的阻碍而只能部分萌出或完全不能萌出,且以后也不能萌出的牙。引起牙阻生的主要原因是随着人类的进化,颌骨退化与牙量退化不一致,导致骨量相对小于牙量(牙弓的长度短于所有牙的近远中径之和),颌骨缺乏足够的空间容纳全部恒牙。常见的阻生牙为上、下颌第三磨牙,其次是上颌尖牙和下颌第二前磨牙。由于第三磨牙是最后萌出的牙齿,因此最容易因萌出空间不足而导致阻生;因下颌第二前磨牙是在第一前磨牙和第一磨牙之后萌出,上颌尖牙是在侧切牙和第一前磨牙之后萌出,如果萌出空间不足,也会导致阻生。除上述因素外,引起尖牙阻生还有以下因素:①恒尖牙在发育过程中其牙冠位于乳尖牙牙根舌侧,故乳尖牙如果发生任何病变均可影响恒尖牙牙胚的生长发育;②尖牙在萌出过程中,牙根的发育较其他牙完成的早,因而其萌出力量减弱,并且尖牙从萌出到建立𬌗关系,萌出距离最长;③上颌尖牙从腭侧错位萌出比例较高,而腭侧软组织及骨组织均较致密,萌出阻力大。由于尖牙阻生因素较多,故上颌尖牙阻生是除下颌及上颌第三磨牙阻生之外最常见者。

阻生牙拔除难度是随着年龄的增长而增加,如果延迟拔除,不但可能会导致阻生牙局部组织发生病变、邻牙及邻近骨组织缺损(缺失),还会增加拔牙时损伤相邻重要结构的风险等许多问题。由于年轻患者能更好地耐受手术、术后恢复速度及牙周组织的愈合质量好于成年患者、操作相对简单、并发症少,还避免了因阻生牙导致的所有局部组织病变等问题,因此在没有拔牙禁忌证的情况下所有阻生牙均应早期、及时拔除。

一、适应证

对有症状和病变或可能引起邻近组织产生症状和病变的阻生牙均应拔除。

(一)引起冠周炎的阻生牙

冠周炎是指部分萌出的阻生牙牙冠周围软组织的炎症,临床表现为不同程度的肿痛和张口受限,如果治疗不及时,感染会蔓延到相邻的面部间隙,导致严重的面部间隙感染。当冠周炎症状减轻或消失时应及早拔除阻生牙。

由于阻生牙或阻生牙在萌出过程中殆面被软组织覆盖形成的盲袋,成为细菌滋生的良好场所。当患者抵抗力降低时,就会引发冠周炎,为了预防冠周炎的发生,需对阻生牙进行预防性拔除。

(二)阻生牙龋坏及导致邻牙龋坏

由于阻生牙常导致局部自洁能力下降,致龋细菌就会引起阻生牙及邻牙龋坏。应及时拔除龋坏阻生牙,以方便邻牙的牙体治疗并提高邻牙的自洁能力,龋坏的邻牙应尽量治疗保存。对于年轻患者,为防止邻牙发生龋坏,可预防性拔除阻生牙。

阻生牙通常无法建立正常咬合关系,若发生错殆或与邻牙邻接关系不良可导致食物嵌塞,进而发展为牙周病,调殆治疗效果往往不佳,需要及时拔除阻生牙。

(三)阻生牙压迫导致邻牙牙根吸收

阻生牙的压力会引起邻牙牙根吸收,早期及时拔除阻生牙后,缺损的牙骨质可自行修复。

(四)因阻生牙压迫导致邻牙牙周组织破坏

由于阻生牙(特别是近中或水平阻生)与紧贴的邻牙之间不易保持清洁,易引起炎症,使上皮附着退缩,形成牙周炎,导致牙槽骨吸收。应及时拔除阻生牙,通过牙周治疗或牙周组织再生的方法恢复丧失的牙周组织(缺失的骨质由新生骨填充)。早期预防性拔除阻生牙可防止牙周病的发生。

(五)阻生牙导致牙源性囊肿或肿瘤

牙源性囊肿或肿瘤来自牙源性上皮或滤泡,埋藏在牙槽骨中的阻生牙与滤泡同时存在,滤泡如发生囊性变有可能发展成为牙源性囊肿或牙源性肿瘤。如发现滤泡发生囊性变需尽早拔除。

(六)因正畸治疗需要拔除的阻生牙

因正畸治疗需要后推第一、第二磨牙时,阻生的第三磨牙会妨碍治疗,需在正畸治疗前拔除。为保证正畸治疗效果(因阻生第三磨牙可使磨牙和前磨牙向近中移动,导致牙列拥挤),在正畸治疗结束后拔除阻生第三磨牙(尤其是近中阻生)。

(七)可能为颞下颌关节紊乱病诱因的阻生牙

阻生第三磨牙持续的前移力量可使其他牙移位或阻生牙本身错位萌出,造成创伤殆,影响到颞下颌关节,应及时拔除阻生牙。

(八)因完全骨阻生而被疑为原因不明的神经痛或病灶牙者

完全骨阻生牙有时也会引起某些不明原因的疼痛。当排除了其他原因后,拔除阻生牙可能会解决疼痛问题。

(九)正颌手术需要

当准备行下颌升支矢状劈开术时,阻生第三磨牙会妨碍手术过程,术前6~9个月拔除阻生第三磨牙,待颌骨伤口完全愈合后再行正颌手术,新形成的骨有利于正颌术中预知下颌骨截开的状况,还可提供更多的骨量以利于内固定和术后𬌗关系的稳定。

(十)预防下颌骨骨折

牙槽骨是容纳牙齿的,但牙齿的存在会不同程度地减少牙槽骨的骨量。阻生下颌第三磨牙占据骨组织的空间,就使得此处下颌骨变得薄弱、更容易骨折。

二、禁忌证

阻生牙拔除的禁忌证与一般牙拔除术禁忌证相同。当阻生第三磨牙处于下列情况时可考虑保留。

(1)正位萌出达邻牙𬌗平面,经切除远中覆盖的龈瓣后,可暴露远中冠面,并可与对𬌗牙建立正常咬合关系者。

(2)当第二磨牙已缺失或因病损无法保留时,如阻生第三磨牙近中倾斜角度不超过45°,可保留并作为修复用基牙。

(3)邻牙龋坏虽可以治疗,但因骨质缺损过多,拔除阻生牙后可能导致邻牙严重松动,可同时保留邻牙和阻生牙。

(4)第二磨牙拔除后,如第三磨牙牙根未完全形成,可自行前移替代第二磨牙,与对𬌗牙建立正常咬合。

(5)完全埋藏于骨内无症状的阻生牙,与邻牙牙周无相通,可暂时保留观察。成年患者(通常超过35岁),如没有其他疾病的表征并且影像学可见到阻生牙周围有一层骨质覆盖,则不需拔除。

(6)阻生牙根尖未发育完成,其他牙齿因病损无法保留时,可将其拔出后移植于其他牙齿处。

(7)第一磨牙龋坏无法保留,如第三磨牙非颊舌位(最好是前倾位),拔除第一磨牙后,间隙可能因第二、第三磨牙的自然调整而消失,配合正畸治疗,可获得更好的𬌗关系。

(8)如果阻生牙的拔除会造成其周围神经、牙齿或原有修复体的损伤,可将其留在原位观察。

三、阻生牙拔除术前准备

(一)临床检查

阻生牙拔除术前必须进行详细的病史询问、全面的体格检查、实验室检查和口腔检查。

1.病史询问

病史询问包括年龄、有无系统性疾病史、手术史、服药史等。

2.体格检查

体格检查包括面型、面色、表情、颊部皮肤有无红肿或瘘管,颈部淋巴结是否肿大、有无压痛,关节区有无弹响、压痛,下唇感觉有无异常,张口型、张口度有无异常等。对患有全身疾病的患者还需进行生命体征检查。

3.实验室检查

对患有全身疾病的患者需根据具体情况进行心电图、血常规、肝肾功能、血糖、凝血功能、甲状腺功能等检查。

4.口腔检查

阻生牙在颌骨中的位置、方向、与邻牙的关系,远中龈瓣的韧性、覆盖牙冠的范围、有无红肿、压痛或糜烂、盲袋内是否有脓性分泌物,牙冠有无龋坏,邻牙的松动度、牙周状况,有无龋坏、折裂、充填体或修复体等,对检查结果要告知患者并详细记录在病历上。

(二)影像学检查及难度评估

不同的阻生牙在拔除时难易程度也有所不同,为了在术前预测拔除难度,需制定阻生牙分类标准和拔除难度标准,通过这些标准预测手术难度及术中、术后可能发生的并发症,并可使手术井井有条地进行。现行主要的分类系统和难度评估都是基于对影像学分析得来的,因此拔除阻生牙前需要进行全面的影像学检查。

最常用的方法是拍摄全口曲面断层X线片,它可提供颌面部大部分信息,如下颌阻生牙与下牙槽神经的关系、上颌阻生牙与上颌窦的关系等,避免了因仅拍摄局部X线片而发生漏诊的可能。另外,根据需要还可增加其他检查方法,如根尖片可了解阻生牙局部更多的细节;咬合片可了解阻生牙颊舌向位置和结构的变化。

拍摄X线片应注意投照角度差异造成的影像重叠和失真。例如,下颌管与牙根影像重叠时,易误认为根尖已突入管内,此时,应观察牙根的牙周膜和骨硬板是否连续,重叠部分的下颌管是否比牙根密度高、有无变窄等,以判断牙根是否已进入下颌管内。下颌阻生第三磨牙常位于下颌升支前缘内侧,在下颌骨侧位片和第三磨牙根尖片上,牙冠常不同程度地与下颌升支前缘重叠,形成骨质覆盖的假象,故判断冠部骨阻力时,主要应根据临床检查和探查,尤其是术中所见牙位的高低。

锥形束CT用于阻生牙的检查的优点:可避免平片因影像重叠和投照角度偏差而造成的假象;可直观并量化下颌管在不同层面和方位上与下颌第三磨牙的距离关系;通过调节窗将其他组织图像去除,只留下密度较高的牙齿图像,辅以轴位和其他层面图像可以精确地了解埋伏牙的形态、位置、与邻牙的关系及邻牙有无移位或根吸收等。但锥形束CT需专用设备,花费较大,临床应用受到限制。

1.下颌阻生第三磨牙的分类

下颌阻生第三磨牙可通过以下3条标准进行分类。

(1)角度:是指第三磨牙牙体长轴与第二磨牙牙体长轴所成的角度。根据阻生牙的长轴与第二磨牙长轴的关系分成中阻生、水平阻生、倒置阻生、垂直阻生、远中阻生、颊向阻生、舌向阻生7类。

阻生牙除与第二磨牙长轴有成角关系外,牙冠还可能朝向颊或舌倾斜,如果阻生牙已萌出至牙弓,大多数牙冠是舌向倾斜的。如果阻生牙未萌出,可通过拍摄咬合片确定咬合面是朝向颊(舌)侧或颊(舌)向阻生,大多数牙冠位于牙弓偏颊处。

垂直阻生最常见,近中阻生多见,水平阻生较多见,其他阻生类型少见。近中和垂直阻生(除低位垂直)的拔除难度相对较低,水平和远中阻生的拔除难度较高,倒置阻生的拔除难度最大。

(2)与下颌支前缘的关系:根据阻生牙和下颌升支前缘相对位置关系分为3类。①Ⅰ类:阻生牙牙冠的近远中径完全位于下颌升支前缘的前方。②Ⅱ类:一半以内的阻生牙牙冠的近远中径位于下颌升支内。③Ⅲ类:一半以上的阻生牙牙冠的近远中径位于下颌升支内。分类越高牙齿的拔除难度越大。

(3)与𬌗平面的关系:根据阻生牙相对于第二磨牙𬌗平面的位置关系分为3种。①高位阻生:牙的𬌗平面到达或高于第二磨牙的𬌗平面。②中位阻生:牙的𬌗平面位于第二磨牙的𬌗平面和牙颈线之间。③低位阻生:牙的𬌗平面低于第二磨牙的牙颈线。牙拔除的难度随阻生牙埋藏的深度增加而增大。

2.三分类法在上颌阻生第三磨牙的应用

三分类法在上颌阻生第三磨牙中的应用与下颌几乎一样,但需考虑以下因素。

(1)角度:垂直阻生最常见,远中阻生常见,近中阻生少见,颊腭向及水平阻生比较罕见。角度分类对上颌阻生牙拔除难度的影响刚好相反,垂直和远中阻生相对简单,而近中阻生拔除困难。

(2)阻生牙颊舌向的位置对拔除难度也有影响:偏颊向的阻生牙(占多数),因颊侧骨板薄而拔除容易;而偏向腭侧的阻生牙拔除难度大。

(3)与𬌗平面的关系:上颌阻生牙同样随着埋藏深度的增加而拔除难度增加。

3.影响阻生牙拔除难度评估的其他因素

(1)牙根形态:牙根形态与阻生牙拔除难度之间有非常密切的关系。总体来说,拔除阻生牙最佳时机是牙根已形成1/3~2/3时,此时牙根形态是圆钝的,拔除时很少会断根,而且牙根距离重要解剖结构较远。如果牙根完全形成后,拔除难度就会增加(并且随着年龄的增大而增加)。如果在牙根尚未形成的牙胚期拔除,因术中牙胚在牙槽窝内旋转,难以找到合适支点将其挺出,拔除也较困难。另外,需注意牙根弯曲的方向,如果牙根弯曲的方向(向远中弯曲)与牙齿脱位的方向一致,拔除相对简单;如果牙根向近中弯曲,则发生断根概率很大,需分块拔除。

(2)牙周膜或牙周滤泡的宽度:阻生牙拔除的难度与牙周膜或牙周滤泡的宽度有关,越宽拔除越容易。由于牙周膜或牙周滤泡随年龄的增加而逐渐变窄,所以年轻患者的拔牙难度较年长患者低。尤其是40岁以上的患者,由于牙周膜间隙几乎消失,拔除更困难。

(3)周围骨密度:阻生牙拔除难度与周围骨密度有关。骨密度与患者年龄有关,年轻患者骨密度相对低,牙槽骨扩展性大,患牙易于拔除;35岁以上患者的骨密度高,柔性及扩展性下降,骨阻力增加,拔除难度增大,拔除上颌第三磨牙时可导致上颌结节骨折。

(4)与邻牙的关系:如果阻生牙与邻牙之间有间隙则拔除较容易,如果紧靠邻牙,需注意避免损伤邻牙,如果邻牙有龋坏或大面积修复体时更要格外小心。

(5)与周围重要解剖结构的关系:如果牙根离下牙槽神经、鼻腔或上颌窦很近,术者应注意避免损伤神经、鼻腔和上颌窦。

(三)拔牙器械准备

拥有标准的器械可使操作顺利进行,并可减少并发症的发生。阻生牙拔除的常用器械包括15号刀片及刀柄、骨膜分离器、颊拉钩、牙挺、持针器、线剪、缝合针及缝线(可吸收或不可吸收)、外科专用气动式手机和外科专用切割钻。

(四)知情同意

术前必须告知患者拔除阻生牙的风险及可能出现的并发症,如:局麻可能发生药物过量或变态反应,可能会引起血肿或深部组织感染,针尖刺中下牙槽神经可导致暂时性下唇麻木,腭大神经麻醉可能会导致暂时性咽部异物感、恶心;术中可能需要切开牙龈、去骨、分牙、缝合切口,可能会出现不适感;如果邻牙有龋坏、填充体、修复体或有严重牙周病,术中可能会损害邻牙或修复体;术后疼痛也可能由邻牙的牙髓炎引起;拔除上颌第三磨牙、尖牙或多生牙可能会引起上颌结节骨板折裂、患牙或牙根进入上颌窦,可能会损伤上颌窦或鼻腔,导致术后口腔上颌窦瘘或口鼻瘘;拔除下颌第三磨牙或尖牙有可能损伤下牙槽神经、颏神经和舌神经,导致一侧下唇或舌体暂时性或永久性麻木;术后可能会发生出血、肿痛、张口受限、"干槽症";术中、术后可能须使用抗菌药物和止痛药物等。

知情同意是医疗实践中的一个重要环节,尽量做到术前告知义务,医护人员有义务应用自己的知识给患者讲解、引导其对病情做出合理的治疗决定,这样可最大限度地保证医疗安全。当患者遭受到一个没有事先告知的意外并发症时,会引起患者和医护之间不必要的争执。

(五)麻醉及体位

由于阻生牙拔除难度较大,耗时较长,所以长效、足量、完全的麻醉效果非常重要。医护和患者的手术体位同普通牙拔除。由于整个手术过程可能对部分焦虑和牙科畏惧症的患者存在不适的噪声和感觉,对这些患者可在术前控制焦虑、术中配合使用镇静方法等。

四、下颌阻生第三磨牙拔除

(一)阻力分析与手术设计

下颌阻生第三磨牙位于下颌骨体后部与下颌升支交界处,由于阻生牙的阻生状况和形态不同,拔除难度也各不相同,但无论何种类型和形态的阻生牙,将其顺利拔除的关键是有效解除阻生牙的各种阻力,因此阻力分析是拔除下颌阻生第三磨牙的必要步骤之一。下颌阻生第三磨牙拔除阻力有以下几种。

1.冠部阻力

(1)软组织阻力:来自阻生牙上方覆盖的龈瓣,该龈瓣质韧并保持相当的张力包绕牙冠,对阻生牙殆向和远中向脱位形成阻力。该阻力通过切开、分离软组织即可解除。

(2)骨组织阻力:来源于包裹牙冠的骨组织,主要是牙冠外形高点以上的骨质。冠部骨组织阻力单从X线判断常有误差,应结合临床检查进行判断。垂直阻生的冠部骨组织阻力多在远中,近中或水平阻生的冠部骨组织阻力多在远中和颊侧。该阻力可通过分切牙冠和/或去骨的方法解除。

2.根部阻力

根部阻力来自牙根周围的骨组织,是主要的拔牙阻力,其阻力大小与下列情况有关。

(1)阻生牙倾斜度:垂直阻生牙牙根与拔除脱位方向一致,根部阻力较小;近中阻生牙倾斜度较大,与拔除脱位方向不一致,需要转动角度,所以根部阻力较大;水平位阻生牙倾斜度约90°,与拔除脱位方向更不一致,需更大的转动角度,所以根部阻力更大;倒置阻生牙牙根倾斜度超过90°,冠、根部阻力均最大,拔除时需大量去骨后再将牙分割成多段才能拔除,所以拔除最困难。

(2)牙根形态:融合根、特短根、锥形根的根部阻力小,用挺出法即可拔除;双根且根分叉较高且二根间距较大者,根部阻力较大,需用分根法解除根部阻力;多根牙、根分叉较低且牙颈部有较大骨倒凹者、肥大根、U形根、特长根的根阻力大,常需去骨达根长1/3甚至1/2以上才能解除根部阻力。

(3)根尖形态:正常根尖、根尖弯向远中、根尖发育未完成者,根尖部阻力很小,拔除较容易;根尖弯向近中、颊舌侧或根尖弯曲方向不一致、根端肥大者,根尖阻力较大,拔除较困难。

(4)周围骨组织密度:年轻人的根周骨密度疏松,牙周间隙明显,比中老年人容易拔除;根周骨组织因慢性炎症而出现明显骨吸收者,根阻力小,容易拔除;如因慢性炎症导致骨硬化或根周骨粘连,则根阻力变大,拔除较困难,该情况多见于年长患者。

去除根部骨阻力的方法有分根、去骨、增隙。单纯去骨创伤较大,应多采用分根、增隙等多种方法综合应用解除牙根阻力。

3.邻牙阻力

邻牙阻力是指第二磨牙产生的妨碍阻生牙拔除脱位的阻力。其阻力大小视阻生牙与第二磨牙的接触程度和阻生的位置而定,该阻力可通过分冠和去骨的方法解决。

要根据阻力分析、器械设备条件和术者经验设计合理的手术方案。手术方案包括麻醉方法和麻醉药物的选择、切口的设计、解除阻力的方法、去骨部位和去骨量、分割冠根的部位、牙脱位的方向。由于手术方案主要是根据影像结果制订的,如果术中出现与临床实际情况不相符时,应及时调整术前设计的方案。

(二)拔除步骤

下颌阻生第三磨牙拔除术是一项较为复杂的手术,手术本身包含对软组织和骨组织的处理,要严格遵守无菌原则。

1.麻醉

通常选择下牙槽神经、舌神经、颊长神经一次性阻滞麻醉。为减少术中出血、保证术野的清晰和方便操作,可在阻生牙颊侧及远中浸润注射含血管收缩剂(肾上腺素)的麻醉药物。

2.切口

因下颌阻生第三磨牙位于口腔最后部而导致操作视野有限,通常需切开、翻瓣以提供清晰的视野。高位阻生一般不需切开,或仅在远中切开、分离牙龈即可;中低位阻生最好选用袋型瓣切口,也可选用三角瓣切口。袋型瓣切口从阻生牙颊侧外斜嵴开始,向前切开至第二磨牙远中偏颊处,再沿第二磨牙颊侧牙龈沟向前切开至第二磨牙近中(短袋型切口)或继续沿牙龈沟向前扩展至第一磨牙近中(长袋型切口),牙龈乳头保留在组织瓣上,切开时刀刃应直达骨面,全层切开黏骨膜。

如果阻生牙埋藏很深,也可选用三角瓣切口,该切口是在袋型切口的基础上,在第二磨牙近中或远中颊面轴角处附加一个向前下斜行与龈缘约成45°的减张切口,附加切口与牙龈沟内切口必须保持钝角以保证基部足够宽(提供足够的血供),长度不能超过移行沟底。

3.翻瓣

将骨膜剥离器刃缘朝向骨面插入到骨膜与牙槽骨之间,从切口前端开始,先旋转分离牙龈乳头,再沿牙槽嵴表面向后推进,要确保组织瓣全层分离,如遇因未完全切开而导致分离困难时,应再次切开,避免因强行剥离引起组织撕裂。分离、翻瓣的范围原则上以显露手术区即可,颊侧不要超过外斜嵴,舌侧不要越过牙槽嵴,以免引起过重的术后肿胀,组织瓣翻开后将颊拉钩置于组织瓣与术区之间,使组织瓣得以保护并可充分显露手术区。

4.去骨

翻瓣后应根据X线片和临床实际的骨质覆盖状况决定去骨部位和量,选用外科专用切割手机和切割钻。去骨的一般原则:显露牙冠的最大周径;尽量保持颊侧皮质骨高度;根据患牙拔除难度及切割牙冠方式确定去骨量。

去骨的目的是暴露牙冠,包括去除全部𬌗面和部分颊侧、远中的牙槽骨,为保持牙槽骨高度,去除颊侧及远中牙槽骨时可仅磨除贴近患牙的部分牙槽骨,这样既显露了牙冠,又达到了增隙的目的。

舌侧及近中牙槽骨原则上不能去除,因为这样可能会伤及舌神经、第二磨牙及第二磨牙牙周骨质。由于舌神经位于舌侧软组织内,可能平行于牙槽嵴顶行走,为避免损伤神经,在远中去骨时不要超过中线,将分离器置于远中骨板周围进行保护,确保切割钻不伤及软组织。

5.增隙

增隙是在患牙的颊侧和远中骨壁磨出沟槽（在临床实际操作中,该步骤大多已在去骨时完成）,将磨出的沟槽作为牙挺的支点。沟槽宽度约 2 mm,该宽度既可容纳牙挺又不会因太宽导致牙挺失去支点在沟槽内打转。增隙时,将牙钻与牙体长轴平行,在患牙表面去骨磨出一小沟,从小沟开始向近远中磨除患牙颊侧和/或远中表面骨质,将患牙和骨壁分离,沟的深度达牙颈部以下（通常与切割钻的长度相当,不会影响颌骨的机械强度）,注意不要伤及下牙槽神经管。

6.分切患牙

分切患牙包括截冠和分根。其目的是解除邻牙阻力、减小根部骨组织阻力。其优点是减小创伤、减少操作时间、降低并发症。最常用的方法是用钻从患牙牙冠颊侧正中向舌侧进行纵向切割,深度达根分叉以下,将牙分成近中和远中两部分（由于有的患牙舌侧面非常接近舌侧骨板,而且舌侧骨板较薄,为避免损伤舌侧软组织及舌神经,通常切割至余留患牙舌侧少部分牙体组织,不可将整个患牙颊舌向贯穿磨透,然后用直挺插入沟槽底部旋转将患牙折裂成理想比例的近中、远中两部分）。

有时,近中部分仍存在邻牙阻力时,可在近中部分釉牙骨质界处做一横断切割,将其分割为牙冠和牙根两部分,先取出牙冠,然后挺出牙根。如是多根牙,可将牙根分割成多个单根后再分别挺出。

7.拔出患牙

当完全解除邻牙阻力、基本解除骨组织阻力后,根据临床具体情况,选择合适的牙挺,分别将患牙分割后的各部分挺松或挺出。挺松部分用牙钳将其拔除,以减少牙挺滑脱和牙体被误吸、误吞的可能。使用牙挺时切忌使用暴力,应注意保护邻牙及骨组织（用手指接触患牙及邻牙并抵于舌侧,感知两牙的动度,控制舌侧骨板的扩张幅度）,以免造成舌侧骨板、相邻第二磨牙、下颌骨的损伤或患牙移位。

对分割拔出的患牙,应将拔除的牙体组织进行拼对,检查其完整性,如有较大缺损,应仔细检查拔牙窝,避免遗留。

8.处理拔牙窝

用生理盐水对拔牙窝进行清洗和/或用强吸的方法彻底清理拔牙时产生的碎片或碎屑,对粘连在软组织上的碎片可用刮匙刮除,但不能过度搔刮牙槽窝,以免损伤残留牙槽骨壁上的牙周膜而影响伤口愈合。

在垂直阻生牙的远中部分、水平阻生或近中阻生牙冠部的下方常存在肉芽组织,X线显示为三角形的低密度区,如探查为脆弱松软、易出血的炎性肉芽组织,应予以刮除;如探查为韧性、致密的纤维结缔组织,则对愈合有利,不必刮除。低位阻生的牙冠常有牙囊包绕,多与牙龈相连,应将其去除,以免形成残余囊肿。

压迫复位扩大的牙槽窝,修整锐利的骨缘,取出游离的折断骨片。为预防出血,可在拔牙窝内放入吸收性明胶海绵1～2块。

9.缝合

缝合的目的是将组织瓣复位以利愈合、防止术后出血、缩小拔牙创、避免食物进入、保护血凝块。缝合不宜过于严密,通常第二磨牙远中处可以不缝,这样既可达到缝合目的,又可使伤口内的出血和反应性产物得以引流,从而减轻术后肿胀和血肿的形成。

缝合切口时,要先缝合组织瓣的解剖标志点,如切口的切角和牙龈乳头,因为拔牙后有些解剖结构发生了变化,这样可以避免缝合时组织瓣移位。缝合完成后用消毒棉卷覆盖拔牙创并嘱患者咬紧加压止血。

10.术后医嘱

同一般牙拔除术。由于下颌阻生牙拔除损伤较大,术后可适当使用抗生素和止痛药。

(三)各类阻生牙的拔除方法

1.垂直阻生

如果患牙已完全萌出,根部和骨阻力不大时,可分离牙龈后用牙挺直接拔除;如果患牙未完全萌出,存在较大软组织阻力时,可将患牙𬌗面及远中龈瓣切开、翻瓣,完全消除软组织阻力后再用牙挺拔除。将牙挺置于患牙近中,以牙槽突为支点,以楔力为主,逆时针向远中转动,使患牙获得向上后的脱位力。

如果患牙牙冠有较大的骨阻力时,需去除牙冠𬌗面全部骨质和远中部分骨质后再拔除患牙。如果患牙根分叉大而导致根部骨阻力较大时,应用切割钻将患牙垂直分割成近、远中两瓣后分别拔除。对于低位、骨阻力大者应采用去骨、增隙、分根等联合方法。

2.近中阻生

对邻牙和根部阻力不大的高位近中阻生牙(近中部分位于第二磨牙牙冠外形高点或以上),多可直接挺出。操作时应压紧邻牙进行保护,如患牙牙冠下方有新月形(非炎症性骨吸收)或三角形(炎症性骨吸收)间隙存在时,则更有利于牙挺的插入和施力。

大多数近中阻生牙的邻牙阻力较大,为保证患牙牙冠及牙根有足够的脱位空间,需用钻将患牙分割成几部分。如患牙牙根阻力不大,可使用近中分冠法解除邻牙阻力即可;如患牙牙根阻力较大,需在解除邻牙阻力的同时解除或减小患牙根部骨阻力,应使用正中分冠法,将患牙分成近中和远中两部分后再依次挺出。

3.水平阻生

高位水平阻生可采用正中分冠法拔除,先在患牙颊侧和远中增隙,用钻正中垂直切割牙冠至根分叉以下,将患牙分成近中和远中两部分,先挺出远中部分,再挺出近中部分,如果近中部分因邻牙阻挡不能被挺出,可在其釉牙骨质界处进行横断切割,将近中部分再切割成冠和根两部分,先取出冠部,再取出根部。

中、低位水平阻生通常邻牙阻力很大,首先需去除覆盖患牙牙冠的骨质,并在牙冠的颊侧及远中增隙以显露牙冠,再从牙冠最大周径处将其横断、分离,被分离的牙冠应上宽下窄,以利于取出。取出牙冠后再将其他部分挺出,如分离的牙冠无法整体取出,可再切割分块后取出,如牙根分叉较大时,需分根后依次拔除。

4.远中阻生

由于下颌升支对远中阻生患牙的阻力较大,必须通过去除患牙牙冠或远中部分牙冠,消除患牙远中阻力后,才能将患牙完全拔除;如果患牙牙根阻力较大时,可通过分根的方法解决。

5.倒置阻生

倒置阻生第三磨牙往往深埋在下颌骨及升支内,并与第二磨牙毗邻,拔除相当困难。首先去除覆盖患牙牙根上方的骨质,并在患牙牙根及牙冠周围增隙,然后沿患牙长轴方向分割患牙,最后将分割成块的患牙依次取出。如果患牙牙冠阻力较大时,可先分块取出牙根,再分块取出牙冠。

6.牙胚

因牙胚没有牙根,其周围均有大量的骨质,为减少创伤,可用切割钻仅去除牙胚𬌗面少量骨质,开窗显露牙胚,再将牙胚分切成几部分后分块取出即可。

五、上颌阻生第三磨牙拔除

上颌阻生第三磨牙与下颌阻生第三磨牙相比拔除难度低,拔除方法也有很多相同点,具体步骤如下。

(一)切口

由于上颌阻生第三磨牙的颊侧和远中没有重要解剖结构,而且无论是袋型切口或三角形切口(注意在缝合松弛切口时需要一定的手术技巧),其术后反应均较轻,因而除高位阻生患牙使用袋型切口外,为了获得良好的手术视野,低位或埋藏阻生患牙均可使用三角形切口。

切口起于上颌结节前面微偏颊侧,向前至第二磨牙的远中,再沿着第二和第一磨牙牙龈沟向前延伸,如选用三角形切口,可在第二磨牙近中或远中颊侧附加松弛切口。

(二)翻瓣

同下颌阻生牙拔除。但在分离腭侧瓣时要完全游离,范围要超过腭侧牙槽嵴,以免阻挡患牙的脱位。

(三)去骨、增隙

上颌骨质比较疏松,去骨时要注意尽量保存骨质,一般只需去除患牙颊侧和𬌗面的骨质,暴露牙冠即可。

(四)分牙、挺松、拔除

上颌第三磨牙垂直阻生约63%,远中阻生约25%,近中阻生约12%,其他位置极少。

由于上颌牙槽骨较疏松,弹性较大,因而拔除垂直和远中患牙时一般不需分牙,将牙挺插入患牙近颊侧牙周膜间隙,以牙槽嵴间隔为支点将患牙向远颊𬌗或颊𬌗方向挺出即可。操作时要注意施力的大小和方向,避免向上和向后使用暴力,因为:如果患牙与周围骨质粘连严重或牙根阻力较大时,向后使用暴力可导致患牙远中牙槽骨或上颌结节折裂;如果向上用力插入牙挺时,挺刃未能进入患牙牙周间隙,而是直接作用于患牙,有可能将患牙推入上方的上颌窦或翼颌间隙。

当整体挺出患牙有困难时,需分析原因,如果是骨质粘连引起,可在患牙腭侧和远中去骨、增隙;如果是根阻力较大,可采用分根的方法解决;为避免将患牙推入上方,可将颊拉钩置于上颌结节后方,这既可感知作用力的方向,阻挡患牙向上方移位,还可通过抵挡产生的楔力使患牙向𬌗方脱位。

拔除近中阻生患牙时,由于第二磨牙限制了其向远中及𬌗方脱位,可采用磨冠法解除邻牙阻力后拔除。拔除水平阻生患牙时,需去除较多骨质后显露患牙,再将患牙分割成若干块后,分块拔除。

(五)清理牙槽窝与缝合

同下颌第三磨牙。因上颌第三磨牙根尖部贴近上颌窦,搔刮时要避免穿通上颌窦。

(六)术后医嘱

同下颌第三磨牙。由于上颌阻生牙拔除手术损伤小,术后恢复要比下颌阻生牙快,通常可以不用止痛药和抗生素。

六、阻生尖牙拔除

尖牙对牙𬌗系统的功能和美观甚为重要,故对其拔除应持慎重态度。术前应与口腔正畸医师商讨,如能通过手术助萌、正畸、移植等方法,则可不拔除。如决定拔除,术前要拍摄定位或CT片,确定患牙在牙槽骨中的位置、邻牙阻力、牙根形态和弯曲度,并确定与鼻底及上颌窦的关系。尖牙阻生好发于上颌,由于阻生下颌尖牙的处理方法基本与上颌一致,故本段仅讨论上颌阻生尖牙。

(一)切口及翻瓣

根据患牙位于颌骨的位置确定手术入路。通常患牙牙冠位于唇侧较位于腭侧或中央容易拔除,牙冠位于唇侧,选择唇侧入路;位于腭侧,则选择腭侧入路;位于中央的话,可以选择唇、腭两侧入路翻瓣。切口可选择袋形、三角形或梯形。如阻生位置高可采用牙槽嵴弧形切口。翻瓣方法同前。

(二)去骨

用钻磨除覆盖患牙牙冠的骨组织,显露牙冠最大周径。

(三)分割、拔除患牙

如果埋藏尖牙有牙囊滤泡包裹,则用牙挺将其挺出即可;如果骨阻力较大或牙根弯曲,难以整体挺出,则用钻在患牙牙冠最大周径处将牙冠横断,分别挺出牙冠和牙根。

(四)清理拔牙窝、缝合

同下颌第三磨牙,注意要彻底清除牙囊。

七、上颌前部埋藏多生牙拔除

上颌前部是多生牙的好发部位,埋藏多生牙常在替牙期在恒牙迟萌或错位行 X 线检查时被发现。埋藏多生牙除造成错𬌗畸形、邻牙牙根吸收、影响正畸治疗外,还是引发牙源性囊肿和肿瘤的原因,需及早拔除。拔除方法如下。

(一)麻醉

可选用局部浸润麻醉,对埋藏较深、位置较高的多生牙可采用眶下神经和鼻腭神经阻滞麻醉。儿童患者需配合镇静术方法。

(二)切口及翻瓣

多生牙位于牙弓或牙弓唇侧,可选择唇侧入路,采用袋形或三角形切口,对于埋藏位置较高、患牙大部分位于邻牙根尖上方、无论患牙偏向牙弓唇侧或腭侧均可选用牙槽突弧形切口。如位于牙弓腭侧,通常选用腭侧袋型切口。翻瓣方法同前。

(三)去骨、显露患牙

同上颌阻生尖牙,需注意保护邻牙。

(四)挺出患牙

同阻生尖牙。

(五)清理牙槽窝及缝合

同阻生尖牙。

八、其他埋藏阻生牙的拔除

除上述介绍的常见阻生牙,还有上颌前磨牙、上颌切牙阻生等,如果不能通过手术助萌、正畸、移植等方法恢复其牙弓内的位置,则应将其拔除。

同上颌前部埋藏多生牙一样,埋藏阻生牙拔除的关键是术前通过影像学确定患牙在颌骨内的位置,从而决定手术入路、去骨部位、去骨量及分割患牙的部位,合理解除拔牙阻力,避免损伤邻牙及重要解剖结构。具体拔除同上。

(高　影)

第三节　超声刀在牙拔除术中的应用

一、超声刀的结构组成

口腔科的超声骨刀主要用于齿槽外科手术,由主机及冷却水支架(水瓶支撑杆)、冷却水管(另配)、手柄支架、手柄、工作头、连接线、脚控制踏板等附件组成(图5-25)。

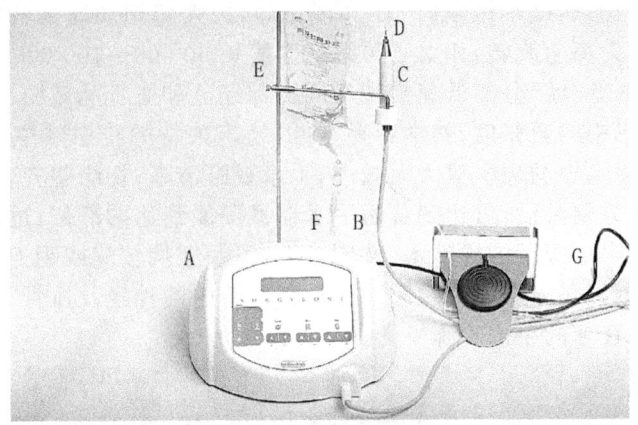

图 5-25　超声骨刀
A.主机;B.连接线;C.手柄;D.工作头;E.支撑杆;F.冷却水管;G.脚控连接线

(一)附件

超声骨刀附件中需要灭菌的是手柄、工作头、手柄连接线和冷却水管。冷却水管以一次性使用为佳,手术冷却用水为无菌生理盐水;手柄连接线不耐高温,使用时可用一次性无菌器械护套保护。超声骨刀工作头凹槽多,清洗时宜用硬度适宜的尼龙刷刷洗,避免超声清洗,工作头支架需同时清洗后随同工作头包装,物理灭菌(图5-26)。

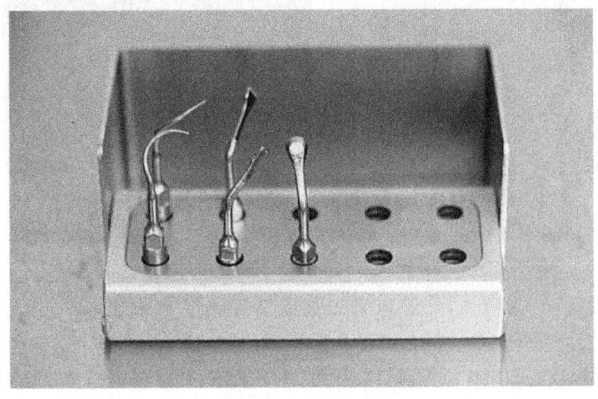

图 5-26　工作头

(二)主机

主机及冷却水支架用对金属无腐蚀性的中效以上消毒剂擦拭消毒,机器表面不防水,擦拭不宜过湿。

二、超声骨刀的应用

超声骨刀利用高强度聚焦超声技术,通过特殊转换装置,将电能转化为机械能,经高频超声震荡,使所接触的组织细胞内的水汽化、蛋白氢键断裂,从而将需要切割的骨组织彻底破坏。由于该高强度聚焦超声波只对特定硬度的骨组织具有破坏作用,不仅不会破坏到血管和神经组织,还能对手术伤口起到止血的作用,进一步缩小微创手术的创口,极大地提高手术的精确性、可靠性和安全性。

在智牙预防性拔除中,翻开弧形黏骨膜瓣后,使用超声骨刀在智牙冠相应的骨组织上划一个圆形切口,即可将圆形骨板取出。而骨板下方的智牙囊并未受到损伤,故可将智牙及牙囊完整取出。

超声骨刀具有以下优点:微小振幅(100~300 μm),极大切割加速度(约 50 000 个重力加速度),旁振小,安全性好;无高速旋转:相对于传统高速磨钻 60 000~100 000 转/分的超高速,超声骨刀的零旋转或者 80~150 转/分的低速旋转对周围神经丛和血管丛威胁小得多,显著降低操作风险和难度,缓解术者术中的紧张度,初学者易掌握;超声独特的止血效应,可促使微血管收缩,提高凝血酶的活性,使手术中的失血量大大减小,手术视野清晰;切缘整齐,无劈裂,无灼伤,术后愈合快;手柄轻小,操作方便灵活,可达到普通手术器械不能到达的部位;适应性广泛等。

超声骨刀用于埋伏阻生智牙的拔除术,特别是上、下颌埋伏较深或距上颌窦和下牙槽神经管较近的智牙拔除,可避免损伤上颌窦黏膜和下牙槽神经管内的神经及血管,减少术中术后并发症的发生。超声骨刀拔除智牙的手术步骤见图 5-27。

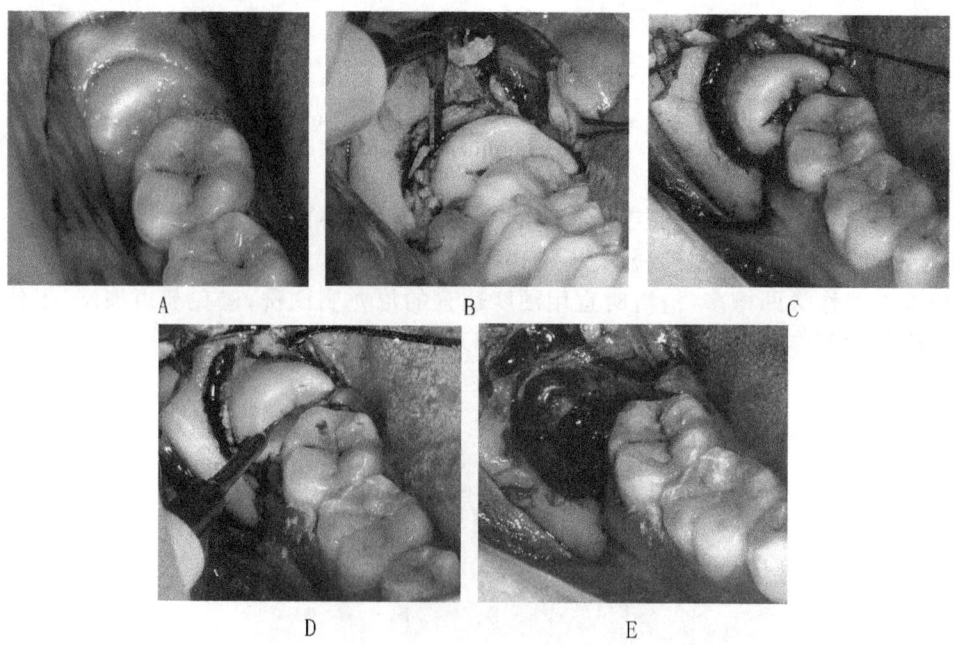

图 5-27 超声骨刀拔除智牙的手术步骤
A.下颌右侧智齿近中倾斜阻生;B.用超声骨刀微创去除阻生智牙远中部分骨组织;C.去骨之后,可见整齐的截骨线;D.应超声骨刀纵向切割牙齿,术野清晰,并可以轻松地控制切割线;E.牙齿纵向截开、微创拔除牙齿之后,可见牙槽间隔和近中邻面牙槽嵴完整,骨损伤较小

三、超声骨刀的优势

超声骨刀是一种微幅振动,肉眼往往无法察觉,刀头与组织均匀接触,稳定而精确,同时又能将操作遗留的骨屑迅速带离术区,保持视野清晰。超声骨刀在操作过程所产生的热量非常少,加之冷却水形成的水雾能起到很好的降温作用,让创口温度始终保持在 42 ℃ 以下,通过水雾冲洗创口,让术野、创口都十分清晰,因此无须棉球止血。超声骨刀采用了三维可控超声振动技术,其对软组织的识别能力较强,在操作过程中可尽量避开软组织、血管和神经,减小副损伤。

超声骨刀拔除下颌水平位阻生智齿的优势:首先避开了传统的骨凿敲击拔牙法,减轻了患者的恐惧心理,其次超声骨刀有仰角涡轮机不能比的优势,就是骨刀的刀头有各种角度和弯度,可以从各个面进行操作,增隙,能在较为狭小的口腔内操作,对于个别有颞颌关节紊乱和张口度较小的患者有着明显的优势。超声骨刀手柄自带照明功能,医师操作能够看得更为清晰,并且超声骨刀具有较强的软组织识别能力,不会损伤牙龈及周围软组织。下颌水平低位阻生牙一般离神经管比较近,超声骨刀更为精细,分牙、去骨增隙更准确,能有效降低神经损伤。

(高 影)

第六章

牙髓病治疗

第一节 根管治疗

一、原理

根管治疗是一种治疗牙髓病、根尖周病的有效方法,其核心是去除感染源,杜绝再感染的途径。它是通过机械和化学的方法预备根管,将存在于牙髓腔内已发生不可复性损害的牙髓组织和作为根尖周病的病源刺激物全部清除,以消除感染源;在清洁根管的同时,将根管预备成一定形状,以方便大量冲洗髓腔和充填根管,通过严密地堵塞空腔从而达到防止再感染的目的。经过根管治疗,可防止根尖周炎的发生或促进原有根尖周病变的愈合,最终使患牙被保存下来,维护牙列的完整和咀嚼器官的功能。

二、适应证

(1)各型牙髓炎、牙髓坏死和各型根尖周炎。

(2)外伤牙:牙根已发育完成,牙冠折断牙髓暴露者;牙冠折断虽未露髓,但修复设计需进行全冠或桩核冠修复者;根折患牙断根尚可保留用于修复者。

(3)某些非龋牙体硬组织疾病:①重度的釉质发育不全、氟牙症、四环素牙等牙发育异常患牙需行全冠或桩核冠修复者。②重度磨损患牙出现严重的牙本质敏感症状又无法用脱敏治疗缓解者。③微裂牙需行全冠修复者。④牙根纵裂患牙需行截根手术的非裂根管。

(4)牙周-牙髓联合病变患牙。

(5)因义齿修复需要,如错位、扭转或过长而无其他牙体牙髓病损的牙齿,或牙冠大面积缺损、残根而需行全冠、桩核冠修复的患牙。

(6)因颌面外科需要,如某些颌骨手术所涉及的牙齿。

(7)移植牙、再植牙。

三、根管治疗的基本器械

(一)光滑髓针

光滑髓针由柄和探针两部分组成。柄分长、短两种。短柄者适用于后牙,长柄者用于前部牙齿。探针细长,横断面为圆形或三角形,用于探查根管情况、卷面捻擦干根管或根管封药,也可用于充填根管糊剂(图6-1)。

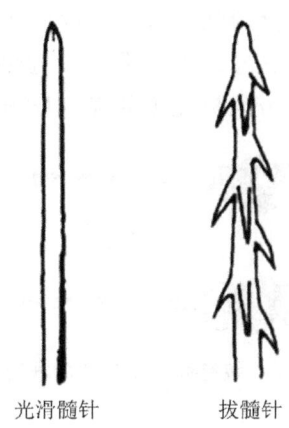

图 6-1 光滑髓针和拔髓针

(二)拔髓针

拔髓针的大小和形状与光滑髓针相似,但针侧有许多倒刺,用于拔除牙髓组织及取出根管内棉捻和纸尖。

光滑髓针或拔髓针按直径由粗到细的顺序分型为0、00和000号(图6-2)。

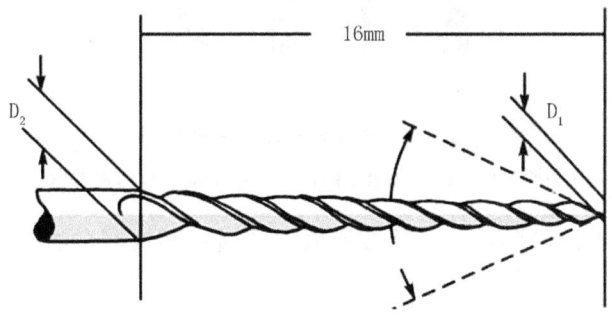

图 6-2 标准规格的根管扩大器

(三)髓针柄

髓针柄是用于安放光滑髓针和拔髓针的杆状金属手柄,一端有螺旋帽和三瓣簧以夹持髓针,便于操作。

(四)根管扩大器和根管挫

ISO标准的根管扩大器和根管锉均由柄和工作端构成。工作端为不锈钢制成,其标准长度有4种:21 mm、25 mm、28 mm和31 mm。工作端的刃部长度均为16 mm(图6-3),锥度为恒定的0.02,即从工作刃尖端向柄部每移动1 mm,其横断面的直径增大0.02 mm。因此,其刃尖端横断面直径(D_1)与刃末端横断面直径(D_2)的差值是恒定的($D_2 - D_1 = 0.32$ mm)。主要用于根管的机械预备。器械工作端带有一个小的橡皮止动片,为标记工作长度所用(图6-4)。

根管扩大器刃端为螺旋状,每1 mm有1/2~1个螺纹,横断面为三角形。在根管内顺时针方向旋动时,有穿透缝隙和切割侧壁的能力,弹性较大,带出腐屑的能力较差。

根管锉的刃端有3种形状:K型、H型根管锉和鼠尾根管锉(图6-4)。K型锉刃端是由横断面为三角形、四方形或菱形的不锈钢丝扭制而成,为螺旋状,螺纹密,菱形截面的锉针扭制出的螺刃呈高低交错。根管锉侧壁切割能力强,能使根管壁光滑,且带出碎屑能力强,但穿透能力较差。粗的 K 型锉和 H 型锉的切割刃为切削旋制所成,非扭制而成。H 型锉的横断面为逗号形,在根管壁上提拉时,侧壁切割能力强,但旋转穿透力不强,且易折断。鼠尾锉刃端如倒钩髓针,每一圆周有 8 个尖刺,用以侧壁切割效率高,带腐屑能力甚强,但根管壁光滑度较差。

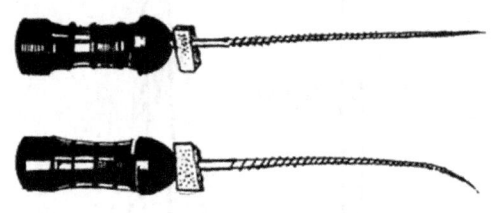

图 6-3　装有橡皮止动片的根管锉

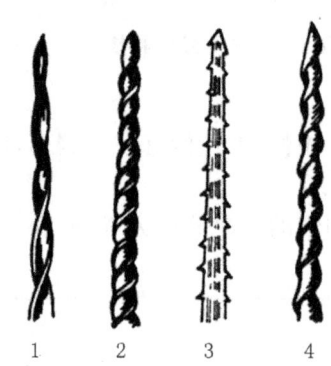

图 6-4　根管扩大器和各型锉
1.根管扩大器;2.K 型根管锉;3.鼠尾根管锉;4.H 型根管锉

根管扩大器和根管锉的国际标准型号按器械刃端横断面直径的大小分型,并以固定的颜色在器械的塑料柄上标定。

(五)扩孔钻

扩孔钻种类很多,其柄端同钻针类似,分为手用与机用两种。颈部细长,刃部为棱锥形、枣核形,其尖可进入根管口,刃可切割根管口的外缘与侧壁,随着尖刃的探入,根管可逐渐变大成为漏斗状(图 6-5)。

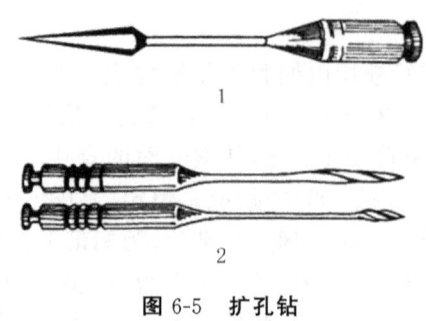

图 6-5　扩孔钻
1.手用;2.机用

(六)螺旋充填器

螺旋充填器的柄同钻针类,可安装在慢速弯机头上使用。工作端为富有弹性的螺旋状不锈钢丝制成(图6-6)。顺时针方向旋转时,可将根管糊剂推入根管。

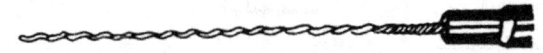

图6-6 螺旋充填器

(七)根管充填加压器

有侧方加压器和垂直加压器两种(图6-7),又分别含指持和手持两类。长柄手持器械结构和形状与手用充填器相似,但其工作端细长;短柄指持器械结构、形状、型号大小和颜色与根管锉相似。侧方加压器的工作端长而尖细,尖端直径与ISO标准的根管锉相符,并以相同颜色标记器械柄,锥度也为0.02。在根管冷侧压充填时,用于扩展牙胶尖与根管侧壁间的缝隙,以利牙胶尖成为根管中充填物的主体,并达到三维致密充实的状态。垂直加压器的工作端长而细,前端平,用于垂直向压紧根管内的牙胶。

(八)测量根管工作长度的标尺

为一段4~5cm长的不锈钢制的米突尺,便于消毒(图6-8)。

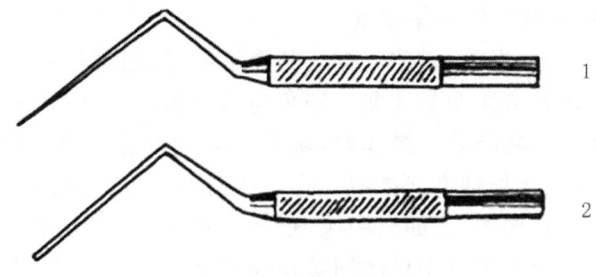

图6-7 根管充填加压器
1.侧方加压器;2.垂直加压器

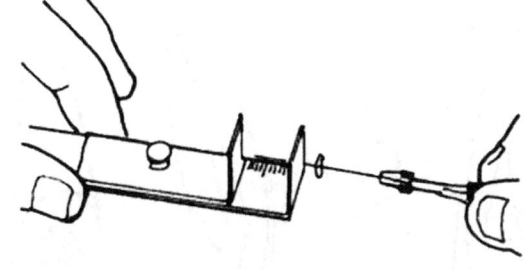

图6-8 测量根管工作长度的标尺

四、临床操作

根管治疗由根管预备、根管消毒和根管充填三大步骤组成,现代的观念更强调将根管清理、成形、消毒合为一体,强调机械预备和化学冲洗在实现去除感染目标中的作用;通过严密堵塞根管实现杜绝再感染。高质量地完成根管预备和根管充填是根管治疗成功的关键,而不合格的根管充填往往是由于根管预备不合格造成的。

根管治疗的临床操作应该严格遵循无痛和无菌的原则。

(一)髓腔进入和初预备

髓腔进入是根管治疗的首要步骤,其目的是获得无阻力进入根管根尖部的流畅的直线通道,以利对根管进行彻底的清洁和成形。髓腔进入和初预备包含两层含义:一是由牙冠外部进入髓室,要求能够直接到达、进入根管口;二是髓腔的冠部预备,通过对髓室的初步预备、改形,使清洁、成形根管的器械能够顺畅进入根管。髓腔的冠部预备又称为初预备。

髓腔进入和冠部预备的关键是入口洞形的设计和便易形的制备。入口洞形的设计依据是髓腔的解剖形态,不同的牙齿应设计不同的入口洞形。洞形轮廓是髓腔外形在冠面的投影,确定各髓角或各根管口在拟进入的牙冠表面(通常是前牙舌面,后牙咬合面)的投影位置,其圆滑的连线即为进入洞口的外形。便易形是为使所有根管口能够直接暴露在直视的入口视野中、根管器械能够无阻挡直线进入根管深部而设计的髓腔入路形态。进入根管的直线通路是指当器械进入到根管时,只有根管壁与器械相接触,入路的其他部分(如髓室侧壁、入口洞缘)均不应阻碍器械的进入。因此,应将洞口敞开,将髓室侧壁修整改形,去除根管口的不规则钙化物,使冠部洞口和根管口形成漏斗形状,入路应预备成自洞口至根管口乃至根管冠段的连续、平滑、流畅的锥体形态,以引导器械顺利进入根管。在制备便易形的过程中,有时需要切割掉一些健康的牙体组织,此时一定要兼顾剩余牙体组织的抗力强度,努力使丧失的牙体组织量达到最小。

1.各组牙齿入口洞形和便易形的操作要点

(1)上前牙组:一般只有一个根管,髓腔与根管分界不明显,根管较粗大。除侧切牙根尖部向远中或舌侧弯曲外,其余根管大多无明显弯曲。髓角包含在发育叶内。根管的横断面为钝三角形,髓腔膨大部分在牙颈部近舌隆凸处。操作时,从舌面窝中央近舌隆凸处,垂直于舌面的方向钻入,穿通髓腔后,改成平行于牙长轴方向扩展。①入口洞形。形态:切牙为底朝切缘、尖朝牙颈部的圆三角形,尖牙为椭圆形。部位:舌面窝中央,近远中边缘嵴之间(图6-9)。②便易形:直线进入的阻挡在舌隆突和切缘,操作时可于局部洞缘切槽以适应直线进入。必须仔细去净所有髓腔内容物,包括冠髓、着色牙本质和预备残渣,否则会引起牙齿变色。髓角处组织不能去净是最常见的问题。

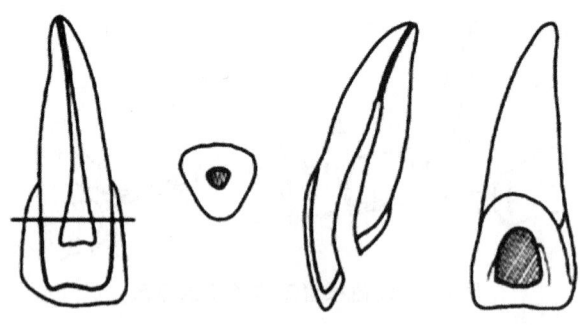

图6-9 上前牙髓腔进入示意

(2)下前牙组:冠根形状同上前牙组,但体积小,牙齿直立在牙槽窝内,多为单根管,少数下前牙有两个根管。牙颈部的根管横断面近远中径非常窄。操作时,用700号细裂钻从舌面中央平行于牙长轴方向钻入,切勿近远中向偏斜,以免牙颈部侧穿。①入口洞形。形态:椭圆形。部位:舌面窝正中(图6-10)。②便易形:髓腔直线入路的投影穿过切缘,有时甚至投影在切缘的唇侧。因此,入口的唇舌向需有足够的扩展,以形成直线入路,预备时对切缘局部的损伤,可用牙色材料给予修复。

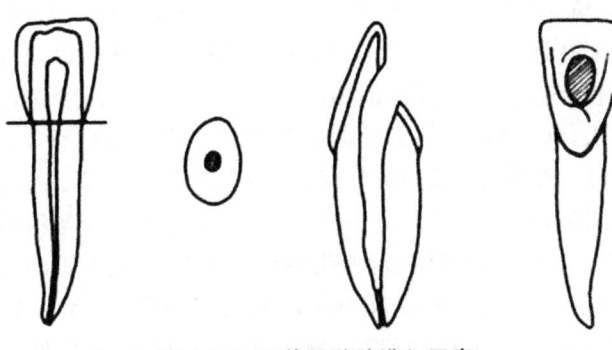

图 6-10　下前牙髓腔进入示意

（3）上前磨牙组：牙冠的近远中径于颈部缩窄，牙根颈部横断面呈椭圆形，颊舌径明显大于近远中径。牙根为扁根。上第一前磨牙多为颊舌二根，根分叉位置接近根尖部。上第二前磨牙为一个扁根管。操作时，用细裂钻（700 号）从𬌗面中央钻入，达牙本质后沿颊舌方向移动，从一侧髓角穿入髓腔，再扩向另一侧，注意钻针方向与牙长轴一致。①入口洞形。形态：长椭圆形。部位：颊舌三角嵴中点之间，咬合面近远中向的中 1/3（图 6-11）。②便易形：髓腔扁长，入口的颊舌方向注意开够。牙冠颈部缩窄，近远中向宽度仅为牙冠接触区处宽度的 2/3，尤其是近中颈部牙本质壁较薄，应警惕该部位的穿孔。髓顶应去净，不要将 2 个髓角处的穿髓孔误认为根管口。

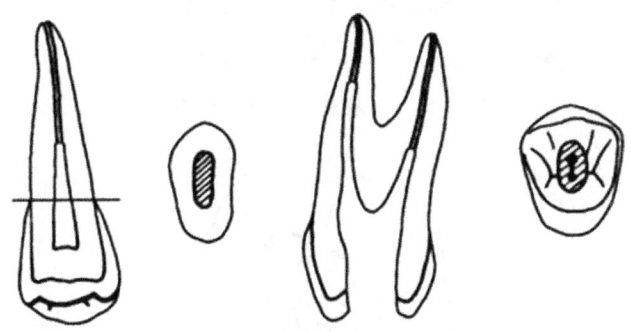

图 6-11　上前磨牙髓腔进入示意

（4）下前磨牙组：下前磨牙的牙冠向舌侧倾斜，多为 1 个根管，少部分牙有 2 个根管。操作时，从𬌗面中央窝偏颊侧处钻入，以平行于牙长轴的方向颊舌向扩展。①入口洞形。形态：颊舌径略长的椭圆形或卵圆形。部位：咬合面颊尖至中央沟（图 6-12）。②便易形：注意钻针钻入的位置要偏颊侧，避免从舌侧穿孔。

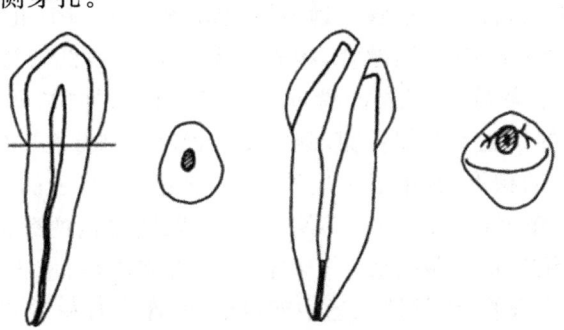

图 6-12　下前磨牙髓腔进入示意

(5) 上磨牙组：上磨牙略向近中倾斜，牙冠颈部的近、远中径缩窄，尤其是远中面向颈部收缩更为明显。有3个根，一般在每个牙根中有1个根管，但近中颊根较扁，有时出现2个根管。颊侧根管较细弯，腭侧根管较粗直。从牙颈部的横断面可见3～4个根管口，排列成三角形或斜方形。操作时，由中央窝钻入，到牙本质后，钻针向颊侧和近中舌尖方向移动，从近中舌髓角进入髓腔，沿各髓角扩展。注意钻针勿向近、远中方向倾斜，避免牙颈部侧穿。①入口洞形。形态：钝圆的三角形。部位：顶位于腭侧，底边位于颊侧，一腰在斜嵴的近中侧，与斜嵴平行，另一腰在近中边缘嵴内侧，与之平行(图6-13)。②便易形：去除髓室内的颈部牙本质凸起，形成直线到达各根管口的入路是该组牙初预备的重点。定位近中颊根的第二根管口(MB2)是该组牙入路预备的一个难点，MB2根管口通常位于近中颊根管口(MB)舌侧1.82 mm之处，可将圆三角形顶增宽呈梯形入口，使器械更易于查找、发现MB2根管口。定位MB2的方法：在MB根管口和腭根管口(P)的连线上，由远中颊根管口(DB)向MB-P连线引一条垂线，两线交点的近中即为MB2根管口的位置区域(图6-14)。

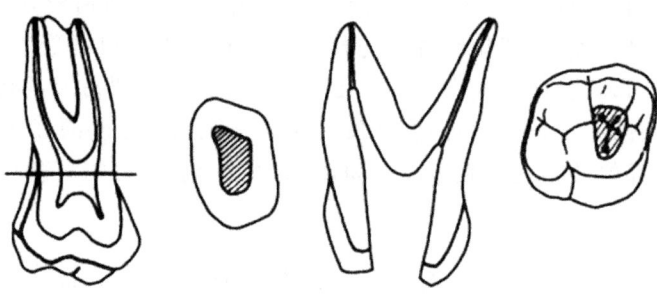

图6-13　上磨牙髓腔进入示意

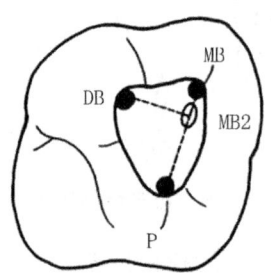

图6-14　上颌磨牙MB2根管口定位

(6) 下磨牙组：下磨牙牙冠向舌侧倾斜，髓腔却偏向颊侧。一般有2个根，即近中根与远中根。近中根较扁，往往含有颊、舌2个根管。远中根较粗，多只有一个粗大的根管，少数病例也有2个根管。下第二磨牙牙根有时在颊侧融合，根管在融合处也彼此通连，在颈部横断面根管呈"C"字形。操作时，由𬌗面中央偏颊侧钻入，沿近、远中和颊舌方向扩展，从一侧髓角进入髓腔，沿各髓角扩展。注意钻入的位置不要偏舌侧，避免发生舌侧颈部穿孔。①入口洞形。形态：近远中径长，颊舌径短的钝圆角的梯形，其中近中边稍长，远中边稍短，舌侧洞缘在中央沟处。部位：咬合面近远中向中1/3，偏颊侧(图6-15)。②便易形：去除髓室内的颈部牙本质凸起，形成直线到达各根管口的入路是该组牙初预备的重点。在初始入口完成后，应根据根管口的位置再作便易形的修整。如远中有2个根管，常易遗漏远中颊(DB)根管，DB根管口位于远中(D)根管口的颊侧偏近中。定位远中根管口时，可在近中两根管的连线中点向远中做垂线或顺着髓室底表面近远中向的暗线向远中探寻,若远中根管口恰好位于垂线之上或暗线的尽头,多数为一个远中根管;若远中根管口偏于垂线或暗线的一侧(多为舌侧),则还应在其对侧(颊侧)找到第四根管口(DB 根管)(图 6-16)。

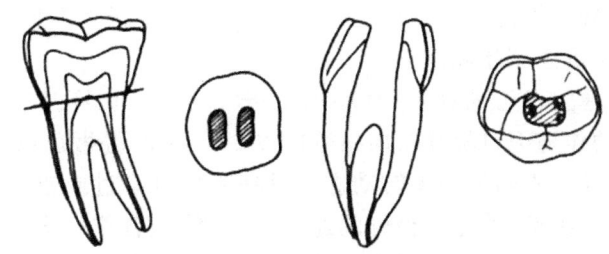

图 6-15 下磨牙髓腔进入示意

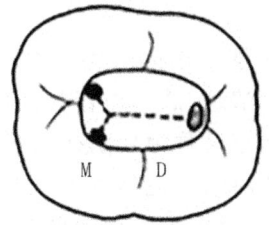 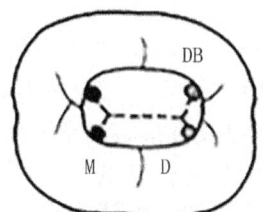

下颌磨牙远中1个根管口　　　　下颌磨牙远中2个根管口

图 6-16 下颌磨牙远中根管口的定位

2.髓腔进入和初预备的操作步骤

(1)确定患牙冠、根、髓腔的解剖位置:通过观察牙冠与牙槽骨的关系和与之相交的角度,确定牙齿的位置。在附着龈上进行扣诊有助于确定牙根的走行。仔细研读术前 X 线片,可估计髓腔的位置、大小、钙化的程度,根管的大概长度和近-远中向的弯曲度。术者通过对上述信息的了解和掌握,用以决定操作时钻针进入的长轴方向和深度。

(2)去除龋坏组织和修复体。

(3)设计入口洞形,穿通髓腔,揭净髓室顶:预备牙本质深洞,一般情况下最好选择在高耸的髓角处穿髓;若遇髓室较小、顶底相近甚至相接,可考虑从对应于最粗的根管口处穿入。穿通髓腔后,可沿与各髓角相连的髓室顶线角将髓室顶完整揭除。操作要领是应用钻针侧刃向外提拉式切割牙本质,而非向根尖方向钻磨。揭除髓室顶的同时可去除冠髓。

(4)修整髓室侧壁,形成便易形:前牙主要是去除入口切缘和舌隆突处的阻挡,后牙主要是去除髓室侧壁牙颈部的牙本质凸起,又称牙本质领。髓室内牙颈部的牙本质凸起常常会遮挡住根管口的位置,也妨碍根管器械进入根管。颈部牙本质凸起的大小、厚度通常不会超过 4 号圆钻(直径 1.4 mm)的大小。操作仍为向外提拉式动作。

(5)定位根管口:可循着髓室底色素标志查找根管口,也可寻找髓室底颜色有改变或牙本质不规则的迹象,根据这些线索在髓室底根管口的解剖部位稍用力探查能卡住 DG-16 探针针尖的位点,以此确定根管口的位置和分布,通过观察探针进入的角度了解根管的走行方向。当髓腔钙化较重时,定位根管口发生困难时,应加强照明,辅助放大系统,如使用光纤照射仪、放大镜和显微镜,也可通过亚甲蓝染色髓室底,以发现那些未完全钙化的缝隙。

(6)去除根髓：选择与根管粗细相适应的拔髓针，斜插拔髓针至近根尖区（离根尖狭窄部 2～3 mm 处），作 90°旋转，完整地拔除成形牙髓。如果冠髓已经坏死，先将 1%～5.25%次氯酸钠溶液或 2.5%氯胺 T 钠置入髓腔，然后再拔髓，从根管口开始分段渐进地除净牙髓，不要一次到达根尖区。根管较细较弯曲时，拔髓针难以到达根尖 1/3 区，可用根管锉插入根管，轻微旋转搅碎牙髓，然后冲洗，反复数次可去净牙髓。

(7)探查、通畅根管，建立根管通路：选用小号 K 锉（08 号、10 号、15 号）在距锉针尖端 2～3 mm 处预弯，在冲洗液的伴随下自根管口向根管内以 90°～180°轻微往返旋转进入，不要向根尖方向施压，预弯的器械尖端在不断地往返转动进入过程中可以绕过或避开根管壁上的不规则钙化物及台阶，顺利地到达根尖部，建立起根管的通路，为根管预备作好准备。这种用于探查根管的小号 K 锉又称为根管通畅锉。在建立根管通路的操作期间，可伴随使用 EDTA 凝胶或溶液，还要以大量的冲洗液冲洗、充盈髓腔，冲洗液推荐用次氯酸钠溶液。

(二)根管预备

根管预备是采用机械和化学的方法尽可能地清除根管系统内的感染物质，包括牙髓腔内所有的残髓、微生物及其产物以及感染的管壁牙本质，达到清理、成形根管的目的。

对牙髓已遭受不可复性损害的活髓患牙进行根管治疗又称为牙髓摘除术。由于该类患牙的根管深部尚未被感染，预备根管的主要任务是去除根管内的牙髓组织并成形根管，以利根管充填。因此，在临床操作过程中应特别注意避免医源性地将感染带入根管深部。

根尖周病患牙的牙髓多已坏死，根管存在着严重的感染。对这类死髓患牙进行根管治疗，不仅要去除坏死牙髓的残渣，更重要的任务是要去净根管内的感染刺激源，即细菌及其毒性产物。彻底清洁根管系统后，再对根管进行严密的充填，将根管内已减少到很微量的残余细菌封闭在无营养来源的根管中，使之丧失生长繁殖的条件，杜绝再感染发生的机会，从而为血运丰富的根尖周组织行使其修复再生功能提供有利条件，最终达到防治根尖周病的目的。

1.根管预备的原则和标准

(1)应在无痛、无菌的条件下操作，避免医源性的根管内感染或将感染推出根尖孔。

(2)根管预备应局限在根尖狭窄部（即牙本质-牙骨质交界处）以内的根管空间，所有操作必须在准确掌握工作长度的基础上进行，工作长度是指根管器械进入根管后从牙冠部的参考标志点到达根尖狭窄处的距离。

(3)机械预备前，一定要让化学冲洗液先行进入根管；机械预备过程中，必须伴有大量、频繁的化学冲洗液浸泡、冲洗，同时辅助以化学螯合剂的润滑；机械预备结束后的末次根管冲洗，液量应多于 2 mL。

(4)根管清理、成形的标准：①根管管径扩大，根管内及根管壁的绝大部分感染物被机械刮除或化学溶解、冲出，去除根管壁上的玷污层。②根管形成从根管口至根尖狭窄部由粗到细的具有一定锥度的形态。根管的冠 1/3 部分应充分扩大，以提供足够的空间，利于根管冲洗和牙胶的加压充填。③保持根管原有的解剖位置和走行，避免出现根管改道偏移、过度切割和侧壁穿孔等并发症。④保留根尖狭窄部的完整形态，在牙本质-牙骨质界的牙本质侧形成根尖挡，以利根管充填时将主牙胶尖的尖端固位并提供一个在根管内压紧充实根充材料的底托，限制超填。

2.根管预备的操作步骤

根管机械预备的主要技术有步退法、步进法和冠下法，三者对根管分段预备的顺序有所不同，但为了有效地实现根管预备的目标，避免预备并发症和器械断离等操作意外的发生，现代的观念更强调将髓室和根管冠部充分预敞,在完全消除来自冠方对器械的阻力后,再行根管根尖部的预备。因此,在临床实际操作中上述各方法的运用也不是截然分开的。

在实施操作前必须拍摄X线片,用以辅助诊断和了解根管解剖情况,还作为估计根管工作长度的依据。在完成髓腔进入并初预备到位后,开始进行根管的预备。

(1)确定根管工作长度:首先测量术前X线片上该牙齿的长度(由切端、牙尖或后牙窝洞边缘的某一点至根尖端),将此值减1 mm作为估计工作长度。然后将10号或15号根管锉或扩大器插入根管内,用电阻抗型根尖定位仪测定工作长度时,需保持根管内处于潮湿状态,一边向根尖方向推进器械,一边读取仪器指示盘上的显示,当指示到达根尖狭窄区时,用橡皮止动片标记进入器械在牙冠标志点处的位置。从根管中取出器械,量取器械尖端到止动片的距离,并记录为工作长度。还可在根管内插入按估计工作长度标记的诊断丝(X线阻射的金属根管器械或牙胶尖)拍摄X线片,通过测量诊断丝尖端到患牙根尖顶端的距离(d)来确定根管的工作长度:如果距离(d)≤0.5 mm,又无根管的X线透射影像即诊断丝尖端达根尖狭窄部,则该估计工作长度就是确定的工作长度;如诊断丝尖端未达根尖狭窄部,则确定的工作长度=估计工作长度+d-1.0 mm;如诊断丝超出根尖孔,则确定的工作长度=估计工作长度-d-1.0 mm;如X线片显示患牙根尖硬组织有明显吸收,则工作长度=估计工作长度-0.5~1.0 mm。根尖定位仪测定法和根管内插诊断丝拍摄X线片均可定为常规步骤,以确保后续各步骤顺利进行。在一些特殊情况下,可用手感法补充其他方法的不足,有经验的医师在器械无阻力进入根管的条件下,凭手指的感觉可判定器械达根尖狭窄区,器械再进一步深入则出现突破感,若手感法测得的长度与估计工作长度的数值相符,则取该数值为工作长度,如两者差异>1.5 mm,则需拍摄诊断丝X线片。手感法往往是不准确的,不能作为常规步骤见(图6-17)。

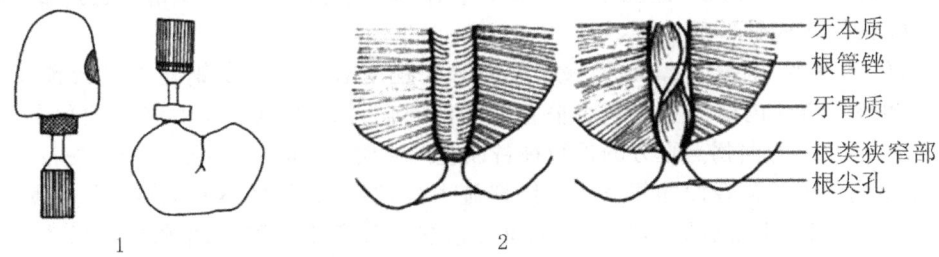

图6-17 测量工作长度的起止点
1.起点;2.止点

(2)步退法根管预备。

形成根尖挡:①根据根管粗细选择第一支根管锉(或称初锉)或扩大器的型号,即能从根管口顺利插至根尖狭窄部而又不能穿透根尖孔的最大型号的根管器械(如:10号或15号)。②向根管内滴入冲洗液(如:5.25%次氯酸钠),将初锉插入根管,遇有阻力时,往返<90°旋转推进,到器械上的工作长度标记为止,顺时针方向沿根管壁周缘扩锉以除去根管内淤积的腐物和平整根管壁,然后将器械贴紧一侧管壁向外拉(此即为扩锉的过程),沿管壁四周不断变换位置,重复上述动作。当感觉器械在根管内较松弛后,即根管锉或扩大器进出无阻力时,按顺序换大一号根管锉,按上述动作要领继续扩锉,每次均要求到达工作长度,即止于根尖狭窄部,直至较初锉的型号大3个型号为止,形成宽于根尖狭窄直径的底托状根尖挡。最后那支全工作长度预备的锉被定为主锉,根管充填时的主牙胶的型号即按主锉的大小来选定。③扩大过程中,每换一型号器械,都必须用前一号锉或初锉进行全工作长度的回锉,并用大量冲洗液冲洗根管,以去除扩锉下来的

牙本质碎屑,疏通根管,避免形成牙本质泥堵塞或穿出根尖。例如用 15 号锉为初锉,根管预备时则应依次按 15→20→15→25→20/15→30→25/15 号全工作长度预备,每换一号锉均作冲洗,30 号锉为主锉,主牙胶尖也应选择 30 号。冲洗时,冲洗针头应尽量插入根管深部,但不要卡紧,以提插动作轻柔推入冲洗液,同时让出液体反流的空间。冲洗液可用 2.5% 氯胺 T 钠,若用次氯酸钠溶液则必须用橡皮障防护。也可用超声波仪清洗根管见(图 6-18)。

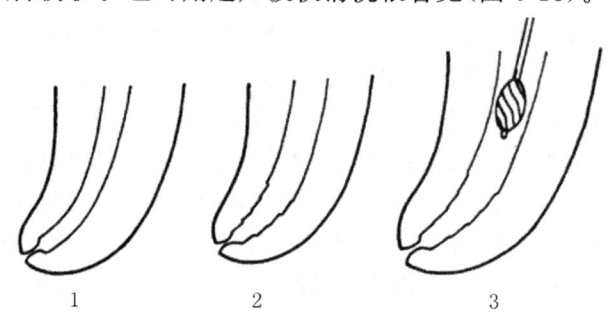

图 6-18　步退法根管预备的操作步骤
1.第一步形成根尖挡;2.第二步步退预备根管;3.第三步根管冠 2/3 部预备

步退预备:主锉预备完成后,每加大一个型号时,工作长度减少 1 mm,以形成根管根尖部的较大锥度。按这一方法再扩锉 3~4 个型号,即步退 3~4 mm。每增加一号扩锉后,仍用主锉全工作长度回锉,以保持根管通畅和使根管壁光滑。

根管冠部的预备:用较根管管径小的扩孔钻开敞根管冠部,只适用于弯曲根管的冠方直线部分的预备。较常使用 2~4 号 GG 钻,以慢速轻巧的提拉方式将根管口和根管的冠 2/3 敞开呈漏斗状。先用 2 号 GG 钻插入根管,深度不超过 2/3 工作长度;再用 3 号 GG 钻少进入 2~3 mm,最后用 4 号 GG 钻仅作根管口的成形。

(3)弯曲根管的预备:根据 X 线片所示牙根的弯曲程度对所选不锈钢初锉进行预弯并将止动片上的标识调整到弯曲内侧位置以指示根管弯曲的方向。根管冠部要做充分的预展,可采用逐步深入的方法,尽量将弯曲拐点冠方的根管预备成直线通路;弯曲下段的扩锉的手法推荐使用反弯锉动法,即根管内的器械向弯曲的相反方向贴壁施力提拉锉动,最好不要旋转器械切割根管壁,避免造成根尖拉开和形成肘部(图 6-19)。根尖拉开指在预备弯曲根管时,根管锉在根尖处旋转操作,根管根尖 1/3 处的弯曲被拉直,根尖孔变成泪滴状或椭圆形,造成根尖部根管偏移或根管壁穿孔;肘部是指在根尖拉开的冠方人为造成的根管最窄处,根充时充填材料在此终止,导致根尖部拉开区形成空腔。用不锈钢锉预备超过 25° 的弯曲根管,根尖部扩大到 25 号即可(即主锉为 25 号)。

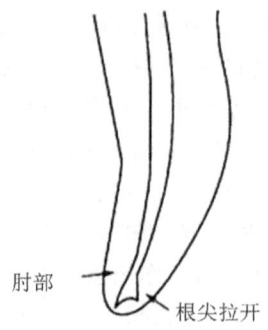

图 6-19　根管预备缺陷:根尖拉开和肘部

(4) 旋转机用镍钛器械预备根管：旋转机用镍钛器械由于其高柔韧性、高切割效率和良好的生物相容性被越来越多的临床医师所接受。它被设计为从 ISO 标准锥度 0.02 至 0.12 的大锥度，其操作方法是冠下法根管预备技术的最佳体现：由大锥度锉针先行，在顺序减小锥度的过程中使锉针逐步深入根管，直至到达根尖狭窄部。如：先用 30 号 0.06 锥度锉针进入根管，操作长度为工作长度－5 mm，预备根管冠 1/2 部分；再用 30 号 0.04 锥度锉针预备根管中下部，操作长度为工作长度－2 mm；最后用 30 号 0.02 锥度锉针预备根管根尖部，操作长度为全工作长度。目前常见的旋转机用镍钛锉有以下系列：Protaper、HERO、K3 等。术者使用时应按照各系列生产厂家的使用说明进行操作。

旋转机用镍钛器械操作要领如下：①必须先用手用器械通畅根管，至少要预备到 15 号锉；②限定马达的扭矩，保持恒定的低速旋转（300～600 转/分）；③切勿根尖向用力施压，保持外拉手力；④遇阻力停转不要松脚闸，反转取出锉针，勿硬性拔出；⑤勿在同一根管深度停留时间过长或反复操作；⑥以手用器械探查、回锉根管，建立根尖挡；⑦频繁、大量冲洗根管；⑧锉针使用前、后必须仔细检查，一旦发现可疑损伤，应立即丢弃、更换；用后应清洁、高温高压消毒，勿超限次使用。

(三) 根管消毒

在对活髓牙进行根管治疗时，一般不需要做根管封药，提倡根管预备和根管充填一次完成。

由于大多数感染根管的管壁牙本质小管深处已有细菌侵入，单纯的根管预备有时难以达到彻底清创的效果，因此，有必要在根管中封入有效的抑菌药物，以进一步减少主根管和牙本质小管内的细菌数量。临床上，当根管预备质量较高时，也可对感染根管即刻进行充填，但是，在有严重的肿痛症状或活动性渗出时，则应经过根管封药减轻症状后再行根管充填。

根管封药所用药物必须具备确定的抑菌或杀菌效果。否则，在封药期间，根管预备后留存在根管内的残余细菌可大量增殖，再加之洞口暂封材料微渗漏所造成的口腔细菌再度感染根管，使根管内的细菌数量甚至可超过封药前水平。目前更提倡使用杀菌力强的糊剂，如氢氧化钙糊剂、抗生素和皮质类固醇为主要成分的糊剂、碘仿糊剂等。根管封药一般为 7～14 天。

(四) 根管充填

根管充填是根管治疗术的最后一步，也是直接关系到根管治疗成功与否的关键步骤。其最终目标是以生物相容性良好的材料严密充填根管，消除无效腔，封闭根尖孔，为防止根尖周病变的发生和促使根尖周病变的愈合创造一个有利的生物学环境。

1.严密充填根管的目的

防止细菌再度进入已完成预备的清洁根管；防止根管内的残余细菌穿过根尖孔进入根尖周组织；防止根尖周组织的组织液渗入根管内未充填严密的空隙。渗入根管内的组织液可作为根管少量残余细菌的良好培养基，细菌由此获得营养后大量增殖，构成新的感染源，危害根尖周组织。

2.根管充填的时机

患牙无自觉症状；检查患牙无叩痛、肿胀等阳性体征；根管内干净，管壁光滑，无渗出，无异味。

3.根管充填的方法

临床应用的根管充填方法有许多，目前采用较多的是冷侧压技术。近年新发展了各种热牙胶充填技术，如热牙胶垂直加压技术、热塑牙胶充填技术、Thermafil 载核热牙胶技术等。

下面介绍冷侧压技术的操作步骤：①用消毒的纸捻或棉捻擦干根管。②按根管预备的情况，选择与主锉相同号数或小一号数的消毒侧压器，在工作长度-1 mm的位置上用止动片标记，插入空根管时感觉较为宽松，侧压器与根管壁之间有一定的空间。③选择一根与主锉相同号数的ISO标准锥度牙胶尖作为主尖，标记工作长度，在根管内试主牙胶尖，插入主牙胶尖到达工作长度后有回拉阻力，即回抽主牙胶尖时有尖部被嘬住的感觉(图6-20)。选择数根与侧压器相同号数或小一号数的牙胶尖作为辅尖。75%乙醇消毒备用。④在根管充填的器械上(光滑髓针、纸捻或根管螺旋充填器)标记工作长度，将其蘸根管封闭剂或自调的半流动状态的氧化锌丁香油糊剂后插入根管，向根尖部顺时针快速旋转推进至工作长度，然后轻贴一侧根管壁退出根管，再蘸糊剂按上述动作要领重复2~3次。⑤将主牙胶尖标记以后蘸糊剂插入根管至工作长度。⑥沿主牙胶尖一侧插入侧压器至标记的深度，并将主牙胶尖侧压向根管一侧，保持15秒后左右捻转，同时离开主牙胶尖贴其对侧根管壁取出侧压器。⑦在侧压器形成的间隙内插入一根蘸有少许糊剂的辅尖，再行侧压并插入辅尖，直至侧压器只能进入根管口2~3 mm不能继续插入辅尖为止。⑧用烤热的充填器在根管口下方约1 mm处切断牙胶尖，再向根方垂直压实根管内的牙胶。⑨窝洞封以暂封剂。⑩拍摄X线片，检查根管充填的情况。

五、根管充填的标准判断

根管充填后，常规拍摄X线片判断根管充填的情况，有以下3种表现(图6-20)。

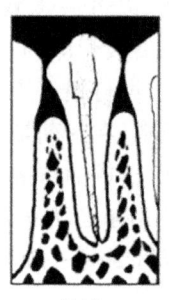
恰填

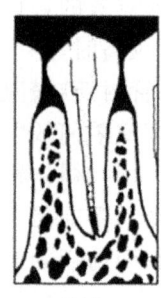
差填

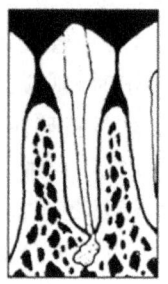
超填

图6-20　根管充填的标准判断

(一)恰填

根管内充填物恰好严密填满根尖狭窄部以上的空间。X线片见充填物距根尖端0.5~2 mm，根尖部根管无任何X线透射影像。这是所有患牙根管充填应该达到的标准。

(二)超填

X线片显示根管内充填物不仅致密充盈了上述应该填满的根管，而且超出了根尖孔，充填物进入根尖牙周膜间隙或根尖周病损区，即所谓的致密超填。一般来说，超填可以引起根管充填术后的并发症，严重者发生急性牙槽脓肿，而且延缓根尖周病变组织的愈合。超填的充填物不能再以非手术的方法由根管取出。但对于仅有少量糊剂的超填，临床是可以接受的。

(三)差填或欠填

X线片显示根管内充填物距根尖端2 mm以上，根尖部根管仍遗留有X线透射区。还有一种更糟糕的情况是超充差填，即根管内(尤其是根尖处)充填不致密，有气泡或缝隙，同时又有根充物超填进入根尖周组织。上述根管充填结果均不符合要求，应该取出充填物，重新作根管的预备和充填。

六、注意事项

(一)根管预备前

应检查根管治疗器械有无易折断的迹象,如工作刃螺纹松解或旋紧、90°的弯痕、局部闪点、锈蚀等,如有则不能使用。注意器械的消毒。

(二)根管预备时

患者体位应根据牙位调整适宜。操作时应使用橡皮障隔离装置。无条件用橡皮障的初学者,在使用根管器械时必须拴安全丝,根管器械在根管内时,术者的手指切勿离开器械柄,以防器械脱出而误吞、误吸。

(三)较大的根尖周囊肿

拟作根尖手术的患牙,可于术前即刻行根管预备及根管充填;如囊液过多难以完善根管充填,可于手术过程中作根管充填。

七、术中或术后并发症及其处理

(1)根管锉或扩大器滑脱:每次使用根管器械时,术者首先要时刻提其防滑脱和误吞。当器械滑脱于口腔中时,术者不要慌张,将手指放入患者口中,务必让患者不要闭嘴,用镊子安全取出即可。如果滑脱在舌体人字缝前后,应立即使患者的头低垂,同时术者的工作手指绝不要离开患者的口腔,用示指轻压患者舌根以利器械自行掉出口外。

(2)根管器械误吸、误吞:器械如掉入呼吸道,患者会感到憋气难忍,应立即送耳鼻喉科急诊,用气管镜取出异物。器械误入消化道时,患者无明显不适,应立即送放射科透视,以确定器械位于消化道内的部位,并住院密切观察。记录患者既往消化道疾病史,查大便潜血,同时大量进食多纤维的蔬菜和滑润食物,如韭菜、芹菜、木耳、海带等,禁忌使用泻剂。每天透视一次,追踪器械在消化道的移动去向。如有大便应仔细查找,必须在粪便中找到误吞的器械并请患者看后为止。应用橡皮障隔离法可预防其发生。

(3)根管内器械断离:一旦发现器械折断,首先应拍摄X线片,确定断离器械停留的部位。如断离器械在根管内,未超出根尖孔,如能用较细的根管器械绕过断离器械,形成旁路,根管仍然通畅,可继续完成根管治疗,定期复查;如断离器械卡在根管内并堵塞住根管,可转诊到牙髓专科使用显微超声技术试行掏取;如断离器械位于弯曲根管的根尖部甚或超出根尖孔,很难取出,但若此时根管已经清创较为干净,则可继续于断离器械的冠方完成根管治疗,术后予以观察,必要时可考虑做根尖手术;如折断器械较长而根管又不通畅,根尖无病变者可做氢氧离子或碘离子导入后塑化治疗,定期观察;根尖有病变者可行倒充填术;磨牙个别根管手术如有困难,则可做截根术或半根切除术。

(4)髓腔或根管壁侧穿:穿孔部位于龈下时,可在显微镜下用MTA(三氧矿物盐聚合物)修补穿孔。前牙也可在根管治疗完成后做翻瓣手术,选用MTA、氧化锌丁香酚基质的材料、复合树脂或银汞合金等材料修补穿孔。后牙根分叉处穿孔时,如穿孔直径小于2 mm又不与龈袋相通,也可选用MTA修补,或由髓腔内放氢氧化钙制剂后用玻璃离子水门汀封闭穿孔;如穿孔过大,结合牙冠龋坏情况作截根术或半切除术。如在根管中、下部侧穿,则在急性炎症控制后作常规根管充填即可。

(5)根管充填后疼痛:结合病史和X线片所见,仔细分析引起疼痛的可能原因,加以不同处理。①若根管充填后有较轻疼痛和叩痛,可不作处理,待其自行恢复。②外伤冠折患牙、根尖完好而有疼痛者,可作理疗。③感染根管或同时有根尖病变患牙根管充填完善或超填者,如出现疼痛,不必取出根管内充填物,可作理疗,同时服用消炎药和止痛药。④个别的超填患牙有较长时期疼痛,上述各种处理后不见缓解者,可考虑作根尖搔刮术。

(6)根管清创、充填均完善而远期疗效不良者,应追查全身疾病背景,检查殆关系。必要时考虑根尖手术;如预后不佳,手术有困难时则应拔除患牙。

八、术后组织反应与疗效判断

拔除活髓时,根髓多在根尖狭窄附近撕断,组织断面出血并有血凝块形成,开始有炎症反应,白细胞渗出并以吞噬活动清除撕裂面上的坏死组织。3~4天后,创面的渗出停止,来自周围组织的成纤维细胞和其他细胞移入血块,血块机化变成肉芽组织,再转化为纤维结缔组织,分化出成牙骨质细胞,在根面沉积牙骨质,最终封闭根尖孔。有时纤维组织也可变为瘢痕组织,称为瘢痕愈合。

慢性根尖周炎时,在根尖周形成炎性肉芽组织,但经过完善的根管治疗后,根管内感染已消除,病变区便可以恢复。先是炎症成分被吞噬细胞移去,肉芽组织逐渐纤维化。纤维成分逐渐增加,细胞和血管逐渐减少,并在近牙骨质面分化出造牙骨质细胞,在根面逐渐沉积牙骨质;而在近骨面则分化出成骨细胞,在接近破坏的骨面形成骨质,逐渐将破坏区的骨质修复并形成硬骨板,此为理想的愈合。有时,增宽的牙周膜间隙中为瘢痕结缔组织,这也是根尖周病变愈合的一种形式。

慢性根尖周炎病变区的愈合需要数月至数年之久;年轻人修复能力强,可在数月中见到骨质新生;成年人则需要较长的时间,有时需要2~5年才能完全由骨质修复根尖病变的破坏区。

根管治疗后两年复查病例,如患牙无自觉症状,功能良好;临床检查正常,原窦道闭合,X线片见根尖周组织正常,原病变区消失或是根尖牙周膜间隙增宽,硬骨板白线清楚,均为治疗成功的病例。如果要观察病损愈合的动态变化,可分别于术后3个月、6个月、1年、2年复查病例,观察上述各项指标。

(张　芳)

第二节　活髓保存治疗

一、间接盖髓术

(一)原理

间接盖髓术的原理是用具有保护和治疗作用的药物、材料(盖髓剂),使因深龋或其他牙体疾病所致的牙髓充血(可复性牙髓炎)恢复正常。

(二)适应证

(1)深龋或其他牙体疾病伴有牙髓充血(可复性牙髓炎)的患牙。

(2)深龋和其他牙体缺损,在备洞时洞底近髓或大面积牙体预备后且患牙感觉极敏感者。

(3)牙冠折断在牙本质深层而未露髓的患牙。

(三)操作步骤

(1)按常规去净腐质,预备窝洞,温水冲洗。

(2)隔离唾液,棉球擦干窝洞。

(3)放置盖髓剂:深龋伴牙髓充血的窝洞,用氧化锌丁香油酚糊剂密封即可。如果窝洞或折断面近髓,在最近髓处放置少量氢氧化钙制剂,再以氧化锌丁香油糊剂封闭窝洞,或用聚羧酸锌水门汀涂覆断面。

(4)10~14天后复诊,如无症状,进行永久充填。无牙髓症状的近髓龋洞也可在盖髓剂上方直接垫底,进行永久充填。

(四)注意事项

(1)窝洞近髓或有可疑穿髓点的部位,切勿探入和加压。

(2)两周内如出现自发痛则做进一步的牙髓治疗。2周后症状减轻,但仍有遇冷不适者可继续观察两周,如症状不改善或加重,则做进一步的牙髓治疗。

(3)深龋与慢性闭锁性牙髓炎鉴别诊断不明确时,也可用氧化锌丁香油糊剂暂封,根据症状改变的动向辅助诊断。

(五)术后组织变化和疗效判断

成功的间接盖髓术后,充血状态的牙髓恢复正常,洞底近髓处成牙本质细胞增生并开始形成修复性牙本质(约在术后30天左右),100天后形成修复性牙本质的厚度可达0.12 mm。如果牙髓的充血状态不能恢复正常,则会发展为慢性牙髓炎或发生急性牙髓炎,均为失败的病例。

治疗后6个月和1年复查,患牙无自觉症状,功能良好。临床检查无异常所见,牙髓活力正常(与对照牙比较),X线片示根尖周组织正常,则为成功病例。

二、直接盖髓术

(一)原理

直接盖髓术的原理是在严密消毒条件下,用药物覆盖牙髓的意外露髓孔,以防止感染,保存牙髓活力;还可能诱导或促进牙本质桥形成,封闭露髓孔。

(二)适应证

(1)治疗牙体疾病预备窝洞时的意外穿髓,窝洞为𬌗面洞或龈壁有足够宽度的复面洞,穿髓孔直径在1 mm以内者。

(2)年轻恒牙外伤露髓者。

(三)操作步骤

(1)去净腐质,隔离唾液。

(2)用75%乙醇溶液或2.5%氯胺T钠消毒窝洞,棉球擦干。

(3)穿髓孔处放置少量新配制的氢氧化钙糊剂,其上方以氧化锌丁香油糊剂密封。牙冠折断的露髓牙需先作带环,以利盖髓剂固位。

(4)两周后如无症状,牙髓活力正常,则保留紧贴洞底的暂封物,上方以磷酸锌水门汀垫底,然后做永久性充填(图6-21)。

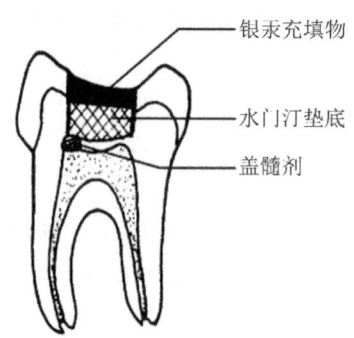

图 6-21　直接盖髓术

(四)注意事项

(1)治疗中注意无菌操作,应用橡皮障隔离。尽量减少对髓腔的压力和温度刺激。

(2)术后可酌情使用全身消炎药物。

(3)术前、术后和定期复查时均应测试并记录牙髓活力,如发生牙髓炎或牙髓坏死则及时做进一步的牙髓治疗。

(4)重度磨损或老年人的患牙,意外穿髓时不宜做直接盖髓术。

(五)术后组织变化和疗效判断

意外露髓的牙髓组织,因治疗前无炎症,修复愈合较好。首先在露髓处有血块形成,以后血块机化,下方成牙本质细胞形成牙本质基质,矿化后形成牙本质桥将穿髓孔封闭。这种矿化组织一般在术后 100 天左右形成,其下方牙髓组织正常。如果盖髓剂为氢氧化钙制剂,则在其下方出现一层凝固坏死层,下方牙髓组织中成牙本质细胞新生。3～6 个月后,可有牙本质桥封闭穿髓孔,其余部分牙髓组织正常。这些均为成功病例的修复情况。

但是,牙本质桥的出现并不代表牙髓组织完全正常。部分病例中经过直接盖髓治疗后的牙髓,无论术前是否有炎症,都可以发展为慢性牙髓炎;有的可能变为肉芽组织,并可引起牙内吸收;也有的引起牙髓退行性变、钙变,甚至发生渐进性坏死。这些都是治疗失败的病例。

术后一年复查,如果患牙无自觉症状,功能良好,临床检查无异常表现,牙髓活力正常(与对照牙比较),X 线片见根尖周组织正常,穿髓孔处有或无,或有部分牙本质桥形成,均可列为治疗成功的病例。

三、活髓切断术

(一)原理

活髓切断术的原理是在严密消毒条件下,切除有局限病变的冠髓,断髓创面用盖髓剂覆盖以防止根髓感染;并诱导或促进牙本质桥形成,封闭根管口,以保存根髓的活力和功能,使患病的年轻恒牙根尖继续发育形成。

(二)适应证

(1)外伤露髓而不宜作盖髓治疗的年轻恒牙。

(2)年轻恒牙早期或局部性牙髓炎。

(3)不具备盖髓条件的意外穿髓患牙。

(三)操作步骤

(1)局部麻醉:要求效果确实,必要时可辅以髓室内麻醉。

(2)去净腐质:常规预备窝洞并清洗,用75%乙醇消毒窝洞。
(3)橡皮障或棉卷隔湿:用2.5%碘酊和75%乙醇消毒牙面。
(4)用消毒裂钻扩大穿髓孔,揭除髓室顶。
(5)用锐利挖匙由根管口或低于根管口处切除冠髓,前牙在相当于牙颈部水平切除冠髓。
(6)用温热生理盐水冲洗髓腔,棉球吸干。如出血不止,用0.1%去甲肾上腺素棉球止血。
(7)将新鲜调制的盖髓剂放置根髓断面,氧化锌丁香油糊剂密封。
(8)2~4周后复诊,无自觉症状,无叩痛,牙髓活力正常或略低于对照牙,则可去除大部分暂封剂,垫底后做永久充填;也可在断髓和盖髓当时垫底并做永久充填(图6-22)。

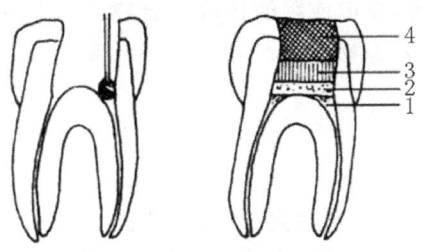

图6-22 活髓切断术
1.盖髓剂;2.氧化锌丁香油糊剂;3.垫底材料;4.永久充填材料

(9)年轻恒前牙:在术后6个月,一年和两年复查时,如根尖部已形成,则改作根管充填。

(四)注意事项
(1)结合年龄和全身情况,严格选择适应证;年轻恒患牙可适当放宽选择。
(2)严格无菌操作,最好用橡皮障隔湿。
(3)去髓室顶和切断冠髓时,切忌压碎和撕裂根髓。
(4)术中避免温度刺激,严防加压。
(5)术后3天仍有明显自发痛和叩痛,应改作根管治疗。

(五)术后组织变化和疗效判断
成功的活髓切断术后,牙髓创面可出现暂时的炎症,盖髓剂(氢氧化钙制剂)下方可有程度不同的凝固坏死层。两周后炎症逐渐消退,断面血块机化形成肉芽组织和瘢痕组织;成牙本质细胞向创面聚集,可形成牙本质桥封闭根管口,根髓组织正常。

如果术后牙髓内有持续的轻度感染存在,日后根髓内可发生营养不良性矿化,甚至发生根管闭塞。如果根髓内发生了急性炎症、化脓、坏死或者长期慢性炎症,根髓成为充血性肉芽组织,出现根管侧壁牙本质吸收,均为治疗失败病例。

治疗后6个月、1年和2年复查,患牙无自觉症状,功能良好;临床检查无异常所见,牙髓活力正常或迟钝;X线片可见根管口处有牙本质桥形成,根管正常或闭塞而根尖周组织正常,则为成功病例。

(宋晶晶)

第三节 牙髓塑化治疗

一、原理

牙髓塑化治疗是将处于液态未聚合的塑化剂导入已基本去除牙髓的根管内,塑化剂渗入侧副根管和根管壁的牙本质小管内,在形成酚醛树脂聚合物的过程中将根管系统内剩留的感染物质及残髓组织包埋,凝聚后变为无害物质并严密封闭根管系统,达到消除病源,防止根尖周炎发生或治愈根尖周病损的目的。

二、适应证

(1)成年人后牙不可复性牙髓炎、残髓炎、牙髓坏死。
(2)后牙急性根尖炎消除急性炎症后;有瘘型或无瘘型慢性根尖周炎而根尖孔未吸收破坏的患牙。
(3)根管内器械断离,不能取出而又未出根尖孔的患牙。
(4)老年人已变色而根管又过分细窄的上述患病前牙。

三、塑化剂的配制与理化生物学性质

目前采用的塑化剂为甲醛配制的酚醛树脂。酚醛树脂聚合(凝固)反应的时间受以下因素影响。①酚和醛的体积比例:醛占比例过大,凝固时间延长;②氢氧化钠(催化剂)体积比例大则凝固快;③温度(室温)高则凝固快,故在小而深的、不易散热的容器中凝固较快,浅碟状易散热的容器中则凝固较慢;④还与配制的总体积有关,体积大,凝固较快。

与牙髓塑化治疗原理有关的酚醛树脂的性质有以下几点。

(一)对组织的塑化作用

酚醛树脂可以渗透到生活组织、坏死组织及组织液中,与组织一起聚合,成为酚醛树脂与组织的整体聚合物。镜下见组织和细胞保持原来的形态,但分不出酚醛与组织的界限。组织液与酚醛树脂混合时,也能聚合,但塑化剂的体积必须超过被塑化物质的体积方能塑化。

(二)抑菌作用

酚醛树脂在凝聚前和凝聚后均有较强的抑菌作用,塑化后数月的牙髓也仍有抑菌作用。

(三)渗透作用

酚醛树脂在未聚合时,渗透性较强,可以渗透到残髓组织中、侧支根管和牙本质小管中(管壁1/3~全长)。

(四)体积改变

酚醛树脂凝固后在密封的环境中不发生体积改变。但若暴露于空气中则可逐渐失水,从树脂中心部出现裂缝,向根管壁方向收缩。

(五)刺激作用

酚醛树脂凝固前对组织有刺激作用,对软组织也有腐蚀性,因此在塑化治疗的操作过程中要

防止塑化剂对黏膜的灼伤,避免将塑化剂压出根尖孔。

(六)无免疫源性

临床条件下,酚醛树脂的应用不会引起系统性免疫反应。

(七)无致癌性

遗传毒理学三种短期致突变筛检试验的结果显示,基因突变、DNA损伤和SOS反应均为阴性,初步预测酚醛树脂为非致突变、非致癌物。

四、操作步骤

(1)开髓、去髓室顶,尽量去除牙髓和根管内感染物。牙髓炎患牙可使用失活法,失活剂以金属砷封药两周为宜;也可在局麻下一次拔髓后完成下一步塑化操作,若拔髓后出血较多,应先予以止血或行髓腔封樟脑酚(CP)棉球,3~5天后再次就诊完成塑化。

根尖周炎患牙,如叩诊疼痛,根尖部牙龈扪痛、红肿,或根管内渗出物较多,应先行应急处理,待急性症状消除后经髓腔封甲醛甲酚棉球再进行下一步骤塑化;慢性根尖周炎患牙也可在髓腔封甲醛甲酚棉球无症状后再行塑化。

(2)隔湿,在消毒液伴随下通畅根管,但不要扩大根管,对根管的要求仅为能用15号或更小号根管器械通畅到达近根尖处。操作过程中不要扩通根尖孔。干燥髓腔,较粗大的根管应擦干根管。原龋洞位于远中邻面牙颈部,龈壁较低者,为了防止塑化剂流失灼伤软组织,需用较硬的氧化锌丁香油糊剂做出临时性的远中壁(假壁)。

(3)用镊子尖端夹取塑化剂送入髓腔,也可用光滑髓针或较细的根管扩大器蘸塑化剂直接送入根管内,伸入至根尖1/3~1/4处,沿管壁旋转和上下捣动,以利根管内的空气排出及塑化剂导入。然后用干棉球吸出髓腔内的塑化剂。重复上述导入过程,如此反复3~4次即可。最后一次不要再吸出塑化剂。

(4)以氧化锌丁香油糊剂封闭根管口,在糊剂上方擦去髓腔内剩余的塑化剂。擦干窝洞壁,用磷酸锌水门汀垫底做永久充填。如需观察或窝洞充填有困难,可于塑化当日用氧化锌丁香油糊剂暂封,过1~2周就诊,无症状后,除去大部分暂封剂,做磷酸锌水门汀垫底及永久充填。

五、术中和术后并发症及其处理

(一)塑化剂烧伤

塑化剂流失到口腔软组织上或黏膜上,颜色改变、起皱,应即刻用干棉球擦去流失的塑化剂,并用甘油棉球涂敷患处。

(二)根尖周炎

因塑化剂少量出根尖孔引起的化学性根尖周炎常于塑化后近期发生。患者叙述该牙持续性痛,不严重,轻度咀嚼痛。检查有轻度叩痛,但牙龈不红,无扪痛。同时还应检查充填物有无高点,适当地调𬌗观察而不作其他处理;如疼痛较重,可用小剂量超短波处理,同时口服消炎止痛药。

如因治疗时机选择不当,感染未除净或器械操作超出根尖孔所致的急性根尖周炎,则疼痛较重,牙龈红肿、扪痛或已有脓肿形成,应按急性根尖周炎处理。同时应重新打开髓腔,检查各根管的情况,是否有遗漏未做处理或塑化不完善的根管等。待急性炎症消退后,分别情况重作治疗。

(三) 残髓炎

塑化治疗后近期或远期均可出现,多为活髓拔髓不充分或遗漏有残余活髓的根管未做处理或塑化不完善。须打开髓腔,仔细找出有痛觉的根髓,拔髓后再做塑化治疗。

(四) 远期出现慢性根尖周炎

X线片出现根尖周X线透射区或原有病损区扩大,出现窦道或原有窦道未愈合。除因为遗漏根管未做处理或塑化不完善以外,还可能因原根尖周炎症造成根尖孔有吸收、破坏,致使塑化剂流失,根尖部封闭不严密,感染不能控制。依根尖孔粗细决定再治疗方法:根尖孔粗大的患牙,改作根管治疗,必要时做根尖手术治疗。

六、术后组织反应与疗效判断

根管内残髓组织被塑化,以及塑化剂限制在根尖孔内时,与其邻近处的牙周膜内早期有轻度炎症细胞浸润,并有含酚醛树脂颗粒的吞噬细胞。3个月后,炎症细胞逐渐消失,原炎症组织被正常的结缔组织代替,根尖孔附近有牙骨质沉积,组织修复过程与成功的根管充填后相似。但若未被塑化的残髓较多,或塑化剂未达到根尖1/3部分,则可出现残髓炎或根尖周炎,导致治疗失败。

如果少量塑化剂超出根尖孔,根尖周部分组织被塑化,其外围组织出现局限性的化学性炎症反应。3~6个月后炎症逐渐消退,9~12个月后开始修复。延缓了根尖周组织的修复过程。

牙髓塑化治疗后两年复查,如果患牙无自觉症状,功能良好;临床检查正常,原有窦道消失;X线片见根尖周组织正常,原根尖周病损消失,或仅有根尖周牙周膜间隙增宽,硬骨板清晰,根周牙槽骨正常,则为治疗成功病例。

如果要观察根尖周组织病损修复的动态过程,可在术后3个月、6个月、1年、2年分别复查患牙。在术后3~6个月时,如果临床无明显症状,但X线片却发现根尖周病变较术前似有扩大,这不一定表明病变在发展,可能是根尖周组织对溢出根尖孔的塑化剂的反应。应该继续观察,部分病例的根尖周病损可能以后仍会逐渐缩小,直至消失。

(宋晶晶)

第四节 干 髓 术

一、原理

干髓术是用失活剂将牙髓失活后,或在局麻下除去冠髓,保留无菌坏死的根髓,用多聚甲醛制剂(干髓剂)使其木乃伊化成为无害物质,以制止牙髓炎症的蔓延和根尖周病的发生,从而保留患牙。

二、适应证

(1) 成年人后牙牙髓炎的早期阶段,即炎症主要在冠髓,未出现化脓或坏死。

(2) 无对殆牙而过长或下垂的后牙,因修复需要而保留者。

(3) 老龄患者意外露髓的后牙。

三、操作步骤

(一) 麻醉下开髓，失活牙髓

去净洞内腐质，穿通髓腔，明显暴露穿髓孔，止血，隔湿，擦干窝洞，将失活剂做成小球形，准确地放到穿髓孔处，然后用暂封剂（如氧化锌丁香油糊剂）严密封闭洞口。对邻沿面窝洞封药时，如果龈乳头出血，先止住出血，并在龈壁及邻面先放小块暂封剂，留出穿髓孔部位放置失活剂棉球，再压贴暂封剂，最后用暂封剂密封窝洞（图6-23）。

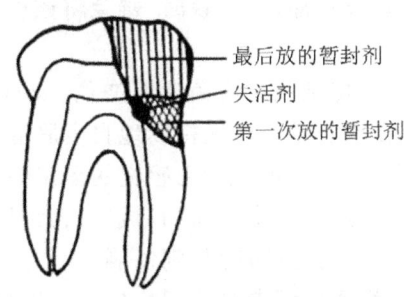

图 6-23 邻沿面窝洞砷剂封药法

(二) 取失活剂

使用三氧化二砷失活剂，需间隔48小时再次就诊；如使用金属砷失活剂，则间隔10～14天再次就诊。第二次就诊时，首先检查有无因失活剂渗漏而损坏牙龈的情况，并确实取出失活剂，勿使其遗留在窝洞或牙间隙内。

(三) 揭髓室顶和去冠髓

用700号裂钻从穿髓孔开始，沿髓顶外形揭去髓室顶，并用圆钻提拉检查修整；用锐利的相应大小的挖匙去除冠髓，同时修整窝洞外形。

上述步骤也可在局部麻醉下去冠髓，一次完成。

(四) 初步固定根髓

隔离唾液，干燥髓腔，将甲醛甲酚棉球放置根管口处1分钟后取出。

(五) 放置干髓剂并充填窝洞

取适量干髓剂分别放于各根管口，贴住根髓断面，用磷酸锌水门汀垫底，银汞合金充填（图6-24）。

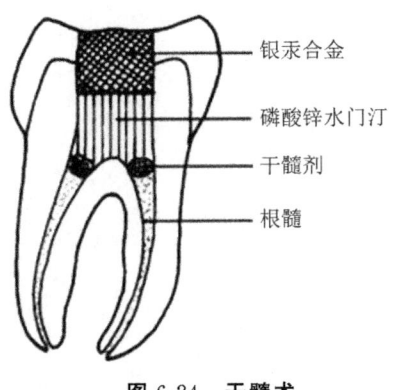

图 6-24 干髓术

四、注意事项

(1)严格选择适应证。

(2)封失活剂时,穿髓孔的直径应>1 mm,封药时用的氧化锌丁香油糊剂稠度要适中,压贴暂封物不应用过大的压力。

(3)注意去净髓室顶,避免磨及髓室底。

(4)干髓剂不应放到髓室底处。

(5)第一次就诊封失活剂后告知患者注意以下事项:①封药后可能出现疼痛症状,一般持续数小时,可服用止痛片或指压合谷穴位止痛;②进食时,避免将该患牙的暂封物咬碎或使其脱落;③按预约日期准时就诊。

(6)使用砷制剂或甲醛制剂时,应特别注意避免泄漏烧伤,如有疏漏可造成患牙牙周组织的不可复性的化学坏死。砷剂漏出,临床表现为患区持续地自发胀痛,龈缘或龈乳头呈暗紫色或灰黑色坏死。在去除暂封物后,应彻底刮除变色的和无感觉的龈组织。如果牙槽骨已外露,死骨呈灰白色,用高速涡轮圆钻磨去死骨,直至创面出鲜血和有触觉;大量盐水冲洗,创面填塞碘仿糊剂或纱条。于1天后复诊,若牙龈组织不再继续坏死,则每隔3~6天复诊换药,直至龈组织恢复正常颜色和感觉后再做进一步治疗。坏死广泛者应使用抗生素。干髓剂外漏可引起自发地持续性麻木胀痛,龈缘或龈乳头呈白色凝固性坏死,界限清楚。刮除变色的龈缘或龈乳头,如果创面较深,可填塞碘仿纱条。除去原充填体,检查干髓剂漏出的部位,重新垫底,银汞合金充填窝洞,近期复诊直至牙龈组织正常。

五、术后组织变化与疗效判断

干髓术后,根髓组织被固定,成为无菌干性坏死状的无害物质保留在根管内,根尖周组织如果对干髓后的牙髓组织生物相容性良好,则根尖部牙周组织保持正常,根尖孔周围有牙骨质沉积使根尖孔缩小或封闭;如果牙髓组织已有部分坏死或化脓,则干髓剂不能起到固定、干化的作用,可出现急、慢性根尖周炎。如果干髓剂的作用不能固定全部根髓,若干年之后根尖部仍残留炎症牙髓,出现残髓炎或继而发生根尖周炎。这些都是干髓治疗的失败病例。

干髓术后2年复查,如果患牙无自觉症状,功能良好;临床检查正常;X线片见根尖周组织正常,则为治疗成功病例。

(宋晶晶)

第七章

牙体缺损修复

第一节 牙体缺损的修复治疗设计

牙体缺损需要修复治疗时,为患者设计何种修复体更合适,是一个常常困扰临床医师的问题。临床常见医师设计存在的问题有两种:一种是不论牙体缺损情况如何,对患牙只做充填治疗,不做任何修复治疗;另一种是不论缺损大小、患者情况如何,只要有牙体缺损一律全冠修复。对患者而言,要实现良好的远期修复效果,医师应遵循牙体缺损修复的三大原则:生物学原则、生物力学原则、美学原则。另外,近些年修复医师越来越注重考虑患者的经济能力和患者意愿的原则。医师要设计一个兼顾以上原则又确能符合患者实际情况、达到理想远期效果的修复体确实是有难度的,关键在于设计者的治疗思路要正确全面,兼顾各方因素,制定、筛选出最优方案。

首先,医师要对患牙有一个全面的了解,包括邻牙、对牙、全牙列情况,还应考虑患者的个性因素,这也是经常容易被忽略的,如年龄、性别、职业、饮食习惯等。医师在制订修复方案前一定要对患者进行全面细致的口腔检查和询问,具体如下。①患牙:患牙牙位,牙体缺损的部位,残留牙体量的多少,关键部位的牙体存留量,如是否有支持尖的缺损,剩余牙壁(近远中、唇颊侧、舌腭侧)的高度及厚度,髓腔形态及深度,根管情况(根管数量、长度、粗细等),牙根长度,多根牙的各牙根角度,牙龈、牙周情况,牙槽骨有无吸收,牙的治疗情况,根管治疗的质量,牙松动度,叩诊情况,X线检查等。②邻牙:有无龋坏、缺损、倾斜移位,松动度,牙周情况等。③对补牙:是否为经治牙、活髓牙,有无过长或下垂,有无修复体,修复体种类(可摘义齿、固定义齿)及修复材料等。④牙列:除主诉牙外,牙列中其他牙齿健康状况,有无牙体缺损、牙列缺损等。因为患者的口腔情况往往会随着时间的推移而发生改变,初次设计没有考虑长远或全面可能给以后的治疗带来困难和不利。⑤其他情况:如年龄、性别、职业、经济状况、对修复的要求等也是制订修复计划中非常重要的因素,而且这些因素往往在治疗过程中起到至关重要的作用,是治疗者或修复医师设计修复体时不应忽略的。

临床工作中遇到牙体缺损修复的病例是千变万化的,患者的个性也是各不相同,非常复杂,一名优秀的临床医师如何才能把握本质,依情而定,设计出既符合患者要求又有利于口腔组织健康、功能良好、远期疗效好的修复体呢?学会掌握符合科学规律的设计思路是非常重要的,这种能力的培养一是基于扎实全面的理论知识,二是勤于实践,三是逐渐形成良好的临床研究思路。

以下几点是要引起关注的:①循证医学的理念:循证医学的核心思想是对患者的医疗保健措

施作出决策时,要诚实、尽责、明确、不含糊、明智、果断地利用当前的最佳证据。循证医学实践就是通过系统研究,将个人经验与获得的最佳外部证据融为一体。这里强调证据的全面、系统,去伪存真,真正反映患者的实际情况,因此需要医师善于搜集与患牙修复有关的证据,学会对已有证据进行科学的分析,并以此作为修复设计的依据。临床常见的问题是医师在口腔检查获取信息不系统、不完整,又没有对检查结果进行科学分析的情况下就为患者制订存在隐患或不尽合理的治疗方案,如仅凭几个不完整证据或个人经验主观判断就为患者确定修复方案,往往不能设计出最佳的方案。②整体系统的治疗思路:低年资医师常见的问题是在设计治疗方案时仅注意患牙而忽略相关牙,这也是所确定的修复方案往往不是最佳方案的主要原因。人是一个整体,口颌系统也是一个整体,在确定治疗方案时,医师一定要有整体观念。整体观念是既考虑局部情况,又要考虑相关影响因素即全局情况,既要考虑当前还要考虑长期疗效和对以后发展情况的影响。③个性化设计原则:即根据患者个性化具体情况设计出符合其实际情况的方案。每个牙体缺损需要修复的患者都有其独特的特征,作为医师在上述检查获得该患者全部信息或证据的基础上,应进行综合分析评估,进而有针对性地给患者以指导并进行充分沟通,最后制订出适合该患者特点的修复方案。临床常见的问题是医师往往按经验或牙体缺损修复的一般原则为患者制订或选择一种修复方式,而忽略了该患者的具体实际情况,结果是从修复原则看没有大问题,但就患者个性特点而言往往不是最佳方案之选。牙体缺损修复在口腔修复中不是太复杂,但治疗方案确定前的综合分析是一件很重要且需认真考虑的事情,也是对医师综合素质的检验。

总之,医师应重视在接诊牙体缺损修复治疗的患者时,既要遵循总的设计原则,又要考虑每个患者的个性化设计原则,树立整体治疗的理念,综合分析评估患者的口腔情况,在与患者充分交流、沟通后,制订出一个全面、可行且被患者所接受的修复治疗方案。

牙体缺损修复可以分为两大类,即直接修复和间接修复。直接修复属于牙体牙髓专业范畴,不在此详述。但何种缺损修复可以用直接修复法而不必用间接修复法是应该注意的,从牙体缺损直接修复的角度看,普遍认为复合树脂多用于Ⅰ类洞和窝洞颊舌径<1/3牙齿颊舌径的Ⅱ类洞,而对于缺损较大的两面洞和三面洞,使用复合树脂材料尚存争议。银汞合金充填修复体的中位生存时间约为10年,相对大面积的银汞合金充填修复体的中位生存时间约为11.5年,从这一观点看,是否可以作为选择间接修复或者直接修复临界面的参考?是不是牙髓或根管治疗后的患牙必须行全冠修复也是一个值得商榷的问题,因为全冠修复也会给口腔组织健康带来一些问题,如咬合、接触点、牙龈及牙周健康等。

一、牙体缺损修复治疗的适应证

牙体缺损视缺损的大小、部位可以采用直接修复和间接修复法。直接修复即充填,方法简单易行,牙体预备磨牙少,但充填材料不能满足抗力、固位需要时,则应采取间接修复的方法进行治疗。

间接修复技术的使用适应证:①牙体缺损过大,牙冠剩余牙体组织薄弱,充填材料不能为患牙提供足够的保护,且难以承受咀嚼力易折断者。②牙体缺损过大,充填材料无法获得足够的固位力而易脱落者。③牙冠重度磨耗、牙冠过短需要加高或恢复咬合者。④牙体缺损的患牙需用作固定义齿或可摘局部义齿的基牙者。⑤过小牙、锥形牙、斑釉牙、四环素牙等发育畸形,需改善牙齿外观且美观要求高者。

间接修复体包括嵌体、3/4冠、全冠、桩核冠,如何掌握各种修复体适应证的区别呢?

(1)后牙牙尖缺失、边缘嵴缺损范围大且力过大者可考虑嵌体修复,死髓或活髓牙均可。

(2)缺损面积较大、经牙髓治疗的后牙,可直接行全冠修复。

(3)经牙髓治疗的后牙需行全冠修复时,预计全冠牙体预备后所余牙体组织过薄,可考虑附加根管钉固位或桩核冠修复。

牙体缺损修复中,新材料和新技术不断涌现,使临床医师在选择时常常感到困惑,科学、客观地评价某一种牙体缺损间接修复疗效是临床研究的主要目的。临床医师要正确理解、使用新材料及新技术,为患者选择提供最适宜的方法,在提高疗效水平的同时也将促进间接修复技术的发展。

二、牙体缺损的修复治疗原则

传统的三原则——生物学原则、生物力学原则、美学原则。

(一)生物学原则

牙齿在口颌系统中能够正常地行使功能,有赖于其体积和形态的完整性,以及支持组织的健康。当牙体组织因病损造成体积形态的不完整,并影响正常的咀嚼功能时,需使用修复方法予以治疗。在治疗过程中应注意牙齿及其支持组织的生物学特性,遵循牙体治疗的生物学原则:既要控制病源和去除感染的牙体硬组织,还要尽可能地保护正常组织的健康。

1.对致病因素的控制

在修复牙体缺损区域之前对相关致病因素的去除或控制是修复的首要前提。无论是因为龋齿还是非龋性疾病造成的牙体缺损,缺损断面长时间暴露在相关致病因素下,包括口腔中的微生物和形成疾病的微环境,其协同作用能够造成牙体组织的持续不可逆病损。如与龋有关的牙菌斑、感染坏死的牙本质内所含有大量细菌及其代谢产物。遗留的细菌不仅能造成牙齿组织的继续破坏,甚至最终造成牙髓组织感染;此外修复后的继发龋还可造成修复体与牙齿间的黏接失效,导致修复体的脱落;或造成牙体组织在承受力时发生劈裂。因此只有在修复前彻底去除龋坏组织,防止继发感染才能长久地维持牙齿形态的完整性,从而正常地行使咀嚼功能,保证修复的远期效果。

2.保护健康组织

(1)保护健康的牙体组织:无论是直接修复还是间接修复技术和材料,都需要在完全去除致病因素的前提条件下,再磨除一部分健康的牙体组织,进行适当的牙体预备以获得足够的固位形和抗力形,以保证修复体在长期的力载荷下不脱位、不破损。但牙体预备量应控制在合理的最小范围内,以便保留更多的健康牙体组织。这不仅是生物学治疗的基本要求,也能显著提高修复体的存留寿命。同时,较少破坏健康牙体组织还意味着降低牙髓在牙体预备过程中受到损伤的风险。

牙体预备量的多少与所使用的修复材料的力学性能和黏接剂的黏接效果直接相关。随着材料科学的发展,修复材料的强度不断增强,黏接剂的黏接强度不断提高,使得在牙体充填修复治疗中保存健康牙体组织的可能性加大,因而对传统的备洞原则所要求的窝洞内部的点线角清楚、预防性扩展、窝洞的深度等方面在逐步放宽。具体的牙体预备原则还需结合修复体类型、使用的材料、修复的部位、黏接剂的种类等各方面综合考虑。

(2)保护牙髓组织:牙髓的存在对于维持牙齿功能的完整性具有非常重要的意义。保存健康的牙髓能使牙齿保有对温度的感觉,来自牙髓的营养和水分能使牙体硬组织不致因脱水变脆而易发生折裂。牙髓和牙本质在胚胎起源上具有同源性、在对外界刺激的反应上具有关联性,因此可将牙髓和牙本质视为生理性复合体,即牙髓牙本质复合体。牙髓中的成牙本质细胞位于牙髓和牙本质交界处,其细胞的胞体排列于牙本质的髓壁上,并与牙髓神经纤维末梢的神经丛联系,其胞质突进入牙本质小管并一直延伸至釉牙本质界。这种复合结构使得对牙本质的生理性或是病理性刺激能引起牙髓的相应反应。对牙本质的长期温和的刺激可使与刺激源相应的牙髓端形成修复性牙本质,起到生物性自我保护的作用。当外界的刺激超过机体可承受的范围时,可造成牙本质细胞的变性坏死,引发全牙髓的炎症反应。在牙体缺损的修复治疗过程中,有许多环节可以造成牙髓牙本质复合体的伤害,对牙髓牙本质复合体的保护思想应贯穿整个牙体缺损修复治疗的始终。

(3)保护牙周组织:牙齿借助牙周膜中的纤维束悬吊在牙槽窝内,牙周膜中有丰富的神经纤维末梢压力感受器,牙周组织起着支持和营养牙齿,并完成感受器-传入神经-中枢神经-传出神经-运动肌群的神经反射弧,使机体能感受力和调控力,从而起到保护牙齿的作用。因此健康牙周组织是牙齿承担正常咀嚼功能的基础。

牙体缺损修复有可能造成牙周组织的损伤,主要表现在两方面:治疗过程中的损伤和修复体引起的损伤。在治疗操作中引起的损伤通常为牙体预备时器械的切割伤、排龈器材引起的结合上皮撕裂伤、去除多余黏接材料时的器械损伤、使用电刀过度灼烧时造成的软硬组织损伤等直接损伤。由修复体引起的损伤常源于修复体边缘处理不当所造成的边缘悬突、龈沟内的黏接材料未彻底清除,从而压迫牙周软组织造成菌斑堆积和血运障碍,长期刺激可造成牙周组织的退缩;修复体外形的不理想,如修复体外形过凸或凸度不够,可造成咀嚼时食物对牙龈的过度挤压或失去按摩作用,长期也可引起牙周组织的退缩;修复体存在咬合高点或与邻牙接触过紧都会造成急性的牙周组织创伤和疼痛;接触点过松则易嵌塞食物,导致牙间乳头炎和牙槽嵴顶的吸收降低。因此在牙体缺损的修复治疗中,要避免对牙周组织的损伤。

(二)生物力学原则

牙体缺损修复治疗的最终目标是通过恢复牙齿的外形,建立良好的咬合关系,保证修复体与剩余牙体组织所组成的整体能够承担正常的咀嚼力,完成口颌系统的咀嚼功能。牙齿的形态和功能是相互依赖、相互制约的,形态特点是其功能特点的具体体现。只有正确地恢复了牙体缺损部分的形态,并使修复体与余留牙体在咬合过程中与对牙有正确的接触关系,才能使所治疗的牙齿发挥正常的咀嚼功能,避免异常的创伤或功能丧失。因此,在余留牙体组织的处理、修复体设计、修复体试戴调节阶段应注重治疗的最终目的,使其符合生物力学原则。

1.牙体缺损修复的生物力学原则

牙体缺损修复的生物力学原则包含两个范畴:牙齿修复后应提供正确的咬合力,以及牙齿修复后应能承受正常的咬合力。

(1)牙齿修复后应提供正确的咬合力:在学习研究中,每个牙齿都有其独特的静态和动态接触特征,这些由上下颌牙齿的牙尖、嵴、窝和斜面所共同构成的接触关系是完成正常咀嚼任务的基础,也是维护口颌系统生理健康的关键。在静态接触状态中,广泛的牙尖接触能使下颌回到稳定可重复的位置,提供最大的咬合力,并能广泛地分散力,保护每个牙齿。在动态接触状态中,前牙舌面形态具有导平面的作用,引导下颌前伸切割食物;后牙的牙尖与牙窝形成三点式接触关系,支持尖和引导尖斜面在咀嚼运动中交替提供相对的支持和引导作用。在广泛而协调的牙接触关系中,咀嚼肌能协调收缩活动,颞下颌关节也能受力均匀,因此才能有效地发挥咬合力量。

牙齿面形态的改变必然影响力的承载特点,对任何一个位点接触关系的破坏都有可能造成局部或整体的咀嚼功能失调。例如,咬合力不仅沿牙长轴传导,还被牙尖斜面所分散,如果牙体缺损的修复体被设计成平面,使得牙面尖窝嵌合的咬合接触关系被平面咬合接触关系代替,牙齿根尖的主应力区位置发生变化,应力值也上升了,说明平面咬合因缺少牙尖斜面对垂直力载荷的分解作用导致牙根承受更大负荷。所以,恢复正确的牙体解剖形态是牙体缺损修复成功的关键因素之一。

牙体缺损的间接修复技术由于可以在口外模型上观察和制作,制作时能方便地雕刻出尖嵴形态,在修复体试戴时还可以精细调整咬合接触关系,因此与直接修复技术相比更易获得良好的生物力学效果。

(2)牙齿修复后应能承受正常的咬合力:要达到牙齿缺损修复的目标还有赖于修复材料与剩余牙齿组织都能承受咬合载荷,并形成良好的结合,才能有效地行使功能。因此,需要通过牙体预备获得足够的修复体厚度及形状,满足抗力与固位的要求。根据修复材料的不同种类和剩余牙体组织的情况,在预备抗力形和固位形时要充分体现生物力学原则,在尽量保存牙体组织的基础上,保证修复效果。

抗力形:指使修复体和剩余牙体组织在承受正常咬合力时不发生折裂的窝洞形状和修复体形状。牙体预备后形成的修复间隙需能保证修复体有足够的厚度,以便有足够的抗压和抗剪切强度以对抗咬合力,并同时保证余留牙体组织也能承受咬合力。抗力形预备与修复体的种类和使用的修复材料种类密切相关。通常高嵌体和冠能保护余留牙体组织不至因对抗咬合力而发生劈裂,但嵌体缺乏这类保护作用。金属修复体拥有更高的机械强度,树脂材料和瓷材料则需要更大的厚度才能达到同样的强度。

固位形:是防止修复体受力时从侧向或垂直方向脱位的窝洞形状,属于机械固位。修复材料与牙齿的良好结合靠的是固位力。目前获得固位的方式有两种,即机械固位和黏接固位。机械固位靠的是适当的洞形预备所产生的侧壁摩擦力和约束力;而黏接固位靠的是材料与牙齿组织的微机械固位和化学黏接力。随着黏接材料和技术的发展,黏接固位在修复体固位中所占比例越来越高。在使用黏接固位时,对修复体的机械固位形预备要求有所降低,在一定程度上保留了更多的牙体健康组织。黏接固位取决于被黏接面积的大小,而不取决于黏接剂进入牙齿组织的深度。

2.牙体缺损修复治疗过程中生物力学原则的应用

生物力学原则贯穿整个牙体缺损修复治疗过程的始终。

(1)在牙体缺损修复治疗前,应先全面系统地检查患者的咬合情况,再具体设计牙体缺损的修复方案。口颌系统的整体咬合正常是个别牙体缺损修复的先决条件,因此应全面检查正中、前伸和侧方是否存在早接触。如果存在病理性早接触,必要时适当进行咬合调整。在全牙列咬合正常的基础上,分析个别牙体缺损的修复方案,结合缺损的部位、体积、余留牙牙体组织的强度、对牙的情况,综合考虑修复体的种类及使用的修复材料种类。

(2)在牙体缺损修复治疗过程中,综合考虑抗力形和固位形方面的要求,同时结合生物学原则,在尽量保留健康牙体组织的基础上,适当预备修复体空间,既能使修复体的强度达到承受咬合力的要求,又能做到最大限度地保护余留牙体。可灵活采用辅助固位设计,减少牙体磨除量,必要时还需制作临时修复体以保护余留牙牙体组织不至劈裂。

(3)牙体缺损修复治疗后的咬合调整:在修复体制作完成试戴时,应仔细检查修复体的咬合面外形恢复情况及与对牙的咬合接触关系。正中应有支持尖的接触,侧方应按照患者咬合恢复类似天然牙的接触关系,前伸导平面与邻牙一致。修复体达不到上述要求需要进行咬合调整,恢复正常的咬合关系。修整修复体时,注意保持牙的尖、窝、嵴和斜面的形态。修复体黏固后应再检查咬合关系是否正确,以免因黏接剂的厚度或黏接不当导致形成早接触干扰。

(三)美学原则

对自己容貌的肯定能增强在人际交往中的自信,牙齿作为构成人的容貌的重要组成部分,越来越受到人们的重视,尤其是在前牙的牙体缺损修复时,除了要满足功能的要求外,还应满足美观方面的要求,在治疗设计时遵循牙齿美学的原则。牙齿美学的内容包括形态美学和色彩美学,牙齿美学的原则既要遵循普遍美学原则,也要兼顾个性化特征,做到共性与个性的统一,以达到最佳修复美学效果。

1.牙齿形态的美学要求

牙齿的形态美范畴既包括整体性、对称性、协调均衡等普遍性原则,也有面型、性别差异和多样性等个性化原则。

(1)整体性原则:牙齿在口腔中整齐地排列呈弓形,没有缺失、空隙、拥挤、错位或扭转,虽然每个牙齿的形状各不相同,但整齐有序地排列成一个整体。当个别牙的牙体缺损破坏了这种整体感时,应通过修复手段将缺损的部分恢复出来,重新达到整体和谐的形象。

(2)对称性原则:对称性是人体美的重要特征,口腔中的牙齿也是如此。对称原则是口腔颌面部进行美学修复的主要依据法则之一。人类颌面部结构基本呈中线对称。牙列的中线通过两中切牙之间,与水平面垂直,并且与面部中线一致。从面看,两侧的同名牙除了大小对称、形态对称、色泽一致外,前牙从龈向、唇舌向、近远中向及转位四个方向都是对称的;后牙则是从距面的距离、距中线的距离、近远中向倾斜度、颊舌向倾斜度4个方向上都是对称的。这些对称的排列形成了3条对称的弧线:前牙切缘与后牙中央窝构成的自然弧线、上后牙颊尖构成的补偿曲线以及由上颌同名后牙颊舌尖连成的横曲线。如果两侧结构出现明显的不对称,则会破坏容貌的美感。在牙体缺损修复时,应该尽量参照对侧同名牙恢复牙齿外形特点。

(3)协调均衡原则:"协调"是指两个相接近的形式因素的并列;"均衡"是指不同的形式因素呈现出恰当的比例。在进行美学修复时,应该详细分析患牙与邻牙和对牙,以及与牙周组织的关系。每一个牙齿都与邻牙有一定的大小比例关系,达到理想的比例关系,会在视觉上产生美感。例如,正面观露齿笑,所有牙齿切端近远中径均比近中邻牙窄小,约为近中牙齿的60%。

在微笑时,如果上下唇线的位置和牙齿相协调,则会增加美感。露齿笑时,整个上前牙牙面均应暴露,上颌前牙切缘最好与下唇刚刚接触,如果存在间隙,应该尽量减少该间隙并保持一致。牙龈缘线并非呈对称弧形,其高点略偏向远中,中切牙的龈缘高点应该位于两侧尖牙龈缘高点连线上,侧切牙龈缘高点可以略低于该连线,至多不超过1.5 mm。

(4)个性化原则:在基本满足上述美学修复的共性要求时,还应同时考虑患者的年龄、性别、肤色、面部特征等因素,以及生活在牙齿上留下的印记。因此,个性化效果的追求,实质上是追求"齐中之不齐"的自然美学效果,是更高层次的美学标准。在修复前牙缺损时,应使修复体与人的面型吻合:方圆面型的上切牙,颈部较宽,切角接近直角;卵圆面型的上中切牙,切角较圆钝;尖圆面型的上中切牙,近中切角较锐,颈部较窄。凸侧貌者,牙齿的唇面突度应较大;直侧貌者,牙面唇面则相应较平坦。男性牙齿线条平直,女性牙齿线条柔缓。随着年龄的增长,磨耗的加重,牙齿龈径与近远中径之比在逐渐降低。修复时应考虑这些因素。有时修复前牙切端时特意制作的小缺损,反而使牙齿更生动逼真。

2.牙齿的色彩美学

牙齿的色彩美与形态美一样,同时包括整体性、对称性、协调均衡等普遍性的原则,以及个性化原则。

(1)整体性原则:观察者对他人牙齿存在颜色差异的敏感性要高于对形态差异的敏感性。如果全口天然牙整体的色相、彩度和明度基本一致,则会给人整齐美观的感受。而如果有个别牙的色彩与其他牙存在较大差异,会破坏牙齿的整体感。

(2)对称性原则:对侧同名牙的色相、彩度和明度应尽可能一致,颜色的分布和过渡也应尽可能一致。

(3)协调均衡原则:天然牙呈现出丰富的色彩变化,并有一定的色彩过渡规律。牙齿的切缘由于钙化程度高而呈半透明性;牙齿中1/3彩度增加,明度增加;颈1/3彩度最浓,明度下降。中切牙与侧切牙的彩度一致,但明度最高;尖牙的彩度增加但明度下降。

(4)个性化原则:肤色是牙色选择时应该考虑的重要因素。同样的牙色,对于肤色较黑的患者会显得较浅。在修复时模拟牙齿由于低矿化所呈现出的白垩色斑或线条等个性化特征,能显著增强牙齿的真实感。

3.视错觉在美学修复中的应用

使修复体和天然牙达到浑然一体的美学效果是医师的追求目标。在进行牙体缺损修复时,有时仅单纯恢复与同名对照牙相似的形态和牙色是无法获得满意的整体美学效果的,例如修复牙的近远中径比对照牙大,若按对照牙大小修复则会产生间隙,而若充满缺损间隙则因修复牙过大而破坏整体的美学对称平衡。对这类临床常见的复杂问题的美学处理,需要在整体美学平衡的高度,巧妙利用视错觉获得良好的修复效果。

视错觉指人对物体产生的主观视觉感受与真实物体之间存在差别。利用视错觉是牙体美学修复的重要方法之一。视错觉可归纳为"形象错觉"和"色彩错觉"两大类。前者包括面积、角度、长短、高低、远近等对比产生的错觉;后者包括色的对比如色温、色相、明度、光渗和色的疲劳等产生的错觉,明亮的暖色有扩散和前移的感觉,而黯淡的冷色有收缩、后退、远离感觉。因此可以有意识地利用视错觉原理,结合临床情况和医师的审美经验,制作出精美的修复体。

临床常用的利用视错觉的方法有很多种。以修复缺隙过宽的牙齿为例,利用立面物体反光量的不同可造成视觉上大小差异的原理,采用钝化轴面角、加大唇面突度的方法,将牙面移行线向中央集中,减小牙面正面面积;利用光渗现象增加折光度,即缩小正面受光面积,使唇面中部的亮面减小,增大近远中面的暗影;增加牙齿的彩度,降低其明度;强调纵向的发育特征,在过宽的切牙唇面将纵行发育沟适当加深,并适当增加颈缘的弧形发育沟;增加切缘的弧度和缩短切缘平直部分,增大切外展隙;从而造成形象错觉和色彩错觉,使人感觉该牙并不太宽。当修复间隙过窄时可使用与上述方法相反的手段。

总之,在充填修复牙齿缺损时,应该参照同名对照牙恢复牙齿外形特点。当患牙与对照牙的牙面大小较为一致时,可复制对照牙的形状和色彩特征,而当患牙条件与同名对照牙不同时,如间隙过大或过小,龈缘过高或过低,无法完全按照对照牙来进行修复时,可以利用视错觉的一些技巧,使得患牙与对照牙"看上去"完全一致,整体感觉上会产生对称美。

(四)患者的经济能力和意愿

现代修复治疗的五原则——在传统的三原则基础上,增加患者的经济能力和患者的意愿两方面内容。

现代的医疗模式已经提倡从传统的生物-医疗模式转换成生物-心理-社会医疗模式。医师不仅应提供合理的医疗服务,还应尽可能地满足患者的心理需求并减少患者的生活负担。由于牙体缺损修复的方法、手段和材料的多样性,针对同一个牙体缺损病例往往存在多种治疗方案。随着技术的进步和新材料的应用,出现了许多更坚固、更安全、更美观的修复体,其应用也引起了医疗费用增高的问题。绝大多数的口腔修复治疗需要患者自行承担费用,因此患者所能负担的修复体种类因其经济承受能力的不同而有很大差异。医师在选择修复方案时,若既不考虑适应性,又不顾及患者的经济承受能力,则不仅是一个医德问题,而且也是一种资源浪费,更重要的是使患者及其家属对医师产生了不信任感,影响治疗过程和治疗结果。在诸多方案都能满足安全有效的前提下,应让患者参与选出更能满足其意愿并符合其经济能力的治疗方案。因此,牙体缺损的修复治疗应遵循生物学原则、生物力学原则、美学原则、患者的意愿、患者的经济能力可承受这五大原则。尊重患者的意愿和顾及其经济能力可承受体现了医师对患者的人文关怀,在临床工作中应具体把握下述原则。

1. 知情同意的原则

"知情"是指患者了解自身疾病的情况以及将要接受何种医疗手段诊治的信息,"同意"是指患者对医师将要采取的医疗措施表示赞同的意见。这是建立医患之间合作关系的基础,在牙体缺损修复设计时应充分保证患者的知情同意权,应该尊重患者的人格和尊严,尊重患者的自主性,把疾病的现状、需要接受的检查、各种修复方案的利弊及价格等详细向患者做介绍,帮助患者作出最符合其利益的治疗选择。最初的医患交流是所有后续治疗成功的基础。治疗伊始就应让患者理解并认同治疗的方法和目的,预计治疗的结果和费用,这样才能获得患者与医师的密切配合,获得良好的修复效果,同时可以减少不必要的纠纷。

2. 合理性原则

这一原则要求医师在给患者进行修复治疗时,应考虑治疗方法整体的合理性,既要考虑其治疗效果,又要考虑患者的经济承受能力。对于那些美观需求不高、借助于传统修复技术和材料即可恢复咀嚼功能的患者,不必使用美观昂贵的修复体;即便是对于那些有经济能力又追求美观效果的患者,也应遵循"知情同意"原则。否则,可能产生误解,影响医患关系的健康发展。

三、牙体缺损的修复体种类及选择

牙体缺损修复方案的选择,在遵循生物学原则、生物力学原则、美学原则、患者的意愿、患者的经济能力可承受这五大原则的前提下,根据缺损所在的部位、形状和体积,是否保有活髓,如何保护余留牙体组织,如何保护牙齿支持组织,如何延长修复体使用寿命,需要达到何种美学要求以及患者所能承受的经济负担等各方面综合考虑具体治疗方案。通常以修复体的固位形式和修复材料两方面作为主线,综合分析和确定各种牙体缺损的修复方案。

(一)按固位形式确定牙体缺损的修复体类型

可将牙体缺损修复体分为冠内固位体和冠外固位体两大类。其中冠内固位体包括嵌体和高嵌体;冠外固位体包括贴面、部分冠、冠和桩核冠等。选用何种修复类型应主要考虑下列因素。

1. 需要修复缺损的部位

采用修复方式的种类首先取决于牙体缺损的部位和形式给修复体提供的可能的固位方式。当缺损部位能够提供洞形固位时,可使用嵌体、高嵌体类冠内固位修复体;反之应使用冠外固位体。例如,后牙牙体缺损在去腐备洞后形成单面洞形、MO/DO 洞形或 MOD 洞形,且各牙尖完整时,可应用嵌体修复;若有1个以上的牙尖不完整但余留2个以上完整轴壁时,可使用高嵌体或部分冠修复;若仅余留2个或2个以下轴壁,无法为冠内修复体提供固位时,则需要全冠或桩核冠修复。如果前牙的缺损仅发生在唇面时,和/或切缘缺损小于切 1/3 时可以使用贴面修复;否则应用部分冠或全冠修复。

2.余留牙体组织的强度

嵌体洞形的预备不可避免地造成牙体组织抗力的削弱,由于嵌体无法对余留牙体组织提供保护,反而需要健康的牙体组织提供支持,因此只有备洞完成后的牙体组织足够坚固,不仅能承受本身的抗力要求,还能承受支持嵌体所需的额外抗力,并能提供嵌体足够的固位力的情况下,嵌体才是牙体缺损修复的适应证,否则均为禁忌证。因此,嵌体只适用于拥有强壮牙尖和牙壁的Ⅰ类洞形和Ⅱ类洞形。

嵌体的力学结构也使得嵌体在咀嚼运动过程中产生对窝洞侧壁的压力,容易造成牙体组织的劈裂。因此,余留牙体若存在薄壁弱尖结构,如牙尖下牙体组织厚度<1 mm,应适当消除牙尖高度,使用修复体保护牙尖下硬组织。当余留牙可提供嵌体式固位,而又需保护薄弱牙尖时可使用高嵌体作为修复手段。若需要保护的薄弱牙尖数量多,体积大,则可选择部分冠。当余留牙体组织部分能提供充分的抗力时,如超过2个轴壁的厚度<1 mm,则需要使用冠修复。余留牙体组织无法为冠修复提供充分固位时,可使用桩核冠修复。

3.牙髓状况

活髓牙需要保护牙髓,大量的牙体预备会过度刺激牙髓,造成暂时或永久的损害,因此活髓牙的全冠修复应慎重,尽量使用牙体预备量小的修复方式,如嵌体或贴面;相反,若牙髓经过根管治疗,由于大量冠部硬组织的丧失,使得牙齿的抗力减少,需要保护牙齿预防劈裂的发生,此时应尽量选择高嵌体或冠的修复方式。

4.患者的美观要求

轻度变色的前牙可使用贴面修复;若变色程度重,患者的美观要求高,则只能选择冠修复。

5.牙周保护

龈上或齐龈的修复体对牙周的刺激小,因此对需要特别保护牙周组织的牙体缺损病例,应尽量不使用全冠修复,改为贴面、嵌体或高嵌体修复方式,不得已时也应尽量采用龈上或齐龈冠缘的方式。

6.龋患风险

对于龋患风险高的病例,如猖獗龋、口干症、酸蚀症等,应尽量不用外形线长的修复体如嵌体、高嵌体或部分冠等,应改为全冠修复。

(二)修复体材料的选择

1.金属

适用于嵌体、高嵌体、部分冠、全冠和桩核冠。材料包括牙科铸造用钴铬合金、镍铬合金等贱金属,金合金、金钯合金等贵金属。

(1)优点:①传统的修复体制作材料和方式,有很高的成功率;②无论是使用贱金属合金还是贵金属合金,都能获得良好的机械性能;③由于材料的高强度,允许在窝洞边缘预备洞斜面,起到保护洞缘釉质壁、增加密合度、防止微渗漏的作用;④金属高嵌体在保护薄弱牙尖时可在牙尖外表面形成斜面接触关系,从而对抗修复体固位形产生的对余留牙体轴壁的向外的力量,防止牙体的劈裂;⑤修复体可以制作得很薄,面厚度达到 1.2 mm 即可满足抗力要求,因此可以用于活髓牙的牙体缺损修复;⑥可以铸造出精巧的辅助固位装置,如固位沟槽或固位钉等。与贱金属材料相比,贵金属材料的制作精度更高,修复体边缘更易密合,且对牙的磨耗更小。

(2)缺点:金属为非牙色材料,只能用于后牙患者对美观要求不高的部位。活髓牙要考虑材料是热和电的良导体,必要时需要保护牙髓。

2.树脂

为专用牙科后牙嵌体树脂,常用于嵌体的间接修复方法。

(1)优点:①收缩应力的控制:后牙大面积直接树脂充填的最大问题在于树脂材料的聚合收缩以及其对边缘牙体组织产生的应力,其结果是充填后在树脂与牙体组织间产生间隙,增加牙齿的敏感性,并导致继发龋的发生。使用间接修复技术,在口外完成树脂嵌体的聚合过程,使用一薄层黏接剂将树脂嵌体粘在窝洞中,可以有效地克服上述缺陷。②美观性好:因树脂材料的折光性与天然牙接近,且有辅助的着色树脂作个性化修饰,树脂嵌体的美观性能完全能与瓷嵌体相媲美。③对补牙的保护:树脂的弹性模量和耐磨性与天然牙本质接近,弱于天然釉质。因此使用树脂嵌体修复与使用金属或陶瓷相比,对牙造成的磨耗最小。④保存牙体组织:树脂嵌体的牙体预备量介乎金属嵌体与陶瓷嵌体之间。⑤费用与技术难度:由于树脂嵌体的制作使用的设备简单,技术操作简单,因此制作成本低,用时少,费用低廉。

(2)缺点:其耐磨性不如金属嵌体和瓷嵌体,强度弱于金属嵌体。

(3)临床操作应用:①在口外模型上堆塑充填法:按嵌体要求预备牙体,翻制并修整模型,模型表面处理,使用后牙充填树脂在模型窝洞内直接一次充填,充填时修整面形态,对美观要求高时可使用着色树脂作个性化修饰,充填完毕后在专用光热设备中完成树脂的固化,口内试戴调,抛光及黏接面喷砂处理后,使用树脂黏固剂黏固于牙体缺损部位。②CAD/CAM 技术切削加工法:按嵌体要求预备牙体,使用 CAD 系统的光学印模采集系统直接获得窝洞的三维数据,使用 CAM 系统的加工单元,将预合成树脂块直接切削成修复体形状,完成的修复体经口内试戴调,表面处理后用树脂黏接剂直接黏固于窝洞内。

3.瓷材料

瓷材料是近年发展最快、种类最多的修复材料种类。修复体总体包括:金属陶瓷修复体与全瓷修复体。

(1)金属陶瓷修复体。①金属基底烤瓷熔附修复体:由于其很高的强度、完全遮色能力、良好的边缘适合性,因此成为应用最广泛的瓷全冠修复体。临床操作简单,无须复杂的黏接技术。②金沉积烤瓷修复体:可用于全冠修复,拥有出色的美学效果,良好的边缘适合性,在前牙美学修复中应用较多,由于强度的原因,在后牙全冠修复中应用较少。亦可制作嵌体,应用于后牙嵌体修复,兼具瓷嵌体的美观性,也具有一定的强度。

(2)全瓷修复体:泛指所有不含金属的瓷修复体,种类很多,若以化学成分分类可分为长石瓷、白榴石瓷、氧化铝瓷、玻璃渗透氧化铝瓷、氧化锆瓷等;若以加工方式区分可分为粉浆涂塑烧结瓷、铸瓷、玻璃渗透瓷、沉积陶瓷、单层 CAD/CAM 可切削陶瓷、复层 CAD/CAM 陶瓷;若以黏接效果分类可分为含硅元素的瓷修复体和非硅元素的瓷修复体。

各种全瓷修复体在美观性、机械强度、与牙齿的可黏接性上各不相同,含硅元素的陶瓷美学效果更好,同时有更好的黏接性,但强度不如二氧化锆或二氧化铝陶瓷,因此应结合临床牙体缺损修复形式的不同选择不同材料。例如,①贴面修复:由于需要可靠的黏接效果,因此只能选择含硅元素的长石类材料的全瓷,加工方式可为铸瓷或单层 CAD/CAM 可切削陶瓷。②前牙冠修复:当要求美观性强、色泽自然有通透感时,可使用铸瓷或单层 CAD/CAM 可切削陶瓷;当需要更高的强度时可使用基底为二氧化锆或二氧化铝的复层 CAD/CAM 陶瓷。③后牙嵌体、高嵌体或部分冠:由于强调黏接性能,一般使用铸瓷或单层 CAD/CAM 可切削陶瓷。④后牙冠:由于对强度的要求,最好使用高强度的二氧化锆或二氧化铝复层 CAD/CAM 陶瓷。

为了确保陶瓷修复体的强度和耐用性,修复体厚度至少应达到 1.5 mm。过去,由于缺乏黏接材料,冠的强度仅由其自身的制作材料所决定;随着黏接材料的使用,瓷修复体与牙体组织可以被牢固地黏接在一起,起到了加强和支撑修复体的作用,这也使得对牙体预备量的需求降低。对于含硅元素的陶瓷修复体,可使用氢氟酸对其黏接面进行酸蚀处理,经硅烷偶联化后用树脂黏接剂黏固于牙齿表面,以获得良好的固位和黏接效果。若使用非硅类材料制作嵌体,包括氧化铝或氧化锆材料或金沉积瓷嵌体,则可使用常规树脂黏接技术。

(许楠楠)

第二节 前牙的部分冠美学修复

前牙的部分冠美学修复是指使用全瓷材料,联合借助固位形固位和黏接固位两种固位形式,对前牙较大面积缺损进行美学修复的修复体形式。按照传统的定义,部分冠往往是由金属制作,主要是应用于牙齿唇颊面完整,而其他轴面或咬合面需要修复治疗的病例。但是,随着瓷材料的发展,尤其是瓷与牙体组织之间的黏接技术的不断成熟,越来越多的前牙大面积牙体缺损可以使用部分冠进行修复。部分冠可以看成是瓷贴面的变体,或者是不完整的全冠,是介乎两者之间的修复形式。多使用长石类光线通透性好的瓷材料,使用铸造或 CAD/CAM 加工的手段制作。其特点是设计灵活,其宗旨是在最大限度地保护余留牙体组织与获得固位之间达到平衡,并满足美观的需求。

一、适应证

如果牙体的缺损通过瓷贴面修复无法获得足够的强度,而使用全冠修复又要磨除过多健康牙体组织时,可采用部分冠修复。例如,前牙的缺损涉及切缘和切角以及大部分牙体,有较大的缺损间隙需要使用修复手段恢复与邻牙的接触关系时。

二、牙体预备

部分冠的使用是为了在进行牙体预备时使用合理的最小预备量,在获得修复体的固位和抗力的同时,尽量多地保留健康牙体组织,并留有充足的黏接面积。瓷贴面的固位力完全依靠黏接力,冠的固位力来自固位形。部分冠的固位力不仅要来自牙体预备产生的固位形,还要利用黏接剂所获得的黏接力,两者缺一不可。

在进行牙体预备时,应考虑四方面因素。
(1)保护牙髓牙本质复合体,尽量少磨除健康的牙体组织。
(2)尽量增大黏接面积:黏接剂能与釉质形成稳定持久的黏接,而与牙本质的黏接受多方面因素限制，因此，应尽量多地保留釉质黏接面积。在牙齿上能利用的黏接面积越大，所获得的黏接力就越大。

（3）单纯依赖黏接尚不能提供部分冠足够的固位，需要用固位形辅助固位。因此，在不占用黏接面积的前提下设置辅助固位，如增加侧壁固位、固位沟槽等。

（4）需要保留足够的修复体的厚度，以满足修复体自身强度的要求：全瓷修复材料尤其是长石类瓷，虽然有较为理想的透光性，但强度较低。瓷材料的断裂起始于材料表面的微裂纹在外界应力的作用下发生扩展，最终导致材料整体的失效断裂。导致材料断裂的最小应力与材料本身的厚度呈反比。因此，在部分冠承受力的区域保留足够的瓷材料厚度才能使部分冠在咬合时不致发生断裂。

三、部分冠的美学处理

（一）部分冠设计时的美学考虑

修复体的边缘与牙体组织的结合区是美学处理的薄弱环节，因为修复体需要通过黏接剂与牙齿黏固，修复体和黏接剂的折光率和遮光率与天然牙齿有差异。因此，应尽量将修复体与牙齿的结合区放置在肉眼难以辨别的区域，如邻面和唇面的颈缘处。利用修复体的折光性，在设计修复体的外形和边缘线时，可适当制作成一定厚度的斜面，既扩大了釉质的黏接面积，同时也使颜色过渡得更自然。

（二）部分冠黏接时的美学处理

当制作完成的部分冠修复体在口内试戴时，需要使用与黏接树脂颜色一致的试色糊剂模拟黏固后的色彩学效果。如果发现最终的混色效果未达到整体美学要求，可从两方面作出调整。

1. 修复体本身的染色处理

部分冠的修复体一般是由长石类材料制作，有与之相配套的瓷外染色金属氧化物材料，以低于材料软化温度的烧结温度和程序，对修复体进行染色处理。

2. 调节黏接树脂的颜色

部分冠的黏接类似于瓷贴面，因此可以使用瓷贴面的树脂黏接系统，使用不同颜色的黏接树脂混色调配出适合的颜色，也可以在黏接树脂中加入着色树脂调配混色效果。

（许楠楠）

第三节　残根及分根术后桩核冠修复

龋坏、牙折等导致的牙体缺损，最严重的程度无疑是缺损位置深达龈下，或到牙槽嵴顶水平或之下（图7-1），此时在桩核的颈部通常由于无全冠包绕，而很有可能根折。如果不采用特殊的方法，则很难达到满意的修复效果。有时为了美观而将冠的边缘放置在龈下，但如果超过一定限度则不仅会导致全冠边缘适合性不良，也会破坏牙周软组织附着的生物学宽度，导致修复后难以愈合的龈炎甚至牙周炎，需要拆除重新修复。要想重获牙本质肩领，同时建立合适的生物学宽度，目前常采用两种方法：一是牙周手术，即临床牙冠延长术；二是正畸牵引术，将牙根向牵引到理想的位置。后者通常需要结合牙周手术，才能达到满意的临床效果（图7-2）。有时，牙体缺损即使仅到上皮结合的位置,也可通过少量的延长为全冠的边缘线提供足够的牙本质肩领。

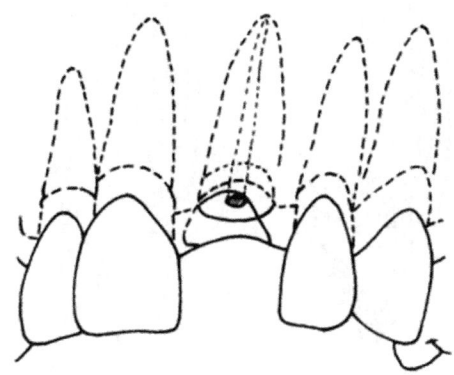

图 7-1　牙体缺损位置深达牙槽嵴顶水平或之下

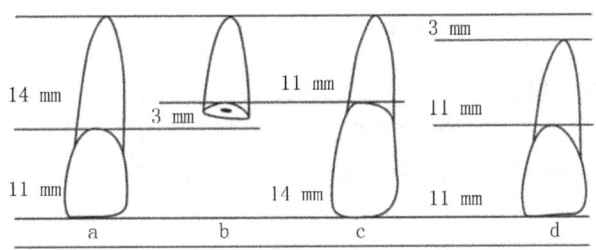

图 7-2　牵引和冠延长术的作用

a.中切牙正常解剖冠根比平均为 11∶14;b.牙折断至釉牙骨质界以下 3 mm;c.单独使用冠延长术只能提供不稳定和不美观的冠根比 14∶11;d.冠延长术后配合牵引术可以提供更稳定的冠根比 11∶11

一、残根的临床牙冠延长术

当牙冠折断达龈下时,常会影响修复体的制作,最终因此而导致拔牙,如此时能将临床牙冠延长,则会为制作良好的修复体创造条件从而避免拔牙。临床牙冠延长的方法包括手术法和正畸法,手术方法即为临床牙冠延长术。牙冠延长术是通过手术的方法,降低龈缘的位置或充分暴露残根边缘,使修复后的临床牙冠加长,并形成牙本质肩领,从而利于牙体的修复或解决美观问题。

正常情况下,从龈沟底到牙槽嵴顶的距离是恒定的,该距离称为生物学宽度,包括结合上皮和牙槽嵴顶冠方附着于根方的结缔组织,宽度一般为 2 mm 左右。牙冠延长术的基本方法是用翻瓣术结合骨切除术,降低牙槽嵴顶和龈缘的水平,从而延长临床牙冠,同时保持正常的生物学宽度,如果只做牙龈切除术,不去除部分牙槽骨,则往往会在术后修复体尚未完成后牙龈又重新生长至术前水平。或在修复体完成后出现牙龈增生、红肿等炎症表现及牙槽骨吸收,这种现象的出现主要是由于单纯切除牙龈不能满足生物学宽度的要求所致(图 7-3)。

(一)适应证

(1)牙折裂达龈下,影响牙体预备、取印模及修复。

(2)龋坏达龈下,影响治疗或修复。根管侧穿或牙根外吸收在颈 1/3 处,而该牙尚有保留价值者。

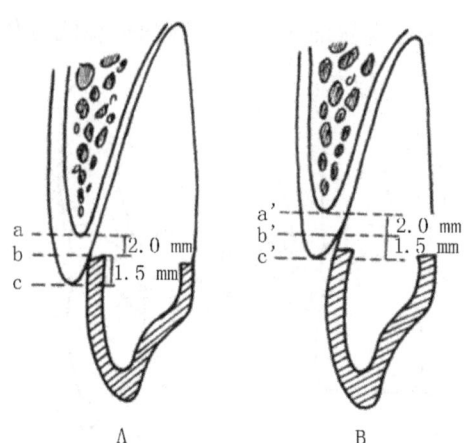

图 7-3 牙冠延长术前后修复体龈缘与牙槽骨顶的关系

A.全冠龈缘达龈沟底,刺激牙龈炎和骨吸收;B.冠延术后,使全冠龈缘位于龈沟中部 a 牙槽嵴顶;b 龈沟底;c 龈缘;a'、b'、c' 为手术后各自的位置

(3)破坏了生物学宽度的修复体,需暴露健康的牙齿结构,重新修复者。

符合上述 3 种情况的患牙应有足够的牙根长度,以便在手术切除部分牙槽骨后,仍能保持足够的牙周支持。如果患牙牙根过短或者过细,则不是牙冠延长手术的适应证。

(二)禁忌证

(1)牙根过短,去骨后将导致冠根比失调者。

(2)牙折断面达龈下过多,需暴露残根边缘,但牙冠延长术后,估计剩余的牙槽骨高度不足以支持患牙行使功能者。

(3)为暴露牙折断缘而需切除过多的牙槽骨,估计将导致颈缘位置与邻牙不协调或明显损害邻牙者。

(4)全身情况不宜手术者。

(三)手术方法

(1)术前应消除牙龈炎症,并能较好地控制菌斑。

(2)探明牙断端的位置及范围。估计术后的龈缘位置,据此设计切口。如为前牙美容的牙冠延长术,术前应考虑术后龈缘位置与邻牙相协调,切口位置应遵循牙龈的生理外形,注意中切牙、侧切牙及尖牙龈缘的相对位置关系。

(3)根据术后龈缘的新位置而确定内斜切口。若附着龈宽度不足,则需采用根向复位瓣术。

(4)翻瓣,并除去被切除的牙龈暴露根面或牙根断面。

(5)进行骨修整。切除部分支持骨,使骨嵴高度能满足术后生物学宽度的需要,骨嵴顶需降至牙断缘根方至少 3 mm 处。在骨修整时,还需注意使该处的骨嵴高度与其他部位及邻牙的骨嵴逐渐移行,不可有明显的悬殊,这样才能在术后获得良好的牙龈外形。若为改善露龈笑的美容手术,骨嵴应在釉牙骨质界下方 2 mm,使术后牙龈缘位于釉牙骨质界的冠方 1 mm。若是特殊情况需暴露更多的临床牙冠,也可进一步降低骨嵴位置,但必须考虑根长及临床牙冠与临床牙根的冠根比,避免术后牙松动。另外,还应注意中线两侧牙齿的龈缘位置应左右对称。

(6)彻底进行根面平整,去除根面残余的牙周膜纤维,防止术后形成再附着。

(7)修剪龈瓣的外形和适宜的厚度。龈瓣过厚会影响术后牙龈缘的外形,如过薄会出现牙龈退缩。然后,将龈瓣复位缝合于牙槽嵴顶处水平。一般采用间断缝合,必要时可配合水平或垂直褥式缝合。如为根向复位瓣术则需采用悬吊缝合。

(8)在冲洗、压迫、止血后,观察龈缘的位置及牙齿暴露情况,然后放置牙周塞治剂。

(9)术后护理等事项与骨切除术相同。

(四)术后修复的时机

牙冠延长术后修复体的制作应待组织充分愈合、重建后再开始,不宜过早。一般术后 4～6 周组织愈合,龈缘位置基本稳定后再行修复。在术后 6 周至 6 个月时,仍可有<1 mm 的变化。因此最好能够在手术后 1～2 周时先戴临时冠,永久修复体最好在术后 6 周再开始,涉及美容的修复应至少在术后 2 个月后开始。如果过早修复,往往会干扰组织的正常愈合,并在组织充分愈合后导致修复体边缘的暴露。

二、残根牵引术

如果牙体缺损位于牙槽骨水平以下,行冠延长术会使冠根比增加而不美观,因此如果通过正畸牵引后再作骨修整则可以很好地调整冠根比例。另一方面,还应考虑牙根的实际长度,以免去除根周骨后导致牙根松动。与普通正畸装置不同的是,用于牙根的正畸牵引术,要求牵引装置体积不要太大,以免显露金属而不美观;有足够的支抗,以免带来无法预测的基牙移动;另外因牙根断面位于牙槽骨水平以下,因而应该能放置到足够的深度;最好是固定矫治器而少用活动矫治器,后者会增加疗程,且需要患者的高度依从性。下面将阐述由 Oesterle 和 Wood 提出的在邻牙上黏接支抗弓丝的牙根正畸牵引技术。

首先必须进行牙髓治疗,在牙根牵引的同时进行永久或暂时的桩核修复。另外,放置预成冠用以牙根的牵引。这样在治疗期间可以维持间隙,保证修复后牙冠外形的协调对称。如果在牵引之前制作永久桩核,则核至少应比常规短 3 mm,以便留出牵引后的切端空间。在暂时冠颊侧近远中的中心嵌入牵引钉,使其尽可能地接近牙龈。将牵引钉轻微龈向弯曲,用以增加即将放入的弹性弓丝固位力(图 7-4)。在颊侧用0.16 mm×0.23 mm 的不锈钢弓丝弯制一个圈曲,正对需牵引牙冠的中部。圈曲作为弹性附件,向弯曲以防止弹性装置的脱位。圈曲应紧贴牙面,以防止牙根在牵出过程中舌向移位。弓丝黏固在邻牙上并延伸两个邻牙牙面,在末端弯制成环形以增加固位(图 7-5)。每侧黏固两个邻牙可以减少牙根牵出时邻牙的相对移动风险。

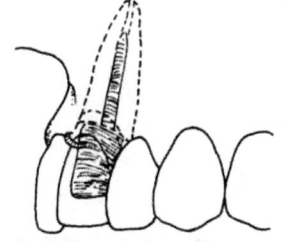
图 7-4 暂时冠颊侧近远中的中心嵌入牵引钉

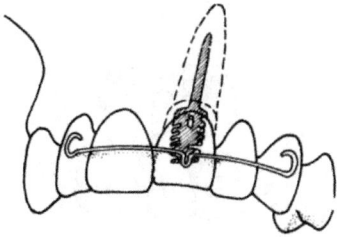
图 7-5 作为弹性附件的圈曲正对需牵引牙冠的中部

将弓丝结扎在牵引钉上,牙根因受力而移动直到所需的龈水平。牙齿被牵出的距离由下列 3 项相加来计算(图 7-6):①残根最低边缘至牙槽嵴顶的距离(如果破坏延伸到牙槽嵴顶以下);②2 mm 的生物学宽度;③至少 1 mm 的距离以防止冠的边缘过分延伸到龈下。如果破坏延伸到牙槽嵴水平,至少需要牵出 3 mm。用光敏树脂将弓丝黏接固定在 4 个基牙上,使暂时冠与邻近牙齿之间产生 1 mm 的距离,用橡皮圈将暂时冠上的钉与弓丝结扎在一起(图 7-6)。每周复诊一次牵引,牙齿将以每周 1.0~1.5 mm 的速度延长,依此类推,重新调并更换橡皮圈。

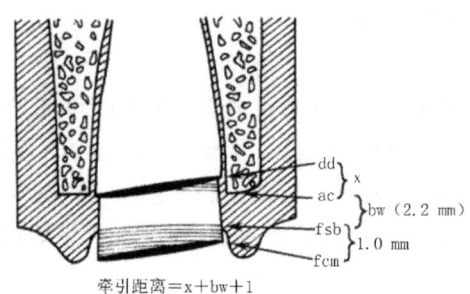

图 7-6　牙根牵引量的计算方法

牵引总量等于牙根折断最低点距牙槽嵴顶的距离(X)加 2 mm 生物学宽度(bw)再加冠边缘到龈沟底的 1 mm 距离。ac:牙槽嵴。bw:生物学宽度,dd:折断延伸的最低处,fcm:最终冠的边缘,fsb:龈沟底

当暂时冠颊侧的牵引钉到达弓丝水平,牵引就此结束,不再加力。保持器的制作:去除橡皮圈,用结扎丝将钉与弓丝结扎,尽力使暂时冠上的钉进入弓丝的圈曲中(图 7-7),以确保没有咬合干扰,否则创伤会影响牙龈的健康与稳定,保持 1 个月,再进行下一步治疗。如果在牵引开始前牙周组织健康,牙槽骨和牙龈附着会随着基牙的牵引而冠向移动(图 7-8),而显得临床牙冠过短,需要配合牙冠延长术将牙槽骨和龈缘恢复到邻牙的水平。即在基牙牵引到位后翻瓣,去除部分牙槽骨,使骨的水平与邻牙相当(图 7-9)。外科手术完成 4 周后,就可以开始进行最终的修复(图 7-10)。但如果在牵引前已有牙周组织缺损,这种现象将不明显。

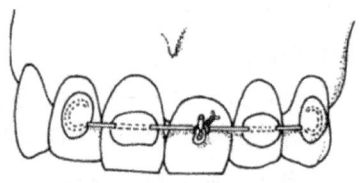

图 7-7　牵引结束后保持 1 个月

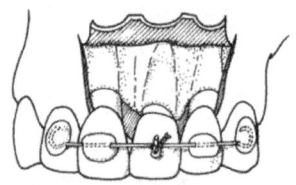

图 7-8　牙槽骨和牙龈附着会随着基牙的牵引而冠向移动

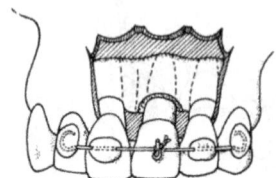

图 7-9　配合牙冠延长术调整龈缘水平

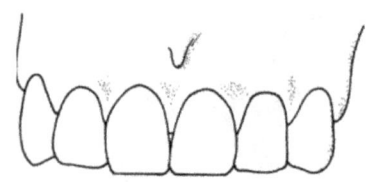

图 7-10　龈缘调整后完成冠修复

三、牙根切除术后的残冠残根修复

当多根牙的牙体缺损导致髓室底破坏,或伴有根分歧骨病变,或其中一个牙根因牙周或根尖疾病无法保留等情况下,有时需要采用牙根切除手术来保存患牙。牙根切除手术包括截根术和分根术。截根术又称为牙根部分切除术,不涉及牙冠,仅将牙根去除,余留部分可行冠或桩核冠

修复;分根术是将患牙从根分歧到牙冠截成两瓣,形成大小基本相同的两个牙,再行单冠或联冠修复,有时需要桩核冠修复。

(一)截根术

1.适应证

(1)因严重垂直向骨吸收导致根分歧暴露,需要去除一个或多个牙根。截根术中去除磨牙的一个或多个牙根是为了根治出现病变的区域,以维持良好的口腔卫生环境,控制菌斑。减少病损扩散到余留牙根及邻牙的危险。

(2)用于保留在牙髓治疗中出现问题的患牙,包括底穿或侧穿、器械折断、器械无法进入的解剖畸形、根管堵塞和其他非特异性问题。当某一牙根折断,或者在根面有无法治疗的龋损,而其他牙根完好时,可以通过截根术保留该患牙。

(3)由于两邻牙牙根相距过近以致外展隙消失,需截除一个牙的一个牙根,以便能保留两个牙,实际上截除其中一个牙根主要是为了能改善邻牙和被截患牙的预后。

Bower发现在58%的上下颌第一磨牙中,根分歧入口比现有最小刮治器的宽度还要窄,器械很难进入,截根是唯一能开辟充分清洁该区域的方法。另外,截根还可以通过改变根分歧的解剖形态使之更容易清洁,重建根分歧的菌斑控制。根分歧区病变也不能机械地认为必须使用截根术。Hamp等在一项临床研究中报道了100例患者的175颗有不同程度根分歧病变的多根牙。大约一半进行截根术,另一半进行刮治、根面平整、根分歧手术或其他治疗方法。在5年的追踪调查中,两组患者的患牙都保留完好。

2.禁忌证

(1)融合根或同一患牙上距其他牙根很近的根是截根术的禁忌证。

(2)如果根分歧距根尖很近,不能截根,因为剩余的骨量不足以支持余留牙根。在下颌磨牙,根分歧必须在颈1/3时才能行截根术,上颌第一前磨牙一般不行截根术。

(3)如果所有牙根周围的牙槽骨都大量均匀地吸收,截除一个根也于事无补。余留牙根的骨支持不会比截除前更好。

(4)被保留的牙根不能进行成功的牙髓治疗,也不宜采用截根术。

3.截根术后剩余牙根的牙周支持能力

通过截根术可以保留重要的功能牙,从而避免行可摘局部义齿修复。但是,应当注意这些牙承担力的能力由于牙周附着的减少而降低。当牙周疾病导致骨水平降低时,牙周附着也相应减少。比如,下颌第一磨牙根分歧以上的根柱、近中根、远中根分别提供31%、37%、32%的牙周附着面积,但如果根分歧暴露,由根柱提供的牙周附着将丧失。上颌第一磨牙根柱提供32%的牙周附着,近中、远中和腭根分别提供25%、19%、24%的表面附着区域。截除第二磨牙相应的牙根,将导致相似的支持结构丧失量。但是,第二磨牙根柱的长度变化很大,有时比第一磨牙要长。第一磨牙和第二磨牙牙根总的表面积相差只有0.5%~1.2%。截根术后的患牙可作为固定义齿、牙周夹板的基牙,或悬臂梁固定义齿的对牙。

4.截根技术

截根术的一般程序:先行截根手术,用暂时性充填物保护牙髓,同时尽可能快地进行牙髓治疗。

具体方法:用一细长的金刚砂钻从根分歧穿隆处开始截根,在手术中去除被截牙根的所有部分,不遗留根分歧穿隆的痕迹,以免形成悬突,影响菌斑的清除,增加组织感染的可能性(图7-11)。

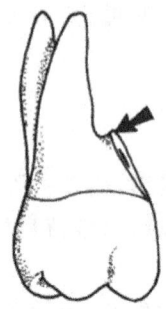

图 7-11　截根后留下的尖锐棱角将会影响菌斑清除

5.截根后剩余牙体组织的修复

(1)全冠修复:在全冠预备时,如果发现锐边,应将之磨平。在 73%的下颌第一磨牙可以发现中间分叉嵴,在上颌磨牙有一个与远中和腭根相连的嵴。预备全冠的边缘线应向根方延伸以封闭并盖过暴露的髓室(图 7-12)。由于截根术后牙根外形已经改变,原则上不必将预备体边缘线过分延伸,即将来全冠边缘不必覆盖的所有截根区域。

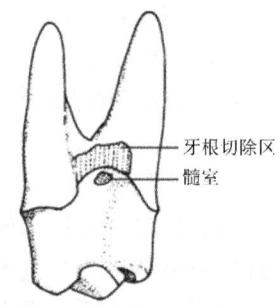

图 7-12　上颌磨牙远中颊根切除术后冠边缘位置

(2)桩核冠修复:如果由于牙周的原因截除上颌第一磨牙牙根,通常牙冠有足够的牙体组织,只需将髓腔内进行银汞充填即可。在这个区域内不需要进行桩修复,因为剩余牙根通常较细小,桩只可能削弱而不能加强余留牙根。但如果截根患牙的牙冠已有缺损则需要进行桩核修复,其中传统的铸造桩核比预成桩要好。当牙冠预备完成时,由于桩的周围牙周条件不够好,而且截根术后余留牙根直径较小,因此核的体积不能太大。

6.牙体预备和牙冠外形

截除一个牙根以后,由于牙体外形的改变而使牙体预备和牙冠的外形恢复与常规修复有所不同。

(1)上颌磨牙远中颊根截除术后:上颌磨牙的远中根是经常被截除的牙根之一(图 7-13),截根术后分开的远中颊根与第二磨牙相邻,患者不易清洁,因此经常会发生牙周问题。由于远中根是相对较小的一个,从𬌗面观察预备体的𬌗面常只呈现相对较小的改变。这种情况下,通常无法修复完整牙冠的整个𬌗面形态。结果是远中外展隙比正常要大,以便患者易于清洁。由于在正常牙列中,远中颊尖在近中颊尖之后而不能看到,因此减小远中颊尖通常不会产生美学问题。在修复完成后要恢复邻面接触点正常的颊舌向宽度,远中颊尖处的接触点下方应有一个明确的凹陷区(图 7-14)。由于这个区域不易自洁,牙冠的外形必须与牙根外形相适应,以防食物嵌塞,牙龈损害。

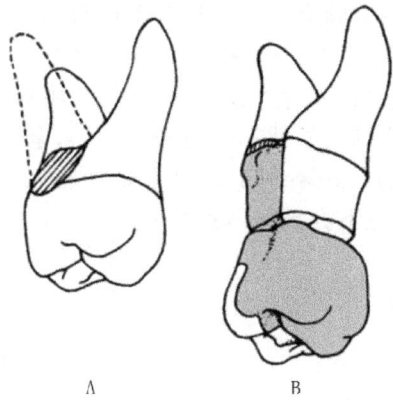

图 7-13　上颌第一磨牙远中根截除术后
A.截除面平整后的外形；B.核冠修复后

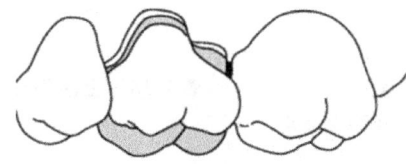

图 7-14　上颌磨牙远中颊根截除术后

（2）上颌近中颊根截除术后：近中颊根的缺失比远中颊根缺失会导致更严重的牙周支持组织丧失（图 7-15）。近中颊根占上颌第一磨牙牙根面积的 25%～36%，与根柱周围骨丧失的总量有关。如果截除近中颊根，牙根颊舌向结构将有更多的丧失，剩余牙体外形的面观更接近三角形。在牙冠的近中面接触点的颊侧龈外展隙区会有一处凹陷（图 7-16）。

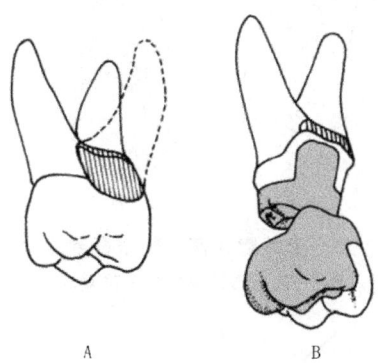

图 7-15　上颌磨牙近中颊根截除术后
A.断面；B.金属核烤瓷冠修复后

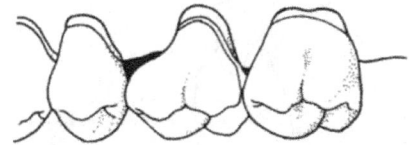

图 7-16　上颌磨牙近中颊根截除术后完成冠修复

(3)上颌磨牙腭根截除术后:在上颌磨牙腭根被截除的情况下,由于受截除后剩余牙根外形的影响,预备体腭侧面将较平坦(图 7-17)。预备体颊舌径将缩小,中央沟与邻牙的面在一条直线上,颊尖在颊舌向上近乎正常的位置。舌尖较小,可能只比中央沟舌侧较窄的嵴大一点。通常在预备体和修复体的颊侧根分歧腭侧交界处有一明显的凹陷,全冠的最终形态应减小颊舌径,可不恢复舌尖(图 7-18)。因为舌尖的存在不利于牙冠舌侧牙龈区的清洁。它也会在患牙上产生较严重的扭矩移动,使牙齿舌倾或冠下方预备体折断。

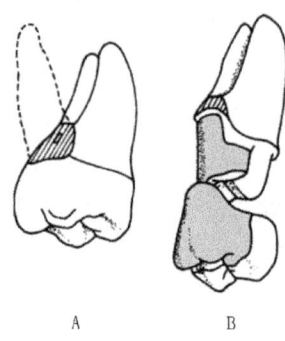

图 7-17 上颌磨牙腭根截除术后
A.断面;B.金属核烤瓷冠修复,预备体腭侧面将较平坦

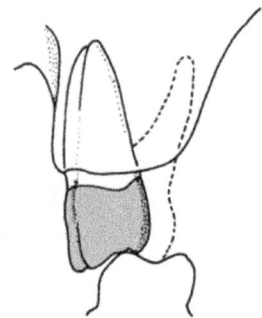

图 7-18 上颌磨牙腭根截除术后,全冠补面减径设计

(4)上颌磨牙两个颊根截除术后:去除上颌磨牙两个颊根,只保留腭根(图 7-19)。牙体预备时根据牙根的形状预备成椭圆形,或者环绕牙根本身外形。最终修复的冠以反或对刃的方式与对牙咬合接触,从而使力不会指向颊侧方向(图 7-20)。

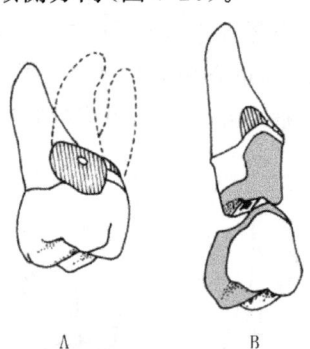

图 7-19 上颌磨牙两个颊根截除术后
A.断面;B.金属核及烤瓷冠修复后

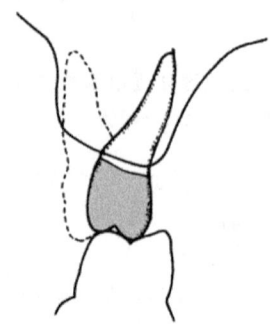

图 7-20 上颌磨牙两个颊根截除术冠修复后的补接触形态

(5)下颌磨牙半切术:下颌磨牙只有两个根,截根术后通常保留一个根。如果被截的牙根位于牙弓的末端,并且对颌牙邻接正常,则保留的近中根直接单冠修复即可,最终形态类似前磨牙(图7-21),而如果近中根被截除,则远中根可作为小跨度固定桥基牙来修复,𬌗面形态可恢复原有磨牙外形,桥体为卫生桥设计(图7-22)。有时其中的一个根也可以作为跨度较大的固定桥远中基牙来修复磨牙(图7-23),但这种设计风险大,因为剩余牙根的牙槽骨支持要小于完整牙齿牙槽骨支持的1/3。

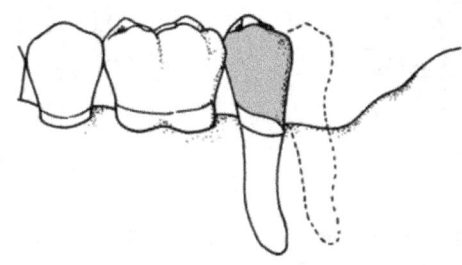

图7-21 下颌第二磨牙远中根截除术后,近中根单冠修复

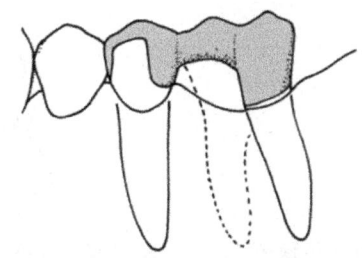

图7-22 远中根作为固定桥基牙,其补𬌗面及桥体形态

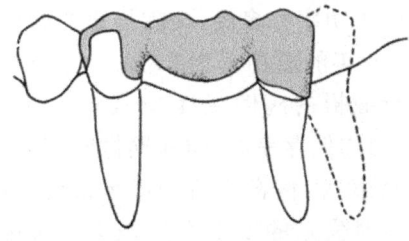

图7-23 术后余留牙根仅能提供原有支持力的1/3

(二)分根术

如果磨牙经过半切术后每个牙根都需要保留,称为分根术。

(1)适应证:当牙体缺损导致髓底穿孔,而两个牙根的牙周情况尚好者,可考虑通过分根术分离近远中根。

(2)分根术后的牙体修复:分根术后可设计单冠或联冠修复。修复中应注意的是,如何使两个牙根修复后形成正常的龈外展隙。没有龈外展隙,将会导致邻面接触点达到龈下,修复预后很差。有时两根从根分歧分出后明显自然分开,可直接修复;但如果没有自然分开,则须采取一些措施去创造分离条件。一是通过正畸的方法移动牙根使其分离(图7-24);二是在各自根面上预备根内肩台来实现(图7-25);三是采用架空根分歧设计。所谓架空根分歧,即是在牙根根长足够、骨支持良好、且两个牙根明显分开的情况下,直接全冠修复。特别是上颌牙根,做分根术而不是截根术。这些根被分离后可单独牙体预备或桩核修复用"全冠"重新组合(图7-26),实际上是以很短的根间夹板将各个根以凹形连接。夹板或"全冠"的面形态,与正常磨牙的牙冠形态大体相同,在分根时形成金属根分歧,并使根分歧方移动,形成架空状态(图7-27)。这样既改善了根分歧的形态,也避免了继发龋的发生。

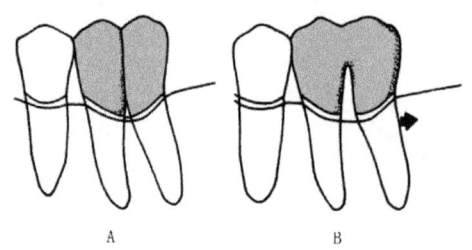

图 7-24　下颌第一磨牙分根术后的龈外展隙
A.无龈外展隙;B.可通过正畸力将牙根向远中移动后重获龈外展隙

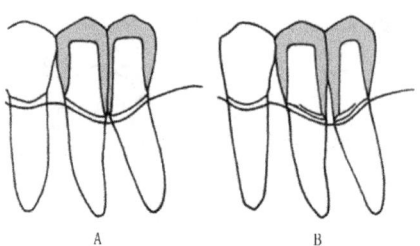

图 7-25　分根术后两根间的龈外展隙
A.无龈外展隙;B.在根分歧处预备根内肩台以恢复外展隙

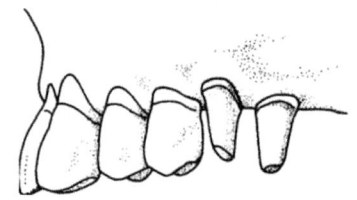

图 7-26　磨牙分根术后各根单独进行牙体预备

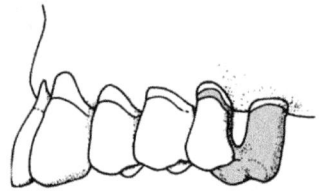

图 7-27　分根术后两颊根联冠形成"架空根分歧"

(三)根切除术的临床评价

根分歧病变的手术治疗后到底成功率有多高,文献报道的数据各不相同。Ehrlich等报道根分歧病变通过截根术治疗后10~18年的成功率为87%。而Ross和Thompson报道的磨牙根分歧病变经过保守治疗而没有进行截根的病例观察5~24年,成功率与之相仿(88%)。Hamp等报道87颗经过截根的患牙5年内均保存完好,但在同样时间内,经过保守治疗的88颗根分歧病变的牙齿也保存完好。Langer等发现,截根术后的患牙最终失败主要表现为根折,失败通常发生于治疗后5~10年,在5~7年时失败的发生率为55%。失败多由牙体牙髓病变或修复引起,比如不良的根管充填、不适当的桩修复等,而不是由于牙周本身。下颌牙比上颌牙截根术后失败发生率更高。可能是因为下颌牙截根术通常会造成单根支持,而上颌牙截根术后通常会使患牙保留两个牙根,为稳定性提供了更多的支持。牙周条件不好的牙齿,修复的成功有赖于尖牙保护的建立,较小的覆及较低的后牙牙尖斜度。

(许楠楠)

第四节　瓷　全　冠

经过多年的使用和临床观察,金瓷修复暴露出它的缺点,比如颈缘泛青,口腔软组织对金属过敏，修复体的色泽失真，无法满足一些对美观要求较高的患者的需求。全瓷材料的理化和生物学性能稳定，修复效果逼真，正日益受到临床医师和患者的青睐。随着全瓷材料机械强度的不断提高，全瓷修复体的应用，由过去单纯制作嵌体、贴面发展到全冠、固定桥，乃至种植义齿的上部结构。全瓷冠是以陶瓷材料制成的覆盖整个牙冠表面的修复体，它具有色泽稳定自然、导热低、不导电、耐磨损、且生物相容性好无须金属结构，不透金属色等优点，是较为理想的修复体。但是，由于其脆性大，限制了它的应用。近年来，随着陶瓷材料性能的改进及义齿加工工艺的发展，增韧陶瓷被用于前后牙全瓷冠及少数牙缺失的全瓷固定桥的制作。

一、常用的全瓷系统

现在的全瓷修复系统种类繁多，根据材料的不同可以分为非氧化硅基的氧化铝陶瓷和氧化镁陶瓷（如 In-Ceram 系统）、氧化锆陶瓷（如 Cercon 系统）及氧化硅基的氧化硅陶瓷等，根据材料的加工工艺可分为渗透陶瓷、切削陶瓷、铸造陶瓷、电沉积陶瓷、堆塑致密烧结等。

（一）热压铸造陶瓷系统

IPS-Empress 全瓷是热压铸造陶瓷系统的代表，该系统首先由瑞士苏黎世大学和仪获嘉公司 1990 年推出，主要成分为白榴石晶体，经热压铸造后瓷块的致密度和晶体的含量可以得到提高。制作修复体的基本原理是采用失蜡注塑法，先制作底冠蜡型，包埋，然后按临床比色选瓷块铸造，利用白榴石晶体来增强，在高温高压条件下将白榴石增强的玻璃陶瓷软化注入型腔，形成雏冠，最后按全瓷修复体方式堆塑面瓷，表面再上釉着色而成。IPS-Empress Ⅱ 铸瓷以硅酸锂为增强剂，热压铸提高了密度和强度，着色和饰面瓷为陶瓷的表面强化，增加修复体的强度。具有美观、良好的半透明性、与牙釉质近似的折光性、良好的边缘密合性、抗折断性能及耐磨性能。

Empress Ⅱ 铸瓷的内冠材料的主要组成为占 60% 的二硅酸锂晶体，外层涂层材料为单一的氟磷灰石晶体。玻璃基质中的二硅酸锂晶体长度为 0.5～4.0 μm，经过热压铸后，晶体的体积比可达到 75%±5%。二硅酸锂属正立方体结构，对网络结构进行修饰。玻璃基质中还有一部分为正磷酸锂，分布在二硅酸锂内，使其抗折性能及耐磨性能得以提高，其挠曲强度可以达到 400 MPa。

Empress Ⅰ 型主要用于制作单冠、嵌体、贴面；Empress Ⅱ 可用于 3 个单位前牙桥的制作。在用于三单位桥方面，Empress Ⅱ 铸瓷只适用于单个前牙及单个前磨牙缺失的双端固定桥修复，且要求前牙缺失区的宽度≤11 mm，后牙缺失区的宽度≤9 mm，有夜磨牙病史的患者禁用。临床使用时应有足够的牙体预备，这是取得修复体成败的关键因素，修复体瓷层的厚度不应低于 0.8 mm。该系统制作的全冠透光性强，美观，操作时间较短，热稳定性好，强度较高。但是，由于该系统没有提供特殊的颜色瓷块，对选择四环素牙及氟斑牙颜色的患者修复不适合。另外，常用陶瓷材料的实际强度值较实验理想条件下的低，在临床应用过程中，有出现瓷裂的现象。由于 Empress Ⅱ 铸瓷制作的全瓷修复体密合性很高，试戴时如有高点，不能完全就位，应小心寻找高点，逐步磨除，避免强行就位，导致修复体折裂。

（二）玻璃渗透全瓷系统

1988 年法国的 Sadoun 提出了一种名为粉浆涂塑的全瓷冠桥修复技术，后由德国 Vita 公司改进，以商品名 In-Ceram 推出。至今已推出 In-Ceram Alumina（ICA）、In-Ceram Zirconia（ICZ）、In-Ceram Spinell（ICS）系列。ICA 全瓷系统的瓷粉为含 99.56% Al_2O_3 的氧化铝微粒，平均大小为 2.25 μm，有 35% 粒子直径不到 1 μm。ICZ 的陶瓷粉末为 67% 的氧化铝和 33% 的氧化锆,粒子直径在 1~5 μm,而 ICS 的粉末组成为直径在 1~5 μm 的尖晶石粉末。厂家报道 ICZ、ICA 和 ICS 3 种系统的抗弯强度,其中 ICZ 为 603 MPa,ICA 为 446 MPa,而 ICS 为 378 MPa。粉浆涂塑铝瓷冠是将纯氧化铝粉浆涂布在复制的专用的耐高温代型上形成核冠雏形,在熔点以下温度烧成多孔结构,再用玻璃熔融渗透后消除孔隙,致密化,形成玻璃渗透氧化铝的复合体,再涂塑饰面瓷,完成全冠。

这里以 ICA 为主,介绍 In-Ceram 系统。该渗透陶瓷系统是采用工业上相互渗透相复合体理论,即形成玻璃氧化铝的相互渗透相复合体。由于烧结温度 1 200 ℃低于正常铝离子的反应温度,1 μm 以上的大粒子很少熔结,而 0.5 μm 以下的小粒子由于表面能增高,反应温度下降,大部分熔合,因此在预烧结后形成了以大粒子紧密相连而小粒子相互交融的三维多孔网状结构。该微结构在三维层次上互相缠绕但又密实,相互锁结的氧化铝本身连续连接,其周围的孔隙也可相互连通。由于孔隙的大量存在,ICA 核冠雏形的强度很差。为了弥补这一缺陷,还需在核冠表面涂上特殊的玻璃进行渗透,得到氧化铝核。玻璃料熔化后渗入氧化铝孔隙内,减少了孔隙,弥补了基底制备过程中产生的裂纹,并与氧化铝基体呈三维网络相互锁结的关系,同时由于玻璃的热膨胀系数略低于氧化铝基底的热膨胀系数,在玻璃中引入了有利的微观压应力,增强了材料的抗折强度。氧化铝核成形后,表面用 Vitadur-ALPHA 面瓷堆砌即可。面瓷早先为 Vitadur N,后来又推出了 Vitadur-ALPHA,目前采用 VM 7,与全瓷底层匹配。

ICZ 的核冠底层在 1 000 ℃时进行烧结,在 1 140 ℃时进行玻璃渗透。为了提高 In-Ceram 冠的美观特性,另一种核材料 ICS 近年被推出,它同铝核比较,增加了透明度,但抗弯强度下降约 46％。In-Ceram 制作的修复体的边缘密合性良好,厂家报道 In-Ceram 嵌体的边缘适合性在 35~50 μm,ICA 单冠边缘适合性在 18.6~45 μm,桥的适合性为 58 μm,远低于 120 μm 的临床要求。In-Ceram 在临床上可用于制作嵌体、贴面、全冠以及固定桥。由于 ICS 具有较高的美观性能,但强度较弱,因此适用于制作嵌体和前牙冠;ICA 则适用于前后牙冠和前牙三单位的固定桥;ICZ 具有较高的机械强度,但透明度较差,因此可用于制作后牙三单位固定桥。另外,渗透陶瓷制作全冠具有烧结烧烤和渗透烧烤的时间较长费时,对操作技术有较高难度要求的缺点。

(三)切削陶瓷全瓷系统

切削陶瓷全瓷系统是由瓷块和计算机辅助切铣系统共同组成。目前,所用的瓷块多以氧化锆为多。有代表性的系统包括 Cercon 系统、Procera All Ceramic 系统、Cerec/In-Ceram Alumina 系统、Cerec/In-Ceram AL 系统、Cerec/In-Ceram ZR 系统等。因氧化锆底冠出色的强韧性,极大地扩展了以往全瓷冠修复的范围。Cercon 系统制作修复体的基本原理是先在石膏模型上制作蜡型,将其固定在专用蜡型支架上,在其上均匀涂撒光扫描粉,然后将蜡型安放在扫描切铣机上,并按程序安装预成氧化锆瓷块,机器自动扫描蜡型,切铣瓷块,最后将切铣完成的底胚在专用烤炉中焙烧制成底冠,按程序堆塑饰面瓷,烧烤完成修复体。氧化锆增韧陶瓷全冠抗折强度令人满意,并且制作工序较金瓷修复体简单省时。但昂贵的整套专用设备及专用瓷块,使制作成本很高,限制了其应用。

Cercon 全瓷系统的瓷块组成为氧化锆,属于氧化锆增韧陶瓷,还有少量氧化钇、氧化铪、氧化铝及氧化硅。瓷块经高温烧结后,形成含二氧化钇的部分稳定氧化锆(Y-ZTP)。该氧化锆具有特有的应力诱导相变增韧效应,所以具有极佳的机械性能,是所有陶瓷材料中最高的,抗弯强度超过 900 MPa;极限负载能力强,在三单位桥上的承受力大约为 2 000 N;抗断裂韧性值可达 7 MPa·$m^{1/2}$。Cercon 瓷块结合 CAD/CAM 技术用于制备高强度氧化锆冠桥。制作时首先利用该系统的计算机辅助设计程序对修复体的底冠蜡型通过激光逐行依次扫描记忆。切铣系统先将预烧结的氧化锆瓷块粗加工形成锥形，然后细铣磨形成底胚形。切铣完成的底冠或支架放入专用烧结炉中烧结，该过程大约持续6小时，最终形成氧化锆底冠、支架。Cercon 瓷块具有优越的机械性能，临床上可用于制作嵌体、贴面、全冠及固定桥，可制作6个单位前牙桥和4个单位后牙桥。由于磨牙区的最大咬合力为216~847 N，ZTP 在三单位桥上的负载极限为2 000 N。Filser 等的实验显示当加载力为500 N 时，ZTP 后牙三单位桥支架的失败率为0，在加载力为880 N 时，其失败率为4%，远低于 IE 2 和 ICA。Reiss 等在 1987—2006 年间对 1 101 例用 Cercon 瓷块制作的瓷嵌体进行了观察，报道其成功率为 84.4%±1.4%，临床显示修复效果良好。另外，ZTP 桥支架的连接面积仅需 6.9 mm^2 就可以满足后牙区的咬合负载，显著小于 IE2 连接体所需的面积，因此，Cercon 全瓷系统在制作后牙固定桥方面具有显著的优势。但是，由于 Cercon 全瓷系统的器械设备价格十分昂贵，因此在临床上的使用受到了限制。

Procera All Ceram 全瓷系统是经计算机辅助设计与制作系统加工形成的纯氧化铝高强度冠核基底，经干法高温加压烧结后在氧化铝底层上塑饰面瓷，完成修复体。具体程序：首先技师将代型接触扫描后，数据传输至中心工作站进行 CAD/CAM 加工，计算机先切削形成相应放大的代型以补偿烧结收缩，然后在放大代型上采用纯度高达 99.9% 以上的氧化铝粉末，以极高的压力将氧化铝粉末压结，然后按设计切削形成冠核基底，再在高于 1 550 ℃ 的温度下烧结，烧结收缩后即形成尺寸合适的冠核基底，其相当于烤瓷熔附金属冠的金属内冠，最后在氧化铝冠核基底上烧结热膨胀系数匹配的专用饰面瓷即可形成最终修复体。该系统的挠曲强度为 472~687 MPa。CAD/CAM 机加工陶瓷为预成瓷块，可在椅旁直接加工完成修复体。

Cerec/In-Ceram 系统是德国 Sinora 公司与 Vita 公司将 Cerec CAD/CAM 机械加工技术与 In-Ceram 技术结合起来的新型修复系统。Cerec/In-Ceram Alumina 系统是机加工玻璃渗透氧化铝；Cerec/In-Ceram AL 和 Cerec/In-Ceram ZR 系统分别为致密氧化铝、氧化锆全瓷。在 CAD/CAM 全瓷系统中，该系统较为先进，自动化程度高，临床应用数量较多。其基本原理是先获取数据，通过计算机三维形态设计（CAD），利用计算机自动控制加工（CAM）制作全冠。瓷块具有很强的毛细管作用，玻璃渗透只需 30~40 分钟，但是 CerecⅠ和 CerecⅡ只能制作单冠和嵌体，最新的 CerecⅢ型技术可以进行三单位固定桥修复。由于 CAD/CAM 设备昂贵，普及有困难。

Celay/In-Ceram 系统是苏黎世大学与 Vita 公司将 Celay 机械加工技术与 In-Ceram 技术结合起来的新技术，是用 Celay 技术加工渗透前的多孔陶瓷块。制作方法：先在代型上做暂时修复体，然后以暂时修复体为母板，在 Celay 切削机器上切削出瓷修复体。由于瓷块是用工业方法制成的成品，不需烧结烧烤，临床上可在 1 天内做出修复体。

二、全瓷冠的特点

目前，金瓷冠的应用很广泛，但它仍存在许多缺点，针对其缺点，全瓷冠应运而生。与金瓷冠相比，全瓷冠在以下几方面有其优缺点。

（一）美观

全瓷冠由于无金属结构，不透金属色，具有以下优点：①光泽自然、层次感强、透明效果理想，可重现与天然牙更接近的颜色效果；②无金属离子释放所引起的牙龈变色，减少"灰线"形成的可能性；③在霓虹灯下自然而无金瓷冠显出的底层颜色。

(二)生物学性能

全瓷冠具有生物陶瓷良好的生物相容性,在口腔环境中具有良好的耐腐蚀性能。另外,全瓷冠没有金瓷冠由于金属离子释放渗入牙龈而引起的牙龈慢性炎症及变色或过敏的缺点。

(三)机械性能

关于全瓷修复材料的研究,多集中在提高材料的强度和韧性上。某些氧化铝陶瓷系统的3点弯曲强度可达到400~700 MPa,可用于单冠或3个单位桥的制作,但其断裂强度和韧性不够理想,不能用于长桥的制作。氧化锆增韧陶瓷有更高的断裂强度和韧性,弯曲强度可达到900~1 200 MPa,断裂韧性是氧化铝陶瓷的两倍。

金瓷冠的瓷裂问题一直是临床上出现较多的并发症,其原因是金-瓷界面的结合仍不够理想。全瓷冠底层与饰面层均为陶瓷,其瓷-瓷界面的结合强度较金-瓷界面者高,因此其瓷裂一般不发生在瓷-瓷界面。但是,由于全瓷冠材料有一定的脆性,在某些部位会出现饰面瓷或底层瓷的折裂。例如,在前牙舌侧由于牙体预备的空间不够,底层就较薄,底层会出现折裂。再如,由于切缘的底层不够厚或需要恢复的切缘长度过大,在切缘堆塑的饰面瓷过厚,会造成饰面瓷的折裂(图 7-28)。因此,在制作过程中,既要保证底层瓷足够的厚度,又要设计好不同层材料所占的空间。

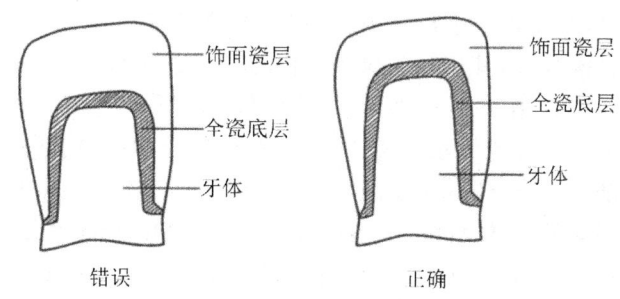

图 7-28 切缘饰面瓷与底瓷的厚度

(四)牙体磨除量

由于陶瓷的脆性,全瓷冠的各面厚度较金瓷冠大,磨除的牙体组织也就多。全瓷冠的牙体磨除厚度一般是 0.8~2 mm,切缘(面)为 1.5~2 mm,唇面(颊面)为 1.2~1.5 mm,邻面为 1.0~1.2 mm,舌面为 1.2~1.5 mm,颈部肩台处磨除 0.8~1 mm。

(五)制作技术要求

全瓷冠的种类较多,其制作技术也不同。渗透玻璃陶瓷全瓷冠制作是采用多层堆塑成形,其设备、条件较简单,但制作技术要求高。热压铸瓷全瓷冠的底层是采用热压铸瓷的方法获得,需要专用铸瓷炉。CAD/CAM 全瓷冠的设备价昂,操作技术相对简单。

(六)费用

由于目前全瓷冠的设备条件要求高,成本高,又未形成大规模量的加工,其修复、制作的价格高于金瓷冠。

(七)X 线透射性

陶瓷全冠对 X 线部分阻射,在 X 线片上既清楚地观察到冠的边缘,又可以观察到冠内牙体影像,将树脂、汞合金等影像区别开来。另外,陶瓷全冠可避免因金瓷修复体给磁共振检查带来的不必要麻烦。

三、全瓷冠的适应证和禁忌证

(一)适应证

原则上所有需要金瓷冠修复的患者,只要在经济条件允许的情况下,都可考虑全瓷冠修复,尤其更适合下列情况。

(1)前牙切角、切缘缺损,不宜充填治疗或不宜选用金属烤瓷冠修复者。

(2)死髓牙、氟斑牙、四环素牙等变色牙,患者对美观要求较高者。

(3)牙冠缺损需要修复而对金属过敏者。

(4)牙缺损要求修复,同时不希望口内有金属材料存在者。

由于全瓷冠材料种类较多,性能上相互差异较大,因而选择全瓷冠修复时,还要根据牙位、咬合力的大小,适当选择强度、美观性满足要求的全瓷修复类型,而不能千篇一律。

(二)禁忌证

由于瓷材料本身的特性,目前全瓷冠仍然存在着一定的缺点,并有一些禁忌证。

(1)牙体组织的切割量大,年轻恒牙髓角高易露髓者。

(2)临床冠过短,无法获得足够的固位形和抗力形者。

(3)对刃未矫正或夜磨牙症者。

(4)牙周疾病需要用全冠进行夹板固定者。

(5)心理、生理、精神因素不能接受或不愿意磨切牙组织者。

(三)全瓷冠选用时注意事项

(1)由于陶瓷材料的脆性,全瓷冠一般用于前牙,或承受咬合力不大的前磨牙或磨牙。当用于后牙时,要保证全瓷冠的厚度,采取减少咬合力的措施,避免瓷裂。由于磨牙临床牙冠较短,面磨出量较金瓷冠多,影响到固位,在应用之前应估计到牙体预备后的牙冠龈向高度,同时将轴面锥度控制为0°~8°,将修复体边缘设计为龈下边缘形式。

(2)由于全瓷冠的牙冠磨出量大于金瓷冠,而且国人的牙中冠小于白种人,用全瓷冠修复下切牙区的活髓牙,容易伤及牙髓,或不易获得良好的边缘密合性。

(3)由于全瓷冠边缘的厚度较大,特别是牙体舌侧颈部的磨除量大于金瓷冠,它不适用于颈部缩窄细小或临床牙冠过长的牙位,如下切牙或牙龈退缩严重的前牙或前磨牙。

(4)用全瓷冠修复错位牙、扭转牙和间隙牙时,最好预先做根管治疗,以保证磨除量,满足审美要求,同时达到良好的颈缘密合效果。如果畸形严重,建议采用其他修复方法或矫正措施。

四、全瓷冠的牙体预备特点

不同类型的修复体对聚合度、轴面预备形式、边缘线的位置及形式和宽度等都有特定的要求。全瓷修复的基牙预备应兼顾牙齿健康、功能、美观三方面的要求。维护牙齿的健康是指去净腐质,防治感染、防止修复折裂等;满足修复功能的要求是去除倒凹,做出共同就位道,设计好边缘的位置形态,做出良好的抗力形与固位形,恢复过低的垂直距离等;增进美观是指改善牙齿的排列、颜色、形状和质感等。全瓷冠的牙体预备应按照全冠的牙体预备的一般要求进行,如龋坏组织需去尽,预备的各轴面无倒凹,有一定锥度,冠的最大周径降至颈缘,在各面磨出足够的间隙等(表7-1)。除此之外,全瓷冠的牙体预备还有其特殊之处。

表 7-1　全瓷冠的各面磨除量(mm)

	热压铸造陶瓷	玻璃渗透氧化铝	高强度纯氧化铝	氧化锆
唇颊面	1～1.5	≥1.0	0.8～1.5	≥1.5
舌面	1～1.5	≥1.0	0.8～1.5	1.0～1.5
切端	2.0	1.5～2.0	1.5～2	1.5～2
邻面	≥1.0	≥1.0	≥0.8	≥1.0
颈缘	≥1.0(无角肩台)	1.0	0.8～1.0	≥1.0

(一)唇颊面预备

在唇颊面预备出 1.0～1.5 mm 的间隙。用一粒度较粗的金刚砂柱形针先在唇颊面切 2/3 处磨出深 1.2 mm 的纵行引导沟,再逐渐向近远中扩展,然后在唇颊面龈 1/3 处以同样方法磨除 1.0 mm 的厚度,颈缘处先终止于龈上。

(二)舌面预备

前牙舌面分舌窝与隆突下轴壁两个面预备。在舌窝处,用火焰状金刚砂针均匀磨除的间隙,外形基本与舌窝的外形一致。在舌隆突下,需要做出与唇面颈 1/3 平行的轴壁,以磨除舌隆突至龈缘的倒凹。后牙舌面预备与颊面预备相似。

(三)切端预备(面预备)

以轮形针或柱状粗粒度金刚砂针在切缘磨出 1.5 mm 深的沟 2～3 个,然后向近远中向扩展。上前牙切缘预备时,形成向舌侧倾斜 45°的斜面,下前牙的切缘预备则相反。后牙的预备与金瓷冠相似。预备过程中和预备后,应检查对刃位的磨除量,或侧方时功能尖与对颌牙的间隙。检查的方法包括以引导沟估计、直观法、咬蜡片测量法和咬合纸测量法。咬合纸测法是将咬合纸折叠成牙齿近远中径的宽度的一定厚度,放在患牙面,嘱患者咬紧,若可将咬合纸拉出,说明方间隙足够。

(四)邻面预备

用金刚砂针从已预备好的磨面紧贴唇邻轴面角向邻面切磨,将邻面的倒凹磨除,并控制两邻面轴壁向聚合度约为 6°,保证邻面肩台 1.0 mm,最后将邻面预备扩展至舌邻轴面角处。活髓牙时注意观察髓角位置,要避免活髓牙穿髓。

(五)颈缘预备

颈缘处是全瓷冠与牙体对接的部位,易致龋,要求越密合越好,对全瓷冠的强度至关重要,因此颈缘预备是牙体预备最关键的内容。肩台的颈缘位置根据轴面而不同,唇面一般在龈缘下,其他的与龈缘平齐或在龈缘以上。预备出的肩台在轴面角处应与各轴面相连续,厚度均匀,表面平整(图 7-29)。全瓷冠基牙肩台的基本形态为直角圆肩台或深凹形,这类肩台能够增加瓷冠在边缘部位的厚度并与应力的方向垂直,可增进瓷冠的抗折裂性和表面固位。

(六)精修完成

全瓷冠牙体预备的精修要求较金瓷冠高。精修时用金刚砂颗粒较小、直径较粗的金刚砂车针,预备完成的牙体表面应无任何倒凹和棱角,牙体外形光滑流畅,以防止瓷冠因应力集中而折裂。牙体预备应使瓷冠的厚度尽可能均匀一致。

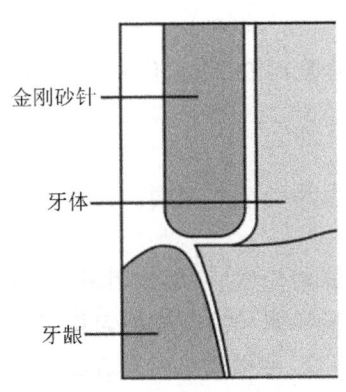

图 7-29 颈缘肩台预备

(七)注意事项

(1)由于全瓷冠的牙体预备切割牙体组织多,活髓牙预备应在局麻下,采取间歇切磨、随时冷水喷雾降温的方法保护牙髓,特别是在髓角高的部位,应仔细操作。

(2)牙体预备完成终印模后,应在牙体表面涂布牙髓保护剂,并及时制作暂时冠,黏固保护牙髓。

(3)为得到最大的表面积和牙体支持,预备体的聚合度越小越好,但会对就位有影响。建议唇(颊)舌面的聚合度为 6°～8°,邻面的聚合度<6°。

(4)预备牙应达到一定轴向高度,其中磨牙的预备高度至少为 4 mm,其他牙齿不低于 3 mm。如果高度不足,可考虑在轴壁上预备固位沟或箱体结构以加强固位。

五、全瓷冠的制作

按照材料和加工工艺的不同,全瓷冠的制作可分为多层制全瓷冠的制作、热压铸全瓷冠的制作、机加工全瓷冠的制作,现分述如下。

(一)多层制全瓷冠的制作

多层制全瓷冠是在代型上多层堆塑和烧结底层,然后进行饰面陶瓷堆塑烧结完成的,该方法制作的全瓷冠主要包括铝瓷全瓷冠和渗透玻璃陶瓷全瓷冠两类。由于铝瓷全瓷冠制作时需用一层铂金箔,不易推广,而且其烧结收缩性能差和抗折强度不理想,现已基本不用。目前用于临床的 In-Ceram Alumina 和 In-Ceram Spinell 渗透玻璃陶瓷全瓷系统分别是以氧化铝和镁铝类晶石为主晶相的渗透陶瓷,其抗弯强度高,达 370～600 MPa,烧结收缩仅为 0.21%～0.24%,与饰面瓷结合强度高。下面以渗透玻璃陶瓷全瓷冠为例介绍多层制全瓷冠的修复制作原理和技术(图 7-30)。

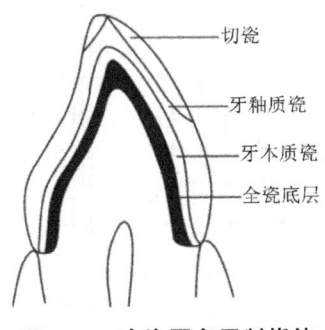

图 7-30 全瓷冠多层制烧结

1.牙体预备

其方法和程序如前述,所不同的是因在舌面不需堆塑饰面瓷,仅需预备 0.7～1.0 mm 的间隙。

2.印模、代型的制作

取印模预备工作模及代型与金属烤瓷全冠相同。

3.底层瓷冠的制作

按制作金瓷冠代型修整的原则修整代型后,用专用耐火材料复制专用耐火代型,涂布 45 μm 的隙料。然而用超声振荡器将铝瓷粉和调和液混成均匀粉浆,堆塑完成瓷冠底层坯体,送入专用烤瓷炉内,从常温升温 6 小时至 120 ℃,再用 2 小时升温至 1 120 ℃,并保持 2 小时。

4.底层瓷冠的玻璃渗透

瓷冠底层烧制完成后,进行玻璃渗透程序。在其底表面涂一层以专用玻璃料和蒸馏水混合的糊剂,先在 600 ℃条件下预热数分钟,再以 30 分钟将温度升至 1 100 ℃保温 4 小时,冷却后,将多余玻璃磨除和修形。如果磨不干净的底层冠要喷砂、再烧结后再喷砂,去除表面多余的玻璃。

5.饰面瓷的堆塑

按常规在底层冠表面堆塑烧结饰面瓷层,烧结完成后,修形,在代型上试戴,上釉。

(二)热压铸全瓷冠的制作

热压铸全瓷冠是用失蜡-熔瓷铸造-烤瓷技术完成的全瓷冠。该技术是 1986 年由 Wohlwend 提出,采用增强的白石榴石陶瓷为材料制作的全瓷冠,比可铸玻璃陶瓷的各方面性能有了较大改进,如收缩率大大降低,韧性、耐冲击强度提高。用于底层瓷冠的制作,有不同色别的预成瓷块供选色,因而色泽逼真自然。热压铸全瓷冠修复、制作过程如下。

1.牙体预备

其方法和程序如前述。

2.取印模、代型制作

同金属烤瓷全冠。

3.蜡型、熔模腔预备

在可卸代型上涂布隙料,以补偿瓷层烧结的体积收缩,用铸造蜡按牙冠应有外形的 1.1 倍完成蜡型。然后分别在面用直径 4～5 mm 的蜡条安插铸道,直接竖在专用的铸造底座上,以配套的包埋料和型圈包埋蜡型(图 7-31)。包埋型圈放置 1 小时后,置于除蜡烤箱内,升温至 850 ℃并保持 30 分钟完成除蜡。

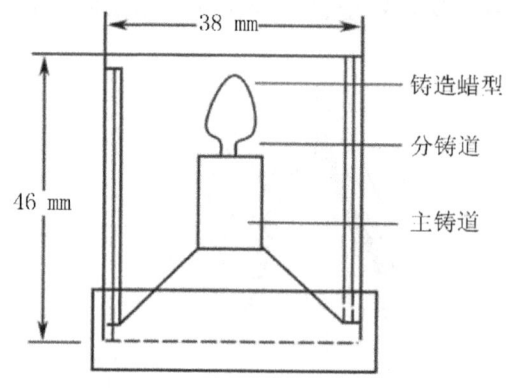

图 7-31　热压铸全瓷冠包埋

4.铸造

根据患者的比色结果选择合适的瓷块,放于专用铸瓷炉内,固定压磁棒,启动铸瓷程序,瓷块和铸圈在1 180 ℃温度下自动完成瓷块熔化,在0.5 MPa压力下铸造成形。然后取出铸圈,自然冷却,以笔式压力喷砂机用50~100 μm粒度的玻璃珠去除包埋料,金刚砂片切割铸道棒,修整面后,在以牙本质色树脂复制的代型上试戴,检查冠边缘密合度。

5.堆塑饰面瓷

为了色泽更加美观自然,可采取加饰面瓷完成全瓷冠。先将已完成的瓷冠切端的透明瓷磨出瓷层间隙及数条纵行指状沟,研磨外形后喷砂、清洁干燥,表面涂布专用结合瓷粉,然后选用合适的常用金属烤瓷粉中的切瓷、透明瓷等调成瓷浆,常规堆塑瓷,必要时采用内插法染色,形成特征色,置于烤瓷炉内,在920 ℃温度下完成饰面瓷烧结。

6.上釉

如在完成全瓷冠铸造后,其色泽、透明度及外形能够满足美观要求,可直接上釉。铸造全瓷冠或经过筑饰瓷的瓷冠在患者口内试戴,进一步调整咬合、外形,如有必要,可用表面染色法提高色泽和透明度。常规上釉,完成热压铸全瓷冠制作。

(三)机加工全瓷冠的制作

机加工全瓷冠的制作由计算机辅助设计与计算机辅助制作共同完成。该技术是将诸多工序简化为数据获取、修复体的计算机设计、数控加工3个主要工序,其三部分组成分别为三维测量装置部分、计算机辅助设计部分和修复数控加工部分。1985年法国学者Duret推出了第一台牙科CAD/CAM系统样机,目前已有10余种牙科CAD/CAM系统问世,相继出现了Duret系统(法国)、Cerec系统(德国)、Denticad系统(德国)、Rekow系统(美国)、Caudill系统(美国)、Celay系统(瑞士)、Procera系统(瑞典)、DCS Pre-cident系统(瑞典)、Digident系统(德国)、Cercon系统(美国)、Lava系统(美国)等。

CAD/CAM全瓷修复技术主要包括两个不同的方面:用于全瓷材料修复加工的CAD/CAM系统和适用于CAD/CAM系统的陶瓷材料。用于全瓷材料修复加工的CAD/CAM系统中包括扫描仪、修复体设计软件、高精度数控加工设备等。通过扫描仪将所修复牙齿的预备体及相关组织的形态形成数字模型,通过修复体设计软件设计出最终修复体或全瓷修复体的冠核基底形态,最后通过高精度数控加工设备加工成形。牙科CAD/CAM系统可以在较短时间内为患者制作全瓷修复体,加工过程标准、规范,人为误差小,减少了繁杂的技工加工步骤,省时省力,制作修复体精度高。目前,其在牙科中的应用越来越广泛,特别是高强度的氧化锆冠核基底的制作大多采用CAD/CAM技术。

现以CerecⅡ系统为例,介绍机加工全瓷冠的制作技术及步骤。

1.牙体预备

牙体预备步骤与要求基本同其他全瓷冠修复常规。但需注意:在患牙的龈端应有明显的90°圆肩台,宽度>1 mm,以便计算机识别和保证全瓷冠有一定的强度。

2.摄像

在牙体隔湿、喷反光增强粉后,用口内摄像头对预备好的牙冠做口内摄像,获取牙冠三维形态数据,同时由计算机自动进行三维重建。上述摄像反复进行,直到取得满意影像为止。为操作方便,也可按临床常规取印模、翻制石膏模型后,在口外进行牙冠摄像。

3.自动设计和人工修改

Cerec 系统带有自己的修复体智能设计专家系统,操作者只需用轨迹球描出牙体上全瓷冠的边缘线和邻接线,就能根据牙冠和邻牙外形,参照正常牙的外形数据和全瓷冠设计原则,给出所要制作的修复体的设计图像,并在显示器上呈现出来。操作者还可根据实际情况,通过人机对话形式,对全瓷冠的设计进行修改,直到满意为止。

4.全自动数控加工

当全瓷冠的设计图像确定后,系统会根据其大小提示操作者放入全瓷冠尺寸的瓷块,然后自动进行刀具校对,铣切出所需全瓷冠。

5.全瓷冠的上色

为达到颜色逼真的美观效果,应对全瓷冠进行个别上色。用专用着色剂涂布全瓷冠表面,在烤瓷炉内 780 ℃条件下保温 2 分钟,缓慢降温即完成上色。

六、全瓷冠的试戴和黏固

(一)试戴

(1)在模型上试戴全瓷冠,检查其颈缘密合和邻面接触情况,精细调磨其形态,达到与邻面及同名牙的高度协调。在架上调咬合,使各个咬合状态下无早接触。

(2)在口内试戴时,除进行常规的试戴检查和调磨外,要特别注意消除全瓷冠邻面边缘与牙冠邻面肩台之间的支点。调磨时,应用冷水喷雾降温,并选用合适的磨切工具,尽量减少磨改时的产热和振动。

(二)黏固

1.黏固材料的选择

由于各类全瓷修复体的成分不同,对其黏固的方法也不同。以白榴石、二硅酸锂等晶体为增强相的陶瓷,如 IPS-Empress 等,其基质中存在大量的长石玻璃相,属于硅酸盐类陶瓷。该类陶瓷的强度一般不高,因此需要采用树脂黏接来增加强度。对于高强度的氧化铝和氧化锆陶瓷,也可使用普通的磷酸锌类黏接剂黏接。

2.内表面处理

以白榴石、二硅酸锂等晶体为增强相的陶瓷,由于经氢氟酸酸蚀后,晶体结构暴露而获得粗糙表面,增大黏接面积,有利于形成机械锁结,因此酸蚀是该类陶瓷黏接的基础。由于硅酸盐类陶瓷的强度不高,喷砂很可能破坏其表面的黏接层,反而降低黏接强度,因此喷砂并不是该类陶瓷黏接的必要步骤,而将黏接表面硅烷化,则是此类陶瓷黏接的重要步骤。硅烷偶联剂易与二氧化硅等以硅为主要成分的玻璃相结合,形成稳定的硅氧烷,其另一端的有机功能团则与树脂中的有机物结合,从而提高黏接能力。一般认为,酸蚀与偶联剂同时处理可显著提高瓷与树脂的黏接强度,并且减少微渗漏。

以氧化铝、氧化锆为主要成分的非硅酸盐类陶瓷材料,不但不易被氢氟酸酸蚀,而且其瓷黏接面也不易与单纯涂布的硅烷偶联剂形成化学结合。由于这类陶瓷的强度较高,喷砂处理一般不会破坏其表面的黏接层,因此喷砂有利于形成粗糙的黏接面。高纯度氧化铝全瓷在内冠烧结过程中,其内表面可形成类似酸蚀的粗糙表面,可利于黏接。

(许楠楠)

第五节 桩核冠

一、概论

(一)牙体缺损的修复原则

牙体缺损修复包括直接充填和间接修复,经根管治疗后的缺损牙通常都需要间接修复。而桩核冠常用于经根管治疗后的缺损牙修复。因此临床上根管治疗后的缺损牙修复往往需要明确3个问题:①需不需要冠;②需不需要桩;③何种桩。而修复体的选择通常是根据牙冠破坏的程度以及牙位来决定。

传统概念中牙体缺损经根管治疗后需要冠保护,同时需要桩来增加强度。近年来的一些回顾性研究认为根管治疗后的前牙有时不一定都需要冠修复,而经根管治疗后的磨牙和前磨牙以及大面积缺损的前牙则通常需要全冠或桩核冠修复。修复前应对剩余牙体结构的力学性能进行充分评估,以便确定修复体的设计。缺损牙经全冠预备后轴壁的量会明显减少再加上原有开髓孔预备,剩余的牙本质变得薄弱,难以单独支持冠,通常需要核成形甚至桩的支持和固位。因此在牙冠大面积缺损时需要冠修复,同时也可能需要桩核修复。

应该明确,桩、核、冠为3个不同层次的修复体(图7-32),其中桩的作用是为核提供固位,同时将应力传导到牙根部而不至集中在牙颈部,对于颈部牙体组织薄弱的缺损牙可以减少牙颈部横折的风险;核的作用是为冠提供足够的固位,同时加强冠部牙体组织的抗力,为全冠提供支持;而冠的作用则是保护冠部牙体结构,同时恢复牙冠外形和功能。目前所采用的修复体包括:①桩、核、冠三体结构,如成品桩-核-冠。②核、冠二体结构,如银汞核-冠。③冠、桩核二体结构,如铸造金属桩核-冠、陶瓷桩核-冠。④核冠一体结构,如髓腔固位冠。⑤桩核冠一体结构等。同时桩、核、冠材料的选择也多种多样。因此究竟采用何种桩、核、冠设计和材料,需要对剩余牙体组织的固位形和抗力形进行充分评估,以便制订适合患者、适合患牙的治疗计划并成功实施。

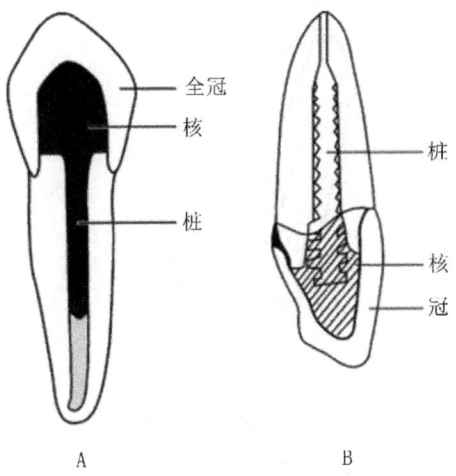

图7-32 桩、核、冠为三个不同层次的修复体
A.铸造桩核-冠;B.成品桩-树脂核-冠

(二)牙体缺损范围评估

由于牙体本身的形态复杂,牙体缺损范围和形态具有多样性,因此目前未见统一标准加以描述。有人将牙体缺损按缺损程度大体分为轻度、中度和重度缺损,或按缺损范围分为缺损1/3、1/2、2/3等。但这样的描述未体现缺损部位,各型之间也难以严格的分界。临床上常规认为缺损1个轴壁以内为轻度缺损,2~3个轴壁算中度缺损,3个以上轴壁缺损属重度缺损。由于根管治疗水平的提高,各种类型的缺损牙均得以保存,如何描述缺损范围并用于桩核冠修复设计的参考,同时便于交流,尚需要进一步规范和统一。

(三)修复体种类

1.按修复体设计分类

(1)桩、核、冠三体结构:桩、核、冠为不同材料的分体结构,如成品纤维桩-树脂核-全瓷冠、成品螺纹金属桩-银汞核-金属烤瓷冠等。

(2)核、冠二体结构:核和冠为不同材料,如树脂核-全瓷冠、银汞合金核-金属冠等。

(3)桩核、冠二体结构:桩核为同种材料的整体结构,但与冠分体,如铸造金属桩核-金属烤瓷冠、陶瓷桩核-全瓷冠、整体纤维桩核-全瓷冠等。

(4)核冠一体结构:核冠为同种材料的整体结构,如陶瓷髓腔固位冠、金属嵌体冠。

(5)桩核冠一体结构:桩核冠为一个整体结构,如金属桩核冠、金属桩核烤瓷冠。

2.按修复材料分类

(1)桩:金属桩的铸造金属桩和成品金属桩;非金属桩的纤维桩和陶瓷桩。

(2)核:金属核的铸造金属核和银汞合金核;非金属核的复合树脂核和陶瓷核。

(3)冠:包括铸造金属冠、陶瓷冠、金属烤瓷冠和金属树脂冠。

二、前牙桩核冠的修复

(一)全瓷髓腔固位冠

髓腔固位冠是利用髓腔固位,属于核冠一体结构。全瓷髓腔固位冠常用热压铸瓷(如IPS-EmpressⅡ、E.max),固位原理为髓腔和根管口下2~3 mm机械固位和树脂黏接固位。适用于前牙轻度或轻中度缺损,临床牙冠短者(图7-33)。

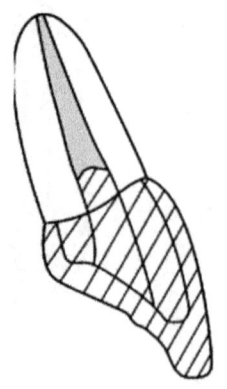

图7-33 前牙全瓷髓腔固位冠

1.优点

(1)核冠一体结构,避免修复体与牙体间的多个界面。

(2)所需修复间隙小,适合咬合紧、修复间隙不足的情况。
(3)采用黏接修复,无金属基色,可尽显全瓷修复的美学效果。
(4)不置桩,减少桩道预备过程及桩所致的根折风险。

2.缺点

(1)在冠部牙体组织过少的情况下无法获得足够的黏接面积,固位效果不良。
(2)修复体进入根管较浅应力不能传导至根部牙槽骨,在过大应力作用下易发生冠方1/3根折。

(二)前牙纤维桩-树脂核

1.纤维桩的组成

纤维桩由各种连续的、无定向的纤维包埋于树脂基质之中,即环氧树脂聚合基质,加无机或有机纤维,经高压拉挤成形而制成。纤维沿着桩的长轴呈单一方向紧密排列,直径为 6～8 μm,约占桩体积的 60%。其中环氧树脂聚合基质具有高度的转化性和高度交联的结构,通过其赋予纤维相同的张力,使纤维桩具有高强度。

2.纤维桩的分类

(1)按纤维类型分类:分为碳纤维桩、玻璃纤维桩、石英纤维桩和硅纤维桩等。①碳纤维桩:最早用于临床。由沿同一方向排列的碳纤维黏附于环氧树脂基质中而成;外观呈现黑色,具有不透光性,美观性欠佳,因此最先被玻璃纤维桩取代。②玻璃纤维桩最常用的是 E-glass 纤维,即电绝缘玻璃纤维,是由 SiO_2、Al_2O_3 及其他的碱金属氧化物组成的无定形相混合物。具有热膨胀低、软化温度高、强耐腐蚀和高电阻等特性。玻璃纤维含量的增加会使弹性模量随之升高。③石英纤维桩:石英纤维主要成分是 SiO_2,以晶体状态存在。石英是一种具有较低热膨胀系数的惰性材料,具有优良的机械性能、化学稳定性。弹性模量在 15～17 GPa,与玻璃纤维桩相似。透光性好,美观性好,有利于光固化。④聚乙烯纤维树脂桩在树脂聚合基质中加入聚乙烯纤维。在根管内注入流动性好的光固化树脂,然后预先浸渍好的聚乙烯纤维放入根管内,光固化。其弹性模量与牙本质接近,弯曲强度较其他种类纤维桩差;因是在口内固化,密合性较好。

相比较而言,玻璃、石英纤维桩与自然牙颜色相近,更适用于前牙和全瓷修复(图 7-34)。这两类纤维桩有不透明和透明两种,不透明的可以阻射 X 线,便于临床检查;透明的具有光传导的功能,可以促进光固化及双固化型树脂水门汀在深部桩道内的充分聚合并提高黏接性能。

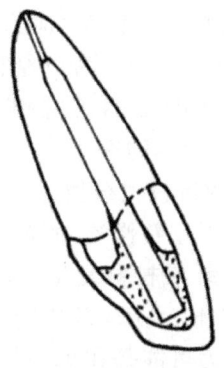

图 7-34　上前牙纤维桩-树脂核-瓷全冠

(2)按制作方式分类:分为预成形纤维桩和口内成形半成品纤维桩两类。预成形纤维桩在修复因严重龋损及各种牙髓病导致根管空大的牙齿或者根管是椭圆形的尖牙、下颌前磨牙时,需去除大量的根管内牙本质以获得桩与根管内壁间较好的适合性。此时水门汀的厚度会增加,如果水门汀的机械强度不高则可能在受力时成为整个修复体的薄弱点而导致修复失败。一些学者推荐修复这种类型的无髓牙时,可以根据根管的大小和形态,选择不同型号的纤维桩结合高强度流动复合树脂制备成与根管形态匹配的解剖型纤维桩,这种纤维桩具有良好的塑形性和根管适合性,在桩道预备过程中无须过多修整根管内壁的形态,可以保存更多正常的根管壁牙体组织;同时因为降低了树脂水门汀的厚度,可以消除材料聚合收缩可能造成的不利影响。

(3)按形状分类:根据纤维桩的形状可分为锥形、柱形及双锥度3种。柱形桩的固位效果较好且患牙牙根所受的应力分布比较均匀,但是预备桩道时在根深部需去除较多的牙体组织,会使根管壁变薄。锥形桩去除的牙体组织少,但是固位力较差且易于在根尖处形成应力集中点导致根折。目前使用最多的是解剖型平行锥状或者尖端为锥形的柱形纤维桩,既可以满足固位要求又可以避免去除较多的牙本质。有学者研制了一种带弯曲角度的纤维桩,形状更符合前牙的解剖形态,使得修复后的前牙行使咀嚼功能时沿纤维桩传向患牙的应力分散更为均匀。

3.纤维桩的生物机械性能

(1)弯曲强度:指材料在弯曲负荷作用下破裂或达到规定挠度时能承受的最大应力值。成品纤维桩的弯曲强度达400 MPa以上。Drummond的研究表明,纤维桩弯曲强度显著高于氧化锆瓷桩。在动态负荷下纤维桩强度会显著下降。热循环应力会造成纤维桩的弯曲强度明显下降(7~63 ℃,6 000次循环,纤维桩弯曲强度下降11%~24%,而氧化锆瓷桩下降2%)。Lassila研究发现热循环应力使纤维桩的弯曲强度下降了大约18%,弹性模量下降了10%。在一定范围内,纤维桩直径越大,弯曲强度越大。Mannocci比较了纤维桩在水中存放与室温下干放后的弯曲强度,发现两种情况下纤维桩的弯曲强度有显著差异。提示在操作时应避免纤维桩与唾液接触,注意隔湿。

(2)弹性模量:与金属桩比较,纤维桩最大的优点是其弹性模量与根部牙本质接近(图7-35),从而桩与牙根形成同质性的结构,能有效传递和分散应力,防止桩与根管牙本质界面间应力集中造成根折。玻璃纤维桩弹性模量为28.7 GPa,介于牙釉质和牙本质的弹性模量(分别为83 GPa和18.6 GPa)之间。Akkayan B比较了玻璃纤维桩、石英纤维桩、氧化锆瓷桩、玻璃纤维桩联合氧化锆4种桩核系统的抗折性能,结果发现石英纤维桩的抗折性能最好。石英纤维的弹性模量最接近牙本质,其抗折载荷最高,同时又防止了根内牙本质的应力集中。而金属桩核的弹性模量(145~203 GPa)较牙本质过高,容易产生应力集中,导致金属桩核与牙体组织界面的微裂纹,进而裂纹扩展导致根折。Newman对3种纤维桩和不锈钢桩修复的牙齿进行了抗折性和折裂模式的比较,发现3种纤维桩之间抗折性无差别,但都低于不锈钢桩;纤维桩修复患牙后的折裂模式多为可修复性,有利于剩余牙体的保存。

Fokkinga发现,纤维桩修复后牙齿的抗折负荷值低于传统金属桩,但高于瓷桩,能满足临床要求。纤维桩修复后牙根发生的根折多可重新修复,而金属桩根折则多需拔除。但Hu、Raygo、Mitsui等多人研究显示,碳纤维桩、玻璃纤维桩修复患牙的抗折性与传统金属铸造桩相比并无统计学差异。Otil采用了弹性模量为16 400 MPa的树脂人工牙,显示碳纤维桩核修复系统比金属桩系统显示更高的抗折性能。他们认为可能是在单一持续压力下,弹性模量高的金属桩不能与人工牙发生同等程度的形变,桩与根管壁的接触面由面变为点接触,在根管壁局部形成压力高峰,导致失败,而碳纤维桩一直与根管壁保持面接触。Akkayan在比较了成品钛桩、石英纤维桩、玻璃纤维桩和氧化锆瓷桩修复根充牙的抗折性和折裂模式后发现:石英纤维桩的抗折性显著高于其他3种;玻璃纤维与氧化锆瓷桩无差别;石英和玻璃纤维桩修复牙的折裂模式多为可再修复性根折,而不可修复性根折则见于钛桩和氧化锆瓷桩。

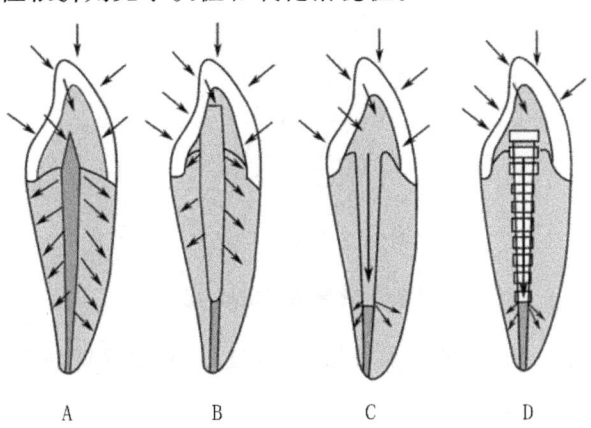

图7-35 不同弹性模量桩的受力情况
A.天然牙应力均匀分布;B.低弹性模量桩(纤维桩);C.高弹性模量桩,铸造金属桩;D.成品金属桩

(3)抗折性:主要用单一持续应力下桩核系统所能承受的最大应力值来表示。与牙长轴成130°加载。Heydecke和Peter发现金属桩的牙折大多位于牙根中部或根尖1/3,而与牙本质弹性模量相近的碳纤维桩多为牙根颈1/3的可修复性牙折,并且桩折断后容易取出。

4.纤维桩的黏接

纤维桩的化学构成使其可以和黏接性的水门汀材料形成微机械和化学的结合,这在很大程度上可以提高桩在根管内的固位能力。因而,对桩钉直径和长度的要求也有所降低,可以保存更多的剩余牙体组织。树脂黏接剂除了黏接作用,还能封闭纤维桩与牙本质间的缝隙,减少微渗漏的发生。Usume用液体渗透法测试了不锈钢桩、玻璃纤维桩、氧化锆瓷桩和聚乙烯纤维桩的冠向微渗漏情况。结果表明,在6个月内的任何时间段,聚乙烯和玻璃纤维桩的渗漏量显著低于其余两种桩。Balbosh对玻璃纤维桩进行了4种表面处理:乙醇清洗、乙醇清洗加底涂剂处理、喷砂、喷砂加底涂剂处理。结果表明,底涂剂处理对增强固位并无效果,而喷砂可显著增强纤维桩的固位力。他们的研究还发现,对两种纤维桩进行热循环加载5~55 ℃ 3 000次,其固位力与对照组相比并无显著差异。因此,对树脂黏接的纤维桩的热应力不必要过于担心。但Purto却认为,热应力会造成纤维桩的固位显著下降。

(三)陶瓷桩核

随着全瓷修复的广泛开展,陶瓷桩核越来越多地应用于临床(图7-36)。根据陶瓷材料与制作工艺的不同,目前常用的陶瓷桩核包括:①铸造陶瓷桩核,如二硅酸锂陶瓷(IPS-EmpressⅡ、E.max)。②切削陶瓷桩核,如氧化锆陶瓷(Cercon、Lava、Procera)。③复合陶瓷桩核,如成品陶瓷桩+铸造陶瓷核。陶瓷桩核所共有的优点:颜色美观性好,可配合透光性良好的全瓷冠修复;桩核一体化,避免多个弱界面的产生。

1.铸造陶瓷桩核

采用失蜡铸造的方法完成。即桩核蜡型制作、包埋、失蜡,再热压铸完成陶瓷桩核。

(1)优点:①透光性好,美观性佳;②具有黏接性能,与根管壁形成牢固结合;③X线透射,不影响日后磁共振等影像检查。

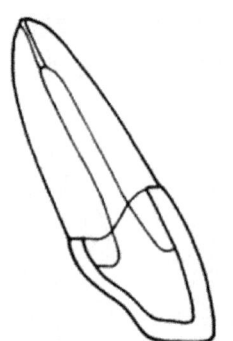

图 7-36 前牙陶瓷桩核-冠

（2）缺点：强度偏低，需要足够的桩道预备量，X线透射，对根管壁病变诊断不利，还有折断不易取出。

2.切削陶瓷桩核

采用计算机辅助制作完成。但由于桩道很深，不能直接通过桩道扫描获得数字化模型，通常预先制作桩核蜡型，进行蜡型扫描形成桩核的数字化模型，最后经过切削加工完成陶瓷桩核。但由于患牙根管直径有限，临床桩道预备要求高，切削过程中细长形态的桩成形较困难，因此加工过程尚需逐步完善，目前尚未广泛应用。

3.成品陶瓷桩＋铸造陶瓷核

采用预成氧化锆陶瓷棒，作为核桩蜡型的核心，包埋、铸瓷。氧化锆桩有较高的抗弯强度，与特制的铸造陶瓷能相互匹配结合成为陶瓷桩核。

优点：①既具有铸瓷核的透光性，又具有氧化锆的高强度。②操作性好，由于成品瓷桩有配套根管预备钻，桩道形态容易控制，精度可靠。因此这类桩核临床应用较多。

（四）金属桩核

1.铸造金属桩核

铸造金属桩核材料包括金合金、镍铬合金、钛合金等。具有良好的机械性能，但美观性较差。前牙铸造金属桩核多配合金属烤瓷冠及透光性低的全陶瓷冠，如氧化铝渗透陶瓷冠和氧化锆全瓷冠。但制作过程中需注意尽量保证冠的修复空间足够，以保证足够的瓷层厚度，以便达到良好半透明性（图 7-37）。

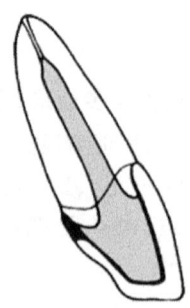

图 7-37 前牙铸造金属桩核-金属烤瓷冠

2.预成金属桩树脂核

由于核为树脂，因此美观性能较铸造金属桩核佳，但由于存在多个修复界面，即金属桩与根管壁、金属桩与树脂核、树脂核与牙本质、核与冠等,且金属与树脂难以形成良好的黏接界面,因此,对于前牙修复来说,此类修复体有逐渐被纤维桩树脂核取代的趋势(图7-38)。

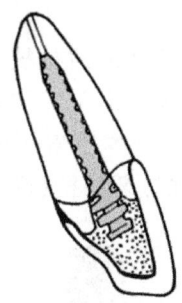

图 7-38　前牙成品金属桩-树脂核-金属烤瓷冠

(五)各种前牙桩核冠的适应证甄别

前牙修复首先强调美学性,其次是恢复功能。而对于已行牙髓治疗的前牙来说,如何能在保存牙体抗折性能的基础上尽量兼顾美观和功能,是修复医师面临的挑战。根据牙体缺损范围、美学效果及抗折性综合考虑,前牙区各类桩核冠的选择顺序为全瓷髓腔固位冠、纤维桩-树脂核冠、陶瓷桩核冠、金属桩核冠。

1.全瓷髓腔固位冠

适用于年轻恒牙、根尖发育未完成的患牙、修复间隙不足的患牙等,同时冠部牙体组织缺损轻度或轻中度,黏接面积足够,牙体变色不明显者,经良好根管治疗后,可首选全瓷髓腔固位冠。

2.纤维桩-树脂核冠

适用于单个牙的修复,如错位、扭转牙而非正畸适应证者;畸形牙直接预备固位形不良者;或邻面龋范围局限于龈上者。冠方剩余牙体组织可形成足够的牙本质肩领,特别是需做全瓷冠修复的患牙。

3.陶瓷桩核冠

适用于全瓷冠桥修复,或邻牙需行瓷贴面或全瓷冠修复的病例,选择陶瓷桩核冠可达到良好的美学效果。其中铸瓷桩核适用于单个牙修复;氧化锆桩核可用于桥基牙。如冠方剩余牙体组织不能形成完整的牙本质肩领,需要加强牙颈部抗力形,则最好选择氧化锆桩核。

4.金属桩核冠

适用于临床冠大面积缺损,或断面达龈下,但牙根有足够长度经临床牙冠延长术或牵引术后可暴露出断面以下最少 1.5 mm 的根面高度等情况。一般选择铸造金属桩核,配合金属烤瓷全冠设计,也可选择氧化锆全瓷冠。

(六)前牙残冠和残根保存修复的特点

1.前牙桩核冠的设计

牙体缺损修复体类型的选择主要取决于牙体缺损量的多少。当冠部牙体组织大部缺损时,只能采用桩核冠修复。前牙残冠和残根修复设计应注意:①剩余的牙体组织难以为全冠提供良好的固位;②根管治疗后的剩余牙体硬组织的减少导致牙齿强度的显著下降,修复后容易发生冠折根折。因此提高固位力和抗力的设计是桩核冠修复成功的关键,剩余牙体硬组织的设计要点如下。

(1)尽量保存剩余牙体组织:患牙的强度主要取决剩余牙体组织的量,尽量保存剩余牙体硬组织是桩核冠修复中的基本原则。根据所选择的最终全冠修复体的要求对剩余牙体组织进行预备,然后去除龋坏、薄壁等,其余的则为要求保存的部分。这部分剩余牙体将与核一起形成全冠预备体。

(2)牙本质肩领:牙本质肩领是大面积牙体缺损桩核冠修复中的一个非常重要的概念,要求最终全冠修复体的边缘要包绕剩余牙体组织断面1.5~2.0 mm(图7-39)。影响桩核冠修复后远期效果的因素中,剩余健康牙体组织的量和牙本质肩领的意义远远大于桩、核或全冠材料的选择。牙本质肩领可以提高牙齿完整性,增强患牙的抗折强度,防止冠根折裂。

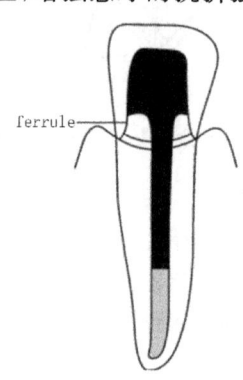

图7-39 前牙修复中的牙本质肩领

(3)生物学宽度:当冠部牙体组织全部缺损或者缺损位于龈下时,剩余的牙体不能达到理想的牙本质肩领要求。为了获得牙本质肩领可以采用两种方法:一是牙冠延长术,去除一定的牙龈或牙槽骨,暴露根方牙体组织;二是牙根牵引术,通过正畸力将牙根冠方牵引。牙冠延长术和牙根牵引术一定要遵从生物学宽度的要求。生物学宽度是指牙周组织的龈沟底至牙槽嵴顶之间至少保留2 mm的距离。这2 mm的生物学宽度包含0.97 mm左右的结合上皮和1.07 mm左右的牙周纤维结缔组织。生物学宽度是与修复学密切相关。

生物学宽度的临床意义:2 mm的生物学宽度是保证牙周组织健康的基本条件。修复体龈缘位置不能过于向龈方伸展而造成结合上皮的损伤,从而破坏生物学宽度。在修复前的牙周治疗,如冠延长术、龈修整术等中,生物学宽度是决定其适应证选择及手术方案设计的重要依据。为了达到牙本质肩领和生物学宽度的要求,牙槽嵴顶以上至少要保留4 mm的牙体组织。包括2 mm的生物学宽度,1.5~2 mm的牙本质肩领和0.5 mm的全冠边缘与龈沟底之间的距离。

2.桩的设计

(1)桩的功能:桩的主要功能是为核提供固位,当剩余的牙体不足以为核提供足够的固位时,则需要在根管内插入桩。因此并非所有的缺损牙都需要在根管内置桩。桩的另一个功能是可以改变牙根的应力分布,弹性模量是影响桩材料在牙根中应力分布的重要参数之一。理想的桩应具有和牙本质相同的弹性模量,使作用力可以沿整个桩长均匀分布,并有利于应力向牙根表面传导,减小应力集中。铸造金属桩弹性模量高,应力往往直接传导到桩与牙本质的界面而无吸收,使该处及桩根部应力集中,常导致不可修复性的牙折。纤维桩与常规铸造桩相比,除具有美观等优点外,更值得关注的特性就是具有与天然牙本质接近的弹性模量,有利于应力向牙根表面传导从而减少根内应力集中,降低根折发生风险。因此,医师应根据患牙修复后牙体抗折强度的预后来判断是否使用桩和使用什么材料的桩。

(2) 桩的长度：桩的长度与固位和所修复的残根残冠的抗力都密切相关。适当增加桩的长度可以提高固位力和均匀分布应力。但过分增加桩的长度会导致过多地磨除根管壁牙本质，降低牙根的强度，破坏根尖的封闭。桩的长度取决于牙根的长度、牙根的锥度、牙根的弯曲度和牙根的横截面形态。对桩的长度有以下要求（图7-40）：①桩的长度至少应与冠长相等；②桩的长度应达到根长的 2/3～3/4；③位于牙槽骨内的桩长度应大于牙槽骨内根长度的 1/2，达不到这一要求会导致根管壁在牙槽嵴顶区应力过度集中，易发生根折；④桩的末端与根尖孔之间应保留 3～5 mm 的根尖封闭区。由于根尖区侧支根管多，因此根管充填难以完全封闭，而桩进入根尖封闭区容易引起根尖周病变。

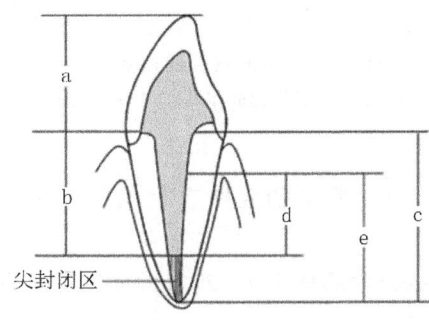

图 7-40　桩的长度要求
a.冠长度；b.桩长度；c.根长度，b≥a，b＝2/3～3/4c；d.牙槽骨内桩长度；e.牙槽骨内根长度，d≥1/2E

(3) 桩的直径：桩的直径与桩的固位和牙根的抗力有关。增加桩的直径可以增加桩的固位和桩自身的强度，但是过分增加桩的直径必然要磨出过多的根管壁组织，造成根管壁薄弱，容易发生根折。桩周围的根管壁要求至少有 1 mm 的厚度。所以桩的直径取决于根横径的大小，理想的桩直径为根横径的 1/3。

(4) 桩的形态：桩的形态主要有柱形和锥形。根据桩的表面形态又可分为光滑柱形、槽柱形、锥形、螺纹形等。柱形桩的固位优于锥形桩，但由于牙根形态一般为锥形，所以理想的桩形态应与根的形态一致。桩的末端不应为平行柱状，以避免磨除过多的根管壁，导致根管侧穿或根折。螺纹形桩可以旋转嵌入根管内壁产生主动固位，在几种形态的桩中固位最好。但由于在桩的旋入过程中会在根管壁产生应力，增加了根折的风险，因此在根管壁较薄弱时应避免使用。

(5) 桩核材料的选择：桩材料选择一是根据最终全冠的美观要求，二是要考虑桩对牙根抗折力的影响。全瓷冠有一定半透明性，金属桩核容易透出金属色，影响全瓷冠的美学效果。而核材料选择则需要考虑与牙本质颜色尽量相似者，如全瓷桩核、玻璃纤维桩-树脂核、石英纤维桩-树脂核等。不同材料的桩其机械性能差异很大，镍铬合金桩和全瓷桩的弹性模量远远大于牙本质，而纤维增强树脂桩的弹性模量与牙本质近似。为了防止根折，可选用弹性模量与牙本质近似的纤维桩。但这类桩在受力时变形较大，当牙冠剩余牙体组织不足时容易引起全冠边缘封闭的破坏。

三、后牙残冠残根的修复

(一) 髓腔固位冠

修复体嵌入髓腔，𬌗面全覆盖，轴面部分覆盖或全覆盖，属于核冠一体结构。优点：核冠为一个整体结构，简化了修复步骤，减少了修复体之间的界面；由于不置桩，避免了根折风险；修复体所需龈距离小,适用于临床牙冠短,不宜行常规核桩冠修复的患牙(图 7-41)。

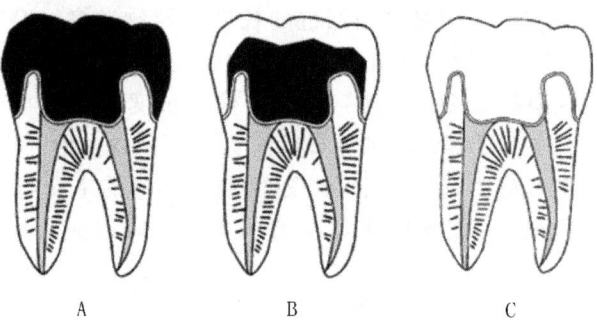

图 7-41　磨牙髓腔固位冠
A.金属嵌体冠;B.金属烤瓷嵌体冠;C.全瓷 Endocrown

1.金属嵌体冠

固位力主要来自髓室壁的固位形,要求髓腔壁有足够的固位形。可以尽量保存剩余牙体组织。

缺点:因金属颜色显露而不美观;金属用量大,如为贵金属则成本高;去除倒凹过程会去除正常牙体组织;边缘线长,易患继发龋。

2.金属烤瓷嵌体冠

与金属嵌体冠不同的是修复体口腔面上瓷,遮盖金属颜色,改善了美观。

3.全瓷 endocrown

修复体用全瓷材料制成,与常规嵌体冠不同的是,全瓷 endocrown 固位力除来自髓腔壁的固位形外,还增加了树脂黏接固位,因此髓腔固位形要求不如嵌体冠高。修复体覆盖面及轴面,边缘可置于龈缘或龈上,对接型肩台;美观性佳。

(二)髓腔固位核冠

1.髓腔固位树脂充填核冠

目前复合树脂核越来越多地用于牙体修复。优点是操作很容易,在数分钟内就可以聚合,可以马上进行核的牙体预备,减少患者就诊次数;另外树脂与牙体组织间有黏接作用;固位形要求不高,可最大限度地保存剩余牙体组织;树脂的弹性模量接近牙本质;可用于牙根条件不良的患牙做姑息修复(图 7-42)。

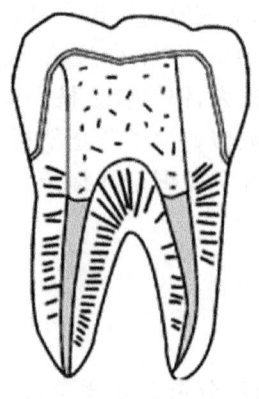

图 7-42　髓腔固位树脂充填核冠

2.髓腔固位银汞充填核冠

银汞的抗折强度优于复合树脂。Kovarik 等在一项微观的研究中发现,在 10×10^5 r 34 kg(75 磅)的载荷条件下,67%的银汞核仍保存完好,而复合树脂核只有 17%保存完好。在同一研究中,玻璃离子核在最初 2.2×10^5 r 的载荷下就无法承受了。因此银汞合金是良好的成核材料。髓腔固位银汞充填核与复合树脂核不同的是,患者需要多一次就诊次数。另外,固位形要求更高,有时可配合使用辅助固位装置,如牙本质钉(图 7-43)。

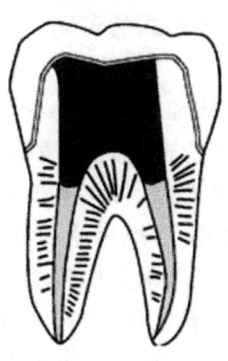

图 7-43　髓腔固位银汞充填核冠

(三)铸造金属桩核冠

由于根管治疗水平的提高和成熟,大量缺损后牙得以保存,当牙体缺损后剩余牙体组织难以维持充填体固位时,就必须使用桩来固位。而铸造金属桩核在后牙的残根残冠修复中应用最为广泛。有人研究,置桩后能使冠抗侧向力的能力从 15%增加到 48%。桩可由含镍、铬、铜、钛、金或铂等金属合金制成。在流电及腐蚀性方面,含钛、铂较高的合金和钴铬钼合金的性能较佳,而铜、镍铬合金较差。与前牙单根管不同的是,后牙根管形态多样,方向各异,多个桩如何取得共同就位道是后牙桩核冠修复中的难题。根据铸造桩核是否分体可分为整体铸造桩核和分体铸造桩核(图 7-44)。

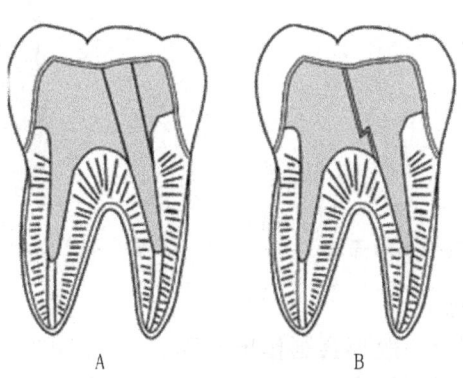

图 7-44　分体铸造金属桩核冠
A.插销式;B.分瓣式分体铸造金属桩核

1.整体铸造金属桩核

用于单桩桩核或双桩桩核能取得共同就位道者,桩核为整体铸造,戴入时整体就位。适用于单根或双根平行的前磨牙及中度缺损的磨牙。

2.分体铸造金属桩核

用于双根管或三根管后牙,各桩道不能取得共同就位道者。桩核分段铸造,戴入时分别就位。由于不同方向的就位道形成制锁结构,分体桩核具有优良的固位和抗力特性,适用于重度缺损的后牙。在后牙残根残冠的保存修复中,占据日趋重要的地位。但需要注意的是,分体桩一旦黏固,通常难以取出,不利于根管再处理,因此应保证完善的根管治疗后再行修复,否则不宜设计此类桩核。分体铸造金属桩核按桩分体设计形式的不同,可分为插销式分体铸造桩核和分瓣式铸造桩核。

(1)插销式分体铸造金属桩核:由主桩核和插销两部分组成,核与其中一个或两个相互平行的桩为整体铸造,其他与之不能取得共同就位道的桩以插销的形式与之连接,两部分分别制作铸型,分开铸造。就位时先将整体铸造的核桩就位,再将插销通过核桩上的孔道插入与核桩成一定角度的另一个或两个根管内,试戴、黏固完成,常规牙体预备,全冠修复。

(2)分瓣式分体铸造金属桩核:将与髓腔内壁方向较为一致的根管做主根管,将与髓腔内壁方向不一致的根管做次根管,各根管分别形成桩核,可按一定就位道进行拼接,成为完整的核预备体外形。与插销式分体桩核相比较,分瓣式桩核制作更难控制就位道,因此目前临床上应用渐少。

3.改良分体桩核冠

(1)插销固位一体式金属桩核烤瓷冠:为插销式分体铸造金属桩核-冠的改良,不同的是核上直接烤瓷。用于临床牙冠短,间修复间隙不足的病例(图7-45)。

(2)纤维桩插销-金属铸造桩核-冠:将铸造金属插销换为成品纤维桩,由于插销为统一规格,临床桩道预备时放插销的根管采用统一根管钻预备,技工室仅需铸造其他部分的桩核即可,制作过程可以简化。但不适用于根管过细,无法放置特定直径纤维桩的磨牙(图7-46)。

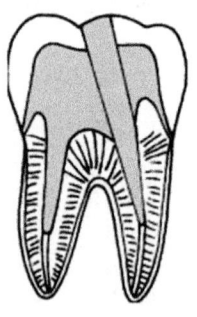

图7-45 插销固位一体式金属桩核烤瓷冠

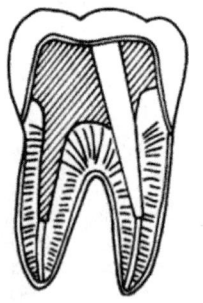

图7-46 纤维桩插销-金属铸造桩核-冠

(四)成品金属桩固位核冠

成品金属桩或预成桩。厂家一般都会制作出不同直径大小的一套预成桩供医师选择,其外形有平行桩,有平行加末端锥形桩(根尖1/2或者1/3为锥形);最初均采用金属材质,有镍铬合金的,有钛合金的;表面有螺纹、十字纹等为增加固位力或水门汀排溢而设计的构造。桩核系统可按机械固位方式分为被动桩(黏固)或主动桩(螺纹)。螺纹桩比黏固桩固位好,但对牙齿产生较大的应力。除了各系统根管预备的配套钻针不同,这些系统的技术很类似。此类桩核冠为三体结构,即成品桩+树脂/银汞核+全冠,适用于根管治疗后的中度缺损后牙修复(图7-47)。

(五)后牙桩核冠的适应证甄别

对于根管治疗后的后牙,修复原则是在保证牙体抗折能力的基础上尽量恢复功能,其次兼顾美观。修复体的设计和材料选择主要根据牙体缺损范围而定。

1. 轻度缺损的磨牙

如 1~4 个轴壁缺损,但局限在 1/3 内,或一个轴壁缺损,未超过龈 1/3 者,剩余牙体组织足以提供核材料的固位,因此可选择全瓷髓腔固位冠、金属/PFM 嵌体冠、髓腔固位银汞核冠或髓腔固位树脂核冠。

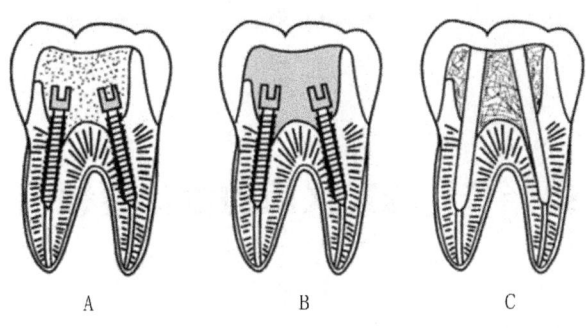

图 7-47 成品桩核冠

A.金属螺纹桩-树脂核-全冠;B.金属螺纹桩-银汞核-全冠;C.纤维桩-树脂核-全冠

2. 中度缺损的磨牙

如缺损虽仅涉及 1 个壁,但深达龈下者,或涉及 2~3 个轴壁,垂直高度未超过中 1/3 者,剩余牙体组织不能单独为充填核材料提供固位,但牙体预备后尚有完整的牙本质肩领,因此可选用成品桩-树脂/银汞核-冠修复,或整体铸造的单桩核-冠修复。如果余留髓腔壁深度超过 2 mm,临床牙冠短者,也可以选择一体结构的髓腔固位冠。

3. 重度缺损的磨牙

牙体大面积缺损,剩余牙体组织少,但尚有完整的牙本质肩领存在,如缺损范围达 2~4 个轴壁,垂直高度达颈 1/3;或缺损虽然仅涉及 2 个轴壁但已达龈下,牙本质肩领至少有牙冠直径的 1/2 以上,则常规选择铸造金属分体桩核-冠修复。

4. 超重度缺损磨牙

如缺损范围达 3~4 个轴壁,且均达龈下,几乎没有牙本质肩领,一般不应考虑保留,应予以拔除,选择种植义齿修复。另外,死髓牙作为义齿基牙风险大大高于单个牙的修复。在没有 1.0 mm 的牙本质肩领存在的条件下,前磨牙不应做桥基牙,甚至独立修复都有风险,应考虑拔除。研究表明,经牙髓治疗后的牙如果选作游离缺失可摘局部义齿基牙,它们失败的可能性是不作为基牙的 4 倍。而作为固定义齿基牙,其失败的可能性是单个牙修复的 2 倍。即使有牙本质肩领结构,在跨度超过一个缺牙单位的固定义齿中,使用死髓牙仍表示怀疑。如果负荷过大,牙体结构将有可能发生折断。牙髓治疗牙的修复涉及的牙数越多,修复所需的时间就越长,技术要求就越精细。如果必须行固定义齿修复,则建议改用种植体支持式固定义齿。

(许楠楠)

第八章 牙列缺损修复

第一节　固定义齿的设计要领

一、适应证的选择与把握

固定桥修复能够最大限度地恢复患者的咀嚼功能、语音功能及缺失牙的解剖形态，基本上不改变口腔原有的环境，戴用舒适，容易适应，美观，是受患者欢迎的修复方式。与可摘局部义齿相比较，固定桥基牙的牙体磨除量较大，少数患者难以接受；固定桥制作的难度较大；固定桥修复有更为严格的适应范围，并非所有牙列缺损患者都适合固定桥修复。因此，修复前必须对牙列缺损患者的口腔局部环境进行周密的检查，并结合患者的个体特点和全身情况进行综合分析，确认能否达到固定桥修复的预期效果。为此，应该严格控制其适应证，可以从以下几方面考虑。

（一）缺牙的数目

固定桥的力主要由缺牙区两侧或一侧的基牙承担，必要时将相邻牙共同选做基牙，所有基牙共同分担桥体的力。固定桥较适合于少数牙缺失的修复，或者少数牙的间隔缺失，即1个牙或2个牙缺失，由2个基牙支持。如为间隔的少数牙缺失，可增加中间基牙做支持。对多数牙的间隔缺失，应持谨慎态度，在有条件设计中间种植基牙时，也可以设计固定桥。若前牙的咬合力不大，中切牙和侧切牙累加达到3～4个时，只要尖牙的条件好，也可以设计前牙固定桥。总之，考虑缺牙的数目是防止基牙超过负荷能力造成牙周损害，导致固定桥修复失败。对于口内缺失牙太多而余留牙很少的情况下，在没有其他辅助固位、支持措施时，不能采用固定桥修复。

（二）缺牙的部位

牙弓内任何缺牙的部位，只要符合少数牙缺失，或者少数牙的间隔缺失，而基牙的数目和条件均能满足支持、固位者，都可以考虑固定桥修复。对缺牙的部位要求较为特殊的是末端游离缺失的病例。如第二、第三磨牙游离缺失的病例，要求单端固定桥修复，其桥体受力会对基牙产生杠杆作用，可以用第二前磨牙和第一磨牙同时做基牙，基牙支持力量足够，桥体选择减轻力设计形式，设计单端固定桥修复第二磨牙。如果只用第一磨牙做基牙，则要求基牙条件好，对颌牙为可摘局部义齿的病例，且桥体的颊舌径和面近远中径均应减小；对颌牙为天然牙或固定桥时，通常不应设计单基牙的单端固定桥。对于多个磨牙游离缺失的病例，牙槽骨条件允许种植者，可以借助种植基牙，设计种植基牙固定桥或种植基牙-天然牙联合固定桥，以解决末端游离病例固定修复的问题。

(三)基牙的条件

固定桥基牙和桥体承受的力几乎全部由基牙来承担,故基牙的条件是患者能否接受固定桥修复治疗的关键性因素,也是适应证选择中最重要的条件。

1. 牙冠

理想的基牙的牙冠龈高度应适当,形态正常,牙体组织健康。临床实践中,常常遇到牙冠硬组织缺损或牙冠发育畸形者,只要不影响固位体固位形的预备,能满足固位的要求,可以作为固定桥的基牙;如果牙冠缺损面积过大、牙冠形态不良、临床牙冠过短等,均必须采取增强固位力的措施。例如牙体形态调整预备为有利于固位的形态;增加牙体的龈向垂直高度;预备辅助固位形;使用根管内桩核固位等,必要时增加基牙数目以满足固定桥的固位要求。达到上述条件的牙冠,可选做基牙。

2. 牙根

基牙牙根应该粗壮并有足够的长度。多根牙的牙根有一定的分叉度最好,支持力最强。随着患者年龄的增长和牙周疾病等原因,牙根周围可能出现牙槽骨吸收,要求最多不超过根长的1/3。必须选用牙槽骨吸收较多的牙做基牙时,应该增加基牙数。对于牙根短、小、细的病例,除使用根桩固位的措施外,也应该增加基牙数。

3. 牙髓

基牙最好是健康的活髓牙。如为牙髓有病变的牙,应进行完善的牙髓治疗,并经过一定时间的观察,证实病变已治愈,不影响固定桥的效果者,可以选做基牙。经牙髓治疗后,考虑到牙体组织脆性增加,应采取桩核等措施增加牙体强度。牙髓治疗不彻底或治疗导致余留牙体组织大量减少时,不宜选做基牙。

4. 牙周组织

基牙要承担自身的和桥体的力,必须要求基牙牙周组织健康。最为理想的情况是牙周无进行性炎症,根尖周无病变,牙槽骨及颌骨结构正常,牙槽骨几乎无吸收。但是在临床上很难遇到理想的状况,较为常见的是牙周无不可治愈的炎症,无病理性动度,牙槽骨虽有不同程度的吸收,其吸收最多不超过根长的1/3。牙周病患者经过综合治疗后,要求用固定桥修复少数缺失牙,条件可适当放宽,增加基牙的数目,设计类似牙周夹板的多基牙固定桥。

5. 基牙位置

通常要求基牙的位置基本正常,无过度的牙体扭转或倾斜移位,以便牙体预备时,易于获得基牙间的共同就位道和少磨除牙体组织。个别严重错位的牙,征得患者同意后,可以将牙髓失活后用核冠改变牙冠轴向并用做基牙,取得基牙之间的共同就位道。

(四)咬合关系

缺牙区的咬合关系要求基本正常,缺牙间隙有适当的龈高度,对颌牙无伸长,有良好的间锁结关系,缺隙侧邻牙无倾斜移位。如果邻牙倾斜,对颌牙伸长等,只要能采取措施,调磨短伸长牙,或调磨基牙倾斜面,或者改变固位体的设计,均可以制作固定桥。对于牙缺失导致咬合紊乱者,或伴有余留牙磨耗严重,垂直距离降低不能单独使用调的方法,应该在经过调、咬合板治疗后作咬合重建。对于缺牙间隙的龈高度过小的病例,一般不宜设计固定桥。患者牙列的覆关系对适应证有一定的影响,通常不适宜为重度深覆的患者设计固定桥,原因是前伸运动时,下前牙容易撞击上前牙造成创伤。对其他的深覆的病例,应结合口内情况分析,只要牙体预备能够为固位体提供足够的间隙,患者无咬合和颞下颌关节症状,就可以考虑做固定桥修复,并注意避免正中与前伸的早接触。

(五)缺牙区的牙槽嵴

缺牙区的牙槽嵴在拔牙或手术后3个月完全愈合,牙槽嵴的吸收趋于稳定,可以制作固定桥。缺牙区的牙槽嵴的愈合情况与拔牙时间、手术创伤范围、患者的愈合能力等有关。对缺牙区剩余牙槽嵴要求是愈合良好,形态基本正常,无骨尖、残根、增生物及黏膜疾病。临床上常有患者要求立即修复或拔牙后短期内修复,早期修复有助于患者恢复功能和美观,功能性刺激可能减缓牙槽嵴的吸收,可行暂时桥修复。随着牙槽嵴的吸收,桥体龈端与牙槽嵴黏膜之间会形成间隙,影响美观和自洁,待牙槽骨吸收稳定后,可做永久性固定桥。

不同患者牙槽嵴的吸收程度不同,不同的部位牙槽嵴的吸收程度亦不同,对适应证和设计有影响。前牙缺失牙槽嵴吸收较多时,桥体牙龈端至牙槽嵴顶通常留有间隙,或者勉强关闭间隙,但桥体牙过长,都会影响美观(图8-1)。可用可摘式基托关闭此间隙,但是必须注意保持口腔清洁卫生;也可将过长的桥体牙颈部上牙龈色瓷,使之与邻牙的颈缘协调。后牙牙槽嵴的吸收较多时,由于对美观影响小,可以设计非接触式桥体,或者设计接触面积较小的桥体。

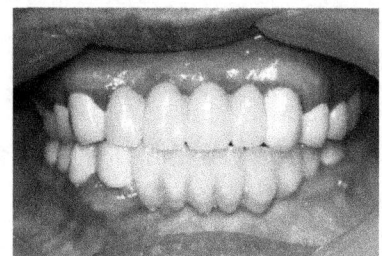

图8-1 牙槽嵴吸收较严重,不美观的固定义齿修复

(六)患者年龄

患者的年龄对固定桥适应证的选择有一定的影响,随着临床诊疗水平的提高,年龄对适应证的影响正在逐步减小,一般说来,青年和壮年阶段是最佳年龄段,即20~55岁。年龄过小的恒牙特点是临床牙冠短、髓腔大、髓角高,有时根尖尚未发育完全,牙的患龋率较高,在做牙体预备时容易发生意外穿髓。而老年患者经常有牙周组织退缩的情况发生,若年龄过大,牙周组织退缩明显,牙根暴露,牙周支持力下降,还可因牙的倾斜或移位较难取得共同就位道;老年患者常常伴有牙松动、颈部龋齿、重度不均匀磨耗、食物嵌塞和口腔卫生不良的不利因素,给固定桥修复带来困难和不良后果。对于老年患者个别牙缺失,牙槽骨虽有一定程度的吸收,但余留牙无或仅有轻微的动度,牙体组织健康,口腔卫生良好,也可以考虑设计固定桥。如果想要减少牙体磨除量,固位体可以设计龈上边缘形式。

(七)口腔卫生情况

固定桥是患者不能自行摘戴的修复体,虽然设计时要求固定桥能够自洁和易于清洁,但由于固定桥结构的特殊性,桥体龈端和邻间隙难于清洁。患者的口腔卫生差,牙垢沉积,菌斑集聚,容易形成龋病和牙周病,导致固定桥修复失败。为患者制作固定桥前,必须进行完善的牙体、牙周治疗。让患者认识到保持口腔清洁卫生的重要性并密切配合,形成良好的口腔卫生习惯,仍然可以进行固定桥修复。

(八)余留牙情况

在决定选择固定桥设计时,不仅要考虑基牙的健康情况,而且要考虑口内余留牙的情况,特别是在同一牙弓内。要求余留牙牙冠无伸长、下沉及过度倾斜,无重度松动,无不良修复体;牙冠无龋坏或龋坏已经治疗;无根尖周病或牙周病。对于无法保留的患牙,拔牙应纳入患者的治疗计划内并在固定桥修复前进行;一旦在固定桥修复时出现患牙去留问题,应该全盘考虑,是否继续制作固定桥或改变设计为可摘局部义齿。

(九)患者的要求和口腔条件的一致性

在适应证的选择中,应该充分考虑患者的要求,患者在较充分知晓固定桥优缺点后,有制作固定桥的主观愿望,并能接受牙体预备的全过程,能够合作,有良好的依从性,应充分考虑这类患者的要求。患者的主观愿望常和患者的口腔医学常识有关,也和良好的医患沟通有关。口腔医师应认真负责地如实介绍固定桥的相关知识,进行口腔医学的科普宣传。

二、主观愿望与客观条件的协调

口腔的局部条件是选择固定桥的决定因素,医师必须考虑患者的要求和口腔条件的一致性,是最佳适应证还是可选择的适应证,是非适应证还是绝对的禁忌证,应该明确界定。当口腔的客观条件符合患者的主观要求时,固定修复通常能够取得较好的效果;当两者发生冲突时,医师应对患者做耐心细致的解释和引导,取得患者的理解和配合,选择适宜的修复方法,而不能无条件地满足患者的任何要求,否则可能造成事与愿违的结果。固定桥修复虽然有着显著的优点,但也不能滥用,如果选择应用不当,反而会给患者带来不必要的损害。下面一些情况不宜采用固定桥修复:①患者年龄小,临床牙冠短,髓腔较大,髓角高,根尖部未完全形成时。②缺牙较多,余留牙无法承受固定义齿力时。③缺牙区毗邻牙(基牙)牙髓、牙周已有病变未经治疗时。④缺牙区的龈距离过小者。⑤末端游离缺失的缺牙数2个或超过2个时。⑥基牙松动度超过Ⅰ度时或牙槽骨吸收超过根长1/3者。⑦拔牙创未愈合,牙槽嵴吸收未稳定者。

非适应证或者禁忌证并非绝对不变,经过彻底治疗的牙髓病、牙周病患牙,依然可以做基牙;经调磨伸长牙,可能解除牙间锁结;增加基牙或采用种植基牙等手段,可达到固定桥的固位的要求;牙槽嵴吸收未稳定者经过一段时间,吸收稳定后可做固定桥修复。

在临床实践中,适应证的把握是十分重要的。然而,因患者存在个体差异,口内条件各不相同,医师对适应证的掌握尺度经常有差异,通常没有一个绝对的界限,可以有最佳适应证,可接受的适应证,有一定保留条件的适应证,非适应证或者禁忌证。尽管如此,医师应站在患者的立场上,从长远考虑,掌握好适应证的尺度,而这个尺度衡量着医师的医疗技术知识和水平,甚至衡量着医师的职业道德水准。应该注意的是医师如过分放宽适应证,可能给患者带来不必要的损害与痛苦。

三、基牙的合理选择与保护

作为牙支持式的修复体,固定桥修复成功与否,在很大程度上取决于基牙的选择是否正确。基牙是固定桥的基础,基牙的健康是固定桥存在及行使功能的重要前提,不合理的固定桥设计往往首先导致基牙及其牙周组织的损伤而使修复失败。因此,保护桥基牙并维持其长期健康是固定桥设计必须遵循的原则。

保护桥基牙应从基牙的牙髓、牙体和牙周组织三方面来考虑。在基牙上设计固位体时,要根据基牙的形态及修复体所要求的固位力和支持力选择固位体的种类,尽可能少磨除牙体组织。固位体的设计应该尽可能地减少继发龋的发生,以保持其牙体组织的健康。同样,固位体的设计也应尽可能保持正常的牙髓活力,尤其是年轻患者,牙齿的髓腔较大,更应注意对牙髓的保护。桥基牙的牙周组织健康对保证修复体长期存在并行使功能是非常重要的,应该按照生物力学的原则进行设计,以保证桥基牙在功能活动中不受损害。近年来,随着理工科学的迅猛发展,各学科之间的交叉融合也日益增多,各种先进的技术和方法被引入口腔科学,不少学者进行了口腔生物力学方面的研究,并取得了大量的科学的实验结果。应用这些研究成果指导修复临床,就有可能使固定桥的设计建立在更符合生物力学原理的基础上,这对维护基牙的健康,预防疾病发生,延长固定桥的使用寿命都是十分重要的。此外,修复体的外形应该有利于自洁,对牙龈组织有功能性按摩作用,以促进基牙的牙龈和牙周健康。

基牙的主要功能是支持固定桥,负担着基牙自身和桥体额外的力,故要求基牙要有足够的支持负重能力。同时,固定桥是靠固位体固定在基牙的冠或根上才能行使功能,因此要求基牙预备体应该满足固位体的固位形要求,牙冠部或根部提供良好的固位形,所以基牙应有良好的固位作用。由于固定桥将各基牙连结成为一个整体,故要求各基牙间能够取得共同就位道。选择基牙时,应考虑以下因素。

(一)基牙的支持作用

固定桥所承受的力,几乎全部由基牙的牙周组织承担,基牙及牙周组织的健康对于固定桥的支持作用非常重要。基牙的支持能力的大小与基牙的牙周潜力有关,即与基牙牙根的数目、大小、长短、形态、牙周膜面积的大小及牙槽骨的健康密切相关。就牙根的数目而论,多根牙比单根牙支持力的能力大;牙根粗壮比牙根细小支持作用强;牙根长比牙根短的支持作用强;从牙根形态来看,分叉的多根牙比单根牙或融合牙根负重能力强,牙根横截面呈椭圆、扁圆或哑铃形时支持作用好。在具体选择时,应该考虑临床牙冠和牙根的比例,临床冠根比例若能达到1∶2或2∶3较为理想。冠根比为1∶1时,是选择基牙的最低限度,否则需要增加基牙。

通常认为,健康的牙周组织均具有一定的牙周潜力,而牙周潜力与牙周膜面积呈正比关系,故牙周膜是固定桥支持的基础,可用牙周膜面积来衡量基牙的质量及是否能选为基牙。牙周膜的面积与牙根的数目、大小、长短、形态有关。长而粗壮的多根分叉牙,牙周膜面积大,支持能力强。临床上,要求各桥基牙牙周膜的面积总和等于或大于缺失牙牙周膜面积的总和。在应用这一原则时,还应该注意下述3个问题。

(1)牙周膜面积是不断变化的,当牙周退缩,或牙周袋形成时,牙周膜面积相应减小。必须正确判断不同程度牙槽骨吸收后的剩余牙周膜面积,以便作出符合实际情况的设计。特别应该注意牙周组织有一定程度退缩或者伴有牙周损害时,牙周膜面积的变化大,牙周膜受损的程度和部位与牙周膜减少的程度密切相关。牙周膜的附着面积在牙根的各部位是不相同的,单根牙以牙颈部最大,故牙颈部牙周膜的丧失会导致该牙较多支持力的丧失。而多根牙以根分叉处附着的牙周膜面积最大,因此,牙槽骨吸收达根分叉时,牙周膜面积和支持力才会有较多的损失。当牙周膜的面积减小,牙周支持组织的耐力也随之下降,牙周储备力也相应减小。

(2)牙周膜的正常厚度为0.19~0.25 mm,此时的支持能力最大。随着咀嚼功能和牙周的病理变化牙周膜厚度会发生变化,无功能的失用牙的牙周膜变窄;有咬合创伤或松动牙的牙周膜变宽虽然不影响牙周膜面积,但是均减小了支持能力。

(3)牙周膜面积的大小并不是决定固定桥设计的唯一因素。根据牙周膜面积来决定桥基牙的数量,在临床上具有一定的参考价值,但并不能适用于所有情况。例如,3|3的牙周膜面积之和＜21|12之和,当21|12缺失,仅以3|3为桥基牙做固定桥修复,按照牙周膜面积的计算,这种

修复是不恰当的,必须增加桥基牙。但临床实践证明,如果前牙牙弓较平直,扭力不大,患者的咬合力不大时,而 3|3 冠根正常,牙周组织健康,咬合关系正常时,可以用两尖牙做基牙支持 321|123 固定桥。在单端固定桥的修复中,也不能单纯根据牙周膜面积的公式计算来确定基牙。例如,|6 的牙周膜面积＞|7,如果以 |6 为桥基牙做单端固定桥修复|7,虽然按照牙周膜面积的计算是可行的,但因为单端固定桥所受的较大的杠杆力作用,必然导致修复的失败。因此在设计时,要考虑尽量减小或避免对基牙牙周健康不利的杠杆力、侧向力。

固定桥的力通过牙周膜传导给牙周组织和牙槽骨,故牙槽骨及支持组织的健康直接影响固定桥的支持作用。基牙周围骨质致密,骨小梁排列整齐,其支持力大。相反,对于日久失用或牙槽骨吸收多或牙周存在炎症的牙,均因支持力减弱不宜选做基牙;如果必须做基牙,应经过相应的治疗后,再慎重选用,并在该侧增加基牙。固定桥设计一般有 3 个基本类型:双端固定桥、单端固定桥和半固定桥。在条件许可时,应尽可能采用双端固定桥。一般来说,两个健康基牙可以恢复一个缺失牙的生理功能。但若缺失牙较多,或基牙的条件不够理想,或各基牙条件悬殊,要决定基牙的数目就比较困难。单端固定桥由于其缺乏平衡的支持,基牙受到较大的旋转力,容易造成基牙牙周的损害应慎用。后牙游离端缺失的单端固定桥修复,桥体长度不应超过一个牙单位,否则再多的基牙也不能获得良好的远期效果(图 8-2)。

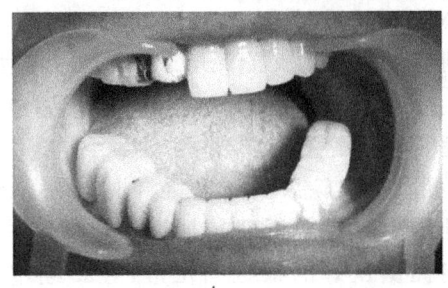
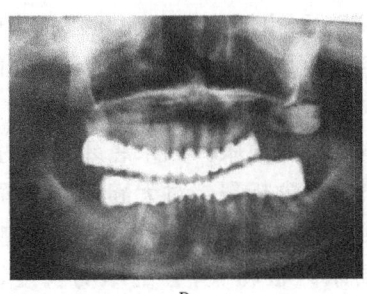

图 8-2　失败的后牙单端固定桥修复

当固定桥基牙支持力不足时,可以增加桥基牙的数目,以分散力,减轻某个较弱桥基牙的负担。原则上,增加的桥基牙应放在较弱的桥基侧,才能起到保护弱桥基牙的作用。如|6 缺失,用 |57 做桥基牙的双端固定桥,若|5 牙周情况稍差,为了减轻基|5 的负担,而增加|4 为桥基牙,形成三基牙固定桥。也有采用力比值的方法来判断基牙的支持力,并据此选择基牙和确定基牙数目。但无论以何种方式确定基牙的支持力,必须遵循的原则是:桥基牙负重的大小应以牙周支持组织能够承担的限度为依据,维持在生理限度以内,即牙周储备力的范围内,这样才有维持牙周组织健康的作用。若其负担超过了生理限度,将会损害牙周组织健康,进而导致固定桥的失败。这是固定桥设计中的一条重要生理原则。

造成固定桥失败的原因很多,最常见者是桥基牙负担过重逐渐松动,或固定桥的固位不良,固位体松动脱落。因此,在临床上对桥基牙的选择,桥基牙数量的决定和固位体的设计十分重要。在设计中既不能盲目增加桥基牙,也不能让桥基牙超负荷工作,还必须注意少磨除牙体组织,保护牙髓及牙体组织的健康。设计中还要考虑使各基牙受力平衡,力分布均匀,使固定桥的设计符合生物力学的原则。总之,应结合患者的实际情况,全面考虑桥基牙的健康、缺失牙的部位、咬合关系、桥的形式、患者的咀嚼习惯等有关情况,综合分析,以判断桥基牙的支持能力,作出合理的修复设计。

(二)基牙的固位作用

基牙良好的固位作用不仅可以对抗固定桥功能运动中的脱位力,而且对基牙的健康也是至关重要的。固位作用与基牙的牙冠形态有密切关系,使用根内固位方式时,与牙根有一定的关系。基牙牙冠必须有足够的牙体组织、适当的形态和良好的牙体结构,为固位体提供固位形。基牙牙冠的形态和结构与固位体的固位形和抗力形有密切关系。通常,牙冠长、体积大可增大基牙预备面和固位体的接触面积,并能获得辅助固位形以增加固位力。牙冠短小或畸形,例如锥形牙冠,固位效果不好。牙体组织结构正常,固位体固定在坚实的牙体组织上,不仅固位作用好,抗力作用亦好,不易引起牙体组织折裂。相反,钙化不良或釉质发育不全的牙,其组织结构松软或残缺,容易磨损导致牙冠高度降低,对固位体的固位形和抗力形都有影响。此外,容易发生继发龋,导致固位体的松动,进而造成牙髓病变,最终可能导致固定桥的失败。

对于龋病引起的牙冠大面积缺损牙,应在去净龋坏组织后,根据牙冠剩余牙体组织的情况来判断能否用作基牙。有时需要先治疗和填充后,才能满足固位体的固位形要求。如果龋坏已损及牙髓,必须经过彻底的牙髓或根管治疗,用桩核恢复缺损的牙体组织形态。如果是其他原因所致缺损牙,填充后不影响固位体的固位形者,可直接选做基牙;否则将在治疗后用桩核固位和恢复冠部外形。对于严重磨耗、磨损牙,牙尖高度降低,咬合接触紧,牙本质暴露或已接近牙髓的牙,在牙体预备时,磨出固位体面的间隙相当困难,而且牙冠轴面高度不足,固位体的固位力和抗力均不足,是否能做基牙要慎重考虑。既保证足够的固位力又能保持牙髓的活力最好,否则做牙髓失活,以便取得辅助固位形,才能选做基牙。基牙最好是活髓牙,有正常的代谢能力和反应能力,以维持牙体组织的健康。如果患牙已经过完善的牙髓治疗或根管治疗,牙体组织因失活而逐渐变脆,容易出现牙尖折裂。对无髓基牙的固位形设计,除采用充填材料填充恢复牙冠外形外,必要时应采取固位钉或桩核增强固位,保护基牙受力时不会折裂。对基牙牙冠几乎完全缺损的根内固位者,要求牙根粗大,有足够的长度,能提供良好的根桩固位形,且要经过完善的根管治疗。

在有条件时,可根据患者的具体情况考虑用种植体做桥基进行固定义齿修复,但对于能否联合使用天然牙与种植体进行固定桥修复,存在不同的观点。在开展种植体修复较早的北美部分国家,目前主张不采用联合应用的固定桥修复,其理由是种植体与牙槽骨为骨性结合,没有动度,而天然牙是由牙周膜将其与牙槽骨连结在一起的,有一定的动度,天然牙与种植体联合应用时受力不均衡,无论对天然牙还是种植体都是有害的,而最终导致修复的失败。而目前国内仍有采用天然牙与种植体联合应用的固定桥修复,认为种植体能起到良好的辅助固位和支持作用,使固定桥修复的适应证范围扩大,且有较长期的成功病例作为支持。固位体足够的固位力是固定桥成败的关键因素,而不同结构的固定桥对固位力的要求不一定相同。为基牙设计固位力时,除考虑基牙自身的条件外,还应考虑固定桥本身对固位力的要求。这些要求包括固定桥的类型、力的大小、桥体的跨度、桥体的弧度、固定桥的材质等。当患者的力越大,桥体跨度越大,桥体弧度越大时,对基牙的固位力要求越高。

(三)基牙的共同就位道

因固定桥的各固位体与桥体连结成为一个整体,固定桥在桥基牙上就位时只能循一个方向戴入,所以各桥基牙间必须形成共同就位道。在选择基牙时,应注意牙的排列位置和方向,这与牙体预备时能否获得各桥基牙的共同就位道有密切关系。在一般情况下,只要牙排列位置正常,顺着各桥基牙的长轴方向做牙体预备,即可获得共同就位道。对有轻度倾斜移位的牙,可适当消除倒凹,或稍微改变就位道方向,便可获得共同就位道。对于严重倾斜移位的牙,为了求得共同就位道,必须磨除较多的牙体组织,这样容易造成牙髓损伤而且严重倾斜的牙,力不易沿着牙长轴传导,牙周组织易受创伤。但近年来,经光弹性实验证明,桥基牙倾斜在30°以内者,在固定桥修复后,尚可改善倾斜桥基牙的应力状况。可见基牙倾斜度在一定范围内仍然可以选做基牙。

对于倾斜移位的牙,如果患者年轻,在有条件时最好先经正畸治疗改正牙位后,再选做桥基牙;或者选择适当的固位体设计,使牙体预备时既能取得共同就位道,又不至于损伤牙髓,并在另一端增加桥基牙以分散力仍可选做桥基牙。如向舌侧倾斜的下颌磨牙,固位体可设计为暴露舌面或部分暴露舌面的部分冠,既可求得共同就位道,又可尽量少磨牙体组织。对于错位严重的牙,如果已影响牙体预备,则不宜选做桥基牙。当缺失牙的情况复杂时,如缺牙较多或有间隔缺牙需要选用多个桥基牙时,应先取研究模型,在导线观测仪上设计就位道。在考虑共同就位道的同时,必须注意尽量少切磨牙体组织,又要考虑排牙的美观效果,调整缺隙的大小。总而言之,在求得桥基牙的共同就位道时,不能为此而损伤基牙的牙髓和牙周组织,并以此作为取舍桥基牙的重要参考因素。

目前,随着修复技术的提高,固定义齿修复的适应证范围有所扩大,临床上有很多固定桥的设计是前面提到的3种基本类型的组合,可称为复合固定桥。有时固定桥的跨度可达全牙弓,这种分布对基牙的支持、固位及共同就位道都有所影响。

四、固位体的设计

固位体是固定桥中将桥体连接于桥基牙上的部分,它借黏接剂固定在桥基牙上。固位体能抵御各种外力,并将外力传递到桥基牙及其支持组织上,同时保持本身的固定,不至于因外力而松动脱落,这样才能很好地发挥固定桥的功能。因此,它是固定桥能否成功的重要因素之一。

(一)固位体设计的一般原则

(1)有良好的固位形和抗力形,能够抵抗各种外力而不至于松动、脱落或破损。

(2)能够恢复桥基牙的解剖形态与生理功能。

(3)能够保护牙体、牙髓和牙周组织的健康,预防口腔病变的发生。

(4)能够取得固定桥所需的共同就位道。

(5)固位体的美观要求以烤瓷固定桥修复前牙缺失,多采用全冠固位体,固位效果好美观,坚固耐用,不仅可以较好地修复缺失牙,对桥基牙的颜色、外形、排列等都可加以改善。

(6)固位体材料的加工性能、机械强度、化学性能及生物相容性良好;经久耐用,不易腐蚀和变色,不刺激口腔组织,无毒性。

(二)固体位的分类

固位体一般分为3种类型,即冠外固位体、冠内固位体与根内固位体。

1.冠内固位体

冠内固位体即嵌体固位体,因其固位力差,外形线长,容易产生继发龋。对活髓牙来说,嵌体洞形的预备因需要一定的深度易伤及基牙的牙髓;对死髓牙而言,嵌体起不到应有的保护作用,因此目前临床上已很少采用嵌体做固位体。但如果桥基牙已有龋坏,在去净龋坏后,只需将洞形稍加修整,且缺牙间隙小、咬合力小或对固位体的固位力要求不太高,也可考虑选用嵌体做固位体。此外,嵌体还可以向面和轴面扩展,形成"嵌体冠",利用冠内及冠外联合固位形以满足固位力的要求。

2.冠外固位体

冠外固位体包括部分冠与全冠,这是固定桥最多采用,也较理想的一种固位体。其固位力强,牙体切割浅,能够满足美观的需要,能较好地保护桥基牙牙体组织,适应范围广。传统的部分冠包括金属铸造3/4冠及锤造开面冠,不过,随着口腔修复技术的发展,目前已不再采用锤造开面冠。部分冠磨切牙体组织较全冠少,其固位力较嵌体强。前牙3/4冠暴露唇面,可选做前牙固位体,但因其达不到理想的美观效果,目前已应用较少。3/4冠也可在金属修复中做后牙固位体,特别是前磨牙。对于某些倾斜基牙,部分冠更易取得共同就位道。

全冠固位体包括铸造金属全冠、金属塑料全冠、金属烤瓷全冠、全瓷冠。全冠固位体因为覆盖桥基牙的各个牙面,其固位力最强,对桥基牙短小,缺失牙多,桥体跨度长,承受力大者,全冠是最适合选用的固位体。全冠固位体对于无牙髓活力的桥基牙还有保护作用,并能同时修复基牙的缺损。铸造金属全冠因其金属的颜色对美观会有影响,所以主要用作后牙固位体,一般不用于前牙与前磨牙。目前,前牙与前磨牙应用较多的是金属烤瓷全冠固位体和金属塑料全冠固位体,不仅固位力强,且美观效果好,既可作为前牙桥的固位体,也可一并修复桥基牙的变色、釉质发育不全、畸形和缺损等。全瓷冠固位体由于其强度已有较大改善,目前应用已逐渐增多,但因其需要磨除的牙体组织相对较多,适应证还需严格把握。

3.根内固位体

根内固位体即桩冠固位体。其固位作用良好,能够恢复牙冠外形,符合美观要求。根内固位体主要用于经过完善根管治疗的死髓牙。对于某些牙位异常,且没有条件做正畸治疗的患者,可通过根内固位体改变牙的轴向,以此增进美观。目前,因为烤瓷修复技术的发展,根内固位体一般与全冠固位体联合使用,即将根内固位体做成桩核,再在桩核上制作全冠固位体,这样可更容易地获得共同就位道。

(三)影响固位力的因素

固位体与单个牙修复体不同,它要承担比单个牙修复体更大的力,且受力的反应也与单个牙不同,故要求更大的固位力。固位体固位力的大小,取决于桥基牙的条件、固位体的类型及牙体预备和固位体制作的质量。

1.基牙形态对固位力的影响

由于通常采用冠外固位体,只要基牙的牙冠长大、牙体组织健康、咬合关系正常者,能够获得较大的固位力;反之,牙冠短小、畸形、牙体组织不健康或牙体组织缺损,都可以影响其固位力。在此情况下,应选择固位力较大的固位体,如全冠固位体。对于根内固位体,牙根粗长、牙体组织质地坚实的基牙,能够获得较大的固位力。

2.固位体的类型对固位力的影响

固位体的类型对固位力的影响很大,一般情况下,全冠的固位力大于部分冠,部分冠的固位力大于嵌体。在选用部分冠做固位体时常需要加辅助固位形,以增强固位力,如切沟、邻轴沟、针道等。嵌体的固位效果最差,在需要时也应考虑增加辅助固位形,或采用嵌体冠,以满足固位和抗力的需要。根内固位体由于桩核的种类较多,其固位力的大小也不同,通常铸造金属桩核的固位力较成品桩核的固位力更大。

3.固位体的制备对固位力的影响

全冠固位体的固位力与基牙轴面的向聚合度有关,基牙牙体预备时,如果向聚合度过大,固定桥容易发生向脱位。为保证固位体有足够的固位力,又有利于固定桥的戴入,在所有基牙的轴壁彼此平行的前提下，要求向聚合角度不超过5°。尖牙呈菱形，邻面短小时，邻轴沟的长度受限，可将远中切面适当向唇面延伸，或者在尖牙的舌隆突上加一针道，以增强固位力。嵌体固位体的固位力较差，要求洞形有一定的深度，点角和线角清晰，洞轴壁的龈向聚合度宜小，必要时增加辅助固位形，或采用高嵌体固位体的形式。

4.双端固定桥两端固位力的平衡

双端固定桥两端桥基固位体的固位力应基本相等，若两端固位力相差悬殊，则固位力弱的一端固位体易松动，而固位力强的一端固位体又暂时没有脱落，患者不易察觉，其后果往往是松动端桥基牙产生继发龋，甚至损及牙髓，而固定端的基牙的牙周组织往往也受到损害。因此，固定桥两端的固位力应基本相等，若一端固位体的固位力不足时，首先应设法提高固位力，必要时增加桥基牙，以达到与另一端固位体的固位力相均衡。单端固定桥由于杠杆力的作用，且固定端承担了全部力，故对固位体的固位力要求高，应特别重视。

5.固定桥的结构和位置等对固位力的影响

固定桥的形态结构不同对固位力的要求也有所不同，固位体固位力大小设计应与力的大小、桥体的跨度及桥体的弧度相适应，桥体跨度越长、弧度越大、力越大者，要求固位体的固位力越大，必要时可增加基牙数来增加固位力。此外，固定桥的刚度越小，变形性越大，对固位体的固位力要求越高。固定桥在牙弓中所处的位置不同，其承受的咬合力的大小和方向是不同的，对固位力的影响也不同。总之固位体的固位力大小应适合固定桥的需要。

6.固位体的就位道

固位体的就位道影响固位力的大小，因此在设计时可以利用制锁作用来提高固位力。固定义齿的共同就位道不仅取决于基牙的形态、位置和排列，还取决于固位体的设计。在选择固位体时，必须考虑各固位体之间应有共同就位道。一般而言，获得共同就位道的难度以全冠固位体最大，部分冠次之，嵌体最小。在使用根内固位体时，如果直接用桩冠做固位体，因其易受根管方向的限制，很难通过预备的方式与其他基牙求得共同就位道，此时可先做核桩，当其固定在根管内以后，再于核上设计制作全冠固位体。此法的优点是，在桥基牙的核形上预备全冠固位体比在根管内预备桩道固位体更容易取得共同就位道。当一端基牙颊舌向倾斜，全冠固位体不易求得共同就位道时，可将倾斜端的固位体设计为部分冠，将倒凹大的一面做适当的暴露。

（四）固位体的边缘设计

对于全冠固位体而言，边缘即颈缘，其伸展的范围视桥基牙的条件和修复体对固位力要求的大小而定。对于牙冠短小的基牙，固位体的边缘应尽可能向根方延伸，因为固位体边缘越向根方伸展，其固位力越大。当然，这种延伸是以不损伤牙周组织为前提的。对于牙颈部明显缩小的牙，或牙周有一定退缩的基牙，固位体边缘的延伸意味着要磨除较多的牙体组织，如果牙冠比较长大，则不必把固位体的边缘延伸至龈缘处。对于前牙来说，固位体的唇面一定要延伸至龈缘下，这样才能保证美观的效果。部分冠的边缘线在前牙不能伸展到唇面，以免影响美观。冠内固位体的边缘应延伸到自洁区。

（五）固位体对基牙的修复和保护

1.一并修复桥基牙的缺损

若桥基牙有缺损和畸形，在设计固位体时应予以一并修复，若牙冠已有充填物，固位体应尽量将其覆盖，这样可防止充填物的脱落。

2.防止桥基牙牙折

固位体的设计应防止桥基牙产生牙尖折裂,冠外固位体因牙的面完全被覆盖,不易发生牙尖折裂,而冠内固位体则应该注意在面的扩展,适当降低牙尖高度,并将其覆盖,从而避免发生牙尖折裂。另一方面,全冠固位体虽能有效地保护基牙的牙体组织,但在某些情况下,需要与根内固位体联合应用,例如没有牙髓的前牙及前磨牙,在全冠修复的牙体预备后,其颈部牙体组织很脆弱,尤其是有楔状缺损的牙,修复体及基牙易从牙颈部发生折断。因此,全冠固位体修复前在髓腔用桩加强是很重要的。应用断面较低的残根做基牙时,固位体在颈部应对残根有一个箍的保护作用,以防止残根的纵折。

(六)特殊桥基牙的固位体设计

1.牙冠严重缺损牙的固位体设计

此类牙多为死髓牙或残根,只要缺损未深达龈下,牙齿稳固,应尽量保留。先进行彻底的根管治疗,在根管内插入并黏固桩,用银汞合金或复合树脂充填形成核形,再在其上制作全冠固位体。前牙可先做金属铸造核桩,再做全冠固位体。

2.牙冠严重磨耗牙的固位体设计

在临床上常见患者的磨牙因磨耗变短,如果做常规的全冠牙体预备,面磨除后则会使牙冠变得更短,固位力下降。对于这类牙的处理有两种方法,如果是活髓牙,可只预备各轴面,设计制作不覆盖面的开面冠,但这类固位体要求有性能良好、不易溶解的黏接剂。如果基牙是死髓牙,经过根管治疗后,可从面利用髓腔预备箱状洞形,设计成嵌体冠固位体,利用箱状洞形增加固位力。

3.倾斜牙的固位体设计

对于无条件先用正畸治疗复位的基牙,可以改变固位体的设计,以少磨除牙体组织为原则来寻求共同就位道。如临床上常见下颌第一磨牙缺失后久未修复,造成第二磨牙近中倾斜移位。当倾斜不很严重时,在牙体预备前仔细检查设计,使倾斜牙与其他桥基牙一道按最适合的共同就位道进行预备,其原则是不损伤牙髓,尽可能少磨除牙体组织。如做全冠固位体牙体预备时,因为牙的倾斜,其近、远中的垂直轴面都较短,即使在远中面向龈方延伸,固位作用仍有限,而且易在龈端形成台阶。此时可做成不覆盖远中面的改良3/4冠固位体,在颊、舌侧轴面预备出平行轴沟,以增强固位。如果磨牙倾斜比较严重,还可设计为套筒冠固位体。其方法是,先按倾斜牙自身的长轴方向进行牙体预备,制作内层冠,将内层冠的外表面做成与其他桥基牙有共同就位道的形态,最后按常规完成固定桥。先黏固内层冠,再黏固固定桥。固位体(即外层冠)的边缘不必伸至龈缘,因内层冠已将牙齿完全覆盖。当然,有时出于美观需要,也要求外层冠覆盖到龈缘。

近年来,由于黏接技术的迅速发展,对于严重倾斜的桥基牙已有采用少磨牙体组织的黏接固定桥予以修复,即采用金属翼板固位体,由颊舌方向分别就位,并与桥体面部分组合而成。但这类黏接桥需拓宽足够的邻间隙,才有利于自洁作用。

五、常规及特殊条件下的固定义齿设计

牙列缺损患者口腔局部条件的差异较大,根据固定桥的适应证范围,结合患者的具体情况,如基牙条件、缺牙数目、缺牙的部位、余留牙情况、缺牙区牙槽嵴的情况等,进行综合分析,在此基础上制定修复治疗方案。对于已经确定做固定桥修复的患者,必须确定最适当的固定桥设计。在固定桥类型中,双端固定桥支持的力大,两端基牙承受力较均匀,对牙周健康有利,如果无特殊情况,应尽量采用双端固定桥。由于固定桥共同就位道的获得存在不同的难度,能够采用短固定

桥时,尽量不设计复杂的长固定桥。单端固定桥桥体受力时基牙接受扭力,故应严格掌握适应证,慎重选用该设计。中间种植基牙的应用,将长固定桥变为复合固定桥,减轻了基牙的负担。种植基牙的应用,使游离缺失也可以设计天然牙-种植体联合固定桥。随着附着体在临床的应用增多,对某些牙列缺损,固定-可摘联合桥为另一种可采用的设计。

在不同的固定修复设计中,尽管有些方案更加完善,但是受限于患者的各种条件,不一定能够成为最终选择的设计,修复医师需要在掌握原则的前提下,结合患者口内的具体情况综合考虑而定。

(一)固定义齿修复类型的设计

1.单个牙缺失

一般有较好的条件选择双端固定桥的修复,如果基牙条件理想,在单个牙游离缺失的病例中,还可以考虑单端固定桥修复。考虑到对基牙和余留牙的保护,在具备条件时,种植修复应该是首选的方法。

2.两个牙的连续缺失

对基牙的支持和固位力要求相对更高,有时需要通过增加基牙的方法来保证支持力和固位力。发生在前牙或前磨牙的连续缺失,通常可以用两个基牙修复两个缺失牙,但如果是磨牙缺失,通常需要增加基牙。磨牙的游离缺失达两个牙,则不能采用常规的固定桥修复,只有在配合种植的前提下,才能以固定义齿修复。

3.两个牙的间隔缺失

对于间隔缺失的牙,既可以是双端固定桥,也可设计为复合固定桥,如果间隔的余留牙在两个牙以上,尽可能设计为两个双端固定桥,应尽量避免长桥的设计。跨度过长的固定修复体在制作、受力、维护、后期治疗等方面都有一定困难。

4.3个牙或多个牙缺失

发生在牙弓后段的3个牙连续缺失,一般不考虑设计固定桥修复。多个切牙连续缺失,如果咬合关系正常,缺隙不大,在尖牙存留,且牙周条件良好时,可设计以尖牙为基牙的双端固定桥;如果咬合紧力大,尖牙支持和固位均不足,应增加前磨牙为基牙设计双端固定桥。

(二)固定义齿修复材料的选择

1.金属固定桥

修复体用金属整体铸造而成,机械强度高,桥基牙磨除的牙体组织相对较少,经高度抛光后表面光洁,感觉舒适。其缺点是不美观,故只能适用于比较隐蔽的后牙固定桥,特别适宜于后牙区失牙间隙缩小或龈距离小的情况,也适宜于基牙牙冠较短的病例。虽然其适用范围小,但在某些情况下仍不失为一种有效的设计。

2.非金属固定桥

非金属固定桥主要包括全塑料和全瓷固定桥。塑料固定桥因材料硬度低,易磨损,化学性能不稳定,易变色,易老化,对黏膜刺激较大,故一般只用做暂时性固定桥,其优点是制作方便。目前虽有一些新型树脂材料投入临床应用,但一般也限于制作短期的固定桥修复体。全瓷固定桥硬度大,化学性能稳定,组织相容性良好美观,舒适。随着口腔材料研究的进展,陶瓷材料的强度特别是韧性得到很大程度的提高,全瓷固定桥已较广泛地用于临床,特别是用于前牙的修复。

3.金属烤瓷固定桥

金属烤瓷固定桥是目前临床应用最广的一种固定修复体。金属部分可增加修复体的机械强度,并加强桥体与固位体之间的连接。陶瓷材料能恢复与天然牙相协调的形态和色泽,满足美观的要求。由于这种修复体兼有金属与非金属的优点,故为临床上广为采用,对前、后牙都适用。

(三)固定义齿修复的补设计

固定修复体恢复的力与咀嚼功能,主要取决于修复体的面设计。修复体的面是其咬合功能面,即上前牙的切嵴和舌面,以及下前牙的切嵴和后牙的面。面形态恢复是否合理,直接关系到固定桥的咀嚼功能。面的恢复应从以下几方面考虑。

1.补面的形态

面的形态应根据缺失牙的解剖形态及与对颌牙的咬合关系来恢复。面的尖、窝、沟、嵴都应与对颌牙相适应,在恢复咬合关系时,咬合接触点应均匀分布,并使接触点的位置在功能尖部位,尽量靠近桥基牙面中心点连线。适当降低非功能尖的高度,以减小固定桥的扭力。切忌前伸或侧向的早接触。有研究表明,正常牙齿牙周膜对垂直力与侧向耐力的比值为3.49:1。

2.补面的大小

咬合面的大小与咀嚼效能有关,也与基牙承担的力大小有关。为了减轻基牙的负担,保持基牙健康,常需要减小力,要求桥体的面面积小于原缺失牙的面面积,可通过适当缩小桥体面的颊舌径宽度和扩大舌侧外展隙来达到此目的。桥体面颊舌径宽度一般为缺失牙的2/3;基牙条件差时,可减至缺失牙宽度的1/2。一般来说,若两基牙条件良好,桥体仅修复一个缺失牙,可恢复该牙原面面积的90%左右;修复两个缺失牙时,可恢复原缺失牙面面积的75%,修复3个相连的缺失牙时,可恢复此三牙原面面积的50%左右。在临床设计时,这些数值仅作参考,还需结合患者的年龄、缺牙部位、咬合关系等具体情况灵活应用。减少力,减轻基牙负担的措施除了减小桥体的颊舌径外,还可以加大桥体与固位体之间的舌外展隙,增加食物的溢出道,减小面的牙尖斜度等。对于单端固定桥,由于其杠杆力的作用,面减径以减小力更是必要的措施,可在近远中向和颊舌向各减径1/3~1/2。

3.固定义齿修复的补重建

无论是何种牙的修复都会涉及重建的问题。固定桥修复,特别是多个牙单位的长桥修复,重建是十分重要的,通过面整体的位置和形态的设计完成。对于前牙而言,可以通过固定桥修复,建立新的关系,以增进和改善美观等功能。对于后牙而言,可以通过固定桥修复,建立新的曲线和有利的咬合关系。

六、固定修复设计中的美学要点

固定桥修复的设计中,美观设计是十分重要的,尤其是前牙固定桥修复。修复体的美观效果主要与修复体的形态、色泽及其与口腔组织的协调性有关。前牙的非对称性修复对修复的协调性要求更高。

(一)美学修复材料的选择和应用

选用美学修复材料是获得理想美学效果的基本条件。随着人们审美要求的提高和美学修复材料的发展,口腔修复体正向着自然逼真、美观、舒适的方向发展。口腔固定修复经历了从金属全冠到开面冠、3/4冠,从开面冠、3/4冠到塑料全冠,从塑料全冠到金属烤塑、烤瓷冠、全瓷冠的变化过程。在这些修复材料中,陶瓷材料由于具有良好的生物学性能和美观的修复效果,成为主流材料。非贵金属烤瓷修复是目前临床应用最广泛的修复方式,具备陶瓷美观、生物相容性好及强度高的优点,但易出现颈缘层次不清楚、颈缘灰线、金属底层影响瓷层颜色再现的问题。近年来,贵金属烤瓷和全瓷材料发展很快,可明显改善固定修复的美学效果。全瓷冠桥的制作技术有粉浆涂塑和渗透玻璃陶瓷技术、热压铸陶瓷技术、CAD/CAM机加工技术、CAD/CAM机加工和渗透复合技术。为了模仿天然牙的层次感,全瓷冠桥一般为多层次的制作方法,即用上述各种方法完成高强度全瓷基底冠或者桥架后,再分层涂塑饰面瓷,易于成形,同时减小修复体表面硬度,避免过多地磨耗对颌牙。

(二)固定修复与牙龈美学

牙龈美学是固定修复美学的重要组成部分,健康的牙龈是获得理想牙龈美学的前提基础,特别是在前牙,牙龈的美观性显得尤为重要。

1.修复材料对牙龈的影响

临床上使用的非贵金属烤瓷修复体多采用镍基合金,除易引发牙龈炎症外,牙龈变色的情况也常有发生。色差仪分析显示,变色牙龈的明度值和饱和度降低,颜色变得紫红,尤其是边缘龈和龈乳头的改变更显著。

金属烤瓷冠修复后牙龈变色的原因一直存在争议,一部分学者认为是基底冠中的镍、铬和铝瓷竞争形成氧化物经光线折射所致;而部分学者认为是底层冠中的镍、铬在电化学的作用下析出、聚集并进入牙龈,导致牙龈变色;还有人推测可能是修复体颈部悬突刺激或损伤引发炎症所致。有研究发现牙龈变色时牙龈组织结构发生了改变,牙龈组织存在明显炎症反应,且与时间存在明显正相关,变色牙龈的吞噬细胞发生凋亡,机体的免疫防御系统受到破坏,并促进了自由基的产生,最终在自由基代谢失衡下引发牙龈变色。还有一种牙龈染色现象是可逆的,即金瓷冠粘戴后,游离龈发生变色,冠取下后,牙龈色泽又恢复正常状态。常用的非贵金属不透光,若唇侧龈缘处的牙体预备不足或不规范,基牙游离龈就会呈现出暗色,这是由于游离龈的光透性及金属底层冠对牙根的阻光作用造成的。可采用瓷边缘技术或选择耐腐蚀的材料覆盖金属边缘,抑制金属氧化物的溶解、析出,同时遮盖金属黑线。非贵金属的腐蚀防护包括在冠内壁涂饰金粉,在颈缘烧制金泥,沉积镀金等。

贵金属合金用于烤瓷修复可减少因金属离子析出而造成的牙龈毒性和变色。贵金属含量增多有利于耐腐蚀性的提高,金铂合金、金钯合金最常用于金瓷冠的制作。

2.修复技术对牙龈的影响

修复治疗与牙周健康密切相关,在修复前应获得最佳的牙龈状态,同时在修复中应以最小的创伤来维持修复牙齿周围正常健康的牙龈外貌。

(1)修复前的牙龈预备:修复前首先要对基牙及失牙区的牙龈健康状态进行评估,对患有龈炎或牙周疾病的应先予治疗以恢复健康。其次应对牙龈做修复美学的评估,对于影响修复美感的牙龈做相应的修整和处理。如对牙龈增生者可行龈成形术,以恢复牙龈的波浪状曲线美;对轻度牙龈退缩者,可适当调整邻牙的牙龈曲线,也可将修复体颈缘设计成龈色或根色,以达到视觉上的和谐;对一些不愿做正畸治疗患者的错位牙和扭转牙,可通过牙龈成形术,以改善牙龈缘曲线或调整牙面长宽比例使之协调;对失牙区牙槽骨缺失较大的可考虑在修复前行牙槽骨重建术或在桥体部分设计义龈,重建和谐自然的龈齿关系。

(2)龈边缘线的设计:修复体龈边缘的位置关系到牙龈的健康与美观。有学者对不同边缘位置的金瓷冠分析表明,冠边缘位于龈下时,龈沟内酶活性均提高,龈下边缘会使牙周组织发生炎症反应,出现细胞营养障碍,细胞渐进性坏死等变化,唾液成分的改变也会进一步加强底层金属的电化学腐蚀。

有调查显示,在微笑时大约有67%的人会显露牙龈,在大笑时这一比例将提高到84%。尽管修复体龈下边缘线对牙周健康不利,但临床上在进行前牙的瓷修复时常常倾向采用龈下边缘线,以期获得美观效果,而龈上边缘线仅仅适用于牙龈退缩、牙冠轴面突度过大的后牙修复。

采用龈下边缘线时操作中应注意以下几点。①牙体预备:要求冠边缘和附着上皮间保持1 mm或更大的距离,应避免损伤牙龈及上皮附着,因为龈沟内面上皮的损伤可能改变游离龈的高度,使冠边缘外露或出现颈缘"黑线"影响美观。同时,为提供瓷料的美观厚度及避免颈缘悬突对牙龈的刺激,唇颊侧颈缘须磨除1 mm的肩台宽度。②在牙体预备过程中,机械刺激会导致牙龈组织中成纤维细胞和内皮细胞明显增生,并出现一过性的血管扩张。有学者认为牙体预备时有时会伤及牙龈,金属核上的金属残渣有可能移植入牙龈引起着色。有学者发现金属离子可影响黑色素细胞的新陈代谢并诱导黑色素细胞渗入牙龈组织结构表面,从而发生病理性色素沉着。③排龈线的应用:牙体预备前就应将排龈线放于龈沟内,使牙龈暂时向侧方或根方移位,减少操作时对龈组织的损伤。另外,取模时应再次使用排龈线,这有助于控制龈沟液渗出及出血,暴露龈下边缘线,且有利于印模材料的充盈。④暂时修复体:暂时修复体是在完成永久修复前维持牙龈位置形态并保护牙髓、保持预备空间的措施,同时,作为最终修复体的导板,其外形、大小、形态和边缘放置都将为最终修复体提供参考,暂时修复体质量的好坏直接影响最终修复体的牙龈反应程度。0.2 μm的粗糙度是塑料表面有无细菌黏附的界限,常规的抛光处理很难达到如此的光洁度,所以塑料表面通常都有细菌黏附。暂时修复体必须与牙体边缘密合,表面光滑,应避免其边缘压迫牙龈,以致牙龈退缩,使用时间不宜超过3周。

(3)固位体龈边缘的制作要求:为维护牙龈的健康美,瓷修复体必须具备良好的适合性,要求其龈边缘与患牙衔接处形成连续光滑一致的面,避免形成任何微小的肩台。修复体还应恢复生理性外展隙,便于牙龈的自洁和生理性按摩,同时也应恢复好邻接触点,以避免食物嵌塞引起牙龈炎症,桥体尽量采用轻接触的改良盖嵴式设计,修复体应光滑,防止菌斑附着,对牙龈产生刺激。

(三)固定义齿的外观

(1)设计固定义齿外观时,应根据患者的年龄、性别、职业、生活习惯及性格特点等来决定修复体的形态、排列、颜色和关系等,并适应个体口颌系统生理美、功能美的特点。修复体的轴面应具有流畅光滑的表面、正常牙冠的生理突度,以利修复体的自洁、食物排溢及对龈组织的生理按摩作用。良好的邻面接触关系不仅符合美观要求,也有利于防止食物嵌塞,维持牙位、牙弓形态的稳定。𬌗面形态的恢复不能单纯孤立地追求解剖外形美,而应与患牙的固位形、抗力形以及与邻牙、对颌牙的𬌗面形态相协调。𬌗面尖嵴的斜度及𬌗面大小应有利于控制𬌗力,使之沿牙体长轴方向传递。在固定修复时,对高位微笑和中位微笑的患者,还必须注意处理好烤瓷冠边缘与牙龈缘的关系,不能因颈缘区金属边缘外露,患者为掩盖不美观金属色而影响自然微笑。

(2)固定义齿桥体的美学设计也十分重要。桥体的唇颊面以美观为主,颜色应与邻牙协调,大小和形态应该与美观和功能适应。桥体的大小指近远中横径和切龈向的长度,缺隙正常时较易解决,缺隙过大或过小时则应利用视觉误差加以弥补,使过大过小的桥体看起来比较正常。如较大的缺隙,桥体唇面应增大外展隙,加深纵向发育沟;缺隙过大时,可在唇面制成一个正常宽度的牙和一个小窄牙,或两个基本等宽的牙。如遇较小缺隙,在基牙预备时应多磨除基牙缺隙侧邻面的倒凹加大间隙,或加深桥体唇侧的横向发育沟。唇颊面还应注意唇面的突度和颈嵴的形态,都应参照对侧同名牙。桥体唇颊面的颈缘线应与邻牙协调,若桥体区牙槽嵴吸收过多,可采用龈色瓷恢复或将颈部区染成根色。桥体的邻间隙处不能压迫牙龈,以免引起炎症。桥体龈面的唇颊侧与牙槽嵴黏膜应恰当接触,在舌侧则尽量扩大其外展隙,减少与牙槽嵴顶舌侧的接触,有利于食物残渣的溢出,且美观舒适,自洁作用好。当固定桥修复需要适当减小桥体力时可通过缩减桥体舌侧部分的近中、远中径,加大固位体与桥体之间的舌外展隙,减小桥体面的接触面积减轻力,同时可以维持颊侧的美观。

(3)连接体是连接固位体和桥体的部分,既要有足够大小,保证固定桥的抗变形能力,又不能影响美观效果。连接体应位于基牙近中或远中面的接触区,在前牙区可适当偏向舌侧,面积≥4 mm²,连接体四周外形应圆钝和高度抛光,注意恢复桥体与固位体之间的楔状隙及颊舌外展隙,利于自洁作用及食物流溢。

(四)医患审美统一

医师在决定治疗之前,尤其是在使用新技术、新材料之前,必须仔细检查患者的口腔局部及全身健康情况,根据具体情况向患者推荐合适的治疗方法,并解释说明原因及费用等情况,征得患者同意后方可进行治疗。同时,必须加强与患者的沟通,正确对待患者的要求,严格掌握适应证,维护良好的医患关系。作为口腔修复医师除了要熟练掌握口腔医学知识和技能外,还必须具备美容学、心理学的知识,具有较高的审美能力及审美品位。对于不同的患者,能够根据其各自的特点,如性别、年龄、职业、肤色、面部特征等选择合适的修复方法、适当的修复体形态及颜色,达到"以假乱真"的效果。同时,口腔医师有责任和义务向患者提供口腔健康教育和指导,使患者掌握正确的修复体维护方法,建立良好的口腔卫生习惯,维护口腔健康和美观效果。

(五)固定修复美学误区

1.美学修复就是做烤瓷冠

有些患者认为牙齿不整齐或是颜色不好看,就找到医师要求做烤瓷冠,把前边露出来的牙齿全部做上烤瓷冠,看上去就能更美观。美学修复要考虑牙齿的排列、牙齿与口唇的关系、牙齿与牙龈的关系等,这些都不是简单的仅通过做烤瓷冠可以解决的,可能还需要借助于正畸或者牙龈手术。美学修复的方法有很多种,贴面、全瓷冠等也是较理想的修复方法。医师需要充分与患者沟通,了解患者需求和个性特征,仔细检查制定方案,才能达到个性化的自然美观效果。

2.为了效果好,尽量多做瓷冠

一般情况下,多做瓷冠能减小修复难度,提高修复效果,但是做瓷冠的过程对牙齿来讲是种不可逆的损伤。因此修复医师应在修复范围、修复方式与修复效果中找到最佳的平衡点,通过漂白、充填、贴面与瓷冠相结合的综合治疗方式,达到牙体损伤最小、魅力提升最大的效果。

(许楠楠)

第二节 全瓷固定桥

一、全瓷固定桥的特点和适用范围

随着高强度陶瓷研究的不断开展,全瓷修复技术的临床应用日趋广泛。目前国内外的临床应用已从前后牙单冠发展到了前牙固定桥,乃至后牙的固定桥修复,展示出全瓷固定桥修复在口腔修复领域广泛的应用前景。

全瓷固定桥没有金属基底，无须遮色，具有独特的通透质感，其形态、色调和透光率等都与天然牙相似。长期以来一直因陶瓷的脆性限制了其临床应用。随着材料学的发展，现已研制出多种机械性能、生物相容性、美观性都非常好的材料，推动了全瓷固定桥的应用。目前在临床上常用的有 In-Ceram Alumina、IPS-EmpressⅡ、氧化锆材料等多种材料可用于制作全瓷固定桥。

全瓷固定桥为无金属修复，具有良好的生物相容性，美观逼真，不同的全瓷修复系统具有不同的强度。目前全瓷固定桥不仅可以用于前牙，一些高强度的全瓷材料还可用于后牙四单位的固定桥修复。但由于全瓷修复需要磨除较多的牙体组织，因此更适用于无髓牙的修复，而髓腔较大的年轻恒牙做基牙时，为不损伤牙髓，建议不采用全瓷固定桥修复。此外，咬合紧的深覆𬌗患者，特别是内倾性深覆𬌗，不易预备出修复体舌侧的空间，也不宜采用全瓷固定桥修复。

二、临床技术要点

（一）牙体预备

1. 保护牙体组织

牙体预备应在局麻下进行，牙体预备应避免两种倾向，不能一味强调修复体的美学和强度而过量磨除牙体导致牙体的抗力降低；也不能够过于强调少磨牙而导致修复体外形、美观和强度不足。

2. 获得足够的抗力和固位形

满足一定的轴面聚合度和高度，必要时预备辅助固位形以保证固位；后牙咬合面应均匀磨除，避免磨成平面，应保留咬合面的轮廓外形。同时功能尖的功能斜面应适当磨除，保证在正中和侧方咬合时均有足够的修复体间隙。

3. 边缘的完整性

颈缘应该清晰、连续光滑、并预备成相应的形态。目前包括烤瓷修复体均主张360°肩台预备，主要是保证预备体边缘的清晰度使制作时边缘精度得以保证，舌腭侧的边缘可采用较窄的肩台或凹形等预备方式。

4. 保护牙周的健康

主要涉及颈缘位置的确定，包括龈上、平龈和龈下边缘。以前认为边缘不同位置与基牙继发龋及牙龈的刺激的严重程度有关，但目前的共识是，边缘的适合性相比于边缘的位置而言才是最主要的因素。因此，不论采用何种位置，保证最终修复体边缘的适合性才是问题的关键。对于美学可见区，如前牙和前磨牙唇面、部分第一磨牙的近中颊侧等，为保证美观，一般采用龈下0.5 mm的边缘为止；而对于美学不可见区，如前牙邻面片舌腭侧1/2及所有牙的舌腭面，则可以采用平龈或龈上边缘设计。龈上边缘的优点包括牙体预备量少、预备及检查维护容易、容易显露（甚至印模前可以不进行排龈处理）、刺激性小、容易抛光等。应此，对于后牙和前牙舌侧、邻面偏舌侧1/2的边缘，推荐龈上边缘设计。对于牙冠过短，需延长预备以增加固位者，可采用龈下边缘，但须排龈保证精度。

（二）比色

全瓷固定桥多用于前牙修复，比色、配色是十分重要的工作。比色有视觉比色和仪器比色两种方法，视觉比色简单易行，是目前临床最常采用的技术，但影响因素较多，准确性受到一定的影响；仪器比色法不受主观及环境因素的影响，准确度高，重复性好，但操作复杂，相应临床成本较高,普及性不高。

视觉比色法采用比色板进行。经典的16色比色板因本身设计存在的不足,临床颜色匹配率据研究还不到30%。新型的 Vita 3D Master 和 Shofu Halo 比色板等基于牙色空间及颜色理论设计,比色的准确度较经典比色板大幅提高,临床颜色匹配度可以达到70%~80%。在有条件的情况下,最好采用新型比色板及配套的瓷粉,以提高临床颜色及美学效果。比色时可采用"三区比色"及"九区记录法",配合使用特殊比色板进行切端、颈部、牙龈、不同层次分别比色,最大限度地将颜色及个性化信息传递给技师。最好连同比色片一起进行口内数码摄像,将数码照片通过网络传递给技师作仿真化再现参考。因为比色片只能传递颜色信息,其他更重要的信息如个性化特征、半透明度、表面特征等可以通过照片的方式得以传递。比色最好在牙体预备之前进行,以避免牙体预备后牙齿失水及操作者视觉疲劳影响比色的准确性。

(许楠楠)

第三节 覆盖义齿

覆盖义齿是指基托覆盖在天然牙或经过完善治疗的保留牙根上的全口或局部可摘义齿。被基托覆盖的牙或牙根被称为覆盖基牙。

一、覆盖义齿的优、缺点

(一)覆盖义齿的优点

(1)可以保留一些采用普通义齿难以利用、需要拔除的牙及牙根,免除了患者拔牙的痛苦和缩短了等待义齿修复的时间。

(2)由于牙或牙根的保留,可防止或减少牙槽骨的吸收,增强对义齿的支持、固位和稳定。覆盖义齿在恢复功能和保持口腔组织方面,均具有优越性。

(3)由于牙根的保留,保存了牙周膜的本体感受和神经传导途径,可以反馈性地调节殆力。因此,覆盖义齿具有较好的分辨能力,能获得较高的咀嚼效能,同时可防止或缓解牙槽骨吸收。

(4)截冠改变了冠根比例关系,能有效地降低殆力,减少或消除基牙所受的侧向力和扭力,有利于牙周病的治疗和维持牙周组织的健康。

(5)保留远端牙用作覆盖基牙,可以减少游离端义齿鞍基的下沉,降低牙槽嵴所承受的殆力和近中基牙承受的扭力,对牙槽嵴黏膜和近中基牙产生良好的保护作用。

(6)腭裂、先天少牙症、釉质发育不全、重度磨损等先天或后天缺损畸形的患者,用覆盖义齿修复,方法简单,不需拔牙就可解决功能和美观的需要,诊疗时间较短且经济,易为患者所接受。

(7)覆盖基牙如因某种原因必须拔除时,只需在拔牙区施行衬垫,即可改制成一般的义齿。

(二)覆盖义齿的缺点

(1)覆盖基牙如未经良好的根面处理和保护,易发生龋坏。因此,要重视覆盖基牙的防龋处理和口腔卫生。

(2)覆盖基牙周围龈组织易患牙龈炎,主要由于覆盖义齿基托压迫,或基牙根面修复体边缘刺激及口腔卫生不良等因素引起,若不及时处理,可导致牙周炎。

(3)被保留牙的唇侧和颊侧,常有明显的隆起和倒凹,影响基托的位置、厚薄和外形,有时甚至影响到美观。避开倒凹,不做基托则不利于固位,一旦进入倒凹区,义齿就位会出现困难。

(4)基牙的牙髓、牙周治疗,加之采用钉盖、冠帽或附着体等措施,往往需要花费较多的时间和费用。

二、覆盖义齿的适应证和禁忌证

(一)覆盖义齿的适应证

(1)有先天或后天缺损畸形或错𬌗畸形的患者,如腭裂、部分无牙、小牙畸形,以及颅骨锁骨发育不全症等患者,常表现为颌面部硬软组织缺损,牙稀少,牙冠、牙根形态异常(锥形牙、棒形牙、短根牙)和咬合异常。此外,又如前牙拥挤、开𬌗、反𬌗、低𬌗等不能用外科手术或正畸方法矫治者,都可采用覆盖义齿。

(2)口腔内有因龋病、外伤、严重磨损等所致牙冠大部分缺损或过短,又不适宜作为普通义齿基牙的患者。

(3)牙周病患者的牙已有一定的松动或牙槽骨吸收,但尚有一定支持能力者。

(4)单颌缺牙患者,对颌为天然牙,为减轻牙槽骨负担,应尽量保留在主要𬌗力区的牙及残根用作覆盖基牙,防止出现游离缺失而有义齿的下沉。

(5)因系统性疾病如高血压、心脏病、不宜拔牙的患者,可采用覆盖义齿修复。

(6)覆盖义齿主要适用于成年人,因其颌骨、牙根都已发育完成,在青少年可作为缺隙保持器或过渡性修复体。

(二)覆盖义齿的禁忌证

(1)覆盖基牙若患有牙体、牙髓或牙周等疾病而未治愈者。凡覆盖在未经治疗的牙或残冠、残根上的义齿,只能视为不良修复物。

(2)丧失维持口腔卫生能力者,或患有全身性疾病,如糖尿病患者。

(3)修复牙列缺损或缺失的禁忌证,也适用于覆盖义齿修复。

三、覆盖义齿初戴及戴入后的注意事项

(一)覆盖义齿的初戴

初戴覆盖义齿的方法与常规义齿相同。应保证义齿完全就位,继之调改咬合,使其在正中𬌗及非正中𬌗时均有平衡𬌗接触。在戴牙时与常规义齿不同点在于:要在覆盖基牙根面做缓冲,要求义齿咬合时所承受的𬌗力,应由黏膜与基牙共同承担。尽量避免基牙早接触,以免造成基牙创伤或义齿翘动。若在基牙区存在早接触,可用脱色笔在基牙上染上颜色,戴入义齿后可在基托相应组织面印有印迹,此印迹即为早接触点。如此仔细调磨直到消除早接触点。若难以调改合适,可磨除基牙处塑料,使之与牙根完全无接触,然后在牙根表面覆盖两层锡箔纸,再用自凝塑料衬垫。衬垫时嘱患者做正中颌位咬合。待塑料凝固后,去除锡箔纸。这样处理的结果是在非咬合时,基托不与牙根接触,咬合时,基牙与黏膜共同承担𬌗力。

(二)覆盖义齿戴入后的注意事项

覆盖义齿戴入后,应嘱患者保持口腔清洁,仔细洗刷义齿和覆盖基牙。同时按摩牙龈,保持牙龈的健康。

1.防龋

覆盖基牙被义齿覆盖,失去自洁作用,唾液流速减缓,食物残渣及唾液易于滞留,成为细菌繁殖和菌斑积聚的场所,因此很容易发生龋坏,特别是在根面无保护装置时更是如此。为此,应采取下述措施:①根管口的充填物应保持高度光洁。②暴露的根面涂擦防龋药物。如用33%氟化钠糊剂,每周2~3次,或用1%氟化钠中性溶液漱口,每天1次或每周2~3次。若对口腔组织有刺激或有灼烧感时,减少次数可消除这种影响,氟化物禁吞服。③后牙可采用硝酸银防龋。

2.预防牙龈炎及牙周炎

产生牙龈炎的原因常常是患者不重视口腔卫生,根上充填料或修复体的边缘悬突或基托压迫龈缘过紧,或基托缓冲过多而形成清洁死角所致。如不及时治疗,可形成牙龈炎、牙周袋变深甚至牙周溢脓,发展成牙周炎,导致基牙丧失。因此,应注意预防。具体措施如下:①合理调整基托与龈缘之间的接触关系,如压迫过紧,或存在清洁死角,应及时处理。②嘱患者夜间停戴义齿。③每天用0.2%氯己定溶液含漱,能有效防止牙龈炎。

3.防止牙槽骨吸收

有资料证明,在某些情况下覆盖基牙周围可出现快速骨吸收,其产生原因为:①没有密切监督患者对口腔的自我护理,局部卫生状况欠佳,也未使用有关药物,致使龈沟内菌斑积聚。②义齿没有良好的咬合关系,特别是戴义齿后的4~6个月期间。义齿下沉,导致咬合力不协调。

4.定期复查

患者每隔3~6个月复诊一次应作为常规,密切监测基牙的健康状况,了解义齿的使用情况,并随时进行处理。定期复查的另一目的是加强对患者的口腔卫生指导,督促患者清洗口腔,特别是覆盖基牙,若采用药物防龋及牙周炎的患者,应了解药效情况及是否继续用药等。

(许楠楠)

第四节 暂时固定修复体

对于固定修复(包括冠、桥等)来说,使用暂时性修复体是十分必要的。

一、暂时修复体的功能

(1)恢复功能 修复体可以恢复缺损、缺失牙和基牙的美观、发音和一定的咀嚼功能。

(2)评估牙体预备质量 可以评估牙体预备的量是否足够,必要的时候作为牙体预备引导,再行预备。

(3)保护牙髓 暂时修复体可以保护活髓牙的牙髓不受刺激,牙体预备过程的冷热及机械刺激可能对牙髓造成激惹,暂时黏固剂中的丁香油或氢氧化钙成分可以对牙髓起到安抚作用。

(4)维持牙位及牙周组织形态 维持邻牙、对颌牙、牙龈牙周软组织的稳定性。对于牙周软组织手术,如切龈的病例,暂时修复体可以引导软组织的恢复,形成预期的良好形态。而对于边缘线位于龈缘线下较深的病例,修复体可以阻挡牙龈的增生覆盖预备体边缘。

(5)医患交流的工具 暂时修复体还可以作为医患沟通交流的媒介,患者可以从暂时修复体的形态及颜色提出最终修复体的改进意见。

(6)暂时修复体可以帮助患者完成从牙体缺损到最终修复的心理及生理过渡。

正因为暂时修复体的功能不仅仅是保护牙髓和维持牙位稳定,因此部分医师只为活髓牙做暂时修复的观念是不正确的,暂时修复体应该是牙体缺损修复,特别是冠修复的常规和必要的步骤。良好的暂时修复因为在最终修复体制作期间为患者提供功能和舒适,可以增强患者对治疗的信心和治疗措施的接受程度,对最终修复体的治疗效果也有明显的影响。

二、暂时修复体的要求

(一)能有效保护牙髓

要求修复体具备良好的边缘封闭性,以避免微漏,形成微生物的附着,隔绝唾液及口腔内各种液体的化学及微生物刺激。因为要隔绝对牙髓的机械物理刺激,因此制作修复体的材料具备良好的绝热性,因此导热性较低的树脂类材料最常采用。

(二)足够的强度

暂时修复体要能够承受一定的咬合力而不发生破损,对于需要长时间戴用的暂时修复体,最好采用强度较高的材料制作。一般复合树脂类材料制作的修复体耐磨性好,但脆性较大,在取出的时候较易破损;丙烯酸树脂类材料则具有较好的韧性,但耐磨性较差;金属类材料强度较好,但因为颜色的问题只能用于后牙。暂时修复体在取出的时候最好能够完整无损,因为最终修复体经常会出现形态和颜色不满意需要重新制作的情况,修复体还可以继续使用,无须花费时间和精力重新制作一个新修复体。

(三)足够的固位力

同时在功能状况下不脱位。临床上一旦暂时修复体脱出没有再行黏固,在最终修复体试戴的时候会出现明显的过敏现象,影响试戴操作。严重的情况下还会导致牙髓的不可复性炎症影响修复治疗的进度。

(四)边缘的密合性

临床上不能够因为暂时修复体戴用时间短而降低对边缘适合性的要求,相反,暂时修复体边缘对修复效果的影响是极为明显的。临床上也经常发现,如果暂时修复体戴用期间牙龈能保持健康和良好的反应,最终修复体出现问题的概率也会很低,反之最终修复体出现问题的可能性也会很高,因此对暂时修复体边缘的处理应该按照对最终修复体的要求进行。边缘过长、过厚会导致龈缘炎、出血水肿、龈缘的退缩、牙龈的增生等问题,有些问题如龈缘退缩可能会是永久性的,将会导致最终修复体美学性能受影响;相反,如果边缘过薄、过短或存在间隙,则在短时间(1周之内)就会导致非常明显的牙龈组织增生,也严重影响最终修复体的戴入和修复效果。为保证暂时修复体边缘的密合性,最好在排龈以后,边缘完全显露的状况下再进行暂时修复体印模的制取或口内直接法修复体的制作,这样可以很清楚、精细地处理修复体的边缘。

(五)咬合关系

暂时修复体应该恢复与对牙良好的咬合关系,良好的咬合关系不仅利于患者的功能和舒适感,还对修复效果产生影响。如果咬合出现高点或干扰,会对患者造成不适,形成基牙牙周损伤甚至肌肉和关节功能的紊乱;反之,如果与对牙没有良好的接触或没有咬合接触,则会导致牙位的不稳定或伸长,影响最终修复体的戴入。

(六)恢复适当的功能

一般情况下,我们要求暂时修复体恢复适当的咀嚼发音功能,这样可以评估修复体功能状况下的反应以及修复体对发音等功能的影响,对于特定的病例,则需要暂时修复体行使咀嚼功能。对于前牙缺损的患者,必须要恢复正常的形态和颜色达到一定的美学效果,避免对日常生活的影响,增强患者对治疗的信心和对治疗的依从性。

三、暂时修复体的类型

暂时修复体的制作技术多样,可以从氧化锌丁香油暂时黏固剂或牙胶封闭小的嵌体洞到暂时全冠甚至固定桥。按照制作时采用预成修复体还是个别制作修复体,暂时修复体可以分为预成法及个别制作法两类;按照是在口内实际预备体上制作还是在口外模型上制作的修复体,又可以分为直接法和间接法两类。

(一)预成法

预成法是采用各种预成的冠套来制作暂时修复体的方法,一般可在口内直接完成,简便、省时。预成法技术包括成品铝套(银锡冠套)、解剖型金属冠(如不锈钢冠、铝冠)等用于后牙的成品冠套,以及牙色聚碳酸酯冠套、赛璐珞透明冠套等用于前牙的成品冠套。预成技术所采用的是单个的成品,因此只适用于单个牙冠修复体的制作,对于暂时性的桥体,则一般采用个别制作的方法。使用时挑选合适大小的成品,经过适当的修改调磨,口内直接黏固并咬合成形;或口内直接组织面内衬树脂或塑胶,固化后取出调磨抛光后直接黏固。

1.解剖型金属冠

口内直接法制作后牙暂冠的方法之一。采用大小合适的软质的成品铝冠或银锡冠,经边缘修剪打磨后,直接黏固于口内,咬合面的最终形态通过患者紧咬合后自动塑形。此种暂时修复如果面暂时黏固材料过厚,在经过一段时间咀嚼以后咬合面下陷,可能会与对牙脱离接触形成咬合间隙。这类暂时修复体的边缘不易达到良好的密合,故不宜长期戴用。此外,也不适合做固定桥的暂时修复体。

2.牙色聚碳酸酯冠套

采用牙色的树脂成品冠套,在口内直接或模型上内衬树脂或塑胶形成的暂时冠修复体,因为是牙色材料,一般用于前牙以获得较好的美学效果。冠套内衬以后,修复体的边缘和形态可以进行精细修磨和抛光,因此可以获得良好的边缘密合性,修复体可以较长时间戴用而不对牙周造成刺激。制作时应注意,在完全固化之前最好取下修复体再复位,以防止预备体存在倒凹导致材料完全固化后暂冠无法取下。

3.赛璐珞透明冠套

采用透明的赛璐珞成品冠套,同前牙色树脂冠套一样内衬牙色树脂或塑胶制作暂冠。其临床操作过程与前述牙色树脂冠套的方法相同。

(二)个性制作法

个性制作法是按照患者的口内情况,个别制作的暂时修复体。包括透明压膜内衬法、印模法、个别制作法等。按照材料不同,可采用口内直接制作和取模以后模型上间接制作技术。

1.透明压膜内衬法

在牙体预备前制备印模,牙体缺损处可以先用粘蜡在口内恢复外形,然后再取模,灌注模型,然后采用真空压膜的方法形成类似于成品冠套的透明牙套。牙体预备后同样取模灌注模型,将制备好的牙套内衬牙色塑料或树脂,复位于预备后模型上,固化以后形成暂时修复体。可用于简单的单冠及复杂的暂时修复体制作。调拌自凝塑料(口内直接法制作的情况下采用树脂或不产热塑胶),然后填充到压膜组织面预备体相应部位,就位到模型上或口内。预备体部位预涂分离剂。口内直接法制作时,在材料完全固化前最好反复取戴一次以防止固化后无法取下。

2.印模法

较适合制作暂时性固定桥,在牙体预备前制备印模,牙体缺损处可以先用粘蜡在口内恢复外形,然后再取模。牙体预备后将暂冠材料注入印模内,然后直接复位到口腔内,固化以后则形成暂时修复体。这种技术制作的修复体可以保持患者原有牙体的形态和位置特征,患者易于接受,但对于需要改变原有牙齿状况的患者以及长桥等复杂情况则操作会显得比较复杂。采用不产热的化学固化复合树脂口内直接制作暂时修复体。这类材料对组织的刺激性小,加上固化时材料产热很少,不会对预备牙体产生热刺激。但材料较脆,打磨和取戴时易破损。在口内直接制作暂时修复体应注意邻牙倒凹过大时,可能导致修复体取下困难。制作前可以适当填除过大的倒凹以避免。

3.个别制作法

牙体预备后制取印模并灌注模型,由技师采用成品塑料或树脂贴面,用自凝牙色塑料或树脂徒手形成修复体的技术。因为需要的步骤较多,因此比较费时。由于是徒手制作,可以较大幅度地改变原来牙齿的排列和形态以接近最终修复体的状况,适用于比较复杂的修复病例,特别是桥体修复的患者。但对于不需要改形改位的情况,可能跟患者原有的牙齿形态差别较大。

四、暂时修复体的黏固

暂时修复体的黏固一般采用丁香油暂时黏固剂,一般可以获得1～2周短期的稳固黏固;对于需要较长时间使用的暂时或过渡性的修复体,则可以采用磷酸锌、羧酸锌或玻璃离子黏固剂等进行黏固。但后期暂冠取下时相对比较困难,并且预备体表面可能残留黏固剂,去除比较困难。全瓷类修复体或最终修复体需要用树脂黏固或预备体有大面积树脂材料的情况下,应该避免使用含有丁香油材料的暂时黏固剂,因为丁香油是树脂的阻聚剂,会导致黏接界面树脂层不固化,导致黏接强度下降甚至失败。因此树脂黏接界面应该杜绝丁香油污染,如果不慎使用其作暂时黏接或黏接面受到污染,应充分用牙粉和乙醇清洁后再进行黏接操作。目前市场上已出现了不含丁香油的轻羧酸基类和氢氧化钙类暂时黏固剂材料,专门用于树脂黏接类修复体的暂时修复体的黏固。

(许楠楠)

第九章

牙列缺失修复

第一节　全口义齿制作的关键技术

一、印膜技术

印模是用可塑性印模材料取得的无牙上、下颌牙槽嵴和周围软硬组织的阴模。准确的印模，要反映口腔解剖形态和周围黏膜皱襞和系带的功能活动状态，以取得义齿的良好固位作用。

(一)印模的要求

1.适当地扩大印模面积

印模范围的大小决定全口义齿基托大小，在不妨碍黏膜皱襞、系带及软腭等功能活动的条件下，应当充分伸展印模边缘，以便充分扩大基托的接触面积。义齿的固位力与基托的接触面积成正比例，即接触面积越大，固位力也越大。在无牙颌上单位面积所承受的咀嚼压力与接触面积成反比例，即接触面积越大，无牙颌上单位面积所承受的咀嚼压力越小。

无牙颌印模的范围、印模边缘要与运动时的唇、颊、舌侧黏膜皱襞和系带相贴合，还要充分让开系带，不妨碍唇、颊和舌系带的功能运动。印模边缘应圆钝，有一定的厚度，其厚度为 2～3 mm。上颌后缘的两侧要盖过上颌结节到翼上颌切迹，后缘的伸展与后颤动线一致。下颌后缘盖过磨牙后垫约 6 mm，远中舌侧边缘向远中伸展到下颌舌骨后间隙，下缘跨过下颌舌骨嵴，不应妨碍口底和舌运动。

2.使组织受压均匀

由于口腔的各部分组织各有其不同的解剖特点，缺牙时间不一致，使牙槽嵴各部位吸收不均匀而高低不平。在采取印模时，应注意压力要均匀，否则影响模型的准确性。在有骨突、骨嵴、血管、神经的部位，应缓冲压力，避免戴义齿后产生疼痛。对磨牙后垫、松软黏膜等组织活动性较大的部位，应防止压力过大而使其变形，可在个别托盘的组织面相对应部位多刮除些印模材料，或在托盘上钻孔，在取印模时，使多余的印模材料自孔流出，以缓冲压力。

3.组织面紧密接触

指印模组织面与无牙颌组织表面应当紧密接触。原因是，印模组织面形成基托组织面与无牙颌组织面的密合度与义齿的固位力成正比例，即两个接触面贴合得越紧密，固位力就越大。紧密接触的义齿基托组织面和无牙颌组织面之间有唾液，形成一定的固位力。唾液与基托组织面间,唾液与无牙颌组织面之间存在异分子的附着力,唾液的同分子之间的黏着力,黏着力和附着力共同构成义齿固位的吸附力。接触面和接触面间的贴合度与吸附力成正比例,当唾液黏稠度合适时,接触面积越大,越密贴,则吸附力也越大。

4.边缘封闭

取印模时,在印模材料可塑期内进行肌肉功能整塑,由患者自行进行或在医师帮助下,唇、颊和舌做各种动作,塑造出印模的唇、颊、舌侧边缘与功能运动时的黏膜皱襞和系带吻合,以致所形成的义齿基托边缘与运动时的皱襞和系带相吻合,防止空气进入基托与无牙颌组织面之间,以达到良好的边缘封闭。

(二)印模的种类

印模种类根据取印模的次数而分,可分为一次印模法和二次印模法,二次印模法亦名为联合印模法;根据印模的精确程度而分为初印模法和终印模法;依照是否进行肌肉功能整塑而分为解剖式印模法和功能印模法;按印模操作方法分为开口印模法和闭口印模法。

(三)取印模方法

1.开口式印模法

开口式印模法是指在患者张口的情况下,医师用手稳定印模在位而取得印模的方法。

(1)一次印模法:是在患者口中一次完成工作印模的方法。先选择合适的成品托盘,若托盘边缘短,可用蜡或印模膏加长、加高边缘。如患者腭盖高,在上颌托盘中央加适量的印模膏,在口中试戴托盘后,用藻酸钠印模材料在患者口中取印模。此方法简便,但难以进行准确的边缘整塑。

(2)二次印模法:又称双重印模法、联合印模法,是在患者口中制取二次印模完成工作印模的方法。此法操作复杂,但容易掌握,所取得的印模比较准确。

取初印模:取上颌初印模,选与患者口腔情况大致相似的成品托盘,将印模膏放置在60~70 ℃热水中软化。取适量软化的印模膏放置在托盘上,用手指轻压印模膏,使其表面上形成牙槽嵴形状的凹形;医师在患者的右后方,右手持盛有印模膏的托盘,左手示指拉开患者的左口角,将托盘旋转放入患者口中;托盘柄对准面部中线,拉开上唇,托盘对向无牙颌,向上后方加压,使托盘就位;以右手中指和示指在口盖处稳定托盘在一定位置,然后左手的拇指置于颊的外面,示指置于颊的内面,牵拉颊部肌肉向下前内方向运动数次。即可在印模边缘上,清晰地印出颊系带和上颌结节颊侧黏膜皱襞功能活动时的外形,而完成左颊侧区肌功能整塑。右颊侧区整塑方法和步骤同上,但手的方向相反。唇侧区肌功能整塑方法是医师用两手中指稳定托盘后,将拇指置于上唇外面,示指置于唇内,牵动上唇向下内方向运动数次;即可清晰地印出上唇系带印迹,冲冷水使印模膏硬固后,使印模从上颌后缘脱位,从口内旋转取出。检查初印模,组织面应清晰,印模边缘伸展和厚薄合适,唇、颊系带印迹清晰。如印模边缘过厚过长,应去除过多的印模膏,然后逐段地在乙醇灯火焰上烤软,在热水中浸一下,立即再放在患者口中就位,进一步做肌功能整塑。

取下颌初印模,医师在患者的右前方,右手持托盘,左手示指拉开患者右口角,将托盘旋转进入患者口中;将两手示指放在托盘两侧相当前磨牙部位,拇指固定在下颌骨下缘,轻压使印模托盘就位;在印模托盘就位过程中,嘱患者将舌微抬起,印模托盘完全就位后嘱患者舌向前伸并左右摆动;医师用右手示指稳定托盘,左手示指和拇指放置在患者左颊的内外,牵动颊部向上前内方向;用左手示指稳定托盘,右手示指和拇指放置在患者右颊的内外,牵动颊部向上前内方向,并拉动下唇向上内。应注意稳定托盘,以免印模移动而影响印模的准确性。

制作个别托盘：①将初印模的组织面均匀刮去一层，缓冲区域应多刮除些，去除组织面的倒凹，周围边缘刮去 1～2 mm，经过处理后的初印膜就称为个别托盘。个别托盘更适合个别患者的口腔情况，便于取得准确的终印模。②用室温固化塑料或光固化基托树脂材料制作个别托盘。取初印模后灌注石膏模型，用变色笔在模型上画出个别托盘的范围，在画线范围内，铺一层基托蜡，目的是便于塑料托盘与模型分离，并留出放置第二次印模衬层材料的位置。调拌适量的室温固化塑料，于粥状期时，涂塑个别托盘，厚度约 2 mm，边缘应低于移行皱襞 1～2 mm。待塑料硬固后，经磨光形成个别托盘。也可以用预成的光固化塑料基托铺在模型上使之贴合，修整边缘，光照固化制作个别托盘。此种方法虽然费时、费事，但所取得的印模准确。

取终印模：先试个别托盘，检查托盘边缘不应妨碍系带和周围组织活动，取出托盘。嘱患者发"啊"音，找出颤动线的位置，用口镜柄轻轻自颤动线向前方稍加压，检查后堤区组织的让性，用变色笔或甲紫标示出颤动线和后堤区范围；或在个别托盘后缘加一层蜡，使对后堤区组织加压。调拌藻酸钠印模材料或硅橡胶终印材料做二次印模材料，放置在托盘内，旋转放入口中，以轻微压力和颤动方式使印模托盘就位，做肌功能整塑。在整塑时，不应让肌肉活动度过大而超过功能性运动范围。活动度过大或印模材料流动性较大时，可使印模边缘过短。如活动度过小或印模材料过稠流动性小时，可使印模边缘过长、过厚。由于终印模与口腔软组织紧密贴合，边缘封闭好，吸附力大。如果印模取下有困难，不可强使印模脱位，否则印模将脱离托盘。最好让空气从上颌后缘进入印模和黏膜之间，破坏负压，使印模脱位。也可以让患者含漱或鼓气，从唇侧边缘滴水，使印模容易取下。

2.闭口式印模

先在口中取上、下颌初印模，灌注石膏，形成初模型（研究模型），在模型上用室温固化塑料或蜂蜡板形成上、下颌暂基托。要求暂基托固位好、平稳、不变形。在上颌基托上形成𬌗堤，基托加𬌗堤形成𬌗托。𬌗堤平面的前部在上唇下缘露出约 2 mm，并且平行于瞳孔连线，后部平行于鼻翼耳屏连线。测量面部下1/3垂直高度，垂直高度要比要求的距离约低 2 mm，所低的距离是二次印模材料的厚度。确定下𬌗托的高度和形成正中𬌗位记录，先取下颌终印模，再取上颌终印模，采用氧化锌丁香油糊剂印模材取终印模。嘱患者咬在正中颌位时，借咬合力使印模材料分布均匀，而不会使压力过于集中在某一区域。让患者做吹口哨、噘嘴唇、舌前伸和左右摆动，以主动方式完成印模边缘的整塑。闭口式印模法操作步骤多，技术要求高。此法常用于全口义齿重衬。

二、颌位记录

颌位关系或称颌位泛指上下颌之间的相对位置关系。颌位关系通常包括垂直关系和水平关系两个内容。垂直关系为上下颌之间在垂直方向上的位置关系，常用鼻底至颏底的面下 1/3 高度表示，称为垂直距离。水平关系为上下颌之间在水平方向上的位置关系。口颌系统在进行各种功能活动时，下颌可进行灵活的、有规律的运动，与上颌处于各种不同的相对位置。在下颌的各种颌位中多数是不稳定的（比如下颌前伸和侧方运动中的颌位），只有少数颌位是稳定的。这些稳定的颌位是口颌系统健康地行使功能的基础。当天然牙列存在时，下颌有 3 个最基本的稳定颌位，一个是正中𬌗位，又称为牙尖交错位，是指上下颌牙尖窝交错最广泛接触的位置。正中𬌗位使上、下颌之间保持稳定的垂直高度和水平位置关系，正中𬌗位时的垂直距离又称为咬合垂直距离。第二个稳定的颌位是当下颌后退到最后，髁突位于关节凹生理后位时的位置，称为正中关系位。少部分人的正中𬌗位与正中关系位为同一位置,但多数人的正中𬌗位于正中关系位的前方1 mm范围之内。第三个颌位是当升降颌肌群处于最小收缩,上下唇轻轻闭合,下颌处于休息的静止状态,称为息止颌位,又称下颌姿势位。下颌处于息止颌位时,上下牙列自然分开而无接触,上下牙列之间存在一个相对稳定的间隙称为息止间隙,此间隙在上下切牙切缘之间平均高度为2～3 mm,因此息止颌位时的垂直距离应比正中𬌗位的咬合垂直距离高2～3 mm。

当牙列缺失后,没有了上下颌后牙的支持和牙尖锁结作用,正中𬌗位消失,上下颌之间只有颞下颌关节、肌肉和软组织连接,下颌位置不稳定,由于肌张力的作用,常导致面下1/3高度变短和下颌习惯性前伸,采用全口义齿修复已无法完全准确地恢复原天然牙列正中。此时水平方向唯一稳定、可重复的颌位是正中关系位,最可靠的做法就是在适宜的垂直高度上,在正中关系位建立全口义齿的正中𬌗。因此,在制作全口义齿前,需要先取得无牙颌的颌位关系记录,即确定并记录垂直距离和正中关系。

(一)确定垂直距离

确定垂直距离的方法有如下几种。

1.息止颌位法

无牙颌患者采用全口义齿修复后,应与天然牙列一样,在息止颌位时上下人工牙列之间也应该存在相同的息止间隙。通过测量无牙颌患者息止颌位时的垂直距离,然后减去2～3 mm的息止间隙,即可得到该患者的咬合垂直距离。息止颌位法是确定无牙颌患者垂直距离最常用的方法。

2.面部比例等分法

研究表明,人的面部存在大致的比例关系,其中垂直向比例关系有二等分法和三等分法。二等分法是指鼻底至颏底的距离(垂直距离)约等于眼外眦至口角的距离。三等分法是指额上发迹至眉间点,眉间点至鼻底,鼻底至颏底三段距离大致相等。可利用面部比例确定面下1/3调试。

3.面部外形观察法

垂直距离恢复正常者,正中咬合时上下唇自然闭合,口裂平直,唇红厚度正常,口角不下垂,鼻唇沟和颏唇沟深度适宜,面部比例协调。

4.拔牙前记录法

在患者尚有余留天然牙维持正常的正中咬合时记录其垂直距离,或记录面部矢状面侧貌剪影。

此外还有发音法、吞咽法,测量旧义齿,参考患者的舒适感觉等方法。临床上需要结合不同的方法,互为参考。

(二)确定正中关系

无牙颌患者的下颌常习惯性前伸,如何使下颌两侧髁突退回到生理后位是确定正中关系的关键。确定正中关系的方法有如下几种。

1.哥特式弓描记法

由于正中关系位为下颌后退的唯一最后位置,因此下颌在前伸和左右侧方运动过程中的任何其他颌位(又称非正中关系位)一定位于正中关系位的前方。哥特式弓描记法利用𬌗托将描记板和描记针分别固定于患者的上颌和下颌,当下颌做前后运动和左右侧方运动时,描记水平面内各个方向的颌位运动轨迹,获得一个"V"字形图形,因其形状像欧洲哥特式建筑的尖屋顶,因此称为"哥特式弓"。当描记板固定于上颌,描记针固定于下颌时,描记板上的哥特式弓尖端向后

（图 9-1）。当描记板固定于下颌，描记针固定于上颌时，哥特式弓尖端向前。哥特式弓的尖端即代表正中关系，当描记针处于此尖端时下颌的位置即为正中关系位。哥特式弓描记法有口外描记法和口内描记法。

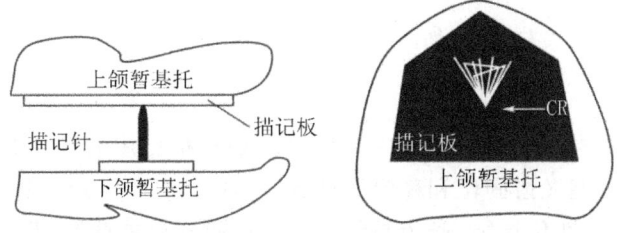

图 9-1　哥特式弓描记器（口内法）及"V"字形描记轨迹图形

2.直接咬合法

直接咬合法是利用𬌗托上的蜡堤和𬌗间记录材料，设法使患者下颌后退并直接咬合在正中关系位的方法。有很多方法可以帮助患者下颌退回至正中关系位，具体如下。

（1）卷舌后舔法：临床上常在上𬌗托后缘正中部位黏固一个小蜡球，嘱患者小开口，舌尖向后卷，舔住蜡球的同时慢慢咬合。因为舌向后方运动时，通过下颌舌骨肌等口底肌肉的牵拉可使下颌后退至正中关系位。

（2）吞咽咬合法：在做吞咽动作时下颌通常需要退回至正中关系位。因此，在确定正中关系时可让患者边做吞咽动作边咬合。

（3）后牙咬合法：当下颌退回正中关系位时，咀嚼肌可以充分发挥作用，患者感觉舒适。可嘱患者有意识地直接用后牙部位咬合，或者医师可将手指置于堤后部，让患者轻咬，体会咬合能用上力量时下颌的位置，然后医师将手指滑向堤颊侧，上下堤即可自然咬合在正中关系位。

（4）反射诱导法：在确定正中关系时应使患者处于自然、放松的状态，避免因精神紧张而导致肌肉僵硬和动作变形。采用暗示的方法，比如嘱患者"上颌前伸"或"鼻子向前"，可反射性地使其下颌后退。也可结合吞咽咬合法或后牙咬合法，同时医师用右手的拇指和示指夹住患者的颏部，左手的拇指和示指分别置于下托后部颊侧，右手轻轻向后用力，逐渐引导下颌后退。

（5）肌肉疲劳法：在确定正中关系前，嘱患者反复做下颌前伸的动作，直至前伸肌肉疲劳，此时再咬合时下颌通常可自然后退。

（6）肌监测仪法：利用肌监测仪释放的直流电脉冲刺激，通过贴于皮肤上的表面电极，作用于三叉神经运动支，使咀嚼肌产生节律性收缩，可消除肌紧张和疲劳。用肌监测仪法可分别确定垂直距离和下颌后退位。首先经过一定时间较温和的电刺激后，可获得准确的息止颌位，此时可确定息止颌位垂直距离。然后可采用直接咬合法确定正中关系，或者再加大刺激强度，直接确定正中关系位。

严格来说，采用肌监测仪直接确定的颌位，或者采用吞咽咬合法、后牙咬合法和肌肉疲劳法等方法确定的颌位并不是正中关系位，而应该是升下颌肌群肌力闭合道的终点，或称肌位，通常位于正中关系位的稍前方。在天然牙列，肌力闭合道终点通常与正中𬌗位一致。因此，在肌力闭合道终点建立全口义齿的正中𬌗可能更加合理。研究表明，在正中关系位向前 1 mm 范围内均可建立全口义齿的正中𬌗，称为"可适位"。而肌力闭合道终点为建立正中𬌗的"最适位"。但是，肌位的变异性较大，稳定性和可重复性不如正中关系位，因此在临床上为无牙颌患者确定准确的肌位要比确定正中关系位困难。如果全口义齿在正中𬌗关系位建𬌗，为了保证正中关系位、正中沿位和肌位之间的协调，可使义齿人工牙在正中附近的一定范围内（前后向 1 mm）有稳定的咬合接触，即有"自由正中"或"长正中"。如果采用哥特式弓描记法确定水平颌位关系，也可以在哥特式弓顶点前方 0.5～1 mm 的位置建立义齿的正中，可能更接近其最适位。

三、排牙技术

（一）个性化排牙

个性化排牙不同于常规的整齐一致的排列方法，是指根据患者牙弓情况、天然牙大小及排列、患者的喜好等，在不影响义齿固位和稳定的前提下，将个别牙排列成轻微拥挤、重叠状，或者牙齿颜色略不同，以显现个性化特征，避免与年龄不符的过于整齐的"义齿外貌"。随着患者对美观要求增高，个性化排牙将会有更多的应用。

（二）人工牙的沿型

全口义齿的沿型可以分为解剖式和非解剖式两类。

1. 解剖式牙

解剖式型是指采用解剖式人工牙或半解剖式人工牙的型。人工牙面形态与天然牙相似，有牙尖和窝沟，在正中上下牙可形成有尖窝交错的广泛接触关系，在非正中可以实现平衡咬合。与刚萌出的天然牙相似的解剖式牙的牙尖斜度为 33°和 30°。也有的人工牙模拟老年人的沿面磨耗，牙尖斜度略低，约为 20°左右，又称为半解剖式牙。牙尖斜度大的解剖式牙咀嚼效率高，但咬合时通过牙尖作用于义齿的侧向力也大，对于牙槽嵴低平或呈刃状者，不利于义齿稳定和支持组织健康。某些特殊形式的解剖式牙与天然牙略有不同，如舌向集中，后牙的上牙舌尖较大而颊尖缩小，下牙的中央窝宽阔，易于达到侧方平衡，侧向力小。舌向集中是适用于牙槽嵴重度吸收无牙颌患者的一种改良型。

舌向集中沿的优点：具有解剖牙和非解剖牙的优点，美观、咀嚼效率高，水平力小；垂直向力集中于下颌牙槽嵴顶，下颌义齿更稳定；上颌义齿只有后牙舌尖起作用，颊尖可以更偏向牙槽嵴颊侧，可避免排列反沿，增进美观；在"正中支持"周围 2～3 mm 范围内易于获得有"正中自由"的平衡咬合。

2. 非解剖式沿型

非解剖式沿型是指采用非解剖式人工牙的沿型，人工牙沿面形态与天然牙不同，又包括平面沿和线性沿等。非解剖式牙的侧向力小，有利于义齿的稳定和支持组织的健康，而且正中咬合时有较大的自由度，适用于上下颌骨关系异常，或牙槽嵴条件较差者。非解剖式牙为平面咬合，因此排牙简单，可以不使用可调节沿架。但非解剖式牙的咀嚼效能和美观效果一般不如解剖式牙。平面沿为无尖牙，无尖牙沿面仅有窝沟而无牙尖，上下人工牙为平面接触，义齿平面也为平面式，无曲线。

线性沿，该设计源于 Goddard，后由 Frush 于 1966 年改进完成。其特点是上下后牙单颌为平面牙，对颌为颊尖刃状牙（图 9-2）。线性者沿，虽然上颌后牙沿面和义齿平面均为平面，但下颌后牙沿面成嵴状，上下颌后牙为平面与线的接触关系。使全口义齿的沿型从解剖牙的三维关系和平面的二维关系改为一维的线性接触关系。

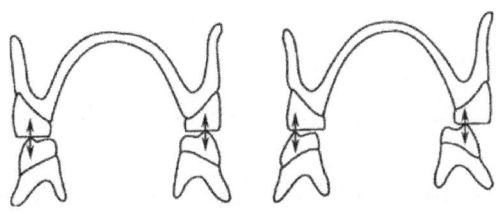

图 9-2 线性𬌗示意图

四、选磨调𬌗

全口义齿初戴及以后的随诊过程中,都要涉及选磨调𬌗的问题。在确认颌位关系正确之后,还需要检查咬合关系,确定正中𬌗、侧方𬌗和前伸𬌗时是否平衡。完善的平衡接触关系应该是:正中𬌗时上下前牙不接触,上下后牙尖窝交错,上下后牙功能尖(上后牙舌尖和下后牙颊尖)均分别与对牙𬌗中央窝或边缘嵴接触;侧方𬌗时,工作侧上牙颊尖舌斜面均与下牙颊尖颊斜面接触,上牙舌尖舌斜面与下牙舌尖颊斜面接触,平衡侧上牙舌尖颊斜面与下牙颊尖舌斜面接触;前伸𬌗时,上前牙切端及其舌斜面与下前牙切端及其唇斜面接触。要认真检查有无早接触、干扰或低𬌗,然后进行选磨调𬌗。选磨是根据咬合检查的结果,调磨正中𬌗的早接触点,以及侧方𬌗和前伸𬌗时的牙尖干扰,使达到正中𬌗、侧方𬌗和前伸𬌗平衡接触关系。全口义齿即使采用面弓转移上可调节𬌗架排牙,取得了平衡,但义齿制作过程的任何步骤都可能产生误差,使得完成的义齿在口内不能达到咬合平衡。因此,咬合检查和选磨调𬌗是全口义齿修复不可缺少的步骤。

(一)调𬌗的方式

咬合检查与选磨调𬌗分为口内调𬌗与上𬌗架调𬌗两种方式。将完成的义齿戴入患者口内进行咬合检查,根据咬合印记调𬌗时,由于全口义齿为黏膜支持,口内咬合检查时义齿有一定的动度,咬合检查结果的准确性和可重复性较差,使得口内调𬌗的准确性差。因此,正确的做法是将义齿重新上𬌗架调𬌗。

重新上𬌗架调𬌗的方法有两种:一种是在义齿装胶、热处理后,打开型盒时保持模型与义齿不分离,然后根据𬌗架上保留的模型对记录将模型连同义齿重新固定在𬌗架上,并进行选磨调𬌗。用此种方法可去除因蜡型制作、装盒、装胶等处理时导致的人工牙变位、垂直距离增高等误差。但如果是在颌位关系确定和面弓转移上架等步骤中出现的误差,则无法去除;另一种方法是将完成的义齿戴入患者口内,重新取得颌位关系记录,然后再重新上𬌗架调𬌗。

(二)咬合检查

咬合检查的目的是确定正中𬌗、侧方𬌗和前伸𬌗咬合接触滑动过程中存在的早接触、𬌗干扰和低𬌗的部位。所谓早接触是指当正中𬌗多数牙尖不接触时个别牙尖的接触;𬌗干扰是指侧方和前伸接触滑动过程中多数牙尖不接触而个别牙尖的接触;低𬌗是指多数牙尖接触而个别牙尖不接触。咬合检查通常是将咬合纸置于上下牙之间,然后在咬合接触的部位会染色显示咬合印记,医师根据咬合印记判断需要调磨的部位,调磨后重新进行咬合检查。经过反复检查和调磨,最终达到平衡𬌗接触。咬合检查应用不同颜色的咬合纸,在正中𬌗、侧方𬌗和前伸𬌗分别进行。正中𬌗检查时应使上下牙在小开口范围内做快速叩齿动作,前伸检查时下牙从正中𬌗向前接触滑动至前牙切缘相对,侧方𬌗检查时下牙从正中𬌗向工作侧接触滑动至工作侧颊尖相对。

(三)调𬌗注意事项

(1)保持垂直距离,避免调𬌗降低垂直距离。

(2)保持𬌗面形态,避免调磨过多而将人工牙𬌗面的牙尖和沟窝形态磨除。调𬌗工具应使用小的磨头或大号球钻。

(3)调𬌗时应单颌调磨,每次调磨量要少,每次调磨后重新咬合,检查时调磨过的接触点应保持接触,即"原地点重现",避免变成低𬌗,越调磨接触点越多,逐渐达到多点接触甚至完全接触平衡。调磨应顺沿接触点的走向。

(四)选磨调𬌗的步骤

1.正中𬌗早接触的选磨

正中𬌗早接触可分为支持尖早接触和非支持尖早接触。对于上牙颊尖和下牙或下牙舌尖与上牙的早接触,应按照 BULL 法则,调磨非支持尖,即调磨上后牙颊尖和下后牙舌尖。对于支持尖早接触,即上牙舌尖或下牙颊尖分别与对牙中央窝和近远中边缘嵴之间的早接触,应结合侧方𬌗平衡侧接触情况,如果正中𬌗有早接触的支持尖在作为平衡侧时也存在干扰,则调磨支持尖。如果作为平衡侧时无𬌗干扰,则调磨与支持尖相对的对𬌗牙的中央窝或边缘嵴。

2.侧方𬌗𬌗干扰的选磨

工作侧的𬌗干扰发生在上后牙颊尖舌斜面和下后牙颊尖颊斜面之间,或上后牙舌尖舌斜面与下后牙舌尖颊斜面之间。同样应按照 BULL 法则,调磨非支持尖。平衡侧的𬌗干扰发生在上后牙舌尖的颊斜面和下后牙颊尖的舌斜面之间。应结合正中𬌗,如果平衡侧𬌗干扰牙尖在正中存在早接触,则调磨此牙尖,否则分别少量调磨上下功能尖的干扰斜面,避免降低牙尖高度。对于侧方𬌗工作侧前牙的干扰,应选磨下前牙的唇斜面或上前牙的舌斜面,避免磨短上前牙。

3.前伸𬌗𬌗干扰的选磨

前伸𬌗后牙的干扰发生在上颌后牙远中斜面与下颌后牙近中斜面,调磨应同时遵守 BULL 法则和 DUML 法则,即分别调磨上牙颊尖远中斜面和下牙舌尖近中斜面。对于前伸𬌗前牙𬌗干扰,应选磨下前牙的唇斜面或上前牙的舌斜面,避免磨短上前牙。

五、重衬技术

全口义齿重衬是指在全口义齿基托的组织面上添加一层树脂衬层。当牙槽嵴骨吸收和软组织形态改变,导致基托组织面与承托区黏膜不密合时,通过重衬的方法,使重衬的树脂充满不密合的间隙,使基托组织面与承托区黏膜组织恢复紧密贴合,可增加义齿的固位力,有利于咀嚼压力在承托组织上的合理分布。由于无牙颌剩余牙槽嵴的持续性骨吸收,全口义齿戴用一段时间后,如果发现基托不密合,应及时重衬,以避免义齿固位不良,因翘动导致基托折裂,和因承托组织受力不均导致的疼痛及牙槽嵴过度吸收。还有一种重换基托的方法,是指保留人工牙,重新置换基托,这种方法不常用。在重衬处理前,应确定其颌位关系正确,咬合关系异常者应先做适当选磨调𬌗。对于存在明显压痛点和黏膜红肿、溃疡者,应先进行适当修改或停戴义齿,使黏膜组织恢复正常。

(一)直接法重衬

所谓直接法重衬是采用自凝树脂直接在患者口内进行全口义齿基托组织面重衬的方法。首先需将义齿清洗干净,组织面均匀地磨除约 1 mm,形成粗糙面。为了避免重衬的自凝塑料黏固在义齿磨光面和牙面上,可在其上涂布一薄层凡士林,起分离剂的作用。为了避免自凝树脂刺激患者黏膜，也可在承托区黏膜上涂一薄层凡士林。然后，调拌自凝树脂，并在基托组织面及边缘涂布树脂单体，待调拌好的自凝树脂处于粘丝期时，将其涂在基托组织面上。将义齿戴入患者口里就位，引导患者轻轻咬合在正中位，同时进行边缘功能性整塑。在重衬的自凝树脂初步硬化而尚有一定弹性时，将义齿从患者口内取出，同时应避免义齿扭动变形。将义齿在温水中浸泡3~5分钟，至自凝树脂完全硬固，然后磨除多余的树脂，并将边缘磨光。最后，将重衬完成的义齿再戴入患者口内，检查义齿的固位、边缘伸展和咬合关系，进行适当的磨改和调𬌗。

重衬前应了解患者是否为过敏体质，避免引起变态反应。重衬过程中应在自凝树脂尚有一定弹性时及时将义齿取出，而不要等树脂完全硬固后再将义齿取出，避免树脂固化时放热灼伤黏膜，或因自凝树脂进入组织倒凹区而无法将义齿取出。

(二)间接法重衬

间接法重衬是用义齿作为个别托盘，组织面加入终印模材后在口内取得闭口式印模，再将义齿及其上的印模材直接装盒、装胶，用热凝树脂替换义齿基托组织面上的印模材料，达到重衬目的。对于义齿基托边缘过短，需要接托的患者，或对自凝树脂过敏的患者，适合采用间接法重衬。

间接法重衬的操作方法是：先将义齿清洗干净，将组织面均匀磨除约1 mm。调拌适量的终印模材置于义齿基托组织面，将义齿在口内就位后咬合在正中𬌗位，同时进行边缘功能性整塑。待印模材凝固后从口内取出义齿，去除多余的印模材，将义齿直接装盒。待型盒内石膏硬固后，直接开盒，按常规方法涂分离剂、装胶和热处理。

(三)软衬

软衬材料具有良好的弹性，无刺激性，能与义齿基托牢固结合，将其衬于基托组织面，使基托作用于承托区黏膜的咀嚼压力得以缓冲，可减小支持组织受力避免压痛。适用于牙槽嵴低平或刃状、黏膜薄、支持能力差的患者。常用软衬材料有丙烯酸树脂类和硅橡胶类两种，可采取直接重衬或间接重衬，也可在义齿制作过程中基托装胶时同时加入软衬。软衬材料的缺点是不宜抛光，易老化变硬。目前常用的软衬材料最长可维持5年左右的时间。对无牙颌患者进行软衬前必须对其口腔软硬组织情况进行全面评价。如果患者牙槽嵴较丰满，黏膜厚度适中，弹性好，进行一般的常规义齿修复即可取得较好的效果，有学者的研究表明口腔黏膜厚度有1.5 mm时没必要进行软衬，因为软衬可致基托位移加大。但如果患者年龄较大或有糖尿病、衰弱性疾病、磨牙症、口干症以及牙槽嵴低平、口腔黏膜很薄缺乏弹性者宜进行软衬处理。若患者牙槽骨倒凹明显而不能承受手术治疗时，使用软衬材料有利于义齿的就位和减轻疼痛。使用软衬材料的意义如下。

1.保护口腔软硬组织健康

Kawano等的研究表明软衬材料相当于一个缓冲垫，可使支持组织上的压力分布更加均匀，能减轻局部组织的应力，在力的传递过程中能将冲击力减少28.2%~96.5%，从而起到减压调节器的作用。有学者采用有限元分析的方法进行研究，发现常规下颌全口义齿的应力主要集中在下前牙区的舌斜面和后牙区的颊舌斜面上，使用软衬材料后应力减小。Kawano等发现下颌舌骨嵴区应力最大，软衬后应力分布范围无明显改变，但最大应力值明显减小。当患者年龄较大或有全身性疾病而牙槽骨吸收严重、口腔黏膜变薄或弹性下降时采用软衬材料，可利用其弹性缓冲力对黏膜及骨组织的压迫作用，减少疼痛的发生，从而提高患者的满意度；当组织倒凹较大或骨性隆突明显，其表面黏膜薄时采用软衬材料可减少局部受力，减少疼痛的发生，并利于义齿的顺利就位。

2.增进修复体的固位

软衬材料作为义齿下的衬垫,可提高义齿组织面的密合度,封闭修复体边缘,缓冲和吸收过大或不均匀力,伸入组织倒凹区,从而提高修复体的固位能力。

3.提高义齿的咀嚼功能

软衬后全口义齿的咀嚼功能有改善。Kayakawa等对常规义齿和软衬后义齿进行了咀嚼功能的比较,结果证明软衬材料可使患者的肌肉、关节更协调,从而软衬后咀嚼效率增高,最大咬合力加大,咀嚼频率减低,咀嚼时间缩短,咀嚼肌活动趋于减低。

(四)组织调整剂重衬

如果患者原来有旧义齿需重新修复,要认真检查原义齿并了解其使用情况,若由于旧义齿的不合适对口腔黏膜造成了不利影响,出现黏膜压痛、溃疡、变形变位时,在重新修复前有必要用一种特殊软衬材料——组织调整剂进行组织调整,先恢复其口腔黏膜的健康。帮助受压不均变形的黏膜恢复到原来状态,促进黏膜溃疡的愈合,然后再重新开始新的义齿制作。

六、复制义齿技术

(一)复制义齿的介绍

复制义齿就是通过不同的材料对旧义齿进行复制,将复制出的义齿加入新义齿的制作过程中,使新义齿的全部或部分与旧义齿相似或完全相同的义齿制作技术。利用复制义齿技术制作新义齿,可以更多地参考旧义齿的人工牙排列位置及磨光面形态,缩短患者适应新义齿的时间。临床上常可见到,一些多年戴用全口义齿的患者,当更换新义齿时,因为新义齿与旧义齿有较大区别难以适应,而将新义齿弃之不用的情况。尤其老年人,接受新事物的能力差,这种情况更加突出。利用复制义齿技术制作新义齿,将能很好地解决上述问题。

早在1953年,已有学者认识到复制义齿的重要性,其后,不同学者设计了很多复制旧义齿的方法。全口义齿复制技术从制作方法上,可以大致分为灌注式和加压式两种。灌注式是在旧义齿远中接上两蜡道后,利用特定容器通过不同的印模材料,复制出旧义齿的阴模,亦可直接在阴模的远中开窗,取出义齿后,再灌入蜡和/或树脂材料,完成义齿的复制。加压式是在各种密封容器中,通过不同材料复制出旧义齿的阴模,取出旧义齿后,在阴模内加入蜡和/或树脂材料,通过加压的方式制作出义齿。

(二)复制义齿的分类

全口义齿复制技术从复制义齿的制成品上,可以分为全复制技术和部分复制技术。全复制技术复制出的义齿与原义齿完全相同。部分复制技术复制出的新义齿只有部分与原义齿相同。不同学者设计的部分复制技术各有不同,在新义齿加入的新元素主要集中在人工牙咬合面的调整和基托组织面的改变。随着旧义齿戴用时间增加,会出现人工牙牙面磨耗,垂直距离下降;牙槽嵴萎缩,义齿组织面与承托组织不贴合。因此,全复制技术较适用于备用义齿、过渡义齿、外科护板,或当义齿因损坏而修理时,需要复制出一副义齿临时应用等情况;而部分复制技术可保留一定的旧义齿信息,但又可以为义齿加入一些新的元素,因此,较适合用于戴用一定时间后的义齿更换。

(三)改良复制义齿技术的特点

有学者结合目前临床常用材料及方法,用改良复制义齿技术,为需要更换旧义齿的患者制作新义齿,他们的制作步骤的特点如下:

1.用藻酸盐印模材料复制旧义齿

由于使用复制义齿技术的目的主要是制作出一副义齿用于确定颌位关系,让技师可以参考旧义齿的人工牙位置进行排牙,参考磨光面形态进行义齿磨光面的制作,并且能用作暂基托取闭口式印模。因此,义齿复制的精度要求不需要很高。此外,在以往的研究中,用于义齿复制的容器较大,需要的复制介质材料的量也是比一般印模相对多的。考虑以上因素,他们选择了价格较便宜,容易获得的藻酸盐印模材料和常规义齿制作装盒时使用的金属型盒来进行,使本方法更容易推广。

藻酸盐材料凝固后置于空气或水中会影响尺寸的稳定性,一般建议在15分钟内灌注,但在100%的湿度下,尺寸变化较小,具有较好的尺寸稳定性。义齿复制步骤中,参照常规装盒的方法,用藻酸盐印模材料将旧义齿埋入型盒,待藻酸盐材料凝固后5~10分钟即可开始在人工牙部位灌注红蜡,在基托部位灌注自凝树脂材料,注入自凝树脂材料后便马上关闭型盒,型盒对于内部水分的挥发有一定阻隔作用,到自凝树脂材料完全固化大约需要20分钟。因此,使用藻酸盐材料和金属型盒配合,能满足对义齿复制的临床要求。同时,使用红蜡和树脂基托相配合,能充分利用红蜡的易于排牙操作和自凝树脂材料作为暂基托的强度两者配合,使复制出的义齿既有足够的强度又易于操作。

2.利用旧义齿确定颌位关系

戴有旧全口义齿的患者,颌位关系的确定可以参考旧义齿的颌位和人工牙的磨耗程度进行,但是,常规全口义齿制作步骤中,对旧义齿的参考是很有限的。通过复制义齿技术,可以复制出与旧义齿相同的义齿作为工具,直接在旧义齿的𬌗面加上烤软的红蜡、确定新的颌位关系。垂直距离的确定可以根据旧义齿人工牙的磨耗量、息止颌位等进行确定;正中关系也可以直接参考患者旧义齿的正中关系进行确定;对于偏侧咀嚼的患者,可以根据两侧人工牙的磨耗量,习惯性肌力闭合道和息止颌位等进行调整、确定;对于人工牙严重磨耗,下颌代偿性前伸的患者,可在旧义齿人工牙面加上烤软的红蜡片,诱导患者下颌后退,重新确定颌位关系。对于颌位关系确定有困难的患者,可以加用哥特式弓描记法来确定。𬌗平面、中线位置的确定也可以同步进行。同时,亦可以直接与患者交流,更准确地达到患者对义齿的要求。

3.根据旧义齿位置进行人工牙的排列与基托磨光面形成

全口义齿的人工牙位置和磨光面形态是影响义齿固位和稳定的重要因素。换而言之,全口义齿人工牙的位置如果不在中性区范围内,磨光面形态与周围肌肉组织不协调,不只影响义齿的固位与稳定,还会破坏周围肌肉的平衡状态。在患者戴用一副义齿多年后,若没有明显不适,就说明随着旧义齿戴用时间增加,周围的肌肉、神经调控已经适应义齿,根据旧义齿形态形成了口腔内的中性区。通过义齿复制方法,送到技师手上的就会是蜡牙形成的牙列,技师在排牙时,可以直接参照旧人工牙的位置,刮掉一个牙,排列一个新牙。使排列出的人工牙弓形与旧义齿非常接近。对于垂直距离升高较多的患者,要注意将升高的部分平分在上下颌上,以免平面过高或过低。而且义齿磨光面的制作,由于具有复制自旧义齿的自凝树脂暂基托,形态、角度也会自动形成,为技师节省了大量工作。由于有旧义齿的蜡型做参考,减少了人工牙位置、磨光面形态不符合医师或患者要求而重新制作的机会,人工牙的排列与基托磨光面的外形将会更适合患者。

4.采用闭口式印模

印模的制取方法可以分为解剖式印模和功能性印模。解剖式印模能获得口腔黏膜在非功能状态下的形态。功能性印模是在功能压力下取得的印模,能获得口腔黏膜在功能状态下的形态。

解剖式印模法一般是患者在开口状态下由医师操控下获得,容易受医师取印模时手指压力的力度与方向影响;功能性印模一般是在患者闭口状态下取得,能根据患者的咬合力而调整不同区域的压力,使取得的印模可以更接近患者口腔功能下的状态。通过复制义齿技术,可以在临床试牙成功后,采用闭口式印模技术,取得终印模。将终印模直接送技工室装盒,更换基托材料进行热处理。在取闭口式印模前,需要再次确定基托伸展是否合适,对过长的边缘予以调改,过短的边缘用边缘整塑材料加长。选择有高度尺寸稳定性和流动性的加成型硅橡胶材料取闭口式印模,避免了义齿印模材料从门诊送交技工室加工之间出现尺寸改变。由于加成型硅橡胶材料的操作时间较长,使患者有绝对足够的时间进行主动边缘整塑。此外,较高的流动性,避免了在闭口式印模过程中咬合垂直距离不必要的加高,减少患者戴义齿后出现不适的可能。

5.缩短医师椅旁操作时间

义齿的复制步骤可以交由技师或护师进行,对于临床医师来说,要完成的步骤就只有在复制的义齿上,确定新义齿的咬合关系、𬌗平面高度和中线位置,检查复制效果,试牙,取闭口式印模和戴义齿,可以大大减少临床椅旁操作时间。此外,由于有复制出的义齿,颌位关系的确定有更多的参考因素,出现偏差的机会更少,花费的时间也更少。由于有闭口式印模,义齿组织面与基托在功能状态下可以贴合得更好,减少了戴用新义齿出现不适的机会,由于新义齿与旧义齿非常相像,患者适应快,同时减少了复诊调改的次数,也增加了患者对医师和新义齿的信心。减轻了患者在身体上和精神上的负担。

6.复制义齿的适用范围

引入了颌位关系的重新确定、基托边缘的整塑和闭口式印模等,使义齿复制制作方法适用于旧义齿人工牙已有不同程度磨耗、基托边缘过长或过短的旧义齿、不同的牙槽嵴形态、不同吸收级别的牙槽嵴、与旧义齿基托组织面相比已经出现不同程度的吸收、甚至已出现松软牙槽嵴的情况等。但是新义齿是参考旧义齿制作,因此不适用于不能接受旧义齿,甚至对旧义齿有排斥意向的患者。此外,本方法使用了闭口式印模,而且使用了凝固时间较长的加成型硅橡胶印模材料,因此,不适用于不能保持稳定咬合状态完成闭口式印模的患者,如帕金森病、面肌痉挛等。

(邢玉芹)

第二节 全口义齿的固定、稳定及支持

一、固位、稳定和支持的定义及相互关系

固位是指义齿承托区和周边组织抵抗义齿从这些组织区域脱位的能力,是指义齿抵抗垂直向脱位的能力,即抵抗重力、黏性食物和开闭口运动时使义齿脱落的作用力——脱位力而不脱位。稳定是指义齿能够抵抗以一定角度加在义齿上的力(非垂直向力),即能抵抗水平和转动作用力,避免翘动、旋转和水平移动,从而使义齿在功能性和非功能性运动中保持其与无牙颌支持组织之间的位置关系稳固不变。固位、稳定和支持是全口义齿的3个基本要素。支持是指义齿承托组织抵抗义齿向组织方向移位的能力,也就是说当受力后,承托组织(牙槽嵴和黏膜)有足够的支持力,防止义齿下沉。支持是固位和稳定的先决条件,有了良好的牙槽嵴和黏膜条件,就有

可能实现义齿的固位和稳定。固位又是稳定的前提,没有固位,稳定无从谈起。这3个要素既有区别又有联系,虽然说支持反映了患者的自身条件,但是经过医师的努力,提高义齿的固位和稳定,也能部分弥补支持的不足。对于任何条件不同的个体,只有充分利用其支持条件,将全口义齿的固位和稳定实现最大化,才是高质量的全口义齿。

二、影响全口义齿固位的有关因素

全口义齿的固位力取决于义齿基托与黏膜的密合程度与吸附面积、唾液的质量、边缘封闭等因素。

(一)颌骨的解剖形态

颌骨的解剖形态是指无牙颌颌弓的长度和宽度,牙槽嵴的高度与宽度,腭穹隆的形态,唇、颊、舌系带和周围软组织附着的位置等。这些因素均直接影响全口义齿基托的伸展,影响基托与黏膜吸附面积的大小,从而影响义齿固位力的大小。如果患者的颌弓宽大,牙槽嵴高而宽,系带附着位置距离牙槽嵴顶远,腭穹隆高拱,义齿基托面积大,固位作用好。反之,如果颌弓窄小,牙槽嵴低平或窄,系带附着位置距离牙槽嵴顶近,腭穹隆平坦,则义齿基托面积小,不易获得足够的固位力。

(二)义齿承托区黏膜的性质

义齿基托覆盖下的口腔黏膜应厚度适宜,有一定的弹性和韧性。如果黏膜过于肥厚松软,移动度较大,或黏膜过薄没有弹性,则不利于基托与黏膜的贴合,影响义齿的固位。

(三)唾液的质量

唾液的质量影响吸附力、界面作用力和义齿基托的边缘封闭。唾液应有一定的黏稠度和分泌量,才能使义齿产生足够的固位力。唾液过于稀薄会降低吸附力和界面作用力。口腔干燥症患者,或因颌面部放疗破坏了唾液腺分泌功能的患者,唾液分泌量过少,不能在基托与黏膜之间形成唾液膜,则不能产生足够的吸附力和界面作用力。而唾液分泌过多,使下颌义齿浸泡在唾液中,不能发挥界面作用力,也会影响义齿的固位。

(四)义齿基托的边缘

在不妨碍周围组织功能活动的前提下,全口义齿基托的边缘应充分伸展,并有适宜的厚度和形态。这样既可以尽量扩大基托的面积,又可以与周围软组织保持紧密接触,形成良好的边缘封闭作用。基托边缘伸展不足会减小基托的吸附面积,未伸展至移行黏膜皱襞或边缘过薄的基托边缘则不能形成良好的边缘封闭。但基托的过度伸展会妨碍周围组织的功能活动,对义齿产生脱位力,会破坏义齿的固位,并造成周围软组织的损伤。上颌义齿基托后缘无软组织包裹,为达到边缘封闭,义齿基托应伸展至软硬腭交界处的软腭上,并在基托边缘组织面形成后堤,利用此处黏膜的弹性,使基托边缘向黏膜加压,达到紧密接触。

三、影响全口义齿稳定的有关因素

义齿的固位和稳定相互影响,良好的固位有助于义齿在功能状态时的稳定,但只有良好的固位并不能保证义齿在功能状态下能够完全保持稳定。义齿在功能状态下的稳定还取决于义齿受到的水平向和侧向作用力的大小,以及义齿支持组织抵抗侧向力的能力。义齿的设计和制作应尽量避免产生侧向力,尤其是对于义齿支持组织抵抗侧向力的能力较差的患者。

(一)颌骨的解剖形态

颌骨的解剖形态不仅影响固位力的大小,而且也决定其抵抗义齿受到的侧向力的能力。颌弓宽大,牙槽嵴高而宽,腭穹隆高拱者,义齿较容易稳定。而颌弓窄小,牙槽嵴低平,腭穹隆平坦者,义齿的稳定性差。

(二)上下颌弓的位置关系

上下颌弓的位置关系异常者,包括上下颌弓前部关系不协调(如上或下颌前突,上或下颌后缩),上下颌弓后部宽度不协调,其义齿均不易达到稳定。

(三)承托区黏膜的厚度

承托区黏膜过厚松软,移动度大,也会导致义齿不稳定。承托区黏膜厚度不均匀,骨性隆突部位黏膜薄,义齿基托组织面在相应部位应做缓冲处理,否则义齿基托会以此处为支点而发生翘动。

(四)人工牙的排列位置与咬合关系

人工牙排列的位置以及基托磨光面形态应处于唇、颊肌向内的作用力与舌肌向外的作用力大体相当的部位,此时唇颊肌和舌肌作用于义齿人工牙及基托的水平向作用力可相互抵消(图 9-3),此位置称为中性区。如果人工牙的排列位置偏离中性区,过于偏向唇颊或舌侧,唇、颊、舌肌的力量不平衡,就会破坏义齿的稳定。

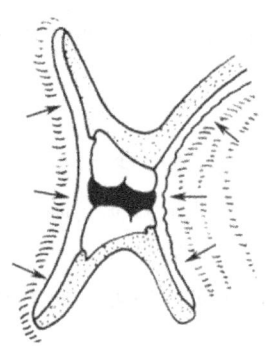

图 9-3 人工牙及磨光面与颊舌的正确关系

人工牙的排列位置还应尽量靠近牙槽嵴顶。无论是水平向还是垂直向偏离牙槽嵴顶过多,会使义齿在受到咬合力时以牙槽嵴顶为支点产生翘动。人工牙的殆平面应平行于牙槽嵴,且应平分上下颌间距离。人工牙高度和倾斜方向应按照一定的规律排列,使牙尖形成适宜的补偿曲线和横殆曲线,正中咬合时上下牙具有适宜的覆殆、覆盖关系和均匀广泛的接触,前伸和侧方运动时达到平衡咬合,或者采用特殊面形态的人工牙,尽量避免咬合接触对义齿产生侧向作用力和导致义齿翘动。

(五)颌位关系

天然牙列者,上下颌咬合在正中时位置关系恒定、可重复。无牙颌患者采用全口义齿修复时,首先应确定上下无牙颌的位置关系,使义齿的咬合关系建立在稳定、可重复的正确位置上。如果颌位关系确定错误,义齿戴入患者口内后就不能形成稳定的、尖窝交错的均匀接触关系和咬合平衡,而出现咬合偏斜、早接触和干扰,使义齿在行使功能时无法保持稳定。

(六)义齿基托磨光面的形态

义齿基托的磨光面形态应形成一定的凹斜面,义齿唇、颊、舌侧肌肉和软组织的作用能对义齿形成挟持力,使义齿基托贴合在牙槽嵴上保持稳定。如果磨光面为突面,则唇颊舌肌的作用会对义齿产生脱位力。

四、牙槽嵴吸收程度对修复效果的影响

牙槽嵴吸收程度分级:Atwood(1971年)根据无牙颌牙槽嵴的形态,将牙槽嵴吸收程度分为四级。

一级:牙槽嵴吸收较少,有一定的高度和宽度,形态丰满者。

二级:高度降低,尤其是宽度明显变窄,呈刀刃状的牙槽嵴。

三级:高度明显降低,牙槽嵴大部分吸收而低平者。

四级:牙槽嵴吸收达基骨,牙槽嵴后部形成凹陷者。

显然,牙槽嵴级别越高,修复效果会越好。一般年轻患者,或成为无牙颌时间不长的患者,多数为一级牙槽嵴。一级牙槽嵴可用常规修复方法修复,容易获得较好效果。而随着戴义齿时间延长,或全身健康状况差者,牙槽嵴条件将成为二级,甚至三级、四级,需要采用不同的特殊方法,使其义齿能恢复一定的功能。牙槽嵴的级别反映的是患者的支持因素,也间接影响义齿的固位和稳定。

(邢玉芹)

第三节　即刻全口义齿修复

即刻全口义齿是在口内余留天然牙拔除前制作,在拔牙后即刻戴入的全口义齿。即刻全口义齿可以作为过渡性修复(暂时义齿),只在拔牙创愈合期间内短期使用,以后再重新修复;也可以在拔牙创愈合后,经过重衬处理,较长一段时间使用。

一、即刻全口义齿的优点

(1)最主要的优点是可以避免因缺牙而影响患者的面部形态美观、发音和咀嚼功能,不妨碍患者的社交活动和工作。即刻全口义齿尤其适用于演员、教师、公众人物及其他对自身形象要求较高的患者。随着社会的文明进步,要更多地考虑到患者失牙的痛苦,尽可能采用即刻义齿进行过渡修复。

(2)拔牙后立即戴入义齿,可起到压迫止血,有利于血凝块形成,保护伤口免受刺激和感染,减少拔牙后疼痛,促进拔牙创愈合等作用。

(3)利用患者余留天然牙的正中咬合关系,易于取得即刻全口义齿的正确的颌位关系。

(4)即刻义齿在拔牙后支持面部软组织,保持原有的咬合垂直距离、肌肉张力和颞下颌关节状态不变,患者易于适应义齿的使用。

(5)采用即刻义齿修复可参照患者余留牙的形态、大小和颜色选择相近似的人工牙,并可参照天然牙排列的位置和牙弓形态来排列人工牙,使义齿修复后尽可能恢复患者缺牙前的外观。

二、即刻全口义齿的缺点

(1)由于余留天然牙的存在,印模的准确性较差。此外,由于需在石膏模型上刮除余留牙,以及拔牙后牙槽嵴形态变化,使得义齿基托密合性较差。

(2)由于不能进行义齿蜡型试戴,即刻义齿戴入前患者不能准确了解修复后的外观情况。

(3)与常规全口义齿修复相比,即刻全口义齿修复技术较复杂,患者复诊次数和费用增加。

(4)由于在拔牙初期,牙槽嵴变化很大,有可能在等待伤口愈合过程中,需要多次重衬,以满足义齿行使功能的需要。

三、即刻全口义齿的禁忌证

(1)全身健康状况差,不能耐受一次拔除多个牙和长时间治疗的患者。

(2)拔牙禁忌证的患者,如患有牙槽脓肿、牙周脓肿等;口腔内存在其他感染、溃疡、肿物等病变的患者。

(3)对即刻全口义齿修复的治疗过程、费用,以及戴义齿后可能出现的不适等问题不能接受的患者。

四、即刻全口义齿修复治疗步骤

(一)检查与治疗计划

即刻义齿修复前应了解患者全身健康状况、口内牙齿缺失和余留牙状况。如余留牙松动度、牙周袋深度、牙槽骨吸收程度,有无牙槽脓肿和牙周脓肿,余留牙咬合关系,有无咬合干扰和正中偏斜,缺牙区牙槽嵴形态,黏膜状况等。应先治疗严重的感染病灶,去除牙石,调去除咬合干扰。干扰严重的倾斜、移位后牙,常导致正中偏斜,影响颌位关系确定,可考虑先行拔除,待拔牙创初步愈合(3~6周)后,再开始即刻义齿修复。原有可摘局部义齿的患者,如果义齿尚有一定的固位稳定性,可在拔牙前取印模,在旧义齿上加牙及延长基托,做成即刻全口义齿,拔牙后,立刻戴入。

(二)制取印模

由于天然牙的存在,使即刻全口义齿印模的边缘整塑和印模准确性受到一定程度的影响。即刻全口义齿的印模技术有以下3种方式。

1.成品托盘印模

采用成品有牙列托盘,在游离端缺隙处加印模膏取初印模,以此作为个别托盘,再加藻酸盐印模材取得终印模。此法简单,但印模的准确性差。

2.个别托盘印模

先用成品有牙列托盘加藻酸盐印模材取初印模,灌制石膏模型后,用自凝树脂制作覆盖余留牙和缺隙牙槽嵴的个别托盘,经过边缘整塑后,用硅橡胶、藻酸盐等终印模材取终印模。

3.联合印模

先用成品有牙列托盘加藻酸盐印模材取初印模,灌制石膏模型后,用自凝树脂制作覆盖缺隙牙槽嵴(包括上腭)的个别托盘,或只空出余留牙的个别托盘。经过边缘整塑,在个别托盘上加终印模材取得牙槽嵴处功能性印模,保持个别托盘在牙槽嵴原位不动,再用成品有牙列托盘加印模材取得包括牙槽嵴和余留牙的完整印模。

(三) 颌位关系记录

首先在工作模型上制作暂基托，并在缺牙区基托上放置适当高度的蜡堤，根据余留牙排列位置确定𬌗平面和唇侧丰满度。如果患者口内余留牙能够维持正常的咬合垂直距离和正中关系，可将蜡堤烫软后让患者咬合在正中𬌗位，以记录上下颌颌位关系。如果患者口内的余留牙不能维持正常的垂直距离和正中关系，需利用上下堤恢复正确的垂直距离，并确定正中关系位。在记录颌位关系时必须明确上下颌余留牙之间无𬌗干扰和正中偏斜，如果余留后牙𬌗存在干扰，应在取印模前先调𬌗或将有𬌗干扰的余留牙先行拔除，以确保记录正确的颌位关系。对于上前牙缺失或排列位置异常的患者，还应在𬌗堤唇面记录中线、口角线和唇高线。

(四) 模型修整与排牙

即刻全口义齿修复的特殊之处是在拔牙前取印模和灌制石膏模型，因此在义齿制作前需要对工作模型进行修整，即将需要拔除的余留牙刮除，并修整牙槽嵴形态。模型修整时，首先将石膏牙在平齐两侧牙龈乳头处削除，然后修整其唇颊侧和舌腭侧斜面，形成圆钝的牙槽嵴形态。上颌牙拔除后拔牙窝唇颊侧组织塌陷相对较多，舌腭侧组织很少塌陷。下颌与此相反，拔牙窝舌侧组织塌陷较多。因此上颌牙的唇颊侧和下颌牙的舌侧应适当多刮除一些石膏。一般情况下，牙龈健康的上颌余留牙唇颊侧可刮除2~3 mm，舌腭侧不超过2 mm。牙槽骨吸收较多有牙周袋者，应将牙周袋袋底的位置(牙周袋深度)画在模型石膏牙的唇颊侧，牙槽嵴修整磨除至画线处。

石膏牙削除和牙槽嵴修整可一次全部完成，然后开始排列人工牙。如果需要复制余留牙(特别是余留前牙)的形态和排列位置时，可逐个牙分别进行。先选择或调改好与余留牙大小、形态相同的人工牙，在削除一个石膏牙并进行局部牙槽嵴修整后，将人工牙排列在相同的位置上。人工牙的排列应遵循全口义齿的排牙原则，达到平衡𬌗。

(五) 完成义齿

根据全口义齿蜡型制作要求完成义齿基托蜡型，经过装盒、装胶、热处理、打磨、抛光等步骤，完成义齿制作。最终完成的义齿在戴入患者口内前应浸泡在消毒溶液内备用。

(六) 拔牙与义齿即刻戴入

即刻义齿制作完成后，可进行外科手术拔除余留牙，并同时进行牙槽嵴修整术，去除牙槽嵴上的骨突和明显的组织倒凹。外科手术完成后，将即刻义齿从消毒液中取出，冲洗干净，以免义齿黏附的消毒液刺激伤口，然后将义齿戴入患者口内就位。如果戴入时有压痛或不能就位，可检查并磨改基托进入组织倒凹部位，使义齿能够顺利就位，然后进行初步调𬌗。

(七) 术后护理

(1) 患者在术后24小时内不宜漱口和摘下义齿，否则不利于止血和拔牙窝内血凝块的形成。由于术后组织水肿，义齿摘下后重新戴入比较困难，还会刺激伤口引起疼痛。患者在术后24小时内应进流质或软食，避免吃较硬、过热的食物。

(2) 术后24小时后复诊，摘下义齿，了解和检查患者戴用义齿情况，缓冲义齿压痛区，调𬌗。

(3) 术后1周内，或在肿胀消退前，夜间戴用即刻义齿，以免因伤口夜间肿胀，导致次日早晨义齿就位困难。但患者应在饭后摘下义齿清洗并漱口，以保证拔牙创伤口的清洁。清洗后应马上重新将义齿戴入。术后1周拆除缝线后，患者可开始在夜间不戴用义齿。

(八) 复诊与基托重衬处理

患者戴即刻义齿后应定期复诊检查，如果出现疼痛或其他不适，应及时复诊处理。随着拔牙创愈合，牙槽嵴骨组织改建和吸收，即刻全口义齿戴用一段时间后，基托组织面可能与牙槽嵴黏膜不密合，影响固位和支持。即刻全口义齿一般需要在初戴后3个月至半年内进行基托组织面重衬处理。即刻义齿经过重衬处理后，可以较长期地使用。也可以在牙槽嵴骨组织形态基本稳定后，重新制作全口义齿。

（邢玉芹）

第四节 单颌全口义齿修复

上下颌牙列缺失（全口无牙颌）是天然牙列因牙齿缺失导致的最终结果，在其演变过程中，会出现单颌牙列缺失，而其对颌可能为完整的天然牙列或有牙列缺损。单颌全口义齿是指修复单侧（上颌或下颌）牙列缺失的全口义齿，其对颌可能为完整的天然牙列，也可能为采用固定义齿或可摘局部义齿修复的牙列缺损。单颌全口义齿修复的难度要大于全口义齿。

一、单颌全口义齿修复中的问题

与全口义齿比较，单颌全口义齿修复的难点主要表现在以下两个方面。

（一）无牙颌支持组织负荷大

天然牙和无牙颌的负荷能力相差较大，其𬌗力耐受值分别为56.75 kg和9.08 kg，两者的比值约为6∶1。因此，天然牙通过单颌全口义齿作用于无牙颌牙槽嵴的力较大，容易导致压痛和牙槽嵴的过度骨吸收。此外，由于牙列缺失后骨吸收导致无牙颌颌弓与对颌牙弓前后位置和宽度的不协调，常常导致单颌全口义齿的人工牙不能排列在牙槽嵴顶位置，也会增加牙槽嵴的负担。

（二）义齿难取得良好的固位和稳定

单颌全口义齿依靠基托吸附力和大气压力固位，而其对颌的天然牙由牙周膜固定在牙槽骨内，如此相差悬殊的固位条件使得单颌全口义齿更容易脱位。而对于单颌全口义齿来说，更困难的是其很难获得满意的稳定效果。全口义齿的咬合平衡是其获得稳定的重要保证，在制作义齿时可以根据平衡的需要来调整人工牙的排列位置和倾斜角度，而天然牙列不存在平衡，不需要利用平衡来保持牙列的稳定。因此，根据对颌天然牙列的曲线和牙尖斜度来排列单颌全口义齿的人工牙时，难于达到平衡的要求，尤其是当天然牙列存在过长、下垂、倾斜、错位、磨损、深覆𬌗等曲线异常的时候。无牙颌颌弓与对颌牙弓位置关系不协调，单颌全口义齿的人工牙不能排列在牙槽嵴顶位置，也会对单颌全口义齿的稳定产生不利的影响。此外由于对颌天然牙列的存在，患者容易保持原有的咀嚼习惯，而不利于单颌全口义齿的稳定和支持组织的健康。

二、单颌全口义齿修复要点

（一）天然牙调𬌗

调磨过高、过锐的牙尖和边缘嵴，改善𬌗曲线和𬌗面形态。需要调磨较多的过长、下垂牙，必要时需先作牙髓失活。低位牙需采取牙体缺损修复方法恢复𬌗曲线。对颌缺牙较多，而余留牙健康情况较差时，可考虑采用覆盖义齿修复，有利于义齿达到平衡𬌗。

（二）根据已有的咬合关系排列人工牙

为了使单颌全口义齿尽可能达到平衡𬌗，在排牙时应注意减小前牙覆𬌗，以利于获得前伸平衡𬌗。后牙尽量排在牙槽嵴顶上，必要时可排反𬌗。可修改后牙𬌗面形态，增大正中自由的范围，获得近似于舌向集中𬌗的效果，以减小侧向力。

(三)减轻咬合力

为了减轻对颌天然牙对无牙颌的咬合负担，可通过以下措施来减小咬合力，同时增强无牙颌组织的支持能力。比如人工牙减径或减数，降低牙尖斜度，义齿基托充分伸展以分散𬌗力，单颌全口义齿基托组织面加软衬等。

(四)增加义齿基托强度

由于单颌全口义齿受力较大，人工牙排列可能偏离牙槽嵴顶，义齿不易稳定，或颌间距离小等问题，导致义齿基托容易折裂。常见义齿中线纵裂。义齿制作时应在树脂基托中增加金属网或使用金属基托来增加基托的抗折强度。由于对颌天然牙硬度大、𬌗力大，义齿人工牙磨耗快。因此，在选择义齿人工牙时最好选用质地较硬、耐磨的硬质树脂牙。

(邢玉芹)

第十章

其他口腔疾病修复

第一节 咬合病

一、概述

咬合病是因咬合的形态与功能异常而导致的口颌系统功能异常的一类疾病的总称。包括咬合自身的病变及咬合创伤引起的口颌系统乃至全身的病变。

二、临床表现

咬合病可分为咬合自身疾病和咬合相关疾病。

咬合创伤可导致口颌面疼痛。咬合创伤可导致牙髓、牙周组织、肌肉以及疼痛传导路的疼痛。咬合创伤对中枢神经敏感性的影响又可反馈影响咬合、咀嚼肌及颞下颌关节,形成咬合创伤中枢口颌系统咬合的反馈影响。

三、诊断要点

咬合自身疾病包括𬌗干扰、咬合创伤、咬合紊乱、咬合磨损、磨牙症、紧咬牙等。

咬合相关疾病包括牙折、牙隐裂、楔状缺损、口颌面疼痛及颞下颌关节紊乱病等。这些咬合相关疾病又可导致其他的症状或疾病,如牙本质过敏,牙髓、牙周改变,口颌肌群、颞下颌关节甚至中枢神经系统的功能异常等。

根据以上磨损,通过咬合检查以确定诊断。咬合病的检查方法较多,包括临床一般检查和咬合辅助检查,如咬合纸检查、咬合蜡检查、咬合力计检查、咬合分析仪检查以及下颌运动描记仪检查等,确定咬合的问题及咬合创伤点和高点。

四、治疗原则及方案

咬合病的治疗包括对症治疗、咬合板治疗和调𬌗,以及咬合重建等治疗。对症治疗为针对咬合病的症状及并发症的治疗,如针对疼痛症状的理疗、药物治疗以及针对牙折、牙隐裂、楔状缺损、磨耗等的修复治疗。

咬合板治疗可迅速达到消除致创因素、缓解疼痛的作用,但应注意咬合板上的调,在症状消除后去除咬合板,检查确定咬合创伤牙及咬合创伤点后再行调𬌗。

调𬌗的原则是调磨有创伤的牙,少量多次并注意整体修复和咬合重建。应注意调整咬合创伤点的中心部位,避免因调磨不当形成新的干扰点。

咬合重建是指针对缺失牙、错𬌗畸形等不同原因,采取固定修复、可摘局部义齿修复、正畸矫治以及永久性咬合板修复。

(邢玉芹)

第二节 颌面缺损

颌面缺损修复也称颌面赝复,即采用口腔修复学的基本原理和方法,用人工材料修复颌面部软、硬组织的缺损,恢复或部分恢复颌面部功能并恢复容貌。

根据缺损部位的不同可分为颌骨缺损和面部缺损两大类。颌骨缺损又可分为上颌骨缺损和下颌骨缺损。面部缺损又可分为耳、鼻、眼、眶等器官的缺损和面颊部组织的缺损。有的患者会有颌面部联合缺损。缺损可分为先天性缺损和获得性缺损两大类。

获得性上颌骨缺损患者的修复治疗可分为 3 个阶段:最初的阶段为即刻外科阻塞器,也称腭护板;第二阶段为暂时义颌修复治疗;第三阶段为正式义颌修复治疗。

获得性下颌骨缺损的修复是要恢复和保持下颌骨的完整性和连续性,重建因骨缺损而丧失的咀嚼功能以及语言功能。

肿瘤切除及创伤等造成的颜面部缺损可采用整形外科修复方式或采用赝复体修复方式。如整形外科手术不能达到满意的修复效果或因各种原因不能实施外科手术修复。此类患者可采用赝复体进行修复治疗。

一、获得性上颌骨缺损的修复

(一)临床表现

(1)牙列及其支持组织部分或全部丧失,咀嚼功能丧失或下降。
(2)可有腭部缺损区,口腔和鼻腔相通,使共鸣腔遭到破坏,发音模糊不清。
(3)可有口鼻腔间不能封闭,造成吞咽功能障碍,和吮吸功能丧失,进食困难。
(4)可有生理功能障碍和心理障碍。

(二)诊断要点

1.腭部缺损情况

缺损区的大小、范围与深度,缺损区组织倒凹,有无可利用的倒凹提供赝复体固位。

2.牙列缺损情况

有无余留牙,余留牙的松动情况,牙周健康程度,牙列有无畸形。

3.缺损区软组织情况

创面是否愈合,有无感染,有无新生物及肿瘤复发症状,缺损区有无植皮。

4.骨组织情况

余留颌骨、颧骨及缺损区邻近部位有无足量骨组织可行种植体植入提供赝复固位。

5.面部情况

面部有无畸形及畸形的程度。

(三)治疗原则及方案

1.治疗原则

(1)修复治疗步骤:颌骨缺损应尽早进行修复治疗。术后立即戴上即刻阻塞器(腭护板),待创面初步愈合后戴上暂时义颌修复体,可保护手术区创面免受污染,减少瘢痕挛缩,减轻面部畸形程度和及早恢复部分生理功能,而且对患者在心理上还起到一定的安慰作用。术后2个月待创面完全愈合以后,方能行永久性义颌修复治疗。

(2)恢复生理功能:颌骨缺损应以尽量恢复咀嚼、语音、吞咽、吮吸等生理功能为主,并尽量考虑面部外形的恢复。

(3)保护余留组织:除不能利用的残根或过度松动的牙必须拔除,尖锐的骨尖、骨突也需做修整,妨碍修复的瘢痕组织需切除外,应尽可能保留剩余软硬组织。

(4)提供支持和固位:赝复体的支持和固位是颌骨缺损修复成功的关键。应充分利用余留牙及软硬组织倒凹为义颌提供固位,利用余留颌骨、颧骨等组织为义颌提供支持,有条件者可植入种植体为义颌提供更好的支持与固位。

(5)赝复体设计:义颌赝复体要尽可能设计制作的轻巧,阻塞器部分应做成中空形式或开放式以减轻赝复体的重量,义颌还要容易摘戴,使用方便,便于清洁。

2.腭护板要求

腭护板应该在术前取印模并预制完成,在术后能立即戴上。腭护板的设计和制作应遵循以下原则和要求。

(1)腭护板应在术前制取模型,在工作模型上预制完成。腭护板制作前由外科医师和口腔修复科医师一起分析,标出手术切除的范围。腭护板要覆盖住并稍超过术后的整个缺损腔的边缘。

(2)上颌工作模型按外科切除范围进行修改,将拟手术切除范围内的牙列及部分牙槽嵴去除,注意减小前牙区的宽度,以减轻皮肤和唇的张力。

(3)腭护板应有良好的固位,对术后有残留牙颌患者,腭护板采用固位体固位;对术后无牙颌患者,只需制作腭托,在手术完成时把腭护板用细不锈钢丝结扎到颧骨、鼻棘或剩余牙槽嵴上。

(4)腭护板与缺损区组织面间应留出足够的敷料间隙。

(5)腭护板应形成正常的腭轮廓,便于改善语音功能和恢复吞咽功能。

(6)伤口愈合前缺损侧后牙不建立咬合关系。如果计划切除上颌中线一侧的整个上颌骨,腭护板修复体可恢复缺损侧的中切牙、侧切牙和尖牙,以改善美观。

3.暂时义颌要求

暂时义颌在缺损区创面初步愈合至完全愈合期间完成。制作暂时义颌的目的是恢复部分的功能并保持面部的外形。暂时义颌的修复治疗应遵循下列原则和要求。

(1)术后7～10天应为患者制作暂时义颌修复体。

(2)暂时义颌应分隔口鼻腔并恢复腭部形态,部分恢复语言、吞咽功能。

(3)应该恢复前牙区形态,可暂不恢复缺损区的咀嚼功能。

(4)与手术创面之间应保持一定的缓冲间隙,防止压迫创面。

(5)要有良好的固位与稳定,通常应用固位体和组织倒凹为义颌固位。

(6)义颌修复体应设计中空式或开放式,以减轻修复体重量。

(7)义颌修复体应便于取戴,便于清洁。

4.永久性义颌要求

永久性义颌是在手术创面完全愈合后为患者制作的最终修复体。一般在术后2个月,如患者还需放疗,则在放疗结束3个月后行永久性义颌修复。永久性义颌修复应遵循以下原则和要求。

(1)义颌应完全封闭口鼻腔并恢复腭部形态,恢复吞咽功能,显著改善语言功能。

(2)应恢复缺损区的牙列形态,根据支持组织的条件适当恢复缺损区的咀嚼功能。

(3)应修复面部外形,改善面部形态。

(4)尽可能保护和利用余留硬软组织。

(5)义颌应具有固位与稳定,尽可能在余留牙上设计固位体。无牙颌或仅有少数余留牙者,可采用种植体为义颌提供固位,也可采用缺损区侧方、软腭上方、鼻前庭等组织倒凹区为义颌提供固位。全上颌缺失者可采用双侧颧骨种植体植入,种植体上部结构采用附着体为义颌提供固位。

(6)义颌修复体的设计应为中空式或开放式,可以减轻修复体重量,避免基牙或支持组织承受过大的应力。

(7)义颌应便于取戴,便于清洁,坚固耐用。

二、获得性下颌骨缺损的修复

(一)临床表现

(1)颌骨的缺损一般都伴有大数牙的缺失,严重影响咀嚼功能。

(2)可见下颌骨向缺损侧偏斜,或余留骨段的错位愈合,上下牙列失去正常的咬合关系。

(3)口底瘢痕组织牵拉,固有口腔变小和舌运动受限,造成发音不清,语言功能障碍。

(4)闭口不全,唾液外流。

(5)口角偏斜,面部失去正常的对称性。

(二)诊断要点

(1)下颌骨是否保持连续,缺损区是否已植骨,植骨区是否有尖锐骨嵴、骨尖,植骨区是否适宜植入种植体。

(2)下颌缺损区的部位、范围和大小,缺损区是否已植皮,能否承受𬌗力。

(3)下颌骨有无偏斜,余留骨段有无错位愈合,有无正常的咬合关系。

(4)下颌牙列缺损范围、缺牙的数量。余留牙是否健康,能否作为基牙,有无可保留的残根、残冠,有无须拔除的牙齿和残根。

(5)下颌缺损区创面是否愈合,有无感染,有无新生物及肿瘤复发现象。

(6)口腔内有无瘢痕组织牵拉,舌运动、张口是否受限。

(7)有无颜面部畸形及畸形的程度。

(三)治疗原则及方案

获得性下颌骨缺损的修复分为两类:一类是不连续下颌骨的修复治疗,主要是植骨前的准备与修复;另一类是连续的下颌骨的修复治疗,即植骨后的修复,此类修复与种植义齿和部分义齿相似。获得性下颌骨缺损修复的重点是植骨前的准备与修复。

1.不连续下颌骨缺损的修复治疗

修复治疗的目的是恢复和保持下颌骨的位置,为进一步采用游离骨瓣或非游离骨瓣植入或采用牵引成骨修复骨缺损做好准备。修复治疗应遵循下列原则和要求。

(1)余留下颌骨的骨段应保持在正常位置上,不偏斜和移位,以免形成难以纠正的错位愈合或畸形。保持和恢复余留牙与上颌牙之间的咬合接触关系,部分恢复咀嚼功能。

(2)利用上颌牙列作为支抗,保持下颌骨的位置。

(3)尽可能利用和保护余留的口腔组织。

(4)根据不同情况选用不同的修复方式。具体的修复方式如下。①颊翼下颌导板:当下颌骨缺损量较小,并有较多稳固的下颌后牙存在,剩余骨段偏斜位程度较轻、未有继发畸形时,在下颌可戴用此颌导板。②翼腭托颌导板:当下颌骨缺损量大,下颌剩余后牙少,剩余下颌骨段偏斜移位程度较重,或已有继发畸形存在时,在上颌戴用弹性翼腭托颌导板。③缺损小、颌骨无偏移者可直接采用多基牙固定桥修复。④一侧下颌骨后部缺损,无条件再做植骨者可直接采用下颌牙列修复。

2.连续下颌骨缺损的修复治疗

经植骨恢复下颌骨连续性的患者,修复治疗应着重对缺损组织的修复,恢复其缺损的牙列及组织,重建咀嚼功能,改善语言功能和面型。修复治疗应遵循以下原则和要求。

(1)影响修复的瘢痕组织,植骨区的尖锐骨嵴、骨尖,应先进行修整,必要时行前庭沟成形术。

(2)下颌骨保持连续但缺损区骨组织明显薄弱,难以承受殆力的骨组织缺损,仍应先通过植骨修补缺损区,增强其承载力的能力。

(3)无明显薄弱部分的下颌骨缺损,可根据不同情况选择不同的修复方式,修复方式如下:①缺损区较小和缺牙数较少,余留基牙条件较好的患者应采用固定义齿修复。②缺损区较大和缺牙数较多,余留基牙较差的患者应采用可摘义齿修复。③有足量骨组织的患者可选择种植义齿修复。

三、面部缺损的修复

(一)耳修复

1.临床表现

外耳缺损或缺失,面部外形失去对称性,造成面部畸形。

2.诊断要点

(1)根据耳的缺损范围、部位和大小,分为部分耳缺损或全耳缺失。

(2)缺损区是否已经植皮,创面是否已愈合,有无炎症、溃疡及新生物,皮肤病等。

(3)缺损区骨质的状况,是否适合种植体植入。

(4)健侧耳朵的位置、形态和大小。

3.治疗原则及方案

(1)耳缺损的修复通常采用硅橡胶义耳,通过粘贴固位法将硅橡胶义耳粘贴于缺损区皮肤和余留耳的边缘皮肤上。耳缺损范围较大,其义耳的固位方式可采用种植体和粘贴共同固位方法。

(2)全耳缺失的修复,硅橡胶义耳可采用种植体与上部结构附着体取得固位,无条件做种植体的患者也可行粘贴法固位或眼镜架固位。

(二)鼻修复

1.临床表现

(1)鼻部缺损造成面部畸形。

(2)鼻腔内结构暴露,引起鼻甲等结构增生及慢性炎症。

(3)鼻的空气过滤、润湿和加温功能丧失,空气直接进入咽喉、气管和肺部,使患者易得肺部疾病。

2.诊断要点

(1)鼻缺损的部位、范围和大小。

(2)鼻缺损区创面是否植皮,创面是否愈合,鼻腔内结构有无炎症、溃疡及新生物等。

(3)鼻缺损区邻近皮肤有无皮肤病。

(4)鼻底、鼻顶部骨组织情况是否适于种植体植入。

3.治疗原则及方案

(1)鼻缺损的修复方法主要采用硅橡胶义鼻,通过黏接剂将硅橡胶义鼻贴附于缺损区和余留鼻的边缘皮肤上。鼻缺损范围较大,硅橡胶义鼻可采用种植体和粘贴共同固位。

(2)硅橡胶义鼻的固位方式,常采用种植体与上部结构附着体的固位方法,无条件做种植体的患者也可行粘贴法固位或眼镜架固位。

(三)眼球缺失的修复

1.临床表现

(1)患眼视力丧失。

(2)眼球缺失或眼球萎缩、眼窝塌陷造成面部畸形。

2.诊断要点

(1)是否眼球缺失,是否保留巩膜角膜等外眼结构。

(2)动眼肌是否保存,眼窝内余留组织有无随意运动,有无植入义眼座。

(3)眼部缺损腔的大小,上下眼睑穹隆是否存在,有无足够的固位间隙。上下眼睑穹隆过浅,则需行穹隆成形术,以便为义眼固位创造条件。

(4)眼窝内有无瘢痕带、粘连或不正常的肌附着,是否影响义眼装置,如影响则应用手术切除。

(5)眼窝内有无炎症、溃疡及新生物。

(6)患者有无睁、闭眼功能。

3.治疗原则及方案

眼球摘除术同时应植入义眼座,并填入眼球替代体以保留眼球空间,术后4周可行义眼修复。根据眼窝内的余留组织情况,选用不同修复方案。

(1)对保留有外眼结构的患者,应在原眼球的基础上制作薄壳状义眼,恢复眼球的自然外形,这种义眼可有与健眼一致的随意运动。

(2)对眼球摘除后植入了义眼座的患者,应在义眼座的基础上制作义眼,将义眼固定在基座上,使义眼能具有与健眼一致的随意运动。

(3)无条件植入义眼座的患者,可直接制作义眼。

(四)眼眶缺损的修复

1.临床表现

(1)患眼视力丧失。

(2)眼球、眼睑及眶内容物全部缺失,凹陷性空腔范围大,造成严重的面部畸形。

2.诊断要点

(1)眶缺损的范围、深度和大小,有无倒凹及倒凹的深度,有无与鼻腔交通,有无合并鼻、上颌骨及颜面部缺损。

(2)缺损区创面是否植皮,创面是否愈合,眶腔内有无炎症、溃疡及新生物等。

(3)缺损区及邻近皮肤有无皮肤病。

(4)眶上缘、眶外侧缘及眶下缘外侧2/3的骨质情况是否适于种植体植入。

(5)健侧眼及眶的特征。

3.治疗原则及方案

(1)有条件的患者应在眶上缘、眶外侧缘及眶下缘外侧2/3处植入种植体,可采用种植体与上部结构附着体固位方式。眶缺损范围大也可采用种植体和粘贴法共同固位方式。

(2)也可行粘贴法固位,将硅橡胶义眶边缘作成菲薄状,贴附于缺损区周围皮肤和余留鼻的边缘皮肤上。眶区组织倒凹较大者,可采用组织倒凹固位,还可采用眼镜架固位。

(3)合并有上颌骨缺损者,也可与义颌联合修复,利用与义颌的连接来固位。

(邢玉芹)

第三节 颞下颌关节紊乱病

一、概述

颞下颌关节紊乱病是一组疾病的总称,是发生在颞下颌关节区域的弹响(或其他杂音)、疼痛、下颌运动异常等症状,病因尚未完全明了。

在对颞下颌关节紊乱病实施的治疗手段中,有相当一部分是通过改变接触状态达到治疗目的,统称为修复治疗。其中一些方法在改变接触之后,如果有必要还可以恢复到原先的状态,称为可逆的修复治疗;另一些方法在改变接触状态后即无法复原,称为不可逆的修复治疗。

二、临床表现

(一)常见症状

(1)颞下颌关节区、咀嚼肌区痛;开口痛和咀嚼痛。常为慢性疼痛过程,一般无自发痛、夜间痛和剧烈痛,但严重骨关节病、急性滑膜炎除外。

(2)开口度异常,包括开口受限;有时为开口过大,半脱位。

(3)张闭口时出现弹响和杂音。

颞下颌关节紊乱病患者可有以上一个或数个症状,有时可伴有头痛、耳症、眼症以及关节区不适、沉重感、疲劳感等感觉异常。

(二)常见体征

(1)关节区压痛。

(2)咀嚼肌区压痛或压诊敏感。

(3)下颌运动异常,包括开口度过小,但一般无牙关紧闭;开口过程困难;开口度过大,半脱位;开口型偏斜、歪曲等。

(4)可闻弹响声,破碎音或摩擦音。

颞下颌关节紊乱病患者可有以上一个或数个体征,有时伴有关节区轻度水肿、下颌颤抖、夜间磨牙以及紧咬牙等。

三、诊断要点

(一)咀嚼肌紊乱疾病类

1.翼外肌功能亢进

开口过大,可呈半脱位,开口末常有弹响,开口型偏向健侧,发生在两侧者,开口型不偏斜或偏向翼外肌功能较弱侧。

2.翼外肌痉挛

开口痛,咀嚼痛,开口受限,但被动开口时可增大。开口型偏向患侧,下颌切迹相应处有压痛或压诊敏感,急性期正中颌位下颌偏向健侧,不能自然到达牙尖交错位。

3.咀嚼肌群痉挛

严重开口困难,几乎无被动开口度。开口痛,咀嚼痛,并有多个肌压痛点或扳机点,也可出现压诊敏感及放射性痛。常有不自主肌收缩,有时可触到僵硬隆起的肌块。

4.肌筋膜疼痛功能紊乱综合征

开口痛,咀嚼痛,在相应的肌筋膜处有局限性压痛点或压诊敏感。用普鲁卡因封闭后,疼痛可消失或减轻,轻度开口受限。

(二)关节结构紊乱疾病类

1.可复性关节盘前移位

有开闭口弹响,弹响常发生在开口初和闭口末,也可发生在开口中或开口末,开口弹响发生的时间越迟,说明关节盘移位越向前。如发生开口初弹响时,其开口型先偏向健侧,弹响过后下颌又回复正常开口型。

2.不可复性关节盘移位

曾有弹响史,继之有间断性关节绞锁史,进而弹响消失,开口受限,开口型偏向患侧,有时有开口痛和咀嚼痛。

3.关节囊扩张伴关节盘附着松弛

开口过大,呈半脱位,开口末和闭口初弹响。开口型偏向健侧。发生在两侧者,则偏向较轻侧,有时呈歪曲的开口型。

(三)炎性疾病类

1.滑膜炎(急性、慢性)

开口痛,咀嚼痛,开口受限,开口型偏向患侧,髁突后区压痛,急性时可有轻度自发痛,压痛点更明显,咬合时后牙不敢接触。

2.关节囊炎(急性、慢性)

开口痛,咀嚼痛,开口受限,开口型偏向患侧,压痛点不仅在髁突后区,同时在关节外侧,髁突颈后区等均有压痛。急性时可有轻度自发痛,关节局部水肿。临床上,上述两种类型有时可伴发。

(四)骨关节病类

1.关节盘穿孔或破裂

在开口过程中有多声破碎音,开口时常有嵌顿,开口型歪曲。开口、咀嚼时出现不同程度疼痛,一般无或轻度开口困难。

2.骨关节病

开口过程中有连续的摩擦音(揉玻璃纸音或捻发音)。轻度开口受限,开口型偏向患侧。开口、咀嚼时疼痛。伴滑膜炎时则为骨关节炎,开口受限加重。

在临床上,患者常同时存在多种类型的骨关节病。

四、治疗原则及方案

(一)治疗原则

颞下颌关节紊乱病的治疗应先采用可逆性保守治疗,采取针对发病因素和对症治疗相结合的综合治疗。在综合性保守治疗方法中,修复治疗是重要手段之一,治疗也应遵循先可逆性修复治疗,后不可逆性修复治疗。

(二)治疗方案

下面主要介绍可逆性修复治疗。

(1)咬合板:又称夹板、𬌗垫、𬌗板。其延伸覆盖至面的部分能改变原有的接触关系,解除𬌗干扰,可缓解𬌗干扰刺激诱发的咀嚼肌功能亢进的高张力状态。咬合板可直接或间接地调节并稳定下颌髁突在关节凹中的位置,减小关节内压。

(2)可摘局部义齿:在许多情况下以可摘局部义齿修复牙列缺损,起到在咀嚼系统中合理地分布𬌗力负荷的作用,因此对颞下颌关节紊乱病的症状也会有所改善。

较复杂的情况是需要以治疗性颌位取代患者原先的正中关系位,并在此位上重建接触关系。可摘局部义齿对颞下颌关节紊乱病的治疗往往是咬合板治疗的延续。在牙列缺损的情况下,可先制作人工牙-咬合板联为一体的胶连式可摘局部义齿修复体,在经过一段时间的试戴和调整确定其适宜的治疗颌位后,再考虑用铸造支架方式给患者提供一个较舒适又坚固耐用的修复体。

(3)全口义齿:无牙颌的颞下颌关节紊乱病可能由有牙颌时迁延而来,也可能因牙列缺失后久不修复或戴用不良修复体所导致。原则上,正中关系准确、垂直距离合适、𬌗关系良好的全口义齿不仅能恢复患者的功能和外观,还能对颞下颌关节及咀嚼肌起到调节作用,从而减轻或治愈颞下颌关节紊乱病的症状。

(4)冠桥修复和咬合重建:用嵌体、冠桥等固定修复体可改变个别牙的外形以消除干扰点,也可以对全牙列的形态加以改造,以全新的关系适应生理性的颌位。所谓咬合重建即是以修复的方法适当地恢复垂直距离,重建正常的𬌗关系,改正颌位,使之适合于颞下颌关节及颌面肌肉的解剖生理,从而消除因异常而引起的颞下颌关节紊乱,恢复其正常功能。固定修复属于不可逆的修复治疗,如未能得到预期疗效,甚至出现不良反应也很难恢复原先咬合关系,因此,固定修复作为治疗颞下颌关节紊乱病的手段需慎重实施。

(邢玉芹)

第四节　牙颜色异常

一、概述

各种原因导致的牙齿颜色改变，称为牙颜色异常，引起牙颜色异常的原因很多，根据来源可以分为外源性着色和内源性着色。

（一）外源性因素
外源性因素是指外来色素沉积在牙齿表面或者牙体组织浅层，包括以下内容。
(1) 饮食：茶、咖啡、果汁、红酒等饮料，含有色素的食物或调料等。
(2) 烟草。
(3) 药物：药物多价金属盐和氧离子防腐剂（如氯己定），补铁制剂和抗生素（如米诺环素）等。
(4) 产色素细菌、菌斑和牙石。

（二）内源性因素
内源性因素是指局部或系统性原因造成的牙齿内部矿化组织的颜色改变，着色物质聚集在釉质和牙本质内，影响釉质和牙本质对光的散射和吸收。内源性因素比较复杂，主要包括以下内容。

1. 代谢性疾病

先天性红细胞生成性卟啉症。

2. 遗传性或发育性疾病

釉质/牙本质发育不全。

3. 医源性疾病

在牙齿发育期间服用四环素族药物而导致"四环素牙"。

4. 地方性疾病

在牙齿发育矿化期摄入过多的氟元素可导致氟牙症，也称氟斑牙。根据其摄入方式可分为饮水型和煤烟型，多见于在饮水中氟含量高的地区或者室内燃煤污染严重的地区。

5. 牙髓病变

牙根吸收，牙髓坏死等。

6. 创伤性

严重外伤引起牙髓出血可导致血液进入牙本质小管内而引起内着色，形成创伤性变色牙。

7. 增龄性

在牙萌出后，随着年龄增长，牙体硬组织透光性发生改变。

8. 釉质表面脱矿

酸蚀、正畸。

9. 磨损和磨耗

导致釉质变薄，继发性牙本质沉积增厚将导致牙齿颜色加深。

10.修复材料染色

银汞等充填材料释放金属离子可导致牙齿颜色变化。

二、临床表现

上述各种不同原因所导致的牙齿颜色异常和变化详见表10-1。

表10-1 各种不同原因所导致的牙齿颜色异常和变化

原因	牙齿颜色变化
外源性着色(直接着色)	
茶、咖啡等饮食	褐色,甚至黑色
香烟、烟草、雪茄等	黄色/褐色,甚至黑色
菌斑/牙石	黄色/褐色
外源性着色(间接着色)	
多价金属盐和氧离子防腐剂(如氯己定)	黑色和褐色
内源性着色	
代谢性(如先天性红细胞生成性卟啉症)	紫色/褐色
遗传性(如釉质/牙本质发育异常)	褐色或黑色(可有条带状)
医源性(如四环素牙)	黄色、褐色、灰色或黑色
地方性(如氟牙症)	白垩色、黄色、棕色或黑色
牙髓病变	
牙根吸收	黄色,粉色
牙髓坏死	灰、黑色
创伤性(如外伤导致牙髓出血)	粉红色
增龄性	黄色
龋病	橙色,甚至棕色
修复材料(如银汞等)	褐色、灰色、黑色

三、诊断要点

临床上主要表现为牙齿颜色改变,可伴或不伴有牙体缺损。

(1)外源性着色主要表现为牙齿表面有条状或块状的色素沉着,严重者可覆盖整个牙面。

(2)内源性着色如果发生在牙齿萌出前的牙冠形成时期,通常表现为多颗牙同时受累,常伴有牙结构的发育缺陷,如四环素牙和氟牙症。

四、治疗原则及方案

(一)洁治抛光(机械性)

对于附着于牙齿表面的色素应采用机械性的洁治和抛光的方式去除。

(二)牙齿漂白治疗(化学性)

无形态和结构缺损的轻、中度的牙色异常可以采取牙漂白的方式进行治疗。

(三) 修复治疗

伴有形态和结构缺损的重度牙色异常可采用树脂直接修复、贴面及全冠等修复治疗。此外，牙漂白治疗效果不佳时也可考虑修复治疗。

(四) 牙漂白和修复联合治疗

对于重度牙色异常可采用牙漂白和修复治疗相结合的方式，牙漂白可以部分改变基牙的颜色。

（邢玉芹）

第五节　牙排列异常

一、概述

牙排列异常是多种因素或多种机制共同作用的结果，主要包括遗传因素和环境因素。其中，环境因素可以由疾病、发育障碍、口腔及其周围器官的功能因素、口腔不良习惯、乳牙期及替牙期局部障碍等因素导致。另外，牙周病、牙外伤、牙齿缺失久未及时修复、不良修复体、肿瘤等也可导致牙齿排列的异常。牙排列异常，简而言之是指牙齿排列不齐，牙排列异常常伴有咬合关系异常。

二、临床表现

牙齿排列不整齐、存在错位，牙弓中存有间隙或者拥挤，上下颌牙弓间的咬合关系异常，可能还伴有颌骨大小形态位置的异常。

三、治疗原则及方案

（一）针对病因治疗

对于后天因素引起的牙排列异常，首先要针对病因进行治疗，如戒除口腔不良习惯、治疗牙周病、拆除不良修复体等。

（二）口腔正畸

牙排列异常首选通过正畸方法予以矫治，有时需联合正颌外科手术以及颞下颌关节紊乱病的治疗。

（三）口腔修复

对于轻度牙排列异常，尤其是成年患者，若无条件或不能接受正畸矫治时，可以选择相应的修复方法解决，但可能无法达到最理想的美观效果，同时有可能以损失部分牙体硬组织甚至牙髓为代价。下面是一些典型的牙排列异常的处理方案。

1.个别上前牙前突

可采用改向全冠修复的方式，根据前突的程度，必要时预先行牙髓摘除术，之后采取桩核冠的修复方式，改向角度一般不超过30°。通常推荐使用铸造金属桩核，但在改向角度不大时，为了美观也可使用纤维桩树脂桩核。咬合设计时应注意牙尖交错位宜设计为不接触或轻接触，前伸𬌗和侧方𬌗时避免早接触。

2.个别牙反𬌗

可考虑牙髓摘除术后桩核冠修复，对于上颌腭向错位者还可设计为双牙列。桩核冠修复能够长期改善咬合关系，但是需先行牙髓摘除术，牙体组织磨除量较多；双牙列涉及牙体组织磨除量较少，甚至可采用可摘局部义齿的修复方式，但只能改善美观，不能从根本上解决咬合锁结的问题。对于年轻患者，可考虑先用𬌗垫或局部斜面导板的方法进行矫治，减轻反𬌗程度后再行修复治疗，以减少牙体组织磨除量。

3.个别牙扭转错位

对于轻度的扭转错位牙，在不伤及牙髓的情况下，若有足够的修复空间，可直接行贴面或全冠修复。对于比较严重的患牙，难以在不伤及牙髓的情况下得到充分的修复空间者，需要先行牙髓摘除术，再行桩核冠修复，修复时可能会涉及冠部改向，此时推荐使用铸造金属桩核。

4.前牙反𬌗

修复治疗能够解决的范围有限，一般只适用于轻度反𬌗的患者，通过全冠或桩核冠改善成浅覆𬌗或对刃𬌗，但因为同时涉及多颗牙，选择适应证时应慎重。

5.前牙内倾性深覆𬌗

最好的方法是正畸、修复、外科，甚至颞下颌关节紊乱病变联合治疗。修复治疗时，主要考虑改变前牙的轴向，减小前牙覆，排齐上前牙，治疗和预防牙周疾病和颞下颌关节紊乱病。采用的修复设计主要是牙髓摘除术后桩核冠修复。是否需咬合加高要根据患者的主诉、机体的适应性、息止间隙、临床冠根比例、髁突的位置、患者面部形态等因素综合判定。升高咬合时可先试用可摘式垫等可逆而有效的治疗方法试戴 2~3 个月，定期复查和调，待临床症状消失、咬合稳定后再做永久性修复。

（邢玉芹）

第十一章

Ⅰ类错𬌗畸形的矫治

第一节 牙列拥挤的矫治

牙列拥挤（crowding）主要是由于牙量、骨量不调，牙量大于骨量，即牙弓长度不足以容纳牙弓中全部牙齿而引起。拥挤不仅出现在Ⅰ类错𬌗畸形中，各类错𬌗畸形中都可出现拥挤，占错𬌗畸形的60%～70%，表现出牙齿错位、低位、倾斜、扭转、埋伏、阻生或重叠等。而上下牙-牙槽前突则可视为牙列拥挤的一种前牙代偿性排列，本节讨论的重点为矢状向关系为Ⅰ类的牙列拥挤的矫治。

牙列拥挤除牙齿排列不齐，影响功能和美观外，还常常导致龋齿、牙周病及颞下颌关节异常的发生，并影响心理、精神健康。一般而言，临床上可以把牙列拥挤分为单纯拥挤和复杂拥挤两类，以便于在治疗中制订计划和估计预后。单纯拥挤是指由于牙体过大、乳牙早失、后牙前移、替牙障碍等原因造成牙量与骨量不调（牙量过大或牙槽弓量不足）所致的拥挤。单纯拥挤可视为牙性错𬌗，一般不伴有颌骨与牙弓关系不调，面型基本正常，也没有肌肉及咬合功能的异常和障碍。复杂拥挤除由于牙量、骨量不调造成的拥挤外，还存在牙弓及颌骨发育不平衡，有异常的口颌系统功能障碍失调，并影响患者的面型。

一、牙列拥挤的病因

造成牙列拥挤的原因是牙量、骨量不调，牙量（牙齿总宽度）相对大，骨量（牙槽弓总长度）相对小，牙弓长度不足以容纳牙弓中的全数牙齿。牙量、骨量不调主要受遗传和环境因素的影响。

(一)进化因素

人类演化过程中咀嚼器官表现出退化减弱的趋势。咀嚼器官的减弱以肌肉最快，骨骼次之，牙齿最慢，这种不平衡的退化构成了人类牙齿拥挤的种族演化背景。

(二)遗传及先天因素

颌骨的大小、形态和位置及相互关系在很大程度上受遗传因素的影响，这也是家族中有类似牙列拥挤的患者非拔牙矫治后易复发的原因。此外，先天因素在颌骨的生长发育过程中，对其形态的形成也产生十分重要的影响。凡是影响出生前胚胎期发育的因素，例如母体营养、药物、外伤和感染等都会影响后天颌骨、牙及牙槽骨的发育，导致牙列拥挤畸形。牙齿大小、形态异常，通常有遗传背景。过大牙、多生牙常造成牙列拥挤。

(三)环境因素

乳恒牙替换障碍在牙列拥挤的发生中起着很重要的作用。

1.乳牙早失

乳牙因龋齿、外伤等原因过早丧失或拔除,后继恒牙尚未萌出,可造成邻牙移位,导致缺隙缩小,以致恒牙错位萌出或阻生埋伏,形成牙列拥挤。特别是第二乳磨牙早失造成第一恒磨牙前移,将导致牙弓长度减小,恒牙萌出因间隙不足而发生拥挤。

2.乳牙滞留

乳牙因牙髓或牙周组织炎症继发根尖周病变时,引起牙根吸收障碍(牙根部分吸收或完全不吸收,甚至与牙槽骨发生固着性粘连形成乳牙滞留)。乳牙滞留占据牙弓位置,使后继恒牙错位萌出发生拥挤。

3.牙萌出顺序异常

牙齿萌出顺序异常是导致牙列拥挤等错𬌗的常见原因。例如第二恒磨牙比前磨牙或尖牙早萌,第一恒磨牙近中移位,缩短了牙弓长度造成后萌的牙齿因间隙不足而发生拥挤错位。

4.咀嚼功能不足

食物结构也对牙量、骨量不调产生影响。长期食用精细柔软的食物引起咀嚼功能不足,导致牙槽、颌骨发育不足、牙齿磨耗不足而出现拥挤。

5.肌功能异常

口唇颊肌的肌功能异常,如吮唇、弄舌、下唇肌紧张等均可导致牙列拥挤,以及拥挤矫治后的复发。

二、牙列拥挤的诊断

(一)牙列拥挤分度

(1)轻度拥挤(Ⅰ度拥挤):牙弓拥挤在2~4 mm。

(2)中度拥挤(Ⅱ度拥挤):牙弓拥挤在4~8 mm。

(3)重度拥挤(Ⅲ度拥挤):牙弓拥挤超过8 mm。

(二)单纯性牙列拥挤的诊断

全面的口腔检查,并结合X线头影测量,模型分析及颜面美学(特别是面部软组织侧貌,即上下唇与审美平面的关系,鼻唇角的大小)是正确诊断的基础。通过X线头影测量,结合模型测量可排除骨性畸形的存在,从而区分单纯拥挤和复杂拥挤并计测出拥挤度。在模型计测中,除牙不调量(拥挤量)的计测外,还应加入Spee曲线曲度,切牙唇倾度等因素的评估,即:牙弓内所需间隙=拥挤度+整平Spee曲线所需间隙+矫治切牙倾斜度所需间隙等。

一般而言,牙弓整平1 mm,需要1 mm间隙;切牙唇倾1 mm,则可提供2 mm间隙。此外,Bolton指数的计测可了解上下颌牙量比是否协调,明确牙量不调的部位;Howes分析可以确定患者的根尖基骨是否能容纳所有牙齿;并以此全面预测其切牙及磨牙重新定位的可能位置及关系,预测牙弓形态改变及支抗设置时可能获得的间隙量。而头影测量结合颜面及肌功能运动分析,则可以判断肌肉及咬合功能是否异常,特别是唇的长短、形态、位置和肌张力是否能容纳牙排齐后的牙弓空间变化量,是否能达到较满意的面容,这对治疗预后是非常重要的。最后,综合分析决定是否用非拔牙或拔牙矫治。在临床中对拥挤的治疗,关键在于确定是否拔牙。

(三)复杂拥挤的诊断

复杂牙列拥挤是指合并有牙弓及颌骨发育不平衡,唇舌功能异常或咬合功能障碍失调的牙列拥挤畸形。

在这类拥挤中,除由于牙量、骨量不调可造成牙列拥挤外,颌骨生长发育异常导致的牙齿代偿移位,更加重了拥挤程度。因此,在诊断中首先应确定治疗骨骼发育异常对拥挤的影响及预测生长可能导致的进一步拥挤。结合模型使用 X 线头测量分析,特别是 Tweed-Merrifield 的间隙总量分析法、Steiner 的臂章分析和综合计测评估表,以及 Ricketts 的治疗目标直观预测(VTO),对这类拥挤的诊断和治疗设计很有帮助。

三、单纯性牙列拥挤的矫治原则

牙列拥挤的病理机制是牙量、骨量(可利用牙弓长度)不调,一般表现为牙量相对较大,而骨量相对较小。因此,牙列拥挤的矫治原则是减少牙量和/或增加骨量,使牙量与骨量基本达到平衡。

(一)减少牙量的方法

(1)减少牙齿的宽度,即邻面去釉。

(2)拔牙。

(3)矫治扭转的后牙可获得一定量的间隙。

(二)增加骨量的方法

(1)扩大牙弓宽度。

(2)扩展牙弓长度,如推磨牙远中。

(3)功能性矫治器如唇挡、颊屏等刺激颌骨及牙槽的生长。

(4)外科手术延长或刺激颌骨的生长,如下颌体 L 形延长术、牵张成骨术(DO)等可增加骨量。

在制订矫治计划时应对病例做出全面分析,决定采用减少牙量或增加牙弓长度或两者皆用的矫治方案。一般而言,单纯拥挤的病例,轻度拥挤采用扩大牙弓的方法,重度拥挤采用拔牙矫治,中度拥挤可拔可不拔牙的边缘病例应结合颌面部软硬组织的形态、特征及切牙最终位置的控制和家属的意见,严格掌握适应证,选择合适的方法,也可不拔牙矫治。

四、不拔牙矫治

对轻度拥挤或一些边缘病例,甚至中度拥挤者,通过扩大牙弓长度和宽度及邻面去釉等以提供间隙解除拥挤,恢复切牙唇倾度和改善面型。但扩弓是有限的,应注意扩弓的稳定性,其横向扩弓量一般最大不超过 3 mm(图 11-1),特别是原发性拥挤(指遗传因素所致)扩弓的预后不如继发性拥挤(环境因素引起的拥挤)的效果好。

(一)扩大牙弓弧形长度

1.切牙唇向移动

切牙唇向移动适于切牙较舌倾,覆𬌗较深,上下颌骨与牙槽骨无前突、唇形平坦的病例。多采用固定矫治器,也可用活动矫治器及唇挡等。

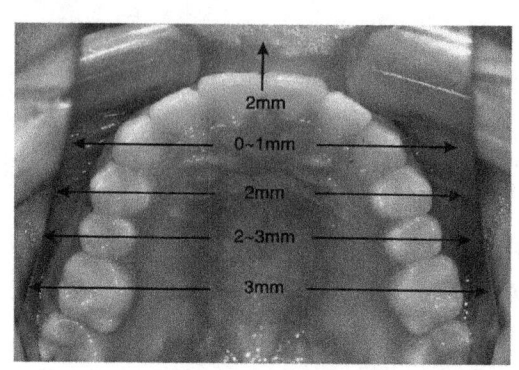

图 11-1　牙弓的扩大量

(1)固定矫治器:其方法是在牙齿上黏着托槽,用高弹性的标准弓丝(0.36 mm,0.4 mm,β-钛丝)或设计多曲弓丝,或加 Ω 曲使弓丝前部与切牙唇面部离开 1～2 mm 间隙,将弓丝结扎入托槽内;每次加力逐渐打开 Ω 曲;对内倾性深覆𬌗的病例,可用摇椅形弓丝,上颌加大 Spee 曲线,或多用途弓,将内倾的切牙长轴直立,同时增加了弓牙弓长度,达到矫治拥挤的目的。

(2)活动矫治器:用活动矫治器时,在前牙放置双曲舌簧推切牙唇向移动排齐前牙。切牙切端唇向移动 1 mm,可获得 2 mm 间隙,较直立的下切牙唇间移动超过 2 mm,可导致拥挤的复发。这是因为唇向移动的切牙占据了唇的空间位置,唇肌压力直接作用在下切牙的唇面的结果。临床中,下切牙的拥挤是最常见的错𬌗畸形。据报道,对 15～50 岁(白人)研究结果表明:下切牙无拥挤及拥挤度在 2 mm 以内者占 50%,中度拥挤(拥挤度在 4 mm 以上)者占 23%,严重拥挤为 17%。下切牙的拥挤随年龄增加而增加(有些正常𬌗也发生拥挤)且主要发生在成人早期,第三磨牙的萌出与拥挤增加是否相关尚有争议,有学者认为可能系多因素(包括种族、年龄、性别以及第三磨牙的存在等)所致,但还应进一步研究。下前牙拥挤矫治后容易复发且很普遍,复发原因为多种混合因素作用的结果。尤其是下前牙区,嵴上纤维组织对矫治旋转的复发有重要作用。除口周肌肉作用外,还包括矫治计划、牙齿的生理性移动、牙周组织的健康、咬合、唇张力过大等,建议下前牙拥挤矫治后戴固位器至成年初期以保持治疗效果。

(3)唇挡:传统常用于增强磨牙支抗,保持牙弓长度,矫治不良习惯等。现代正畸临床中对替牙期或恒牙列早期可用唇挡矫治轻到中度牙列拥挤,多用于下颌,也可用于上颌;既可单独作为矫治器使用,也可与固定矫治器联合使用。

唇挡常用直径为 1.14 mm(0.045 英寸)的不锈钢丝制成。两端延伸至第一恒磨牙并于带环颊面管近中形成停止曲,以便调整唇挡位置,末端插入颊面管。唇挡大致分为有屏唇挡和无屏唇挡。有屏唇挡于两侧尖牙间制作自凝塑胶屏,无屏唇挡则于不锈钢丝上套制的一塑料管,以及多曲唇挡(图 11-2)。多曲唇挡的制作方法:用直径 1 mm 的不锈钢丝从上下颌两侧尖牙间形成前牙垂直曲和前磨牙区的调节曲,上颌前牙垂直曲高 7～8 mm,宽 4～5 mm 共 4 个或 6 个曲(避开唇系带);下颌前牙区在尖牙区形成高 5～6 mm,宽 3～4 mm 的垂直曲,前牙区可形成连续波浪状;前磨牙区的调节曲高、宽均为 3～4 mm。前牙垂直曲和调节曲的底部应在一个平面上,在紧靠颊面管前形成内收弯作为阻止点。唇挡及其延伸部分将唇颊肌与牙齿隔开,消除了唇颊部异常肌压力,而舌肌直接作用于牙齿和牙槽上,从而对切牙唇向扩展(切牙每年前移 1.4 mm,切牙不齐指数每年减少 2.2 mm),牙弓宽度的扩展(有屏唇挡磨牙间宽度每年增加 4.2 mm,特别是前磨牙间宽度增加最明显:扩展 3|3 2.5 mm, 4|4 4.5 mm, 5|5 5.5 mm),由于唇挡位于口腔前

庭,迫使唇肌压力不再直接作用于前牙,而是通过唇挡传至磨牙。唇肌作用在唇挡上的压力＞100 g,测得唇挡作用在下磨牙的力在休息状态下为85 g,下唇收缩时的最大力值为575 g,一般自然状态下1.68 g的力即可使牙齿移动,因此,唇挡可产生推磨牙向远中、直立或整体移动(2 mm左右)。同时唇挡伸至前庭沟牵张黏骨膜,刺激骨膜转折处骨细胞活跃,骨质增生。用唇挡矫治牙列拥挤可获得4～8 mm间隙,因此,唇挡是早期解除轻到中度拥挤的一种有效方法,为牙列拥挤的早期非拔牙治疗提供了一条新思路。

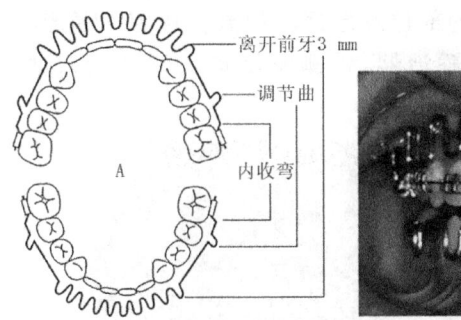
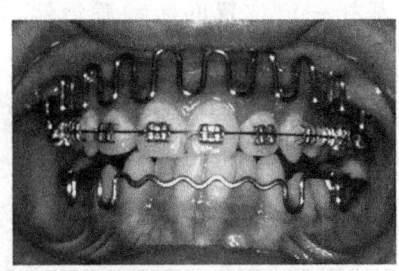

图11-2　丝弓式唇挡

唇挡的形态、位置以及与唇部接触面积等因素对切牙的作用影响很大。一般唇挡置于切牙的龈1/3且离牙面和牙槽2～3 mm;后牙为4～5 mm。唇挡应全天戴用,必须提醒患者经常闭唇,以便发挥唇挡之功效,1个月复诊1次,并进行必要的调节。对拥挤的病例建议用有屏或多曲唇挡更为妥当。因为,有屏唇挡与唇部接触面积大,唇挡受力也大,从而对牙的作用越大,疗效更好。

2.局部开展

对个别牙错位拥挤的病例,可在拥挤牙部位相邻牙齿之间用螺旋推簧进行局部间隙开拓,排齐错位牙,注意增强支抗(图11-3)。

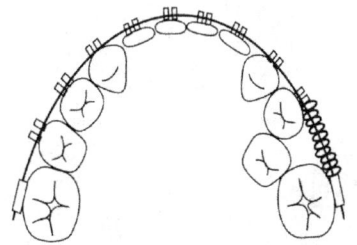

图11-3　局部开拓间隙

3.宽度的扩展

牙列拥挤的患者牙弓宽度比无拥挤者狭窄,采用扩大基骨和牙弓宽度的方法可获得一定间隙供拥挤错位的牙排齐并能保持效果的稳定。但是后牙宽度扩大超过3 mm效果不稳定,且可能导致牙根穿破牙槽骨侧壁的危险。牙弓宽度的扩大有以下方法:

(1)功能性扩展:对轻度或中度牙列拥挤伴颌弓宽度不足者,可采用功能性扩展。多用功能调节器或下唇挡达到目的。牙弓外面的唇颊肌及其内面的舌体对牙弓-牙槽弓的生长发育及形态,牙齿的位置起着重要的调节和平衡作用。功能调节器(FR-Ⅰ)由于其颊屏消除了颊肌对牙弓的压力并在舌体的作用下牙弓的宽度增加。此外,唇挡、颊屏等对移行皱襞黏膜的牵张也可刺激牙槽骨的生长,建议采用此种方法通常需要从混合牙列中期开始治疗并持续到生长发育高峰期结束。

(2)正畸扩展:扩弓矫治器加力使后牙颊向倾斜移动可导致牙弓宽度的增加。常用于牙弓狭窄的青少年及成人。扩弓治疗每侧可获 1~2 mm 间隙。常用唇侧固定矫治器:增加弓丝宽度、以一字形镍钛丝或等配合四眼圈簧(quad-helix,QH)(图 11-4)及其改良装置扩弓,同时排齐前牙;也可在主弓丝上配合直径 1.0 mm 不锈钢丝形成的扩大辅弓(如 Malligan 骑师弓);还可根据患者颌弓、牙弓大小、腭盖高度、需要扩大的部位及牙移动的数目选用不同形状、大小、数目的扩弓簧,放置在舌侧基托一定位置的活动矫治器,舌侧螺旋扩大器及附双曲舌簧扩大矫治器(图 11-5)达到治疗目的。

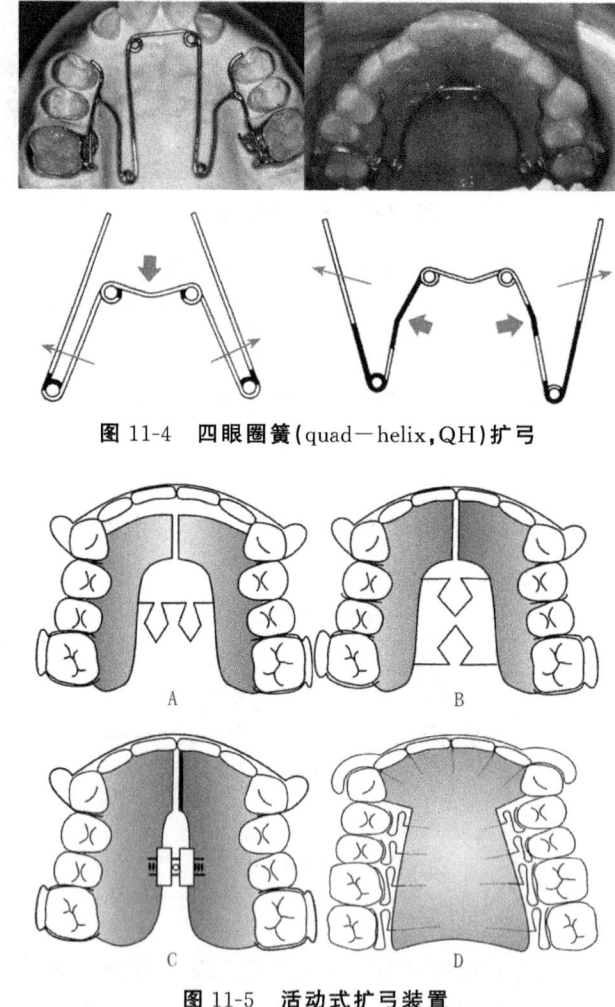

图 11-4 四眼圈簧(quad-helix,QH)扩弓

图 11-5 活动式扩弓装置
A、B.双菱形活动扩弓矫治器;C.螺簧式;D.舌簧扩弓矫治器

(3)矫形扩展:上颌骨狭窄,生长发育期儿童(8~15岁)通过打开腭中缝,使中缝结缔组织被牵张产生新的骨组织,增加基骨和牙弓的宽度,后牙弓宽度最多可达 12 mm(牙骨效应各占1/2),上牙弓周长增加 4 mm 以上,可保持 70% 左右的效果。患者年龄越小,新骨沉积越明显,效果越稳定。成年患者必要时配合颊侧骨皮质松解术。在生长发育期儿童腭中缝开展时,产生

下颌牙直立,牙弓宽度增加的适应性变化;而有些病例应同时正畸扩大下牙弓,才能与上牙弓相适应。在腭开展治疗以后,停止加力,应保持 3~6 个月,让新骨在打开的腭中缝处沉积。去除开展器后更换成活动保持器,开展后复发倾向较明显,部分患者在未拆除扩展器时就会发生骨改变的复发,建议患者戴用保持器 4~6 年。腭中缝扩展分为:①快速腭中缝开展,每天将螺旋开大 0.5~1.0 mm,每天旋转 2 次,每次旋转 1/4 圈,连续 2~3 周,所施加的力最大可达 3 000 g,使腭中缝快速打开,可获得 10 mm 以上的开展量,其中骨变化 9 mm,牙变化 1 mm。快速腭中缝开展其矫形力的大小和施力速度超过了机体反应速度,学龄前儿童一般不能用重力开展,否则并发鼻变形(呈弓形隆起),影响美观。②慢速腭中缝开展,加力慢、小,每周将螺旋打开 1 mm,(每周旋转 1~2 次,每次旋转 1/4 圈),产生 1 000~2 000 g 的力,在 2~3 个月内逐渐打开腭中缝。可获及 10 mm 的开展量(骨、牙各 5 mm)。以较慢的速度打开腭中缝,腭中缝组织能较好地适应,近似于生理性反应,且效果两者基本相同,但慢速扩展较快速扩展更稳定。最常采用的方法是 Hyrax 扩弓矫治器(图 11-6)和 Hass 扩弓矫治器(图 11-7)。

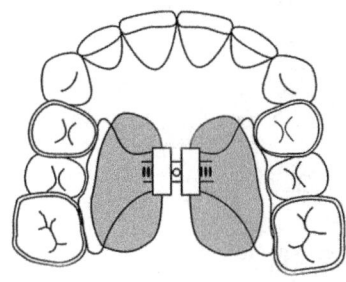
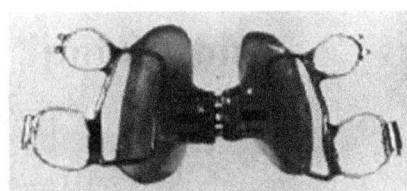

图 11-6 Hyrax 扩弓矫治器

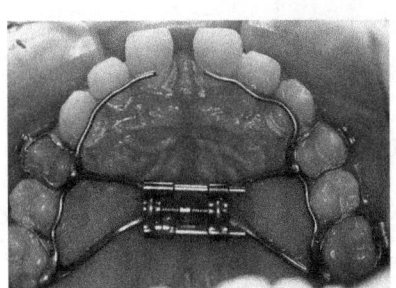

图 11-7 Hass 扩弓矫治器

(4)推磨牙向远中移动。适应证为:①上颌牙列轻、中度拥挤。②第二乳磨牙早失导致第一磨牙近中移动,磨牙呈轻远中关系。③上颌结节发育良好,第二恒磨牙未萌,且牙根已形成 1/2,无第三磨牙或拔除的患者。临床上多通过 X 线片显示第三磨牙形态,当第三磨牙形态位置基本正常时,拔除第二磨牙,将来以第三磨牙替位。磨牙远中移动常用的方法有以下几种。

Pendulum 矫治器:即钟摆式矫治器,基本设计为 Nance 腭托增加支抗,及插入远移磨牙舌侧的弹簧(图 11-8)。

Jones Jig 矫治器:Nance 腭托增强支抗,0.75 mm 颊侧活动臂钢丝,其远中附拉钩以及可自由滑动的近中拉钩,中间为镍钛螺旋弹簧。滑动拉钩在向后与第二前磨牙托槽结扎时压缩螺旋弹簧,产生约 70~150 g 磨牙远移的推力,每月复诊一次(图 11-9)。

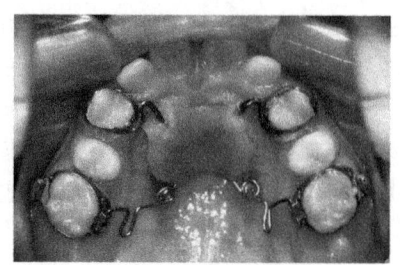

图 11-8 Pendulum 矫治器推磨牙向远中

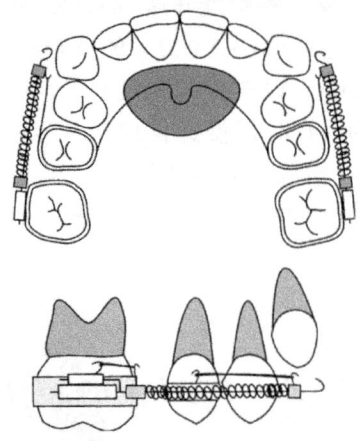

图 11-9 Jones Jig 矫治器

Distal Jet 矫治器：腭托管上安置滑动的固定锁，其内的滑动弓丝插入磨牙舌侧管，压缩弹簧产生磨牙远中整体移动的推力（图 11-10）。

Lupoli 矫治器：加力的螺钉焊接在前磨牙和磨牙带环上，压缩腭侧反折钢丝的螺旋产生推力并锁定。患者自行调节螺钉加力；方法为每天 2 次，每次 1/4 圈。优点：磨牙快速整体移动，能控制牙移动方向，基本无支抗丧失，效果稳定（图 11-11）。

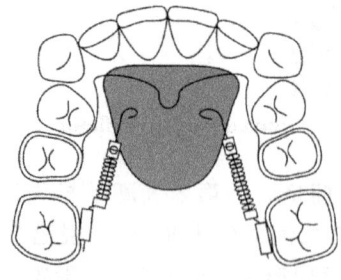

图 11-10 Distal Jet 矫治器

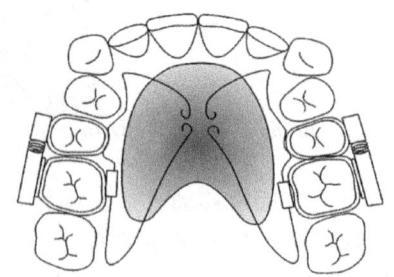

图 11-11 Lupoli 矫治器

磁斥力远移磨牙：用改良 Nance 腭托增加支抗，1.14 mm（0.045 英寸）不锈钢丝形成蛇形曲，曲的近中焊接在第一前磨牙带环唇侧，远中抵住磨牙带环颊面管近中，磁铁被分别用 0.014 英寸结扎丝紧扎固定在磨牙带环牵引钩近中和蛇形曲上，此时磁铁应相互接触产生 225 g 起始推力，形成蛇形曲的目的在于随着牙齿的移动，近中磁铁可在曲上向远中滑动，确保磁力的持续和恒定（图 11-12）。

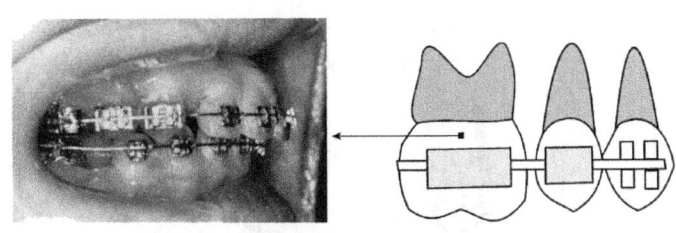

图 11-12　磁力矫治器及磁斥力远移磨牙

Ⅱ类牵引推磨牙向远中：上颌弓丝上的滑动钩，并用约 100 g Ⅱ类颌间牵引推上磨牙向远中移动，但下颌用与锁槽沟大小密合的方丝弓以防止下切牙唇倾并保持牙弓宽度（图 11-13）。

螺旋弹簧推磨牙向远中：下颌磨牙因其解剖位置和下颌骨的结构特点，推磨牙向远中较难，其移动量取决于第二、第三磨牙是否存在。某些病例，可照 X 线片，如果 $\overline{8}$ 形态、位置基本正常或 $\overline{7}$ 不能保留，此时可拔除 $\overline{7}$ 以减少磨牙远移阻力，将来以 $\overline{8}$ 替位 $\overline{7}$。一般采用固定矫治器的磨牙后倾弯，螺旋弹簧（图 11-14），下唇挡等配合Ⅲ类颌间牵引，远移或直立下磨牙，防止下切牙前倾；还可采用 MEAW 技术。

活动矫治器：活动矫治器采用分裂簧或螺旋扩大器推磨牙向远中，其反作用力使切牙唇向移动（图 11-15）。

口外弓推磨牙向远中：口外弓附螺旋弹簧配合口外牵引，12～14 小时/天，300 g 左右的力推磨牙向远中可获得较多的间隙，但应根据患者的面部垂直向发育调整牵引方向（图 11-16）。

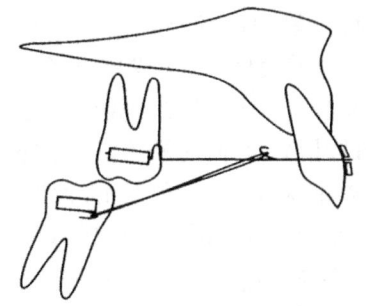

图 11-13　Ⅱ类牵引推磨牙向远中

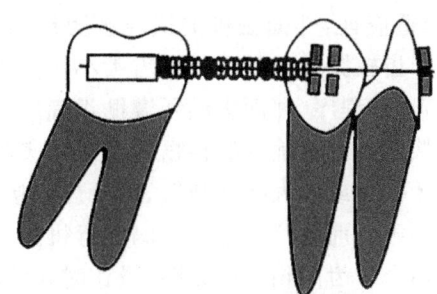

图 11-14　螺旋弹簧推磨牙向远中

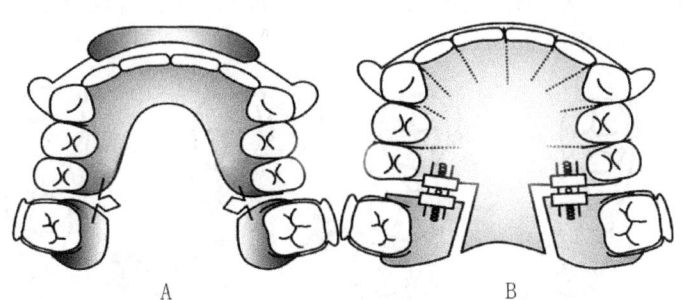

图 11-15　活动矫治器推磨牙向远中
A.分裂簧推磨牙向远中；B.扩大螺旋簧推磨牙向远中

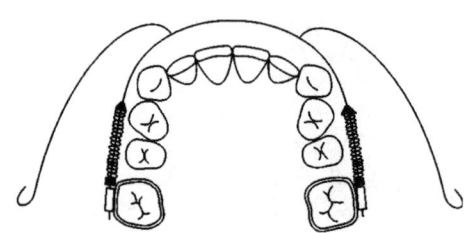

图 11-16　口外弓推磨牙

骨支抗推磨牙向远中：采用骨支抗力系移成人的下颌磨牙向远中，局麻下将微种植体植入下颌支前缘或下颌体（上颌颧牙槽嵴根部、腭部等）种植体与骨发生骨整合效应形成绝对骨支抗单位。如果第三磨牙存在应拔除，为磨牙远移提供间隙，采用固定矫治器平整，排齐牙齿后用硬的 0.018″×0.025″或 0.019″×0.025″不锈钢丝和螺旋弹簧推磨牙向远中，第一前磨牙与种植体紧结扎增强支抗，下颌第一磨牙向远中移动平均约 3.5 mm，最大可达 7.1 mm。

4.邻面去釉（IPR）

邻面去釉不同于传统的片磨或减径。此法一般是对第一恒磨牙之前的所有牙齿，而不是某一、两个或一组牙齿；邻面去除釉质的厚度仅为 0.25 mm，而不是 1 mm 或更多；此外，两者使用的器械和治疗的程序也有区别。牙齿邻面釉质的厚度为 0.75～1.25 mm，同时邻面釉质存在正常的生理磨耗，这是邻面去釉法的解剖生理基础。在两个第一恒磨牙之间邻面去釉最多可获得 5～6 mm 的牙弓间隙。

(1)适应证：邻面去釉的适应证要严格掌握。主要针对：①轻中度拥挤，不宜拔牙的低角病例。②牙齿较大或上下牙弓牙齿大小比例失调。③口腔健康，少有龋坏。④成年患者。

(2)治疗程序：邻面去釉须遵循正确的程序并规范临床操作。①固定矫治器排齐牙齿，使牙齿之间接触关系正确。②根据拥挤或前突的程度确定去釉的牙数，去釉的顺序从后向前。③使用粗分牙铜丝或开大螺旋弹簧，使牙齿的接触点分开，便于去釉操作；最先分开的牙齿多为第一恒磨牙和第二前磨牙。④使用涡轮弯机头，用细钻去除邻面 0.2～0.3 mm 釉质，再做外形修整，同时对两个牙齿的相邻面去釉；操作时在龈乳头方颊舌向置直径 0.51 mm（0.020 英寸）的钢丝，保护牙龈和颊、舌软组织，去釉面涂氟。⑤在弓丝上移动螺旋弹簧，将近中牙齿向去釉获得的间隙移动。复诊时近中牙齿的近中接触被分开，重复去釉操作（图 11-17）。⑥随着去釉的进行，牙齿逐渐后移，并与支抗牙结扎为一体。整个过程中不用拆除弓丝，当获得足够间隙后前牙能够排齐。⑦整个治疗时间 6～12 个月。

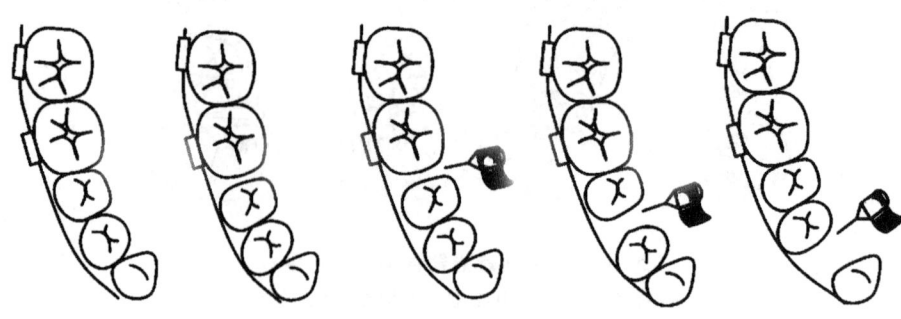

图 11-17　邻面去釉

5.无托槽隐形矫治器(Invisalign)

此种矫治器是20世纪开展的一种新的正牙技术,其基本原理是:牙齿移动时经过若干微小阶段才能达到最终位置。在牙移动的每个微小阶段精制一个新的透明塑胶托称排牙器(aligner),患者通过戴一系列排牙器,牙齿通过若干个微小移动,则可达到排齐的目的。

排牙器采用计算机辅助技术,通过扫描患者的研究模型,获得三维图像,通过tooth shaper软件、treat等系列软件处理,得到操作程序化的有效治疗方案并提供有效治疗装置,必要时可进行修改得到最终治疗方案。正畸医师可给患者及家属演示治疗过程,进展和最终治疗结果对牙齿的移动进行直观的三维观察,医患之间进行交流,达到教育,激励增强患者信心的目的。一般而言,患者每14天或按医嘱更换一副矫治器,1个月复诊一次,直到牙齿排齐并进行固位。该方法最适用于轻度拥挤或拥挤的边缘病例通过扩大牙弓排齐拥挤牙。此种矫治器美观、舒适、卫生,深受患者(特别是成人)的欢迎。但是,作为一种新的治疗方法,尚在进一步研究完善中。

五、拔牙矫治

拔牙问题在诊断设计中是一个十分重要的问题,决定每一个患者是否拔牙,拔多少牙,拔哪些牙,即拔牙设计是否正确,将直接影响矫治效果,而拔牙设计取决于矫治设计的理念。由于早期X线头影测量技术尚未引入正畸,对生长发育的认识不足及正畸治疗的对象主要是生长期儿童患者。正畸之父Angle主张不拔牙(即保留全口牙齿),以确保矫治后牙齿排列整齐、美观和良好的口腔功能。后来,Tweed研究证明,矫治时过度扩大牙弓,追求保留全口牙齿,则矫治后导致复发。20世纪20年代Begg研究结果表明,原始人由于食物粗糙,牙齿在咬合面及邻面均发生磨耗,与现代人比较,原始成年人的牙列在近远中面磨耗量每侧大致相当一个前磨牙的宽度。而现代人由于食物精细,导致咀嚼功能降低,表现出咀嚼器官不平衡退化,表现出牙量相对大于骨量,所以拔牙矫治逐渐为人们接受,到20世纪70年代拔牙病例占的百分比很高。20世纪80年代对拔牙病例进行纵向回顾性研究发现,拔牙矫治并不能防止复发,特别是防止下前牙拥挤的复发,以及矫治技术的提高,检查诊断更加先进科学,设计更加严密;对一些有生长潜力的患者,即使有明显拥挤,也常采用不拔牙矫治达到理想的疗效。拔牙矫治还与医师的诊治水平、设计倾向及患者家属的意向有关。尽管如此,拔牙矫治应根据严谨的生理学基础:即咀嚼器官在颌骨、肌肉、牙齿等部位退化的不平衡因素,或口腔不良习惯作用下造成的骨量小于牙量以及不良习惯引起上下牙弓形态、大小或者牙弓与基骨形态、大小失调而造成上前牙前突,并且应严格遵循拔牙的普遍原则及方法。

(一)拔牙目的

牙列拥挤是最常见的错殆症状,正畸拔牙的主要目的是为解除拥挤和矫治牙弓前突提供足够的间隙,此外,上下牙弓的近远中关系不调,磨牙关系的调整通常也需要用拔牙的方法提供必要的间隙才可能达到目的。单纯牙列拥挤只涉及牙和牙槽,拔牙的主要目的是解除拥挤,是否拔牙主要根据拥挤的严重程度。一般而言,轻度拥挤采用扩大牙弓的方法;中度拥挤(多数)要拔牙,其中可拔牙可不拔牙的边缘病例结合面部软硬组织形态,选择合适的手段,能不拔牙的尽可能不拔牙,重度拥挤通常采用拔牙矫治。复杂拥挤拔牙的目的除消除牙列拥挤外,还要改善上下牙弓之间近远中关系不调和垂直不调,以掩饰颌骨畸形达到全面矫治牙颌畸形的目的。

(二)考虑拔牙的因素

在诊断中通过模型和X线头颅侧位片进行全面分析。在决定拔牙方案时应考虑以下因素。

1.牙齿拥挤度

每 1 mm 的拥挤,需要 1 mm 间隙消除。拥挤度越大,拔牙的可能性越大。

2.牙弓突度

前突的切牙向舌(腭)侧移动,每内收 1 mm,需要 2 mm 的牙弓间隙。

3.Spee 曲线的曲度

前牙深覆𬌗常伴有过大的 Spee 曲线,为了矫治前牙深覆𬌗,需使 Spee 曲线变小或整平需要额外间隙。

4.支抗设计

支抗设计是拔牙病例必须考虑的首要问题。在矫治时应根据前牙数量、牙列拥挤量及磨牙关系调整等情况,严格控制磨牙前移量,采用强支抗(即后牙前移应控制在拔牙间隙的 1/4 以内),中度支抗(即矫治中允许后牙前移的距离为拔牙间隙的 1/4~1/2,弱支抗至少 1/2 以上)。

5.牙弓间宽度不调

上下牙弓间牙量不调或 Bolton 指数不调。在决定拔牙矫治时,除了考虑上述牙-牙槽因素外,面部软硬组织结构,特别是上下颌骨的形态,相互关系及其与牙槽间的协调关系等重要因素也需考虑。因为拔牙矫治既影响牙槽结构,也通过牙槽、牙弓变化影响面颌部的形态及其相互关系。这包括垂直不调和前后不调的程度。

(1)垂直不调:垂直发育过度即高角病例拔牙标准可适当放宽,而垂直发育不足即低角病例拔牙应从严。其原因有三点:①下颌平面与下切牙间的补偿关系。多数高角病例颏部显后缩,治疗时切牙宜直立,使鼻-唇-颏关系协调,轻直立的切牙还可代偿骨骼垂直不调,同时建立合适的切牙间形态和功能关系;反之,多数低角病例颏部前突,切牙应进行代偿性唇倾有利于面型和切牙功能。②拔牙间隙关闭的难易。高角病例咀嚼肌不发达,颌骨的骨密度低,咀嚼力弱;支抗磨牙易前移、伸长,关闭拔牙间隙较容易且磨牙的前移有利于高角病例伴有前牙开𬌗倾向患者的矫治。相反低角病例咀嚼肌发达,咀嚼力强,骨致密,支抗磨牙不易前移、伸长。主要由前牙远中移动完成拔牙间隙的关闭,而前牙的过度内收不利于前牙深覆𬌗的矫治。③磨牙位置改变对下颌平面的影响:采用远移磨牙或扩大牙弓的方法排齐牙列时,可造成下颌平面角的开大,这对高角病例的面型和前牙覆𬌗均产生不利影响,但对低角病例有利。

(2)前后不调:面颌部前后不调的程度,对上下颌骨基本正常时常采用对称性拔牙以保持上下颌骨关系的协调。但 Bolton 指数明显不调则可进行非对称性拔牙;当上颌前突或正常,下颌后缩恒牙列早期病例,首先采用功能性矫治器协调上下颌骨关系,然后根据上前牙前突程度,牙列拥挤度及磨牙关系的调整等决定上下颌对称性或非对称拔牙或只拔上颌牙齿;当上颌正常或发育不足(后缩),下颌前突治疗时,可轻度前倾上切牙和舌倾下切牙以代偿Ⅲ类骨骼不调,此时可考虑下颌拔牙,但上颌拔牙要慎重,必要时可拔除第二前磨牙有利于磨牙关系的调整。当上下颌及牙弓均前突可采用上下颌对称性拔除前磨牙以利于内收前牙。此外,拔牙矫治还要考虑上下唇的突度和中线的对称性等。

利用 Kim 拔牙指数即垂直向异常指数(ODI)与前后异常指数(APDI)之和结合上下中切牙间夹角及上下唇的突度的指标决定患者是否拔牙。

$$拔牙指数 = ODI + APDI + \frac{|上下中切牙夹角 - 130|}{5} - (上下唇突度之和)$$

其中(中|上下)切牙夹角 −130|:表示上下中切牙夹角与 130 之差的绝对值。上唇突度:

上唇突点位于审美平面之前为"＋",之后为"－";下唇突度:下唇突点位于审美平面之前为"＋",之后为"－",单位为 mm。当拔牙指数＞155 时,不拔牙的可能性大(尽可能避免拔牙);当拔牙指数＜155 时,拔牙的可能性较大。

(三)拔牙部位的选择

对确定需要拔牙的患者,重要的是拔牙部位的选择。此选择主要是从牙齿的健康状况,拔牙后是否有利于牙齿的迅速排齐,间隙的关闭和侧貌观唇是否前突及错𬌗的类型等考虑。拔牙愈靠前,更有利于前牙拥挤、前突的矫治;拔牙越靠后、后牙前移越多,有利于后牙拥挤的解除和前牙开𬌗的矫治。一般而言,临床中常采用的拔牙部位首先拔除患牙,然后为第一前磨牙、第二前磨牙、第二磨牙以及第三磨牙等。

1.拔除 $\frac{4|4}{4|4}$ 或 $\frac{4|4}{}$

最适于前牙拥挤或前突,鼻唇角小,唇前突的患者。当拔除第一前磨牙后可提供最大限度的可利用间隙,明显地简化前牙排齐的第一阶段的治疗过程,改善唇部美容效果。同时还能最小量地改变后牙咬合,从而有利于维持后牙弓形的稳定和后牙的正常关系。在矫治设计时,拔牙间隙的利用的预测,估计非常重要,应严格根据患者的牙弓形态,充分考虑选择不同的支抗设计才能达到理想治疗目标。此外,在关闭拔牙间隙应注意保持牙弓宽度以及尖牙,第二前磨牙的接触和牙根平行,以获得永久稳定的效果。

2.拔除 $\frac{5|5}{5|5}$

对前牙区拥挤或牙弓前突较轻,颜面及唇形较好,不需要改变前牙倾斜度及唇位,但后牙拥挤或磨牙关系需要调整,特别是下颌平面角大的前牙开𬌗或开𬌗趋势的患者。此外,第二前磨牙常在形态表现出畸形及阻生错位等必须首先拔除。但是如果牙列拥挤主要表现在前牙区或分布较广泛时,会给治疗带来很大困难,延长疗程。此时必须十分谨慎地设计支抗以防止磨牙前移,间隙丧失。

3.拔除 $\frac{4|4}{5|5}$

适于上前牙拥挤或前突明显,下切牙轻度拥挤或前倾,磨牙呈远中关系,需要调整磨牙关系的患者。

4.拔除 $\frac{5|5}{4|4}$

适于上前牙区拥挤或前突较轻,不需改变上切牙倾斜度和唇倾度,下颌平面角较大的Ⅲ类患者。

5.拔除第二恒磨牙

对单纯拥挤的患者很少选择拔除第二恒磨牙。但是,有时为了简化疗程和达到更好的治疗效果也可选择拔除该牙。如上牙唇倾前突,但侧貌正常或上颌及上牙弓前突,但下颌基本正常,或因第二乳磨牙早失,造成第一磨牙近中移位导致磨牙关系异常,而第二磨牙已经建𬌗,或前牙轻度拥挤伴开𬌗以及开𬌗趋势高角病例可以选择拔除该牙矫治开𬌗。但一般而言,由于拔除第二磨牙间隙远离需矫治的拥挤部位,同时,也使第三磨牙的萌出变得复杂,造成在第三磨牙萌出后还需进行再次矫治,因此使疗程延长。但对后牙弓发育差,第三磨牙严重阻生的患者,由于拔除第二磨牙后,有助于第三磨牙的替位萌出,因此可选择拔除二磨牙。但此时第三磨牙形态,位置正常,以便将来替位萌出。如果第三磨牙先天缺失,原则禁忌拔除第二恒磨牙。

6.拔除下切牙

适于单纯下切牙拥挤,拔 1 个下切牙可达到迅速排齐和稳定的结果。也适于上下前牙 Bolton 指数不调,例如上颌侧切牙过小,下前牙量过大,拔除 1 个下切牙,有利于建立前牙覆𬌗覆盖关系并保持稳定结果。

7.其他

在拔牙矫治的病例中,临床上大多采用对称性拔牙,但也可由于一些牙的畸形,严重错位,龋坏、牙周病、咬合障碍等必须首先拔除丧失功能的病牙。此外,在单纯拥挤治疗中除非第一恒磨牙严重龋坏外,通常严禁拔除第一恒磨牙,特别是决不能考虑对称性拔牙而拔除对侧第一恒磨牙,因为从生理功能、疗程和治疗难度、结果都不能这样选择。上颌中切牙严重弯根,骨内横位阻生压迫邻牙根或外伤折断线在龈下 1/3 以上无法保留者可拔除,上中切牙拔除后,可利用拔牙间隙解除拥挤,或以侧切牙近中移位并修复为中切牙外形,同时应以尖牙前移代替侧切牙并改形;对于侧切牙完全腭侧错位,尖牙与中切牙相邻已无间隙,或侧切牙呈锥形、严重错位,且上中线可接受者,可拔除锥形侧切牙,以尖牙近中移动代替侧切牙,可以简化疗程;第三磨牙与下切牙的拥挤有无关系尚存争议,所以第三磨牙的拔除与否,不应它是否引起牙列拥挤而决定,而应以它是否成为"病原牙"为依据。

六、复杂拥挤的矫治

此时拔牙的目的除解除牙列拥挤外,还要改善上下牙弓之间前后向关系、横向关系和垂直关系不调,以掩饰颌骨畸形,因此正确选择拔牙部位特别重要,除上述单纯拥挤中拔牙考虑外,还必须结合对其他畸形的矫治设计。例如对伴 II 类上颌前突的拥挤病例,当仅在下牙弓存在拥挤时,可拔除上颌第二磨牙和下颌第一前磨牙(但此时必须有形态及位置正常的上颌第三磨牙牙胚存在),这样既有利于推上颌牙列向远中,也有利于下颌拥挤的矫治;而当下颌无拥挤,仅上颌前突伴拥挤时,则考虑只拔除上颌第一前磨牙,可在矫治上颌拥挤的同时,则上切牙代偿后移,以解除上颌前突畸形。在伴有其他牙颌畸形的复杂拥挤中,牙列拥挤的矫治,应在治疗第一阶段进行。与常规正畸步骤一样,随着拥挤的解除,应进一步精确地控制间隙的关闭,平行牙根,转矩牙轴,建立稳定的咬合关系,最后达到全面矫治牙颌畸形的目的。

(韩蒙蒙)

第二节 双颌前突的矫治

一、双颌前突的病因

病因尚不清楚,一般认为与遗传有关系。唇肌张力不足及口呼吸也是重要病因,此外,与饮食习惯有些联系,例如长期吮吸海螺等壳类、吮吸某些有核小水果,如桂圆、荔枝、杨梅等。南方沿海地区发病率较高。此类畸形还常伴有吮颊、异常吞咽等不良习惯。伸舌吞咽习惯对垂直生长型可至开𬌗,而对水平生长型则可致双牙弓前突。

双颌前突也是临床常见的牙颌畸形之一。双颌前突可为双颌骨（上、下颌骨）的前突或双牙-牙槽骨的前突，前者较少见，但在临床中，通常均将其统称为双颌前突。双颌前突畸形（双颌牙-牙槽的前突）可视为牙量-骨量不调，即前牙拥挤的一种代偿性前突排列形态，磨牙关系多为Ⅰ类关系，但也有Ⅱ类、Ⅲ类关系者。本文仅讨论磨牙为Ⅰ类关系的临床问题。

二、双颌前突的诊断

双颌前突患者表现为明面的凸面型，上下颌骨或牙槽骨前突，上下前牙唇倾，唇肌松弛，闭唇困难。头影测量显示：∠SNA与∠SNB均大于正常值（上、下颌前突者），上下前牙唇倾，上下切牙间角小于正常值。但是，上、下颌骨的正常前突具有明显种族差异，通常黑种人比黄种人显突，而黄种人又比白种人显突，我国广东一带的人具有典型的凸面型。因此，在进行双颌前突的诊断时，应根据国人的标准进行头测量分析，并充分考虑种族、年龄、面型及唇形的特征，不可盲目沿用西方人的标准。双颌牙-牙槽前突可单独存在，也可在骨性双颌前突中存在，诊断一般容易，X线头测量分析可提供上、下牙倾斜前突的定量信息。

三、双颌前突的矫治

即时消除不良习惯，进行唇肌训练，必要时使用矫治器矫治。

（一）双颌骨前突的治疗

对上、下颌骨前突患者的治疗，在恒牙列早期多采用牙代偿以掩饰骨前突的方法，通常在上下颌同时对称拔牙（多为第一前磨牙），缩短上下前段牙弓（内收上下前牙）以掩饰骨骼发育异常。治疗的手段是采用固定矫治器，因为它不仅能有效控制前牙的后退，牙根的平行，还能通过切牙转矩有效地改善牙槽部的前突状态。通常对轻、中度患者，单独用固定正畸治疗多能获得较好的效果及满意的面型改善。对较严重病例，从牙的代偿上可获得很满意的咬合关系，但面容的改善常常不足，而对于更严重的患者及具有明显遗传倾向的病例，则应待成年后考虑外科-正畸的方法，例如局部截骨术等进行矫治，那时，正畸治疗的目的是改善牙齿美观及咬合，而外科则矫治其骨骼的畸形及改善侧貌，最终达到完美的效果（图11-18）。

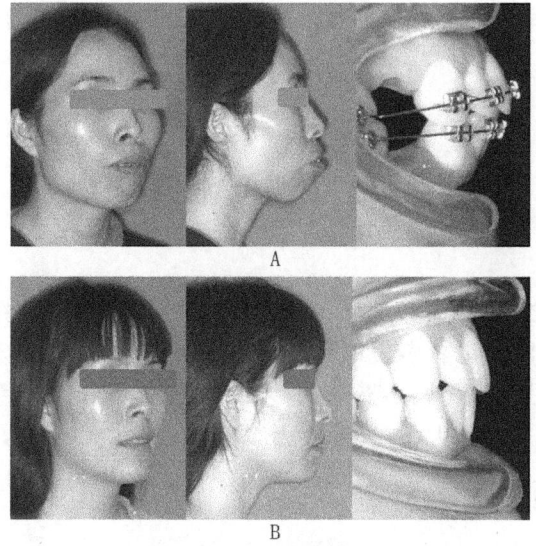

图11-18　双颌前突的正颌治疗
A.术前；B.术后

(二)双颌牙-牙槽前突的治疗

恒牙列早期上下颌的牙-牙槽前突患者的治疗,除早期应消除不良习惯,训练唇肌外,主要采用固定矫治器矫治。此时,前牙舌向移动是治疗其病因而不是代偿,因此效果更佳。

1. 扩大牙弓内收前牙

对轻度双颌牙-牙槽前突伴牙弓狭窄的患者采用扩大上下牙弓(必要时配合减径,或邻面去釉法),利用间隙内收前牙(详见扩弓矫治牙列拥挤的方法相关内容)。

2. 拔牙矫治

对中、重度双颌前突采用拔 $\frac{4|4}{4|4}$,用固定矫治器治疗双颌牙前突,其常规步骤如下。

(1)拔除 $\frac{4|4}{4|4}$,以利前牙舌向内收。

(2)支抗设计多应考虑中等及最大支抗设计,即在上颌采用口外支抗或口内支抗(如 Nance 腭托、腭杠以及弓丝支抗弯曲等),也可延迟拔除 $\underline{4|4}$,待下尖牙到位后再拔除,以利于在牵引中保持后牙Ⅰ类关系的稳定。

(3)下牙弓作后牙支抗弯曲,用Ⅲ类牵引先移动下尖牙向远中到位后,将其与下后牙连续结扎成一个支抗整体。

(4)待下尖牙到位后,再移动上尖牙向远中。尖牙到位后将其与上后牙连续结扎成一个支抗整体。

(5)关闭下前牙间隙,用Ⅲ类牵引切牙向后关闭切牙远中间隙。

(6)关闭上前牙间隙,用Ⅱ类牵引向后关闭上切牙远中间隙。

(7)调整上下牙弓关系及咬合、关闭剩余间隙,达到理想咬合关系。

(8)保持。

对双颌牙前突伴有拥挤或Ⅱ类畸形或Ⅲ类畸形病例的治疗。在矫治设计中除按上述方法消除前牙前突外,还要同时考虑拥挤及磨牙关系的矫治。此时,除注意拔牙部位的选择外,更应考虑支抗的设计及牵引力的使用,使其能充分利用拔牙间隙,达到同时矫治拥挤及牙齿殆骨前后关系不调等畸形的目的。矫治方法可参考牙列拥挤,Ⅱ类及Ⅲ类各种畸形矫治方法进行。

(韩蒙蒙)

第三节 牙列间隙的矫治

牙列间隙是指牙与牙之间有空隙为特征的一类错殆畸形。由于除先天性多数牙缺失及一些先天综合征外,大多数牙列间隙患者多表现为后牙Ⅰ类磨牙关系,故归入本节讨论。牙列间隙的机制多为牙齿的大小与牙弓及颌骨大小不调,即牙齿的总宽度小于牙弓的总长度,牙排列稀疏、牙间形成间隙,间隙的位置、数目、大小,视形成因素而异。

一、牙列间隙的病因

(一)遗传因素

遗传因素导致的牙间隙,常见于颌骨发育过大或牙体过小畸形,个别牙过小如上侧切牙锥形,形成局部间隙(多数牙过小形成全牙列间隙),个别患者造成骨量明显大于牙量,表现为全牙列间隙。此外,由于肢端肥大症等全身疾病所致的颌骨发育过度,也可形成散在性小间隙。

(二)不良习惯

因舔牙、吮吸拇指、咬唇等所致的牙间隙多表现为前牙唇倾,前牙间散在间隙,前牙深覆𬌗、深覆盖。

(三)舌体过大和功能异常

舌体过大(如巨舌症)和功能异常,作用于牙弓内侧的舌肌力大于牙弓外侧的口周肌的功能作用力,从而形成牙列间隙。

(四)先天性缺牙

因缺牙部位不同,临床表现也不同。先天性缺牙部位以上颌侧切牙、下切牙、前磨牙多见。切牙先天缺失导致邻牙移位,可见中线偏斜。如果上切牙先天缺失,前牙可出现浅覆盖或对刃𬌗关系。下切牙先天缺失时,常见局部邻牙移位,出现局部较大间隙,前牙深覆𬌗、深覆盖。

(五)拔牙后未及时修复

因龋齿、外伤、牙周病等原因拔除后,未及时修复,则出现邻牙移位,倾斜及对𬌗牙伸长,从而出现间隙及𬌗紊乱。

(六)牙周组织疾病

因牙周病所致间隙表现为前牙唇倾,前牙散在间隙。此外,唇系带异常、多生牙拔除、恒牙阻生等也可出现间隙。牙列间隙影响美观,是造成食物嵌塞、损伤牙周组织引起牙周病。

二、牙列间隙的诊断

一般而言,临床上可以把牙列间隙分为中切牙间间隙和牙列间隙,以便于在矫治中制订正确矫治计划。

诊断时,首先要注意牙齿的数目,其次是牙齿的大小、形态、先天性缺牙、阻生牙、多生牙,颌骨发育过大,判明造成牙间隙的不良习惯等,计测出牙列间隙的总量对矫治的设计和预后估计是十分重要的。其方法如下。

(一)直接测量法

间隙较大或集中时,可用双脚规或游标卡尺直接测量各间隙的大小,并求其总和。

(二)间接测量法

间隙小或分散,例如 3|3 散在牙间隙,可用软铜丝,从尖牙的远中触点开始,沿尖牙尖及切牙切嵴,至对侧尖牙远中触点止,弯成一弧形,然后拉直此丝,测量其长度,即 3|3 牙弓的长度。再分别测量 3|3 各牙牙冠宽度总量,两者之差即牙间隙总量。

三、牙列间隙的矫治

矫治原则:去除病因,即破除不良习惯,舌体过大导致的间隙,必要时做舌部分切除术。增加牙量或减小骨量:增加牙量是指集中间隙修复,但应遵循美观、咬合接触好的原则;减少骨量是指减小牙弓长度关闭间隙。在临床矫治设计中究竟是采用集中间隙修复或关闭间隙,要根据缺牙数患者的年龄,形成间隙的原因,间隙所在部位与𬌗关系和患者及家属协商决定。

(一)中切牙间间隙的关闭

临床中,因中切牙间多生牙,唇系带纤维组织粗壮,附丽纤维过多嵌入切牙间而导致中切牙间隙的患者多见。一般在混合牙列进行治疗，但恒牙列早期就诊者也较多。对多生牙所致间隙的治疗原则及方法如后述（见多生牙）而对系带异常所致的中切牙间隙则必须适时结合外科系带矫治术。应当注意，仅通过手术使中切牙间隙自动关闭的观点是错误的。相反，由于手术后瘢痕的形成，将使中切牙间隙关闭更难。

最好的方法，是在系带矫治手术前（或手术后立即进行）排齐牙齿及关闭间隙治疗。常采用中切牙托槽间弹簧关闭法、局部弓丝加橡皮圈牵引滑动关闭法及磁力关闭法（图 11-19～21）。一般而言，若中切牙间隙小，在手术前就可以将间隙完全关闭；如果间隙大，而且系带粗壮附着位置低，间隙关闭困难，则应在正畸治疗中（剩小量间隙时）施行手术，术后立即继续进行正畸关闭间隙，这样完全关闭剩余间隙与伤口愈合同时完成，将能使不可避免的手术瘢痕稳定在牙齿的正确位置内，才不会产生关闭障碍和复发。

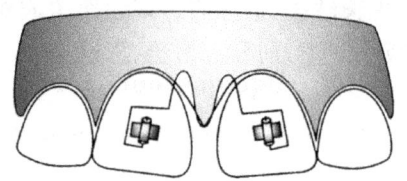
图 11-19　弹簧关闭中切牙间隙

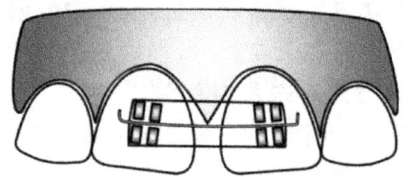
图 11-20　橡皮圈牵引关闭中切牙间隙

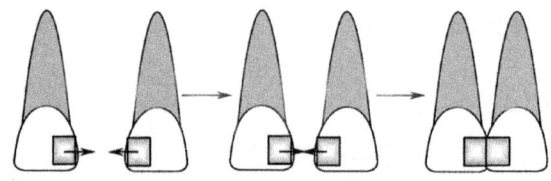
图 11-21　磁力关闭中切牙间隙

应当注意，系带矫治手术的关键是牙间纤维组织的切除，并不需要将系带本身组织大量切除，只需做一简单切口，并深入中切牙间隙区，仔细切除与骨连接的纤维，然后精细地缝合，就完全能达到预定的治疗目的。此外，中切牙间隙关闭后大多有复发趋势，因此建议用嵴上韧带环切术或嵴间韧带切断术，以及舌侧丝黏着固定进行长期的保持。

（二）牙列间隙的矫治

1.缩小牙弓关闭间隙

若前牙间隙，牙弓又需要缩短的患者，可内收前牙关闭间隙。若同时存在深覆𬌗，深覆盖应在内收前牙间隙时打开咬合。内收前牙可用活动矫治器的双曲唇弓加力，若存在深覆𬌗，可在活动矫治器舌侧加平面导板，先矫治深覆𬌗，然后再内收前牙关闭间隙。如需要矫治不良习惯，可在活动矫治器上附舌屏，舌刺或唇挡丝。若关闭间隙需要牙齿进行整体移动或需要调整磨牙关系，采用固定矫治器通过间隙关闭曲或牙齿沿弓丝滑动缩小牙弓，关闭间隙并配合颌间牵引矫治后牙关系。

对上下前牙散在间隙需关闭的病例，一般应先关闭下颌间隙后，再关闭上颌间隙，同时应充分估计间隙关闭后的覆𬌗、覆盖关系，必要时压低切牙。此处，还应随时注意保持磨牙的正常关系。当间隙关闭后，保持十分重要，应按保持的要求戴用，调改咬合，才能防止畸形的复发（图 11-22）。

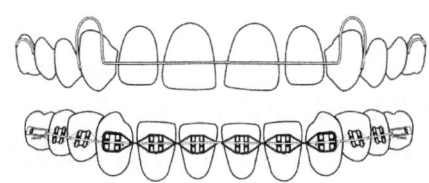

图 11-22　上颌用活动矫治器唇弓和下颌用固定矫治器橡皮圈关闭间隙

2.集中间隙修复或自体牙移植

当牙弓长度正常牙齿总宽度不足(例如先天性缺牙、拔牙后及牙体过小)导致的牙间隙,则应集中间隙采用修复(例如义齿、冠桥、种植)或自体牙移植的方法。在进行矫治设计时,应根据间隙分布、牙体形状、咬合关系等决定修复或自体移植的部位和牙齿移动的方向,应尽可能不影响上牙弓中线,并保持对称关系。在下牙弓可不必考虑中线,主要考虑有利于咬合关系和修复或自体移植。临床上集中间隙多采用固定矫治器,因为多数病例常见邻牙倾斜移位,对𬌗牙伸长,前牙深覆𬌗等问题。此外,邻牙应竖直,移动牙牙根应平行,正畸治疗中对缺失牙较多的病例,很难获得支抗,可采用微种植体支抗法,或者固定矫治器与活动矫治器联合应用的方法,即在活动矫治器上设计后牙义齿,使前牙深覆𬌗打开,以便在下前牙上黏着托槽。同时有义齿的活动矫治器可增加后牙支抗,防止关闭间隙时后牙近中倾斜移动,矫治结束尽快处理间隙。这样既可恢复功能和美观,又可保持矫治效果。

(韩蒙蒙)

第四节　开𬌗的矫治

开𬌗为牙-牙槽或颌骨垂直向发育异常。临床上主要指表现为前牙-牙槽或颌骨高度发育不足,后牙-牙槽或颌骨高度发育过度,或两者皆有的前牙开𬌗;前牙开𬌗常伴有长度、宽度不调,神经肌功能异常。临床中表现为在正中𬌗位及下颌功能运动时前牙及部分后牙均无𬌗接触。此类畸形常伴有形态、功能及面容障碍,直接影响患者的心理状态,甚至影响未来的职业选择。因此,及时地预防、诊断及治疗开𬌗具有深远的社会意义。开𬌗在人群中的发病率约为 6%,是正畸临床中常见的一类复杂且治疗后易复发的一类畸形。

一、开𬌗的病因

(一)遗传

开𬌗病因为多因素综合作用的结果。目前对遗传导致开𬌗的畸形,学者们尚有争论,尚待进一步研究。但是在临床上,不能忽视遗传因素在开𬌗形成的作用,包括以下方面。

1.遗传因素

常为多基因遗传。许多学者对开𬌗的遗传学研究发现,有的开𬌗患者有家族性开𬌗趋势,头影测量表明,其颅面结构相似。有的患者在生长发育过程中,上颌骨前部向上旋转,下颌向下后旋转的不利生长型,可能与遗传有关。

2.遗传病

(1)常染色体畸变:如先天愚型,先天性的卵巢发育不全综合征常伴有开𬌗畸形。

(2)基因突变:如锁骨颅骨发育不全症,抗维生素D性佝偻病患者常伴开𬌗畸形。

(3)多基因遗传病:如大多致唇腭裂患者的牙槽裂区呈开𬌗畸形。

(二)口腔不良习惯

长期口腔不良习惯造成开𬌗患者约占造成开𬌗总病因68.7%。其中,吐舌习惯占43.3%。舌的大小姿势和舌肌功能是形成前牙开𬌗的重要因素,其形成的前牙开𬌗间隙呈梭形,与舌的形态一致。此外,吮拇、吮指习惯占10.1%,伸舌吞咽、咬唇、咬物、口呼吸等肌功能异常均可造成前牙开𬌗。开𬌗导致口唇闭合障碍,从而形成代偿性舌过大。

(三)末端区磨牙位置异常

常见末端区后牙萌出过度及后牙区牙槽骨垂直间发育过度。多见于下颌第三磨牙前倾或水平阻生,其萌出力推下颌第二磨牙向𬌗方,使其𬌗平面升高而将其余牙支开,若患者同时伴有舌习惯,则可形成广泛性开𬌗。

(四)佝偻病

严重佝偻病患儿由于骨质疏松,在下颌升降肌群的作用下使其下颌骨发育异常,形成仅少数后牙接触的广泛性开𬌗。

(五)颞下颌关节疾病

髁突良性肥大、外伤等所致的关节疾病改变正在生长发育的髁突及下颌骨生长的进程和方向,从而导致开𬌗。

(六)医源性开𬌗

临床中由于对畸形的诊断,矫治计划或矫治力的使用等不当,造成支抗丧失,后牙伸长前倾等造成开𬌗。

(七)内分泌疾病

甲状腺功能不全者常呈张口姿势,舌大而厚并伴伸舌习惯形成𬌗开。垂体疾病,儿童在骨骺未融合之前垂体分泌生长激素过多形成垂体性舌巨大畸形,因而造成开𬌗和牙间隙。在骨骺融和之后发生肢端肥大症。

二、开𬌗的诊断

开𬌗是一种笼统的临床现象,此类畸形除开𬌗外,还有其他表现不一的临床特征,为了更好地分析畸形产生的原因和形成机制,制订出合理的矫治计划,进行有效的治疗,必须对开𬌗分类。前牙𬌗开有很多种分类法,本节仅介绍临床中常用的分类法。

(一)按开𬌗形成的病因和机制分类

1.功能性开𬌗

由口腔不良习惯如舌习惯、吮指等造成的开𬌗。主要发生在乳牙列和混合牙列期。

2.牙-牙槽性开𬌗

牙-牙槽性开𬌗,在临床上较为常见,多因长期不良习惯产生的压力限制了前牙-牙槽正常生长发育,从而导致前牙开𬌗。一般面型,骨骼基本正常。

3.骨性开𬌗

骨性开𬌗可由于颌骨垂直发育异常,颌骨旋转等因素造成,开𬌗常导致唇舌肌功能异常以适应骨骼发育的异常,此时口腔不良习惯是这些发育异常的结果而并非病因。骨性开𬌗可分为如下几类。

(1)骨性Ⅰ类开𬌗:患者表现为开𬌗,颌骨在矢状向为正常的Ⅰ类关系。

(2)骨性Ⅱ类开𬌗:患者表现为开𬌗,颌骨在矢状向为Ⅱ类关系。

(3)骨性Ⅲ类开𬌗:患者表现为开𬌗,颌骨在矢状向为Ⅲ类关系。

(二)Angle 分类

1. Angle Ⅰ类开𬌗

上下颌第一磨牙为中性𬌗关系,前牙开𬌗。

2. Angle Ⅱ类开𬌗

上下第一磨牙远中𬌗关系,前牙开𬌗。

3. Angle Ⅲ类开𬌗

上下颌第一磨牙为近中𬌗关系,前牙开𬌗。

(三)垂直向开𬌗分度

正中𬌗位时,上、下前牙切缘之间在垂直向存在的间隙,分为三度。Ⅰ度:间隙<3.0 mm;Ⅱ度:间隙在 3～5.0 mm;Ⅲ度:间隙>5.0 mm。

(四)诊断

开𬌗的形态改变取决于后下面高的大小并反映在下颌支、下颌角及下颌高度的改变。

1. 功能性开𬌗

主要与口腔不良习惯紧密相关,常见于乳牙列及混合牙列早期。

2. 牙-牙槽性开𬌗

此型开𬌗为指牙-牙槽垂直关系异常,即前牙萌出不足,前牙槽高度发育不足和/或后牙萌出过度,后牙槽高度发育过度,颌骨发育基本正常,面部无明显畸形。

3. 骨性开𬌗

主要表现为下颌骨发育异常,下颌支短,下颌角大,角前切迹明显,下颌平面角(FH-MP)大,PP、OP、MP 三平面离散度大,Y 轴角大,下颌呈顺时针旋转生长型,前上面高/前下面高<0.71,S-Go/-N-Me<62%,面下 1/3 过长,严重者呈长面综合征。上牙弓狭窄,后牙槽高大,可能伴有上下前牙及牙槽高度代偿性增长,常有升颌肌功能活动低下,甚至出现肌功能紊乱。侧貌可显示为正常面型、凹面型或长面型,这是骨骼近远中不调所致。

临床上将牙颌畸形垂直向异常指数(ODI)、前面高比等作为诊断有无前牙开𬌗及开趋势较好的指标。对国人而言,当 ODI 为 72.8°时,表现为开𬌗或具有开𬌗趋势。ODI 越小,骨性开𬌗的可能性越大。乳牙开𬌗的特征为 ODI、ANB 角均小,下颌支(Ar-Go)短,其中 ODI 是一敏感的指征有助于诊断开𬌗趋势,以达到早期诊断,早期治疗的目的。临床中评价开𬌗患者的预后对此类患者是选择正畸治疗或正颌外科非常重要。除考虑畸形的严重程度,年龄、生长发育状态和生长潜力,结合医师的水平及患者的要求外,可采用面高指数(ANS-Me/N-Me<0.57,指数愈小,预后越差),下颌平面角(F H-MP 在 16°～18°时,正畸治疗效果很好,在 28°～30°疗效欠佳;在 32°～35°效果不肯定,>35°效果差);1-MP 角≥89.5°时常常选择正畸治疗。对年龄较大,生长发育基本停止,下颌角前迹较深,1-MP 角较小,颏部前突的前牙骨性开𬌗病例多采用正颌外科矫治。

三、开𬌗的矫治

前牙开𬌗特别是骨性开𬌗的治疗和保持是最困难的正畸问题之一。因为许多患者不仅有牙-牙槽或颌骨异常,还伴有神经肌肉的异常。一般认为牙-牙槽型开𬌗比骨性开𬌗容易治疗,预后也好。矫治开𬌗的原则是找出病因,并尽可能抑制或消除,根据开𬌗形成的机制,对患者前牙及后牙-牙槽骨进行垂直向调控是成功治疗的关键。同时肌功能训练是非常重要的辅助手段,可达到消除或改善开𬌗,稳定疗效的目的。

(一)功能性及牙性开𬌗的矫治

这类开𬌗主要由不良习惯引起。特别是舌肌功能异常所致的伸舌吞咽、吐舌习惯及肌功能异常所导致开𬌗。首先判明和消除局部因素,7~9岁80%的儿童可自行关闭开𬌗,进行肌功能训练,关闭开𬌗间隙。

1.医疗教育

首先对患儿及家属说服教育,说明不良习惯的危害性,请家长、老师监督提醒儿童戒除不良习惯。

2.治疗与开𬌗发生有关的疾病

治疗扁桃体炎、鼻炎、腺样增殖、舌系带异常、巨舌症、关节病等相关的疾病。

3.矫治器破除不良习惯

对舌习惯、舌位置异常、伸舌吞咽等不良习惯的儿童戴用带有舌刺(舌屏、腭网)的矫治器,咬唇习惯的儿童戴用唇挡,年幼患者一般在破除不良习惯后,上下切牙可自行生长萌出关闭开𬌗间隙。

4.肌功能训练

颅面形态受咀嚼肌大小、形态和功能的影响,提下颌肌影响面部的宽度和高度,被拉长的肌肉可辅助矫治开𬌗。因此,开𬌗儿童进行咀嚼肌训练,可导致颌骨形态发生改变,下颌明显自旋。所以肌功能训练是改善口腔周围肌肉异常功能,利用口腔周围的肌力来改善开𬌗,稳定效果十分重要的手段。

(1)口腔周围肌肉功能异常:在做肌功能训练时,必须判明患者在吞咽及姿势位时各肌肉异常状态。例如舌异常的患者,在吞咽时舌向前伸出,在安静时舌位于上下前牙之间。

(2)咀嚼肌异常:伸舌吞咽时舌位于上下前牙之间,所以,在吞咽时不能保证下颌在咬合位,因此,咀嚼肌力逐渐减弱,口不闭合,口轮匝肌肌力常常较弱。

(3)肌肉训练方法:异常的肌功能大多是无意识状态下发生的,并反复持久地存在,要去除很困难,若患者不合作,训练不会获得成功。所以,让患者充分了解训练的目的,认识到目前异常肌肉状态及其危害性,以激发患者产生改变这种异常功能的愿望后,再教患者肌肉处于何种状态才是正常的,而且必须开始正确的训练。①舌训练:教患者学会舌摆在正确的位置并能进行正确运动,例如正确吞咽及在语言、吞咽和休息时使其舌放在正确位置和正常运动并养成习惯。但有的病例,舌已适应了牙齿的位置并行使相应功能。此时,则首先矫治开𬌗后,再进行肌功能训练(如在腭盖处放置口香糖,然后用舌将其压贴压开,并保持舌在此位置进行吞咽的训练方法)以保持疗效。②咀嚼肌训练主要指颞肌、咬肌的强化训练。儿童学咬软糖,每天咬5次,每次1分钟。青少年及成人尽可能做紧咬牙,并做大张闭口运动或做正常吞咽动作时紧咬牙,使咀嚼肌伸长、强壮以达到治疗和防止开𬌗复发的目的。③口轮匝肌的训练、肌功能训练。

5.矫治器治疗

单纯采用上述方法已难以矫治已形成的开𬌗畸形,并且这种开𬌗间隙反过来可导致不良习惯的加重。所以,应尽早关闭开𬌗,阻断其开𬌗和不良习惯的恶性循环。在临床治疗中,牙性前牙开𬌗矫治比较容易,多采用固定矫治器治疗(特别是 MEAW 技术),在上下牙列黏着托槽,并上下协调弓丝。①一般上弓丝应做成反纵𬌗曲线,下弓丝作成过度的 Spee 曲线拴入,同时在开𬌗区的弓丝上形成颌间牵引钩。②多曲弓丝,在后牙区形成多水平多曲并加大后倾弯,前牙区采用颌间垂直橡皮圈牵引矫治。③或在 Ni-Ti 方丝或不锈钢方丝上形成"摇椅形"弓丝。加前牙垂直牵引矫治开𬌗,均可达到关闭前牙开𬌗间隙。

当开𬌗关闭后,应用咬合纸检查是否所有的牙都恢复了接触关系并进行调𬌗。固定矫治器一般保持到获得正常吞咽和唇舌功能后才更换为活动保持器。常用 Hawley 式保持器、前牙粘结式牵引唇弓及后牙𬌗垫等保持。

(二)骨性开𬌗的矫治

骨性开𬌗主要由于颌骨垂直向发育异常、颌骨旋转等因素造成,临床中骨性开𬌗常导致唇、舌肌、咀嚼肌功能异常以适应骨骼发育的异常,此时口腔不良习惯是这些发育异常的结果而不是病因。因此,尽早解除开𬌗病因,控制颌骨的异常生长发育和改变其生长方向,关闭开𬌗间隙非常重要。

在青春发育高峰期前改变生长治疗的关键是抑制上颌骨和上后牙的垂直生长,并辅以咀嚼肌训练。常采用的矫形装置包括:后牙𬌗垫颊兜垂直向牵引,𬌗垫式功能性矫治器(图 11-23),腭托式垂直加力矫治器(图 11-24),固定功能性矫治器(图 11-25),种植支抗压入(图 11-26),𬌗垫式功能性矫治器高位牵引,头帽(压后牙,改变𬌗平面)高位牵引,磁斥力𬌗垫式矫治器头颏牵引及固定矫治器高位牵引等(必要时辅以后牙颊侧骨皮质松解术),将后份牙-牙槽骨压入或限制其生长,使下颌前上旋转,以调整颌骨关系,但需保持到生长发育停止。此外,同时尽可能地利用前牙区牙-牙槽骨的代偿性伸长,以关闭开𬌗间隙(方法同牙-牙槽开𬌗,采用颌间牵引)。对生长发育停止的成人患者,轻、中度开𬌗采用增加牙代偿的掩饰骨骼的畸形及 MEAW 技术。严重者采用微植体骨支抗压入磨牙的技术;对由于下颌向下后旋转和/或后牙萌出过度造成的成人严重骨性前牙开𬌗病例,可采用钛螺钉种植体(直径 2.3 mm,长 14 mm)植入上颌双侧颧突和下颌颊侧牙槽骨,3 个月后用链状橡皮链或密螺旋弹簧牵引,上下磨牙压入,下颌向前上旋转,后缩的颏前移,开𬌗关闭,面下 1/3 减少,达到类似正颌外科的疗效,且植入术的创伤很小,疗程短。

对特别严重的骨性开𬌗(例如长面综合征,Ⅲ类骨性开𬌗),则应在成人后采用外科-正畸的方法才能完全矫治畸形。

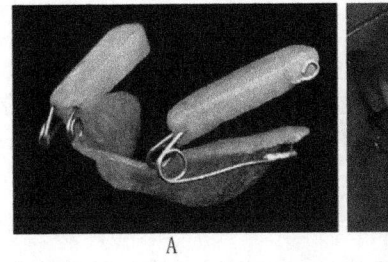
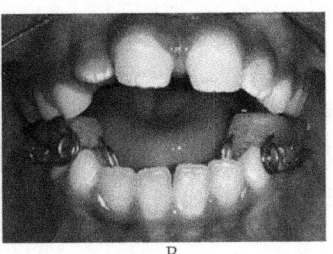

图 11-23　𬌗垫式功能性矫治器

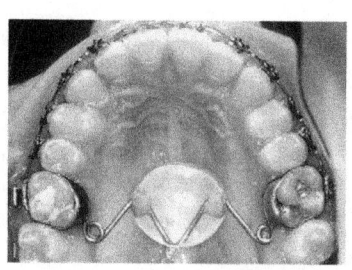

图 11-24　腭托式垂直加力矫治器（利用舌肌上抬）

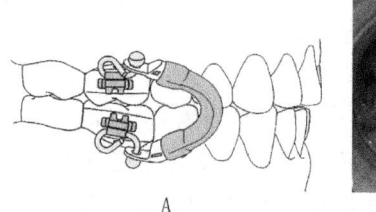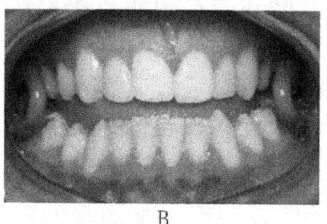

A　　　　　　　　　　　　B

图 11-25　固定功能性矫治器

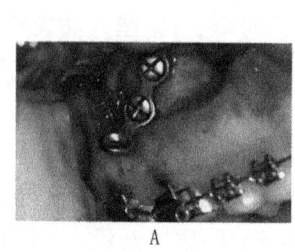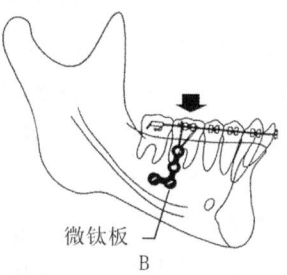

A　　　　　　　　　　　　B

图 11-26　种植支抗压入

（三）拔牙矫治

1.拔除第三磨牙或第二磨牙

拔除第三磨牙或第二磨牙（以第三磨牙替位）适用于面型较好无明显前牙拥挤或前突的病例。后牙前移引起"楔状效应"，使咬合接触点前移，有助于前牙开𬌗的关闭。拔除第三磨牙有利于第二磨牙的萌出，有利于第一、第二磨牙向远中竖直；有些病例第三磨牙过度萌出或近中阻生升高，第三磨牙拔除后可降低后牙高度，消除病因。如果第三磨牙未萌，X线片牙冠形态基本正常可拔除第二磨牙以第三磨牙替位。采用 MEAW 技术，通过直立压低磨牙改变异常的𬌗平面达到关闭开𬌗的目的。

2.拔除前磨牙

对突面型，有明显前牙拥挤或伴双颌前突的病例拔除前磨牙，前牙内收的"钟摆效应"使上下切缘的距离减少，有助于关闭开𬌗。这一拔牙模式多采用滑动技术在平整和关闭间隙的过程中就可关闭开𬌗，同时也应常规施用前牙垂直牵引（图 11-27）。

3.拔除第一恒磨牙

常用于第一恒磨牙龋坏、釉质发育不良、错位、缺失，而后牙槽过长的病例。应注意治疗中后牙的垂直向控制及注意防止其后牙前移而影响前牙的内收（图 11-28）。

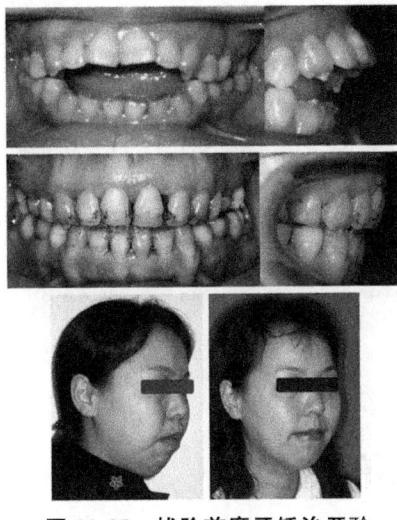

图 11-27　拔除前磨牙矫治开𬌗

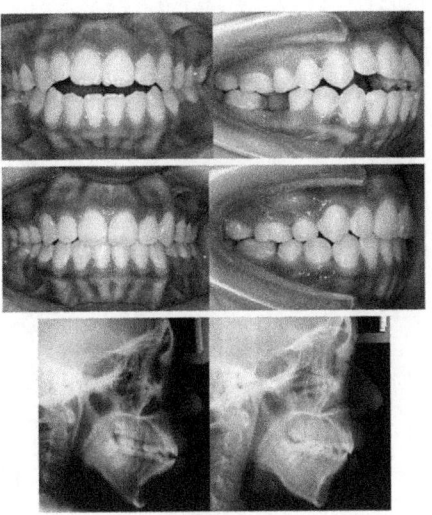

图 11-28　拔除磨牙矫治开𬌗

（韩蒙蒙）

第十二章

Ⅱ类错𬌗畸形的矫治

第一节 Ⅱ类错𬌗畸形的病因

绝大多数Ⅱ类错𬌗是发育畸形,可由遗传、先天、环境等内外因素的影响和变异所致。正确全面地了解Ⅱ类错𬌗的病因对早期防治、制订矫治计划和评估预后十分重要。

一、遗传及先天因素

牙的大小、数目、位置均受遗传因素的影响。有学者研究表明,Ⅱ类错𬌗上下颌前牙比、后牙比、全牙比均小于Ⅰ类和Ⅲ类,这反映Ⅱ类错𬌗畸形患者上颌牙齿相对于下颌牙齿偏大且不呈比例。此外,上前牙区多生牙、下切牙区先天性缺牙也可致前牙深覆盖。这些因牙齿大小、数目异常所造成的Ⅱ类错𬌗畸形受遗传因素控制。严重的Ⅱ类骨性错𬌗畸形,如下颌发育过小、上颌发育过大也受遗传因素的影响。此外,在胚胎发育中先天因素的影响,如母体营养、感染、压迫等也是形成Ⅱ类错𬌗的重要病因。

二、环境因素

(一)局部因素
1.口腔不良习惯

某些口腔不良习惯如长期吮拇指、咬下唇及舔上前牙都可给上前牙长期施以唇向压力,导致上前牙唇向倾斜;同时使下前牙舌向倾斜、拥挤,从而造成前牙深覆盖(图12-1)。

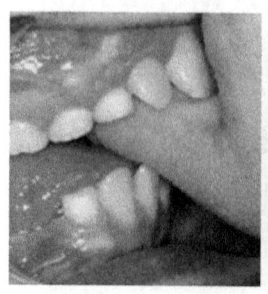
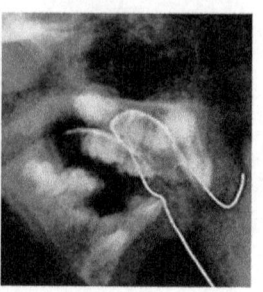

图12-1 吮指习惯导致上前牙唇向倾斜,下前牙舌向倾斜,前牙深覆盖

2.下颌乳磨牙早失

可使下牙弓前段变小,导致前牙覆盖增大。

3.萌出顺序异常

如上颌第一恒磨牙早于下颌第一恒磨牙萌出,或上颌第二恒磨牙早于下颌第二恒磨牙萌出,或上颌第二恒磨牙早于上颌尖牙萌出,均可能造成远中𬌗,使前牙呈深覆盖。

(二)全身因素

1.鼻咽部疾病

例如慢性鼻炎、腺样体肥大等造成上气道狭窄导致形成口呼吸习惯。口呼吸时,头部前伸,下颌连同舌下垂、后退,易形成下颌后缩畸形;由于上前牙唇侧和上后牙腭侧失去正常压力,而且两侧颊肌被拉长压迫上牙弓,可形成上牙弓狭窄、前突、腭盖高拱。最终表现出前牙深覆盖、磨牙关系远中(图12-2A)。对于某些口呼吸患者(图12-2B)甚至存在明显的家系遗传特征。

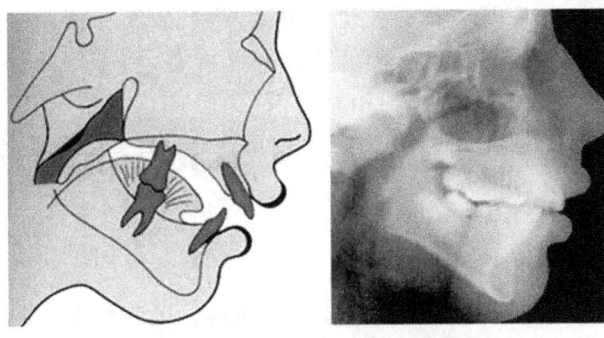

图12-2A 口呼吸习惯所致畸形

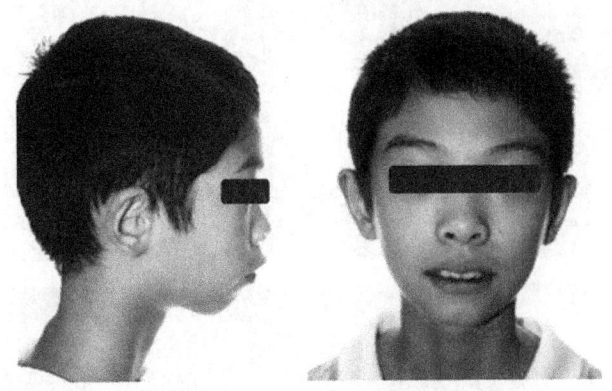

图12-2B 口呼吸患者面像

2.全身疾病

如钙磷代谢障碍、佝偻病等,肌肉及韧带张力弱,引起上牙弓狭窄,上前牙前突和远中𬌗关系。

(张 芳)

第二节　Ⅱ类错𬌗畸形的分类

一、Angle 分类法

Ⅱ类错𬌗的概念和定义为源于 Angle 的分类。

Angle 分类法是沿用至今的一种简单实用的牙颌畸形分类方法。Angle 认为，上颌骨一般不会发生错位移动，上颌第一恒磨牙位于上颌骨上，其位置相对恒定，而下颌骨是可动的。近、远中错𬌗都是由于下磨牙或下牙弓错位移动造成的。因此，Angle 以上颌第一恒磨牙为基准，依据下颌第一恒磨牙与上颌第一恒磨牙咬合时的位置关系，将下颌第一恒磨牙及下牙弓相对于上颌第一恒磨牙及上牙弓远中位置的错𬌗定义为Ⅱ类错𬌗。并且，将下颌后移 1/4 个磨牙或半个前磨牙距离，即上下颌第一恒磨牙的近中颊尖相对时，称为轻度远中错𬌗；若下颌第一恒磨牙再后移，即上颌第一恒磨牙的近中颊尖咬在下颌第二前磨牙与第一恒磨牙之间，则称为完全远中错𬌗。

（一）AngleⅡ类的分类

1. Ⅱ类 1 分类

表现为磨牙远中错𬌗关系，伴有上颌切牙的唇向倾斜。覆盖增大，多为凸面型，同时可伴有咬下唇、口呼吸等（图 12-3）。

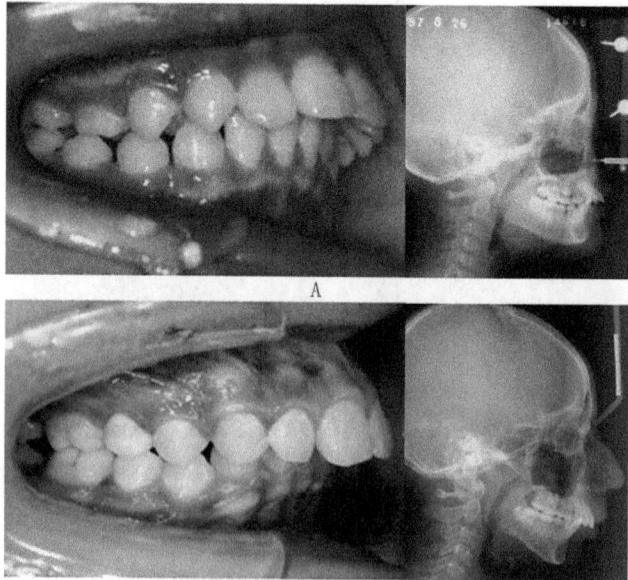

图 12-3　AngleⅡ类 1 分类错𬌗
A.低角病例；B.高角病例

2. Ⅱ类 1 分类亚类

一侧磨牙为远中𬌗关系，另一侧磨牙为中性𬌗关系，临床表现多与Ⅱ类 1 分类相同。

3.Ⅱ类2分类

表现为磨牙远中错𬌗关系,伴有上颌切牙的舌向倾斜,且覆𬌗加深,牙弓呈方形等(图12-4)。

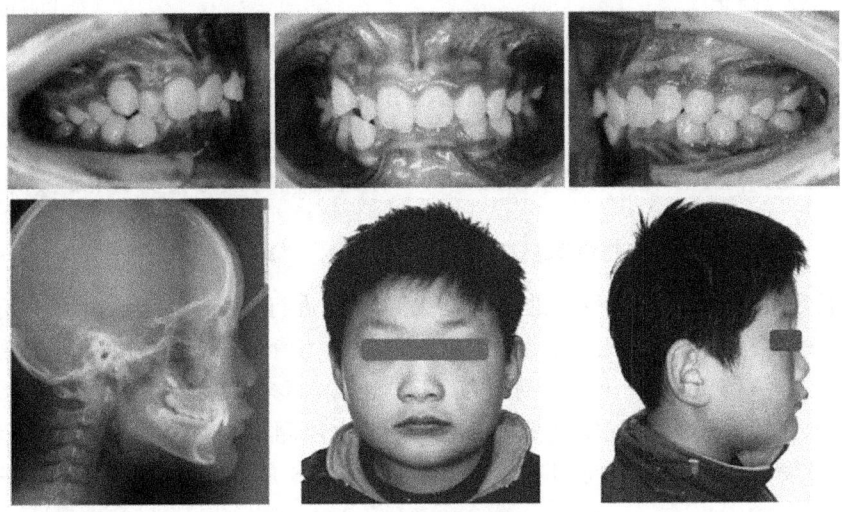

图12-4　AngleⅡ类2分类错𬌗

4.Ⅱ类2分类亚类

一侧磨牙为远中𬌗关系,另一侧磨牙为中性𬌗关系,临床表现与上Ⅱ类2分类同。

(二)Angle 分类的不足

采用 Angle 分类法表述Ⅱ类错𬌗畸形的类型,相对简明,易于掌握并便于临床交流,是临床最常运用的分类方法。但应用时,必须充分认识其局限性和以下不足。

1.上颌第一恒磨牙的位置并非绝对恒定

在乳牙列期及混合牙列期可因乳牙龋坏等原因而导致牙冠宽度的减少或牙齿早失,并造成其位置移位。

2.未考虑到颌骨与颅面间的相互位置关系

某些远中错原因有可能是上颌骨或基骨弓长度或位置的异常,而不仅仅是下颌骨或下牙弓的问题。

3.仅针对第一恒磨牙矢状向关系进行分类

仅针对第一恒磨牙矢状向关系进行分类,而高度及宽度不调则没有提及。Simon 指出,Angle 分类忽略了牙与颅面的关系,未考虑到从横向、矢状向及垂直向等三维立体地来描述,因而不能全面明确反映Ⅱ类错𬌗形成的机制。

4.忽略牙量和骨量不调

Ⅱ类错𬌗的重要形成机制不能忽略牙量和骨量之间的不调,而 Angle 分类法中却没有涉及。

因此,Angle 的Ⅱ类错𬌗分类仅仅是一个较粗的简略的诊断交流表述,还需要结合临床分类、病因机制等进一步分类以利于准确的诊断,以及治疗计划的拟定。

随着对错𬌗畸形认识的发展,如今,Ⅱ类畸形的概念,已从磨牙及牙弓间关系的认识扩大至颅颌骨关系的认识,从单纯的静态牙颌关系扩大到动态咬合运动关系,以及颜面型生长变化关系,从单纯的矢状向关系分类扩大至三维机制的变化。因此,对 Angle 畸形分类的描述在很多文献中多不再冠以"安氏"前缀,而多直接以"Ⅱ类1分类、Ⅱ类2分类"描述(class Ⅱ division 1,

Ⅱ1;class Ⅱ division 2,Ⅱ2),即在传统的分类基础上赋予了新的概念和内容。

二、Moyers 分类法

Moyers 分类法认为:对Ⅱ类错𬌗畸形患者不仅要考虑牙齿、牙弓的分类问题,还应考虑面型的协调与补偿。因此,正畸医师不能够忽视骨骼、肌肉功能的问题。

Moyers 认为,牙颌畸形患者由于病因不同,治疗目的及预期效果不同,所选择的矫治器也不同。因此,为了更全面地了解错𬌗涉及的组织,以制订出正确的治疗方案,有必要对错𬌗进行病理学分类。

(一)骨性

颌骨是上下牙弓的基础,对它所处的矢状向关系位置进行分类,利于诊断和制订治疗计划。颅面复合体中,任何骨骼的形状、大小、比例和生长异常均为骨性畸形。例如,Ⅱ类磨牙关系可因下颌骨发育不足、下颌位置后移、上颌发育过度、上颌位置前移等所致,并表现出典型的骨面型特征。目前,临床上往往采用侧貌观察及定位 X 线头侧位片测量来评估牙颌畸形患者的面型特征,根据上下颌骨发育情况及前后向相对位置关系,以 ANB 角的大小,将侧面分为一下 3 种骨面类型。

Ⅰ类骨面类型:上下颌骨的相对位置关系正常,为直面型,ANB 角在 2°～4°。

Ⅱ类骨面类型:上颌前突或下颌后缩,或两者兼有,为凸面型,ANB 角>4°。

Ⅲ类骨面类型:下颌前突或上颌后缩,或两者兼有,为凹面型,ANB 角<1°。

其中,就Ⅱ类骨面型的病理机制,又可分为:①上颌异常,即上颌前突,可以表现为基骨(SNA 角增大)、牙槽骨(SNPr 角增大)或牙齿(1-SN 角增大,切牙唇倾)的异常。②下颌异常,即下颌后缩,可以表现为下颌(体、支)形态较小或形态正常而位置靠后。如果形态正常,蝶鞍角较大或较平,关节窝位置相对靠后,其治疗方法的选择取决于生长余量和生长方向。水平生长型或平均生长型的病例,常规肌激动器疗法可以获得成功;而垂直生长型患者,前移下颌很难长久维持,同时需考虑前导下颌后将加重垂直向不调。③联合异常,即上颌前突伴下颌后缩,以及颌骨向后下旋转生长等。

(二)肌性

长期持续的口面肌功能异常,可引起牙齿位置及颌骨发育异常。单纯的Ⅱ类肌性错𬌗常由吮下唇、口呼吸及人工喂养姿势不正确等不良习惯所致。此外,下颌闭合道异常以及由于存在𬌗干扰常引起下颌功能性后缩或偏斜颌位等,在乳牙列期儿童中多见。肌性Ⅱ类错𬌗畸形诊断必须进行相应的功能分析,包括头影测量、肌电测量、模型和牙列的测量,尤其是口颌系统动态的功能分析,如息止𬌗位和牙尖交错位的检查、颞下颌关节的检查、颅面功能紊乱的检查等。由于不良的肌肉神经功能因素所导致的Ⅱ类错𬌗畸形,诸如上切牙内倾而限制下颌骨的前伸,应尽早去除不良的神经肌肉因素,并进行功能性矫治。

(三)牙性

牙齿的数目、形态、大小及位置异常所致的Ⅱ类错𬌗,如因乳磨牙早失或滞留导致的磨牙远中关系的错𬌗畸形,只表现为牙齿的Ⅱ类关系,而没有明显骨性不调因素,即 ANB 角可以是正常的。

一般而言,临床上单纯的牙性、肌性或骨性Ⅱ类错𬌗畸形不多,这几型错𬌗常常同时存在,相互影响。除此之外,Moyers 依据Ⅱ类畸形的发生机制,结合牙及颌骨的前后异常划分为 A～F

六型(图 12-5),有助于有的放矢地设计矫治方案。

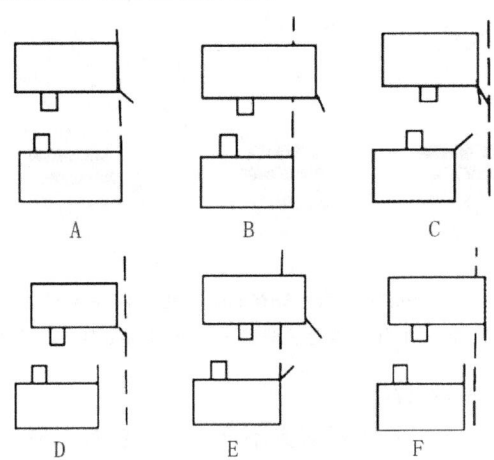

图 12-5　Moyers Ⅱ 类畸形分类
A.上前牙前突(侧貌正常);B.上颌及上前牙前突(面中部前突),下颌正常;C.上下切牙唇倾,上、下颌骨发育不良、(面下部后缩);D.上颌牙-牙弓前突,下颌不足,下切牙无代偿前突;E.上颌前突,下牙前倾;F.轻度上颌前突,下颌后缩(中度骨骼Ⅱ类侧貌)

1. 矢状向 A 型

上下颌骨关系及侧貌正常,上牙弓前突。其特征为有正常骨侧貌,主要畸形表现为上前牙及牙槽弓前突。

2. 矢状向 B 型

上颌及上牙弓前突,下颌正常。其特征为上颌及上牙弓前突(面中份前突),但下颌正常。

3. 矢状向 C 型

上下牙弓前突,下颌发育不足、后缩。其特征表现为下颌发育不足、下颌后缩(面下份后缩),上下切牙唇倾,前突。

4. 矢状向 D 型

上牙弓前突,下颌后缩。其特征为下颌发育不足,但下切牙不代偿性前突,主要变现为上颌牙-牙槽弓前突。

5. 矢状向 E 型

上颌及上牙弓前突,下颌发育不足,下切牙唇向倾斜。其特征为上颌前突伴双颌牙-牙槽弓前突。

6. 矢状向 F 型

上颌微前突,下颌稍后缩。其特征为Ⅱ类磨牙关系,中度骨骼Ⅱ类侧貌(上颌微前突,下颌微后缩)。

三、牙颌矢状向机制分类法

(一)Bell 颌、面六关系分类

Bell 等医师认为,影响牙颌面形态的基本因素有 5 个,即颅部、上颌复合体、上颌牙列、下颌牙列和下颌骨。此 5 个因素间有 6 种重要关系,决定着牙颌面矢状向的形态特征,即上颌骨与颅部的关系、下颌骨与颅部的关系、上下颌骨间关系、上颌牙列与上颌骨的位置关系、下颌牙列与下

颌骨的位置关系、上下牙列间的相对位置关系，并以此将Ⅱ类颌面型分成以下5种类型（图12-6）。

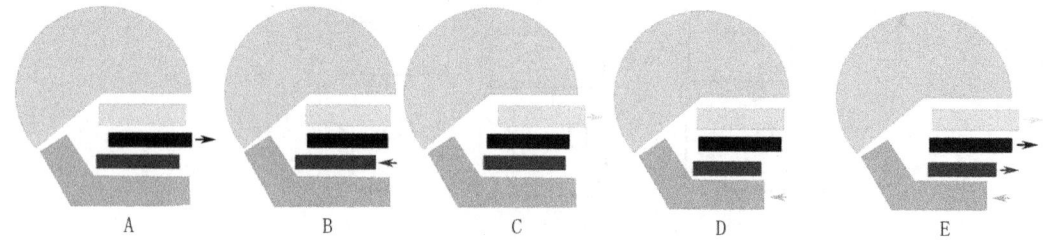

图 12-6　BellⅡ类错𬌗畸形的颌、面6种关系分类
A.上牙列-牙槽骨前突型；B.下牙列-牙槽骨后缩型；C.上颌骨前突型；D.下颌后缩型；E.混合型

1.上牙列-牙槽骨前突型（图12-6A）

即上牙列前突，下牙列正常。若上牙列前突不严重，可考虑不拔牙矫治，通过推磨牙向远中及颌间牵引来建立磨牙中性关系。若上牙列前突严重，则应拔除上颌第一前磨牙，内收上前牙，最后达到完全远中的磨牙关系，以及正常的前牙覆𬌗、覆盖关系。

2.下牙列-牙槽骨后缩型（图12-6B）

即上牙列基本正常、下牙列后缩。若下牙列后缩不严重，或患者仍有一定生长潜力时，应导引下颌或下牙列前移，建立磨牙中性关系。若下牙列后缩较严重且无生长潜力时，应在导引下牙列前移的同时，推上磨牙向远中，或上颌拔牙以内收前牙，从而建立协调的上下牙列间关系。

3.上颌骨前突型（图12-6C）

即Ⅱ类错𬌗是由上颌骨前突所致，但下牙列及下颌骨位置基本正常。此时的综合性治疗属掩饰矫治，即通过上下牙列间牙齿的相对移动来掩饰骨性上颌前突。当上颌骨前突不严重时，可不拔牙矫治，即推上磨牙向远中，导引下牙列向近中。若上颌骨前突较严重时，则应拔牙矫治，即上颌拔除第一前磨牙，内收前牙，建立正常的覆𬌗、覆盖关系，磨牙关系则维持完全远中关系。

4.下颌后缩型（图12-6D）

上颌骨基本正常，仅下颌后缩。若下颌后缩不严重时，可导引下牙列前移，掩饰下颌发育不足。当下颌后缩较严重时，则需推上磨牙后移，必要时上颌减数，内收前牙，以掩饰下颌后缩畸形。

5.混合型（图12-6E）

在临床工作中，像上述典型的4种Ⅱ类错𬌗类型仅占少数，多数Ⅱ类错𬌗是4种类型的混合型。在我国儿童中，最常见的Ⅱ类错𬌗类型是上颌骨前突、下颌骨后缩、上牙列前突，下牙列也轻度前突。因此，矫治原则是推上磨牙向远中，拔上下颌第一前磨牙（某些完全远中Ⅱ类错𬌗，可拔除下第二前磨牙），通过上下牙齿的移动来矫治Ⅱ类关系。掩饰上下颌骨间的不协调。

（二）Rakosi 分类

同样，Rakosi根据牙-颌骨的矢状向关系，按Ⅱ类错𬌗的机制将Ⅱ类错𬌗分为5型，即：①牙性；②功能性；③上颌前突异常；④上颌前突异常伴后上旋转；⑤下颌异常，以及上述各型的混合性（图12-7）。

第十二章 Ⅱ类错𬌗畸形的矫治

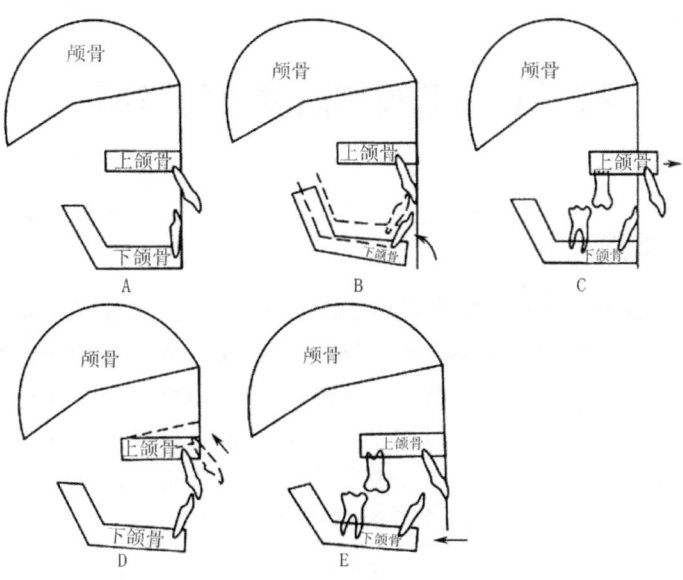

图 12-7 RakosiⅡ类错𬌗畸形分类
A.牙性；B.功能性；C.上颌前突；D.上颌前突、上旋；E.下颌异常

(三)山内分类

此外，山内和夫对Ⅱ类错𬌗的牙-牙槽弓-颌骨矢状向关系进行了更详细的分类，将其分为6类11型(图12-8)，以进一步指导Ⅱ类错𬌗的临床治疗。

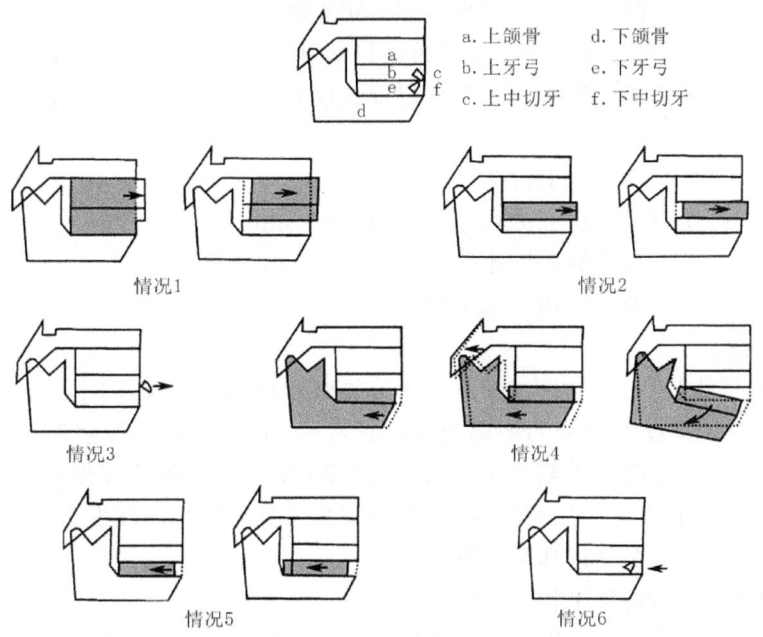

图 12-8 山内和夫Ⅱ类错𬌗畸形分类

（张　芳）

第三节 Ⅱ类错𬌗畸形的诊断

一、深覆𬌗和深覆盖

前牙深覆𬌗和深覆盖是Ⅱ类错𬌗畸形最典型的临床表现之一，按照 Angle 的分类方法，Ⅱ类1分类患者常可见上前牙唇倾、开唇露齿、前牙深覆盖、深覆𬌗等临床表现。而Ⅱ类2分类患者则可见上切牙舌倾或者上中切牙舌倾而侧切牙唇倾，前牙深覆𬌗。因此，国内毛燮均将Ⅱ类1分归于长度不调、将Ⅱ类2分类归于长度不调加高度不调；詹淑仪等川医（现四川大学）分类法则将Ⅱ类1分类及Ⅱ类2分类错𬌗按临床分类表述为：前突型深覆𬌗、内倾型深覆𬌗两类（表12-1）。

表 12-1　Ⅱ类错𬌗的常用临床分类

Angle 分类	毛氏分类	川医分类
Ⅱ1	Ⅱ2、Ⅱ4	前突型深覆𬌗
Ⅱ2	Ⅱ2+Ⅳ1	内倾型深覆𬌗

（一）前牙深覆盖

前牙深覆盖常是Ⅱ类1分类患者主诉要求解决的主要问题。深覆盖又称大超𬌗，是指在水平方向上，上前牙切缘至下前牙唇面的距离过大。正常时，上前牙切缘至下前牙唇面的水平距离不超过 3 mm，超过 3 mm 者为深覆盖。深覆盖的机制可以是上下牙弓及上下颌骨矢状方向上发育异常，主要表现为上牙弓或上颌骨长度发育过度或位置靠前，下牙弓或下颌骨长度发育不足或位置靠后。

根据覆盖程度的大小，将深覆盖分为 3 度。

Ⅰ度：上前牙切缘至下前牙唇面的水平距离为 3～5 mm。

Ⅱ度：上前牙切缘至下前牙唇面的水平距离为 5～8 mm。

Ⅲ度：上前牙切缘至下前牙唇面的水平距离为 8 mm 以上。

（二）前牙深覆𬌗

前牙深覆𬌗常是Ⅱ类2分类患者（及Ⅱ类1分类患者）最关切求治的主诉要求。深覆𬌗是指在垂直方向上，上前牙盖过下前牙的距离过大。正常时，上前牙牙冠咬合于下前牙冠切 1/3 以内，或下前牙切缘咬合于上前牙舌侧切 1/3 以内，超过 1/3 以上者称为深覆𬌗。深覆𬌗的机制可以是上下牙弓及颌骨垂直方向上发育异常，主要表现为牙弓与颌骨高度发育不调，前牙区牙及牙槽高度发育过度，后牙区牙及牙槽高度发育不足。

根据覆𬌗程度的大小，将深覆𬌗分为以下三度。

Ⅰ度：上前牙牙冠覆盖下前牙冠长的 1/3 以上至 1/2 处，或下前牙咬合在上前牙舌侧切 1/3 以上到 1/2 处。

Ⅱ度：上前牙牙冠覆盖下前牙冠长的 1/2 以上至 2/3 处，或下前牙咬合在上前牙舌侧切 1/2 以上到 2/3 处（或舌隆突处）。

Ⅲ度：上前牙牙冠覆盖下前牙冠长的 2/3 以上，甚至咬在下前牙唇侧龈组织处，或下前牙咬合在上前牙腭侧龈组织或硬腭黏膜上。

二、定位 X 线头影测量分析

Ⅱ类错𬌗畸形的形成与遗传因素、生长发育等因素关系密切，而定位 X 线头影测量是判断颅颌面软、硬组织形态及其生长发育趋势，诊断畸形发生部位及机制，预测Ⅱ类错𬌗畸形疗效的重要方法之一，主要包括颅面硬组织与软组织测量两方面。

（一）颅面骨骼硬组织分析

对颅面骨骼的检查，定位 X 线头影测量主要包括侧位片、正位片、颏顶位片及全景片等方法。侧位片的分析主要包括 Downs 分析法、Wylie 分析法、Tweed 分析法、Steiner 分析法、Sassauni 分析法、Ricketts 分析法、Mc Namara 分析法、神山功能分析法、Di Paolo 四边形分析法，以及各种头影图迹重叠比较法；正位片及颏顶位片的分析方法包括正位片分析法（Sassauni 分析法）、颅底（颏顶位）片的分析法（Ritucci-Burstone 分析法）等。

（二）颅面软组织的形态测量

Ⅱ类错𬌗畸形软组织形态与正畸治疗目标密切相关。因此，在正确制订正畸治疗计划前，定量分析判断软组织的形态及变化，进行软组织的头影测量分析，是重要的临床辅助诊断手段。软组织的测量分析法主要包括 Burstone 法、Holdaway 分析法，以及一些常用于软组织分析评估参考的线、角等，如 Steiner 的 S 线、Ricketts 的 E 线、Merrifield 的 Z 角等。

（三）Ⅱ类错𬌗的 X 线头影测量应用及意义

理论上，只有正确分析Ⅱ类错𬌗畸形颅面软硬组织各部分结构之间的相互关系和形成机制，方可确定颌位及牙齿矫治的理想位置，从而制订出正确可行的矫治方案。同时，如何评估Ⅱ类错𬌗畸形的机制、主要性质及部位？如何选择Ⅱ类错𬌗的适宜的矫治手段和时机？如何评估不同矫治手段和矫治时机的具体疗效？哪些分析指标更能有助于疗效评价？这些均离不开头影测量这一简单、方便的定量化分析手段，如关于口外弓等对Ⅱ类错𬌗畸形的矫治效果经 X 线头影测量后才得以明确和澄清。此外，接受正畸-正颌联合治疗的严重Ⅱ类骨性畸形需应用 X 线头影图迹进行剪裁、模拟拼对手术后牙颌位置，得出术后牙颌、颅面关系的面型图，以确定手术的部位、方法及所需移动或切除颌骨的数量，为手术提供参考依据。进一步而言，X 线头影测量还可以用来研究Ⅱ类畸形矫治前后的下颌运动、息止𬌗间隙和下颌由息止位至最大牙尖交错位时髁突、颌位等位置运动轨迹等方面的功能分析。一般而言，X 线头影测量在Ⅱ类错𬌗主要应用如下。

1. 牙性与骨性Ⅱ类错𬌗的鉴别

牙性Ⅱ类错𬌗往往表现为软、硬组织侧貌畸形不明显，上下颌基骨与颅基底部尽管可存在矢状向关系不调，但上下颌基骨间差异小。上颌切牙唇向倾斜导致覆盖增加，而下颌切牙因口颌系统肌肉的补偿可表现为舌向或拥挤。头影测量表现为前后向及垂直向骨性关系正常，∠ANB、∠SNA 及∠SNB 正常，A、B 点在𬌗平面上投照点间的距离，在水平向 A、B 相对于 N 点的距离正常，上颌及下颌的线性测量正常，下切牙相对于 NB 线、下颌平面及 FH 平面的相对位置正常，只是上切牙相对于 NA 线、SN 及 FH 平面前突。

而上颌发育过度的骨性Ⅱ类错𬌗其上颌侧面轮廓较突，A 点前移［∠SNA 增大、∠SNPr（上颌牙-牙槽骨）增加］。上切牙可前倾（∠U1-SN 增加）或直立拥挤（Ⅱ类2分类），下颌发育不足的Ⅱ类错𬌗其下颌可能大小正常而位置后缩或后旋，相对于颅面骨骼处于后位（∠SNB 减少），下颌髁突处在关节窝的后位，蝶鞍角增加而趋于更平坦。

较严重的Ⅱ类错𬌗可能存在手术与非手术的选择,明确骨性畸形性质和程度极为关键。有学者将骨性Ⅱ类错𬌗的生长因素归为8类:①下颌骨前后向生长发育。②下颌骨的垂直向生长发育和下颌角角度。③上颌骨的倾斜。④上颌骨的前后向生长发育。⑤上颌骨垂直向生长发育。⑥后部牙槽突的生长发育。⑦前颅底的长度。⑧颅底角角度。这8个因素在骨性Ⅱ类畸形的形成过程中各有其作用。因此,凡是可以测定以上颅颌面结构的X线头影计测指标均可以辅助判断Ⅱ类错𬌗的性质。诸如∠ANB、A-B平面角、AF-BF、AXB平面角、A/B间距(Wits值)等。

2.骨性与功能性Ⅱ类错𬌗鉴别

当Ⅱ类错𬌗的下颌息止𬌗位正常而闭合途径不正常时,在习惯位存在着强迫性后缩,常伴有覆盖增加和后牙的低位即功能性Ⅱ类错𬌗。此时,后牙在习惯位时∠SNB减少,但息止𬌗位时明显改善。下颌基底骨正常,不存在生长不足,早期可以选择功能性的阻断性治疗。一般通过软组织面型分析及姿势位与咬合位X线片比较,可以初步判断Ⅱ类错𬌗的骨性或功能性。

有学者以接受功能性矫治的Ⅱ类错𬌗患者及放弃治疗的Ⅱ类错𬌗患者为观察对象,从常用的软硬组织测量项目中排除自然生长的影响因素,应用数学方法分5个步骤从58个头影测量项目中逐步筛查出影响Ⅱ类错𬌗功能性矫治效果的主要指标,58个项目中包括33项硬组织测量项目和25项软组织测量项目,发现影响Ⅱ类错𬌗功能性矫治效果的主要指标为U1-NA(mm)、∠U1-NA、APDI、Ls-EP,可客观、精确地评价Ⅱ类错𬌗功能性矫治的效果。下颌发育不足可能由于下颌、下颌体过小而导致下颌后下旋转,常引起后面高减小、下颌平面角变陡、ANB角和颌突角增加,覆盖增大。A/B间距的加大暗示着Wits分析正值的增加,同时A点相对N点正常而B点相对N点后移。

3.垂直向和矢状向差异

有研究发现在Ⅱ类1分类错𬌗畸形的矢状向诊断中,上下颌突度与∠SNA、∠SNB、APDI(面平面与FH平面夹角+FH与腭平面夹角+面平面与A-B平面夹角之和)、FA(面平面与眼耳平面同FH相交之后下角)是高度相关且有同等意义的,而线距比角度的测量更直观且容易理解。

上颌垂直发育过度可表现出前面高增加,下颌平面角增大。与下颌发育不足一样,上颌垂直发育过度通常也是∠ANB增大,∠SNA正常,∠SNB减小,颌突角增大,覆盖增加,尽管通常可见A、B点投射于𬌗平面的距离(Wits值)增大,但这种变化可因为𬌗平面的变陡而弱化。当此次两点投射于一真正的水平参照线时,这种前后向的骨性不调就显得非常明显,就像下颌发育不足的患者一样,此类患者也具有相对于N点,A点的前后位置正常而B点靠后。这种前后向的不调常引起牙齿的代偿,就像下颌发育不足的情况一样,出现下切牙的唇倾。对于上颌垂直发育过度的病例,具有鉴别意义的垂直向头影测量特征包括:前下面高的增加、较陡的下颌平面角,相对于腭平面位置更靠下的上颌磨牙。如果垂直发育过度包括上颌前部,上颌切牙也会位于相对于腭平面更靠下的位置。上颌前后向发育过度与其他所有骨性Ⅱ类关系一样,其头影测量特征表现为∠ANB增大,Wits值增加,面突度增加;通常∠SNA增大,但∠SNB可能是正常的。同其他类型的骨性Ⅱ类关系一样,也存在着矢状向的牙齿代偿,表现为下切牙的唇倾。在观测头影测量指标时,前颅底平面过陡或是N点的前移,都会对所测量角度的大小造成影响。

4.生长型与后续生长的判别

考虑到Ⅱ类错𬌗畸形的生长型及后续生长的影响,还可以采用X线头影测量重叠图明确

Ⅱ类畸形的生长型和相应的生长状态。传统的头影测量分析方法常使用 S 点和 FH 平面,或 SN 平面作为重叠参照系以分析颅颌面的生长变化。此外,将种植钉植入Ⅱ类畸形的颅颌面骨中,以种植体为参照点重叠系列拍摄的定期系列 X 线片也可以揭示生长型和生长的变化,限于伦理学的要求已极少应用。

总之,在临床上应用 X 线头影测量评价Ⅱ类错𬌗时,要充分考虑颅面复合体中所存在的复杂的补偿和比例关系,多种测量方法的结合有助于明确诊断。

(张 芳)

第四节 Ⅱ类 1 分类错𬌗畸形的矫治

Ⅱ类 1 分类错𬌗畸形表现是上下牙/牙槽弓、颌骨矢状向关系不调,相对而言上牙/牙槽弓、颌骨过大或位置靠前,而下颌骨(牙弓)过小或位置靠后。上前牙唇倾、前突、覆盖大是其特点。该Ⅱ类错𬌗多伴有牙列拥挤、牙弓狭窄等,且根据颌骨生长及旋转方向不同,可伴有深覆𬌗或开𬌗症状等。

一、分类及机制

口颌系统包括牙齿、骨骼和神经肌肉三大系统,其中任何一部分或几部分出现异常均可产生错𬌗,Ⅱ类 1 分类错𬌗畸形的分类,按其病因机制可分为以下几型。

(一)牙性

牙性前牙深覆盖主要是由于上下前牙的位置或数目异常造成,磨牙关系有可能呈中性。常见于混合牙列及恒牙列,上下颌骨之间以及颅面关系一般较为正常。

(二)功能性

由于神经肌肉反射异常引起的下颌功能性后缩。异常的神经肌肉反射可以因口腔不良习惯引起,也可为𬌗因素所致。例如,当上牙弓尖牙和后牙间宽度不足时,下颌在尖窝交错时被迫处于后缩位置,形成磨牙远中关系、前牙深覆盖,而姿势位时的关系正常。由于深覆盖和后牙的后退咬合,闭合道可能是异常的或强迫性后退的。在习惯性咬合时 SNB 角较小,但在姿势位时 SNB 角增大。通常下颌基骨大小正常,不存在发育不足。功能性下颌后缩,上颌一般发育正常,磨牙为远中𬌗关系,若使下颌前伸至中性磨牙关系时,上下牙弓矢状向关系基本协调,面型明显改善。

(三)骨性

主要是颌骨发育异常包括大小、形态、相对位置关系的异常等产生的错𬌗,导致下颌骨相对于上颌骨处于远中错𬌗关系。

(四)混合性错𬌗

由于同时存在上述两种或 3 种因素而产生的错𬌗畸形,在替牙期若不及时阻断异常的神经肌肉活动则会影响颌骨发育,到恒牙期形成骨性Ⅱ类错𬌗。因此,临床上牙齿、骨骼和肌肉 3 种因素可同时存在,在诊断时要区分哪种因素是原发和主要的。

功能性和骨性前牙深覆盖,远比单纯牙性者多见。应根据家族史、个人史及患者的健康状况,分析错𬌗的病因机制,再根据牙、𬌗、颌面的检查及头影测量分析得出的错𬌗的类型,将两者结合起来综合分析,以做出正确的诊断。

二、临床表现与诊断

(一)颜貌特征

1.凸面型

由于上颌或上牙及上唇前突或相对前突,Ⅱ类1分类患者多为突面型。∠ANB增大,上下中切牙角减小,软组织面突角多<160°,临床上常将典型的骨性问题患者的面型又称为Ⅱ类面型。

2.面下1/3短

除单纯牙性畸形外,多数Ⅱ类患者均表现为下颌后缩、后旋。无论是垂直生长型或水平生长型、无论是Ⅱ1、Ⅱ2,两种Ⅱ类错𬌗均表现为面下1/3不足,口裂位置多居于面下1/2处(不是正常的上中1/3交界处)。而前伸下颌后,侧面型大多有所改善。

3.唇张力不足

上唇前突、下唇卷缩外翻、上下唇在自然状态下往往不能自主闭合,常使上切牙缺乏控制并随之唇倾,严重者伴有露龈笑。部分深覆盖过大者尽管上下唇可闭合,但下唇往往位于上切牙舌侧,吮下唇习惯,吞咽时出现舌与下唇接触而产生的口腔前部封闭。如果上切牙内收后,下唇能覆盖上切牙牙冠切1/3,上下唇能闭合而达到前部封闭,治疗的稳定性就好。反之,如果下唇不能控制已矫治后的上切牙位置,在口腔前部,舌与下唇接触的前部闭合仍然存在,那么治疗的稳定性较差。

轻度Ⅱ类1分类错𬌗的病例且唇能闭合者,吞咽类型基本正常。较严重的病例,舌与下唇接触使口腔前部封闭,患者的吞咽类型必然发生相应的改变。极少数患者,有原发性异常吞咽。异常吞咽是引起切牙关系异常的一种病因,即使覆盖减少也不能达到稳定。前牙深覆盖常伴有前牙深覆𬌗。畸形程度较轻的患者表现为上牙弓前突,上下唇闭合较困难;畸形程度较重的患者表现上唇翻卷、短缩并出现开唇露齿。

4.颏后缩

由于下颌不足、位置靠后,Ⅱ类错𬌗患者的颏位置多后缩,可有两种表现:Ⅱ1患者多表现为无颏突,颏突不明显,而Ⅱ2患者颏发育较好,多表现为颏唇沟深(图12-9)。

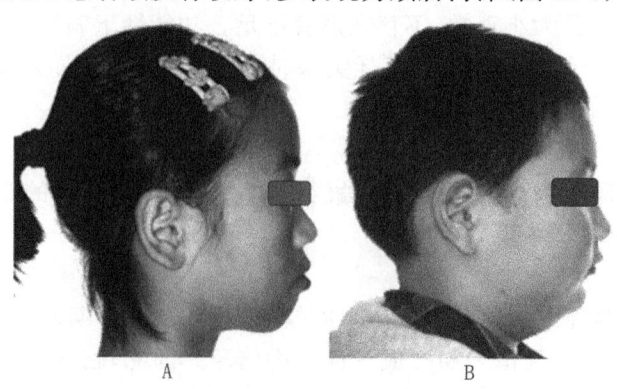

图12-9 下颌后缩

A.颏部不足;B.颏唇沟深

(二)颌骨形态位置

Ⅱ类错𬌗通常包括矢状向、垂直向和横向骨骼和牙弓关系的不协调。有研究发现,Ⅱ类1分类错𬌗畸形前牙深覆盖由Ⅰ~Ⅲ度,其颅颌面结构变化趋势:上颌相对下颌突度、上下颌骨基底相对面平面前突度、上牙弓前移及上唇向前突度明显增大;上面高、下中切牙相对𬌗平面的唇向倾斜度增大及软组织颏部厚度减小。

Ⅱ类1分类错𬌗畸形前牙深覆盖者与正常𬌗者相比,颅颌面结构特征:上颌前突,下颌后缩;下中切牙相对𬌗平面的唇向倾斜度增大,上牙弓前移,上面高增大。

1.矢状向关系

通常情况下Ⅱ类骨性最为常见,Ⅱ类骨性是形成Ⅱ类牙弓关系的原发病因之一。牙弓关系的异常程度常与基骨关系不调程度相关,基骨关系异常愈严重,错𬌗畸形也愈严重,其预后也愈不好。有时由于软组织形态及下切牙前倾在某种程度上抵偿了上下颌骨的不调,可能使颌骨不调表现得相对较轻。如下切牙代偿性的前倾使前牙覆盖可能比预期的要小。在Ⅱ类骨性的患者中,最常见的表现为下颌后缩,占Ⅱ类错𬌗的50%~60%,上颌前突所占的比例最小,约为10%。

部分病例可能为Ⅰ类骨性(或者少数为轻度Ⅲ类骨性)。在这些病例中,仅仅是牙齿在基骨上的位置错位,或者是由于牙齿发育上的错位,或受软组织影响而倾斜错位,从而出现Ⅱ类错𬌗。

2.垂直向关系

前下面高多减小。但在部分病例中也可能为正常或增高。表现为深覆𬌗,机制为前牙/牙槽过长,后牙/牙槽不足,上下颌骨相对旋转生长等。眶耳-下颌平面角通常正常或者增大。如果下颌平面角较大,将会影响面貌美观,这是因为上下唇可能不能正常闭合,同时造成下切牙内倾使覆盖加大。

3.横向关系

多表现为上牙弓狭窄,腭盖高拱,又称哥特式牙弓。一般而言,基于口呼吸、口鼻疾病等原因,Ⅱ类1分类错𬌗畸形上尖牙间宽度较窄,从而限制了下颌前移,在早期的功能性矫治中,往往需要扩弓治疗。

(三)咬合表现

1.前牙关系

上颌切牙常常唇倾,下前牙可能表现为拥挤,或者可能有间隙,下切牙的位置也可以表现为唇倾或舌倾,从而导致软组织的形态出现相应改变,如下唇习惯陷入上切牙舌侧等。

覆𬌗通常增大,甚至出现重度深覆𬌗,表现为下切牙过长,咬合曲线变陡,尖牙与前磨牙呈明显过渡阶梯,此时,切缘位于上切牙舌面隆突之后,咬在腭部软组织上。且覆盖增加,甚至可能出现Ⅲ°深覆盖。如果舌处于前伸位而与下唇接触,常为轻度不完全性深覆𬌗(图12-10),由于吮拇习惯或因原发性异常吞咽,也可表现为明显的不完全性深覆𬌗。

2.后牙关系

磨牙通常为远中关系。严重时上颌第一磨牙的近中颊尖咬合在下颌第二前磨牙与第一磨牙间,即完全远中关系。磨牙既可能表现为双侧远中关系,也可能为单侧(一侧)的远中关系。但如果下牙有先天缺失、下前牙拥挤而致下后牙前移时,磨牙也可为中性关系等。

(四)牙的异常

在Ⅱ类1分类上切牙过度唇倾的患者中,上切牙前突导致外伤折断的发病率较高。特别是开唇露齿的Ⅱ类1分类患者,由于牙龈暴露而干燥,因而在上切牙周围也常有增生性龈炎。尽管,这类患者通常并没有口呼吸习惯,但有时也习惯地称为口呼吸性龈炎。此外,这类患者中也有某些患者即使覆𬌗很深,下切牙直接咬于腭黏膜上,腭黏膜创伤也可不明显。这也许和姿势位牙无接触,以及咬合时下颌前伸代偿有关。上中切牙的唇倾常易造成上切牙外伤缺损等。

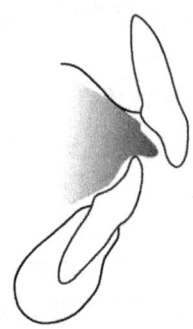

图 12-10　舌处于前伸位而与下唇接触导致不完全覆𬌗

三、矫治原则

Ⅱ类1分类错𬌗畸形与遗传因素、生长发育、牙颌畸形等关系密切,尤其是早期去除导致下颌后缩的因素对改善畸形极为有利。因此,应尽早去除病因,根据畸形性质、程度和形成机制,在不同的时期进行针对性的矫治。

(一)口鼻呼吸疾病的早期治疗

对于有明显口鼻呼吸疾病的Ⅱ类错𬌗畸形替牙期患者,在明确有解剖结构阻塞(鼻甲、腺样体肥大等)或口鼻慢性炎症性疾病的情况下,可以优先治疗相应的口鼻呼吸疾病,特殊情况下可以考虑手术治疗以建立畅通的经鼻呼吸方式。因此,强化各学科之间的联系,共同关注口鼻呼吸疾病的早期解决方案将是努力的方向之一。

(二)口颌肌肉的功能训练

对于开唇露齿的Ⅱ类1分类错𬌗畸形患者,多合并有吮下唇、吮颊等不良习惯。常系上唇短、上唇张力不足,致闭合不全,可以通过反复的强化训练口颌肌肉功能状态,以改善唇肌闭合不全。例如,在混合牙列期纠正不良吐舌习惯的同时,辅以肌肉功能训练,如前伸下颌、引导上唇向下闭合、上下唇张力训练等,以改善唇态。

(三)替牙期的早期功能性矫治

在替牙期对于Ⅱ类畸形提倡早期正畸治疗,其意义在于在Ⅱ类畸形发生之前尽早采取预防措施,消除错𬌗病因,促使口颌系统正常生长发育,减少Ⅱ类畸形的发生;对已发生的畸形进行早期矫治,阻断畸形发展,纠正畸形,引导牙颌面正常生长。

Ⅱ类1分类患者早期矫治应在青春期前,根据畸形机制,视儿童具体情况进行早期设计,其原则如下。

1.尽早地去除病因

破除各种口腔不良习惯,及时治疗全身性疾病,诸如佝偻病、口鼻呼吸道疾病等。

2.尽早处置前牙畸形

主要根据畸形的临床表现,采用不同方法,去除咬合干扰,阻断不利的唇颊习惯,创建有利于下颌运动及生长的环境。

(1)上前牙区多生牙导致前牙深覆盖者：应拔除多生牙，用片段弓或附有双曲唇弓的可摘矫治器关闭间隙，以减少前牙突度，改善深覆盖。

(2)上前牙唇向错位有间隙者：可采用局部片段弓关闭或戴用附有双曲唇弓的可摘矫治器内收前牙，关闭间隙。

(3)下前牙舌向错位所致的深覆盖：如上颌牙弓正常，下前牙舌向错位合并拥挤的患者，先去除不良的诱因，再采用片段弓矫治或戴用附双曲舌簧的可摘矫治器唇向开展间隙，排齐下牙弓前段，与上前牙建立正常的覆盖关系。

(4)对上尖牙间牙弓宽度不足的患者：可采用附有分裂簧或螺旋扩弓簧的𬌗垫式矫治器扩大上牙弓以利于下颌前导（图12-11）。

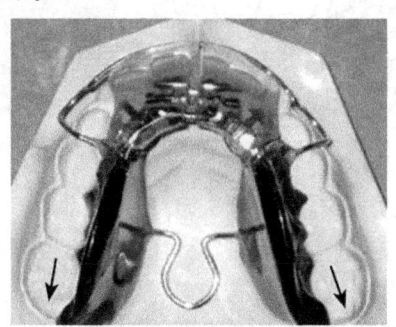

图12-11　螺旋扩弓簧联合分裂簧扩宽牙弓

(5)对个别上切牙舌侧错位的患者：若错位牙有足够的间隙，可采用固定或活动矫治器将错位牙唇向排齐，若错位牙排齐间隙不足亦可先局部开展间隙，再矫治舌侧错位的牙齿。

3.及时引导颌骨正常生长

对于功能性Ⅱ类错𬌗以及轻中度骨性Ⅱ类错𬌗，早期采用功能性矫治器进行矫形治疗可以改变口颌系统软硬组织的异常生长，引导颌骨的正常生长。

(1)促进下颌向前生长：因下颌后缩导致的Ⅱ类错𬌗病例，其矫治的关键是解决下颌发育不足的问题。对这类病例而言，促进下颌骨向前生长是矫治前牙深覆盖的有效方法。下颌骨是人体所有骨骼中生长持续时间最长的骨骼，男性一般持续到23岁，女性可持续到20岁。从替牙列期到恒牙列早期，下颌骨要经历一个生长快速期，此时下颌骨总长度及下颌相对于颅底的突度均有较明显的增加。在此阶段进行早期功能性矫治可以达到事半功倍的效果。临床上主要采用功能性矫治器（如activator、FR-Ⅱ等，图12-12），刺激下颌向前生长，从而矫治前牙深覆盖，恢复正常的咬合关系，增进面部外形的协调。亦可针对不同的Ⅱ类错𬌗机制采用简单的功能性矫治器，诸如上颌斜面导板矫治器、前庭盾、唇挡等进行早期矫治。

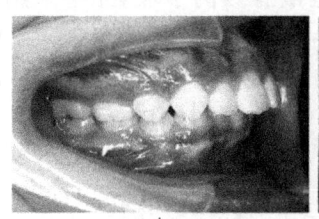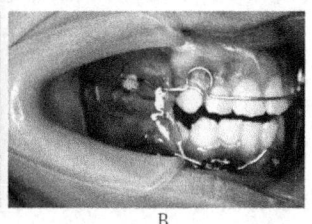

图12-12　FR-Ⅱ型矫治器
A.戴入前；B.戴入后，下颌被前导

(2)抑制上颌向前生长:对于上颌前突或有上颌前突倾向并伴有下颌后缩的Ⅱ类错𬌗病例,在生长发育的早期进行矫治,其矫治原则为限制上颌骨向前生长,促进下颌骨向前生长,最终建立上下颌正常的覆𬌗、覆盖关系。例如使用口外弓可以抑制上颌向前生长。但一些研究显示,口外弓不能向远中移动上颌骨,上下颌矢状关系不调的纠正,最终来自矫治进程中下颌的向前发育;而附口外力的肌激动器不仅限制上颌骨的发育,还可以前导下颌(图12-13)。

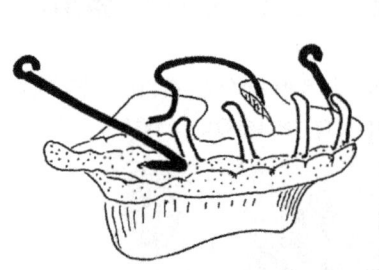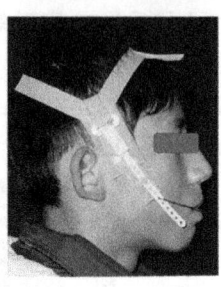

图12-13 上颌附口外力的肌激动器,抑制上颌向前生长

(3)控制后部牙槽的高度:Ⅱ类错𬌗除颌骨矢状关系不调外,常伴有颌骨垂直关系不调。采用口外唇弓通过改变牵引力的方向,对后部牙及牙槽高度的控制能起到较好的作用。高角病例应使用高位牵引,低角病例应使用颈牵引,面高协调者使用水平牵引。对于功能性矫治器,如肌激动器,在使用过程中能增加后部牙槽高度,常会出现下颌平面角增大的情况,因此对以下颌后缩为主,下颌平面角较大的Ⅱ类高角病例,临床常将面弓高位牵引与肌激动器联合使用。

4.替牙期上切牙唇倾度与前牙覆𬌗覆盖的矫治

在替牙期早期进行功能性矫治,如有效的扩弓、早期前导下颌骨等,强调获得正常的上切牙唇倾度,以及正常的前牙覆𬌗、覆盖。因此,矫治方法的选择取决于切牙轴倾度和上颌前突的类型。

简单的直立切牙可以使用活动矫治器,而转矩和整体移动则需要使用固定矫治器。抑制上颌基骨前突需要使用矫形力。此时上颌骨的大小可以是正常的,但位置前移,或长度增加。在评价上颌基骨时,临床医师还应考虑其旋转。上颌骨向上向前的旋转可以加重上颌前突(Schwarz称其为"假性前突"),而上颌骨向下向后旋转(腭平面向前向下旋转)可以掩饰上颌前突。对于这类错𬌗,尤其伴有深覆𬌗或开𬌗时,对垂直向的控制是矫治成功与否的关键,尤其需要使用多种矫治器的联合治疗(如口外装置和肌激动器)来抑制上颌骨的向前生长。

(四)恒牙列早期的固定矫治

大多数Ⅱ类1分类伴有前牙深覆盖的病例,往往还需要在恒牙早期进行第二期综合性治疗。目前认为,对Ⅱ类畸形的矫治,使用固定矫治器是最有效的手段,无论采用Begg技术、edgewise技术或直丝弓矫治技术,相对而言均比较成熟,并在其治疗步骤的讲解中,均选择Ⅱ类1分类拔牙矫治患者的矫治作为典型技术程序。正畸医师可以依据Ⅱ类畸形性质、自身习惯和掌握程度自行参考选用。

1.常规矫治技术

(1)Begg技术:以拔牙病例为例,其一般治疗步骤可分为四期。

第一期治疗:打开咬合,排齐前牙,改正个别牙错位及后牙反𬌗等。

第二期治疗:关闭拔牙间隙,改善上切牙前突及磨牙的Ⅱ类关系。

第三期前期治疗:继续改善𬌗曲线,改正个别牙旋转,使尖牙和前磨牙达咬合接触,尖牙达中性𬌗关系。

第三期后期治疗:竖直牙根,调整切牙唇舌向转矩。

第四期治疗:用带状弓丝或定位器完成标准牙弓。

保持:用 Begg 型保持器。

Begg 技术采用轻力和差动力的原理,使用细圆丝技术,以及弓丝与托槽结构间呈点接触关系,有益于牙的倾斜移动,对Ⅱ类1分类拔牙患者的治疗是一种适宜有效的矫治方法。

(2)edgewise 技术:edgewise 技术系包括一大类采用方丝托槽及方丝的矫治方法,治疗中为防止磨牙前移占用拔牙间隙,可加强支抗设计(必要时用),如口外弓、口内腭托、腭杠等,一直用至间隙关闭完全,或推迟拔除上颌前磨牙。不同学者在弓丝设计及步骤方法上各有差异,但对Ⅱ类1分类错𬌗(中度支抗拔牙病例,二步法矫治)的治疗程序,大体可归纳为以下步骤(图12-14)。

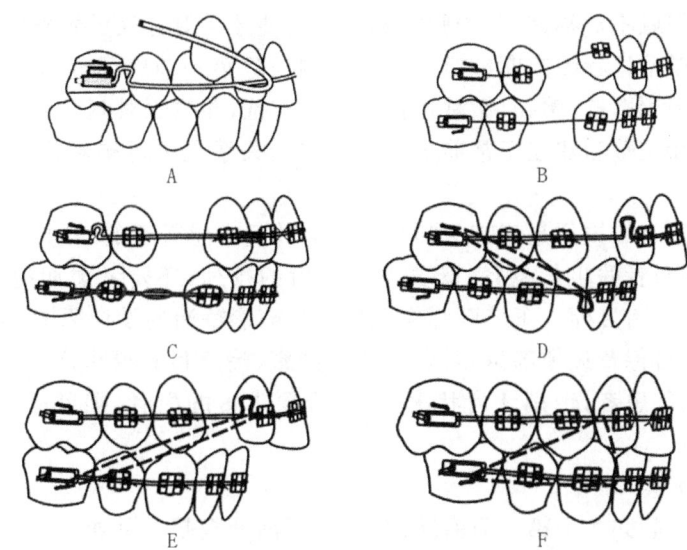

图12-14　edgewise 技术矫治Ⅱ类1分类错𬌗畸形示意图

A.加强支抗(必要时用),口外弓推磨牙向远中;B.排齐整平上下牙弓;C.使用推簧或牵引皮圈拉上下尖牙向远中;D.加强支抗,使用Ⅲ类牵引关闭下牙间隙;E.使用Ⅱ类牵引关闭上牙间隙;F.使用箱形牵引或三角形牵引矫正牙轴,达到理想牙弓

第一期治疗:排齐牙齿及整平 Spee 曲线。可用从细至粗的镍钛圆丝,最后用硬不锈钢圆丝。

第二期治疗:可用开大螺旋簧、橡皮圈牵引等移上、下尖牙向远中,同时矫治中线,调整磨牙关系。

第三期治疗:尖牙到位后,以全部后牙为支抗单位,整体内收切牙向舌侧、关闭间隙,改正上牙前突。进一步调整磨牙关系及中线。先内收下切牙,关闭下颌间隙(使用滑动法牵引或关闭曲)。可在加强支抗中使用Ⅲ类牵引。然后内收上切牙,关闭上牙间隙,可加用Ⅱ类牵引。

第四期治疗:可用正轴簧、旋转簧、颌间箱形牵引、三角形牵引等矫治牙轴,达到理想的咬合关系。治疗完成。

第五期治疗:保持,用 Hawley 式保持器或固定保持。

edgewise 技术由于托槽及弓丝的特点,可基本达到牙的整体移动,也能获得较理想的治疗结果,但在力的控制上必须十分小心。在弓丝弯制中,也有各种考虑,此点应特别注意。

2.拔牙矫治原则

Case、Tweed等学者提出对单纯扩弓不能矫治的患者需要拔牙,认为对牙齿严重拥挤等错𬌗畸形采用拔牙矫治,可维持牙弓、颌骨和肌肉之间的生理平衡,达到稳定的治疗效果。临床上,对部分骨性、牙性Ⅱ类错𬌗畸形需要采用拔牙矫治,拔牙部位取决于Ⅱ类错𬌗的类型、面型和牙弓拥挤程度,当然患者的年龄与生长发育状态也是考虑因素之一。此外,还应结合患者生活、工作的安排、心理预期和亲属的意见,诊治医师临床经验、设计倾向及矫治技术、诊疗条件等综合考虑,切不可千篇一律,引入所谓"固有的拔牙模式",但也不会毫无章法可循。

当确定需要拔牙矫治之后,还应正确地选择需要拔除的牙位。需要结合患者面型、牙弓拥挤度、牙体牙周情况、拔牙间隙进行必要的术前分析以获得完备的矫治计划。

应强调保持牙弓形态的对称性和中线不偏移,通常在牙弓两侧同时拔除同名牙。临床上除非存在明显的局部原因或不对称因素,否则单侧拔牙将使牙弓对称性受到破坏,使中线偏斜难以矫治。对于部分Ⅱ类错𬌗患者因前期诊疗失误仅单侧拔除第一前磨牙的患者,为重新获得中线居中、两侧对称,可以采用腭杠、腭托、微种植钉等加强支抗,并拔除对侧同名牙以补偿平衡对称。目的是为牙中线的重新调整和建立正常前牙覆盖与覆𬌗关系提供可被利用的牙弓间隙,使牙齿移动更易进行。

Ⅱ类1分类错𬌗患者的拔牙是正畸医师必须决策并且常感棘手的问题。既要考虑到错𬌗本身的情况,还要考虑患者的生长发育;既要考虑牙齿的排列,还要考虑面型;具体到每一名患者,还必须考虑其临床矫治目标。正畸医师应根据错𬌗畸形矫治的设计原则,结合患者的要求及治疗条件,确定其矫治目标及拔牙部位,对全口牙齿健康,治疗目标要求高,年龄较小的患者,应选择常规性拔牙;对成年患者,个别牙齿状况差、疗程要求短的患者,则可适当采用非常规性拔牙法。

3.可供考虑的拔牙模式

(1)对称拔除上、下颌共4个第一前磨牙:在伴有下前牙拥挤的Ⅱ类1分类患者临床上最常用的拔牙模式,为解除前牙拥挤、内收前牙提供最大限度的可利用间隙。

(2)对称拔除双侧上颌第一前磨牙及下颌双侧第二前磨牙:适用于上颌前突、下颌正常的Ⅱ类1分类患者,有利于前牙深覆盖与远中磨牙关系的矫治。

(3)仅拔除双侧上颌第一前磨牙:Ⅱ类1分类年龄较大患者,拔除双侧上颌第一前磨牙矫治前牙深覆盖、改善牙弓突度,磨牙关系保留完全远中。有学者采用PAR指数评价上颌单颌拔牙和双颌拔牙矫治Ⅱ类1分类错𬌗畸形的效果,发现双颌拔牙组患者的错𬌗较单颌拔牙组复杂,主要表现在牙齿拥挤方面;只要设计合理,适应证选择得当,两者均能获得良好的矫治效果。有学者探讨上颌单颌拔牙矫治成人Ⅱ类1分类错𬌗的适应证,发现上颌牙性前突、下颌拥挤≤4 mm、前牙覆盖≤9 mm及磨牙关系为远中尖对尖的Ⅱ类1分类成人错𬌗病例,应用单颌拔牙矫治可以取得满意效果。有研究也认为上颌单颌拔牙模式适用于下切牙唇倾度和下唇突度较小的牙性Ⅱ类1分类错𬌗患者。

(4)拔除双侧上颌第一前磨牙及1个下颌切牙:Ⅱ类1分类年龄较大患者伴下前牙拥挤且牙周情况不佳,拔除双侧上颌第一前磨牙矫治前牙深覆盖、改善牙弓突度,同时为了改善下前牙拥挤和牙周健康的一种折中方法,视Bolton指数大小获得磨牙远中关系。

有研究通过分析Ⅱ类1分类错𬌗畸形病例拔除4个第一前磨牙矫治前后颅面硬组织结构的变化,发现矫治前后颅面硬组织结构的变化主要表现在上下切牙唇倾度的减小及𬌗平面倾斜度的明显增大。该研究认为Ⅱ类1分类错𬌗畸形矫治前后颅面硬组织结构的变化主要体现在牙齿位置的改变上,而对颌骨的结构无明显影响。软组织的变化表现为鼻唇角及上下唇角的增大,上唇厚度的增加;切牙唇倾度的减小与唇部软组织的变化之间存在相关关系。Ⅱ类1分类错𬌗病例的矫治应充分利用拔牙间隙,减小前牙唇倾度,以达到面部软组织外形的协调。有研究探讨Ⅱ类1分类错𬌗成人与青少年拔牙矫治后软硬组织变化之间的相关性,发现成人组软组织唇形指标变化量与上切牙的内收量呈明显的相关性($P<0.01$),无骨性相关;而青少年组不仅与牙性指标有一定的相关性,而且与下颌骨的前移有明显的相关性($P<0.05$);同时两组软组织指标间亦有明显相关性。因此,矫治后两组软硬组织变化及软组织变化均表现出明显的相关性,但两组间相关性的大小有统计学差异;说明软组织间的改变不仅与牙颌变化明显相关,而且受其自身形态、功能、内部结构及生长发育的影响。

4.拔牙矫治步骤

较严重的Ⅱ类1分类,前牙覆盖较大的病例往往需采用拔牙治疗。临床上较典型的常采用的是拔除4个第一前磨牙,依据支抗设计的要求和矫治器设计的不同,其矫治步骤大致可分为以下两种。

(1)二步法。

牵尖牙向远中:上颌牙弓排齐、整平后,在这一阶段推荐使用0.018英寸的圆丝,诸如澳丝或者其他高弹性的不锈钢丝,拉尖牙向远中移入拔牙间隙并与第二前磨牙接触,为上下切牙的进一步内收提供间隙。一般而言,这一阶段并不解决上下牙弓的Ⅱ类矢状向不调关系,不过不同支抗设计导致的上下后牙前移距离的不同,磨牙的远中关系可能会得到改善。拉尖牙向远中时,一般多用矫治弓丝外的附加牵引力,诸如磨牙带环拉钩与尖牙托槽之间置螺旋拉簧、链状橡皮圈或弹性橡皮圈。

特别需要注意的是:①应始终关注支抗磨牙前移的情况,避免上颌磨牙的前移至关重要;下颌磨牙的适度前移利于调整磨牙的远中关系,因此,对下颌磨牙的前移则视矢状关系不调的程度要适当掌握。②对伴有下颌后缩的骨性畸形患者,往往需要导下颌向前来矫治上下牙弓和颌骨位置的不调。③对于尖牙向后的倾斜移动特别应予以关注,不同的矫治体系尖牙倾斜程度不一,方丝弓和直丝弓矫治技术不希望尖牙移动过程中发生倾斜,希望尖牙与第二前磨牙靠拢后两牙的长轴呈平行的关系;而Begg矫治体系则可接受一定程度的尖牙倾斜移动。使用螺旋拉簧、链状橡皮圈或弹性橡皮圈对尖牙牵引时,可在0.018英寸的圆丝上,位于尖牙远中部位弯制人字曲,对尖牙施以一定的前倾正轴力,可对抗尖牙的远中倾斜。

牵尖牙向远中移动,常采用在磨牙带环拉钩与尖牙托槽之间置螺旋拉簧、链状橡皮圈或弹性橡皮圈。此外,可将左右尖牙作为交互支抗,即在弓丝的前牙段套进一段张开的螺旋推簧,推簧长度应大于左右两尖牙之间牙弓长度,将弓丝插入圆管,并结扎于左右第二前磨牙和尖牙的托槽槽沟内,张开的螺旋推簧就被压缩在左右尖牙托槽之间的弓丝上,这样的螺旋推簧沿着弓丝对左右尖牙产生向远中推压的矫治力,降低了磨牙的支抗消耗。尤其对伴下颌前牙拥挤的病例,在尖牙远中移动的同时,可解除下切牙的拥挤,再利用高性能的弹性弓丝或者多个垂直开大曲解除拥挤、排齐错位的牙齿,为下一步的内收做准备。

内收切牙矫治深覆盖:当尖牙远中移动至与第二前磨牙形成正常牙间接触,切牙基本整齐后,应更换矫治弓丝。在这一阶段可以使用方丝,也可以仍然用0.016英寸或0.018英寸直径的圆形弓丝。如用方丝,则可在侧切牙与尖牙间部位弯制匙形关闭曲。如用圆丝则可弯制垂直带圈关闭曲来内收切牙。为达到切牙的控根移动,取得正确牙齿长轴关系,在方丝的切牙段必须施以一定的根舌向转矩力。这个力量与关闭曲所产生的拉切牙向后的力构成了一个复合力,使得切牙能够整体内收。

在内收切牙的同时,可作Ⅱ类颌间牵引,也可在这一阶段继续整平牙弓。可弯制摇椅弓,其作用是把同颌的后牙和前牙作为交互支抗,同时达到压低前牙且升高后牙的作用,进一步减小前牙覆𬌗,为内收上切牙矫治深覆盖创造条件。

牙位及咬合接触关系的进一步调整:当牙齿排列整齐,拔牙间隙关闭完成,磨牙关系基本达到中性后,下一矫治步骤是对个别牙的牙位及牙轴做进一步调整。这一矫治阶段应采用方丝弯制成理想弓形,对个别牙做最后调整。在此矫治阶段,如仍存在颌间关系的不调,可继续做Ⅱ类颌间牵引,如个别后牙咬合接触关系不甚理想时,可换用 0.016 英寸的不锈钢圆丝,进行后牙 M 形或 W 形垂直牵引,进一步达到后牙广泛的咬合接触关系。

保持:当矫治完成,并经过 3~4 周的颌内连续结扎后,牙齿位置基本稳定,就可换用上下 Hawley 式保持器进行保持。

(2)一步法:这一矫治方法与前一种方法的主要不同在前两个矫治阶段,而牙位的进一步调整和矫治完成后的保持则相同。

排齐牙列和打开咬合:在这一阶段中不解决牙弓间的错位关系,而主要是使上下牙弓内错位的牙齿排列整齐,以圆丝为矫治弓丝。如果牙齿只是轻度错位,可以用具有良好弹性的弓丝,如镍钛丝、麻花丝进行矫治。当牙齿错位程度严重时,矫治弓丝若不弯制各种曲,则很难同时压入所有牙的托槽中。因而在排齐牙列的矫治阶段,一般多采用圆形弓丝弯制的各种曲来进行矫治。第一次矫治弓丝通常用 0.014 英寸或 0.016 英寸的圆丝来弯制,以后随着牙齿的排齐,逐步更换直径为 0.018 英寸或 0.020 英寸的圆丝。当牙齿排列整齐后,托槽的位置在较为一致的水平上,而为方形弓丝的使用创造了条件。在矫治过程中,打开咬合费时较多,一般可以采用摇椅弓和平面导板来协助打开咬合。

内收前牙关闭间隙、矫治后牙关系:这是整个矫治过程中比较关键和困难的一步。不但要矫治前牙的前突,还要尽可能地矫治磨牙的远中错𬌗关系。由于多数Ⅱ类病例伴有下颌后缩,所以在矫治磨牙远中关系时,可以是移下后牙往前,也可以是导下颌向前生长。不过,矫治器主要是改变牙齿、牙弓的位置,对生长潜力较弱的患者很难用矫治器来改变颌骨的位置。

5. Ⅱ类畸形矫治的支抗设计

由于Ⅱ类畸形不但前牙拥挤、前突的程度不同,而且后牙远中错𬌗的程度也有重有轻,很难把每一种相应的牵引、支抗装置一一列出。

现依据 Stoner 提出的允许后牙前移的量为依据分类简介如下:

(1)最大支抗设计(图 12-15,图 12-16):在上颌应用最大支抗设计(诸如微植体支抗、口外弓、头帽 J 钩等)手段牵引上颌尖牙、上切牙分步或一步法整体后移,尽可能让上下后牙不前移并使切牙压低和内收。在矫治过程中应长期应用最强支抗设计。上颌(牙弓)前突明显的Ⅱ类 1 分类病例往往选用上颌强支抗与下颌中度支抗设计,使上颌拔牙隙尽可能地为前牙利用,下颌拔牙隙由前后牙共同利用。

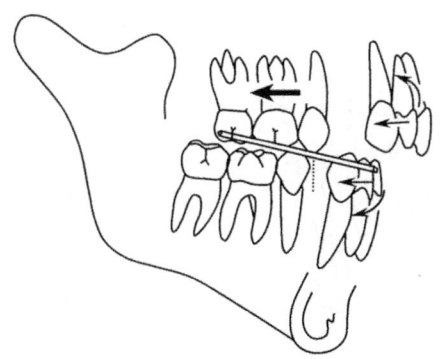

图 12-15　Ⅱ类最大支抗设计

上颌口外力(粗箭头)＋Ⅲ类颌间牵引力(细双线)＋上下颌牙转距力(细箭头)

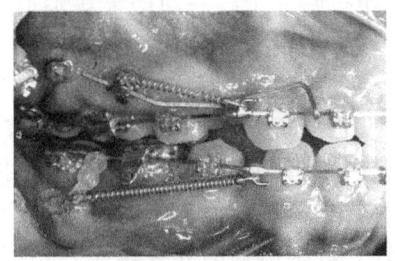

图 12-16　微植体支抗增强后牙支抗

（2）中度支抗(moderate anchorage)设计（图 12-17）：允许后牙前移量为拔牙间隙的 1/4～1/2，可适当设计口内支抗（如 Nance 腭托等）或非长期应用口外支抗（微植体支抗、口外弓、头帽 J 钩等）来引导上下磨牙不过度前移，以便上下前牙利用拔牙间隙排齐并协调Ⅱ类关系。为保障上前牙内收移动有足够的间隙，防止后牙前移，也可在上下颌内牵引的同时，加上颌口外牵引或口内应用微种植体支抗（图 12-16），减小上后牙的近中移动距离，以使上前牙能充分内收占据拔牙间隙。

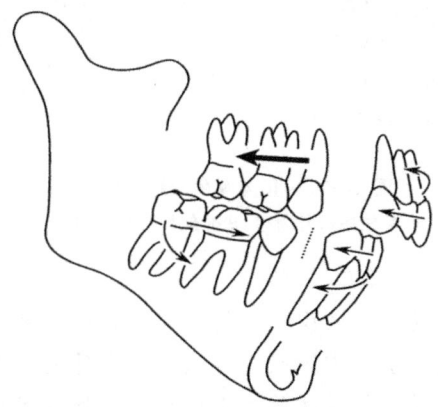

图 12-17　Ⅱ类中度支抗设计

上颌口外力＋上下颌牙转矩力

在特殊情况下，可以利用口外支抗增强上磨牙支抗后Ⅲ类牵引以保护下磨牙支抗，再进行Ⅱ类牵引调整第一磨牙向近中方向移动，使Ⅱ类磨牙关系改变为Ⅰ类关系并改正过陡的 Spee 曲线，压低上下切牙并升高后牙（图 12-18）。

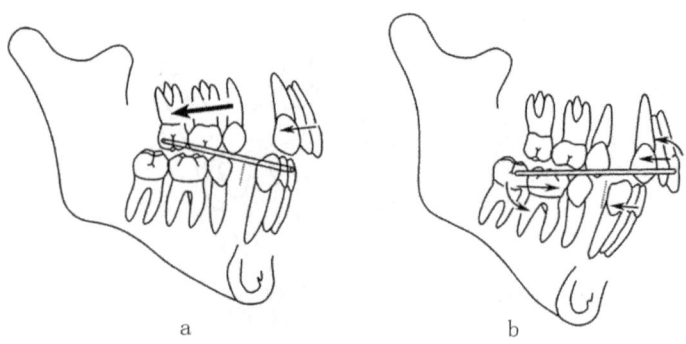

图 12-18　Ⅱ类中度支抗的变法牵引
a.第一步:上颌口外支抗+Ⅲ类牵引;b.第二步:牙转矩+Ⅱ类牵引

此外,恒牙早期Ⅱ类1分类采用拔除4个第一前磨牙矫治时大多数选择上颌中度支抗与下颌弱支抗,上牙弓拔牙隙以前牙后移为主以减小覆盖、改善前牙突度,下牙弓拔牙隙一半或一半以上由后牙前移占据,以使远中磨牙关系矫治为中性。这种病例有时候采用拔除上颌第一前磨牙和下颌第二前磨牙的拔牙方式,就是考虑到上、下牙弓中牙齿移动的差别和支抗要求的不同。

(3)最小支抗设计(图12-19):支抗设计允许后牙前移量超过拔牙间隙量的1/2以上,可用于前牙需要间隙少的病例。该设计时较少应用口外支抗设计,口内支抗设计则视后牙前移和牙列拥挤度而定。诸如对于下磨牙需较大范围前移的Ⅱ类患者,可仅做上前牙与下后牙之间的Ⅱ类颌间牵引和下颌颌内牵引,引导下后牙近中移动,在矫治前牙拥挤、前突的同时,也矫治上下磨牙的远中关系。

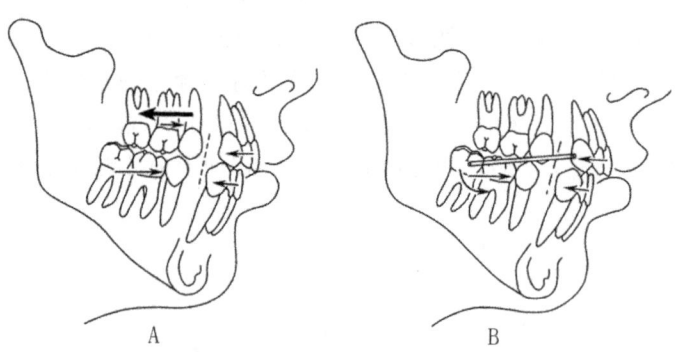

图 12-19　Ⅱ类病例:最小支抗
A.使用口外力时;B.非使用口外力时

6.不拔牙病例的矫治

近年来,非拔牙矫治理论得到重新认识和评价。对于轻度或者中度前牙拥挤患者,介于拔牙和不拔牙矫治的边缘病例,更倾向于不拔牙治疗。通过推磨牙向远中的方法,既可以避免拔牙的痛苦,也可以达到满意的临床效果。不拔牙矫治主要对象为牙性畸形而非严重的骨性畸形,其侧貌可以接受,上唇及切牙不显过度唇倾,牙量骨量差不大,牙弓狭窄可扩大,下颌稍后缩,而非上颌基骨前突。有研究报道,对于Ⅱ类错𬌗畸形采用非拔牙矫治主要有以下几种获得间隙的方式:①邻面去釉(3.0~6.0 mm);②扩大牙弓(5.0~7.0 mm);③推磨牙远移(3.0~6.0 mm);④旋转磨牙(每侧1.5 mm);⑤唇倾前牙(每1 mm获2 mm间隙)。以下仅讨论介绍几种常用推磨牙向远移的方法。

(1) 目的：远中移动磨牙，开拓必需间隙，改善磨牙关系。

(2) 效果：一般磨牙远中移动 1~1.5 个牙尖是完全可能的，但支抗的设计与理念至关重要。推磨牙向远中过程中，通常所获得总间隙，71% 来自磨牙的远移，29% 来源于支抗牙前移，磨牙向远中每移动 1.0 mm 则有 2° 的远中倾斜，支抗前磨牙平均近中移动 1.3 mm 并伴有 3° 的近中倾斜。

有研究认为，第二磨牙萌出与否与推磨牙的疗效无明显差别；也有研究认为：第二磨牙萌出与磨牙远移及支抗牙前移量有关。第二磨牙萌出前，磨牙后移量：支抗牙前移量＝2/3：1/3，第二磨牙萌出后反之，为 1/3：2/3。

第一磨牙远中移动后，有些患者第二磨牙萌出时会有颊/舌向错位的情况，但是否所有推磨牙向后都会造成第二磨牙萌出时错位，仍有待于进一步的探讨。不过临床上可见一些未经正畸治疗的Ⅱ类错𬌗患者，其第二磨牙萌出时颊/舌向错位也非少见，而且磨牙颊向萌出的矫治并不困难，因此推磨牙向远中的矫治是可行的。

在磨牙远移过程中，有研究显示没有明显的垂直向变化，有学者认为可升高磨牙有利于纠正深覆𬌗。磨牙区间隙分析是推磨牙的前提，拔除第三磨牙或第二磨牙是常选择的手段（应属于拔牙矫治）。

远移磨牙有增加牙弓宽度的作用，平均增加 2.9 mm。远移磨牙的力值方向若通过牙齿的阻抗中心，有减小磨牙倾斜的作用。

(3) 适应证：适用于牙性Ⅱ类错𬌗，并轻、中度拥挤（尤其来源于后牙的前移），拔牙或非拔牙的边缘病例，下颌轻度拥挤或基本正常，配合良好的患者。在病例的选择上，以混合牙列期或者恒牙列早期为最佳，多用于推上颌磨牙向远中，下颌少有使用。如果第二磨牙已萌出，两个磨牙同时远中移动比单独推一个磨牙要费时费力。

(4) 禁忌证：①Ⅱ类磨牙关系严重的上下牙列拥挤患者。②面型较突的Ⅱ类患者。③高角病例和有开𬌗倾向者。④磨牙牙轴已明显向远中倾斜者。⑤磨牙区已有拥挤但拒绝拔除任何牙齿者。

(5) 推磨牙向远移方法。

口外弓推磨牙：一般而言，口外弓远中推力 350 g 左右，适应后可适当增加，每天戴用 12 小时，平均疗程为 1 年，第一磨牙远中移动距离在 3 mm 以上。口外弓与唇挡联合疗效更好，口外弓夜间戴用，白天用唇挡维持。特别是口外弓推磨牙向远中治疗上颌 4~6 mm 拥挤的低角病例系早期治疗有效方法之一，同时还可抑制上颌 A 点的向前生长，减小∠SNA，主动或被动地顺应下颌的生长趋势，使∠SNB 增大。

Ni-Ti 螺旋推簧辅以其他支抗设计：口内 Nance 腭托增强支抗结合 Ni-Ti 螺旋推簧 24 小时推磨牙向远中（图 12-20）。在固定矫治可辅以口外 J 钩强化支抗，甚至直接应用螺旋推簧＋口外 J 钩（图 12-21），白天还可配合Ⅱ类颌间牵引，常用每侧 350 g 力值，矫枉过正是明智选择，各阶段的衔接至关重要。

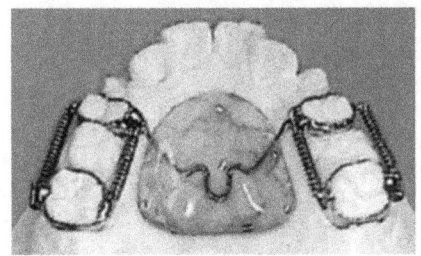

图 12-20　Nance 腭托＋螺旋推簧

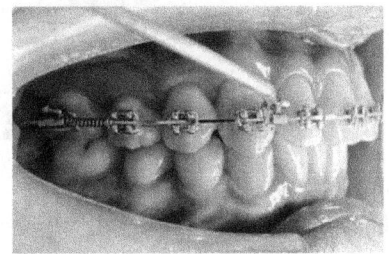

图 12-21　螺旋推簧＋口外 J 钩

钟摆式矫治器（Pendulum）：20世纪90年代初，美国正畸医师Hilgers发明的Pendulum矫治器，国内译为"钟摆式矫治器"是一种能有效地推磨牙向远中的装置，不使用口外力是其特点，靠腭托作为支抗。Pendulum矫治器是以上颌前部牙槽骨及上切牙为支抗后推磨牙，由于仅在第一前磨牙上有带环，第二前磨牙上没有支点，在磨牙远中移动时，第二前磨牙会自动向远中漂移。往往在磨牙远中移动到位后，第二前磨牙亦接近移动到位。在去除Pendulum矫治器后即可开始远中移动第一前磨牙和前牙，避免了支抗消耗，缩短疗程并提高疗效。一般针对无明显骨骼发育异常（ANB值处于正常范围内），无明显生长型异常，均角和低角；上前牙唇倾或拥挤，拥挤度在Ⅱ度以内；下前牙无拥挤或Ⅰ度拥挤，Spee曲线较平；磨牙为远中关系；根尖片显示被移动磨牙的牙根无异常；处于替牙𬌗晚期或恒牙𬌗早期，上颌第二磨牙未萌出或萌出但未建𬌗者。但是，钟摆式矫治器远中移动磨牙时，产生较大的反向近中移动前牙的力量，从而导致较为明显的前牙唇倾，Jones研究发现前牙出现1.8 mm唇向移动及6°的唇倾，Bondemark的研究结果是前牙移动1.5~2.2 mm，唇倾4.4°。因此，对于前牙区拥挤过于严重，牙齿错位明显，可以引起上颌磨牙伸长，下面高增大，对于高角患者应慎重。对于尖牙唇向错位，前牙拥挤的患者，在应用时更应注意，可以采用轻力，在打开加力弹簧圈时，调整加力臂曲度，减少力量，以较为轻柔的力量推磨牙向远中，从而产生较小的反作用力，减少唇向移动前牙的不良反应。钟摆式矫治器与口外弓结合远中移动上颌磨牙结果显著而快捷，加强了矫治力作用时间，同时克服了口外弓单独使用造成配戴时间不足的缺点。

口外弓+滑动杆（slide jig）：白天、晚上连续加力，上牙列向远中移动，下牙列向近中移动，磨牙关系调整快捷，后期咬合调整更适合。

微种植钉支抗（图12-22）：微种植体支抗的出现为磨牙远中移动提供了较理想的支抗形式。一是将种植体支抗植入颊侧，Ni-Ti螺簧推磨牙远中而微种植体支抗作"绝对支抗"抵抗唇向的不利移动，协助推上颌磨牙向远中；二是将种植体置入腭部正中时，有4种方法来实现磨牙的远移，用舌弓上边套入Ni-Ti推簧来推磨牙远移，也可以设计改良的横腭杆，借助种植体用链状皮圈牵引两侧磨牙向远中移动。这样，不仅保证了磨牙顺利远移，且前牙的位置基本不变。推磨牙的力值一般设定为150~200 g，如果同时推两个磨牙，力值还可再适当加大。微种植体支抗协助推磨牙远移的适应证：①牙性Ⅱ类错𬌗患者。②第一、第二磨牙同时向远中移动，需支抗强大者（第三磨牙应提前拔除）。③成人患者。④轻度上颌前突，依靠推磨牙向远中来改善侧貌外形者。⑤能承受种植体手术者。

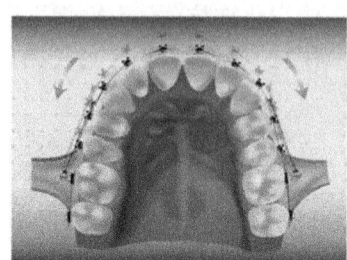 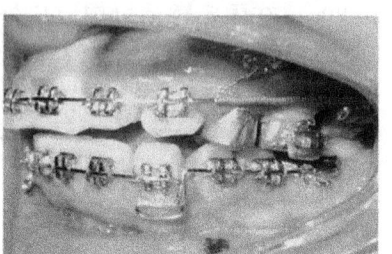

图12-22　微种植钉支抗推磨牙的方法

（6）推磨牙向远移注意事项：①拔除第三磨牙有利于推磨牙远移。②拔除第二磨牙有利于第一磨牙向远中，让第三磨牙自行调整至理想位置，但此方法应慎重选用，如第三磨牙萌出后位置不正，则需要再次矫治。③推磨牙向远中应矫枉过正，并需要患者密切配合。④温和而持久的力值是成功推磨牙的关键。⑤推磨牙的临床矫治方法不是万能的,也不是完美无缺的,各种不良反应的产生不容忽视。诸如单纯使用头帽口外弓或活动矫治器,常常因患者配戴时间不足而影响治疗效果。口内装置中除Ⅱ类牵引外几乎不需要患者配合。单独使用螺旋弹簧或钟摆式矫治器,常常会因为后推磨牙的反作用力而造成前牙支抗丢失导致前牙唇倾。

(五)成人期的矫治

1. 正畸矫治

在现代口腔正畸治疗中,成年人已经成为矫治的一大群体。在生长期和恒牙列早期尚未进行正畸治疗的Ⅱ类1分类错𬌗畸形患者,成人期仍然可以寻求进一步的正畸治疗,Ⅱ类1分类患者成年期的常规正畸矫治,仅适用于牙性及中度骨性畸形的患者,采用牙代偿方法的方法,对年龄较大,牙周条件差的患者,应以恢复及保障功能为主。由于成人合作程度高,治疗目标明确,受生长发育等不确定因素影响小,同样可以取得非常好的治疗效果。

2. 正畸-正颌联合治疗

对严重骨性Ⅱ类成人患者,严重影响容貌及功能者,为达到形态与功能重建,应选择正畸-正颌联合治疗。骨性Ⅱ类错𬌗行外科手术的目的是解决上下颌骨矢状向、垂直向及水平向关系不调。术式的选择与错𬌗的骨性特征有关。临床常见Ⅱ类骨性畸形分为3类:第一类是上颌问题,如骨性上颌前突,下颌基本正常,可选上颌前部骨切开术、LeFort Ⅰ型骨切开术或两者联合手术。若畸形主要在上颌前部,则首选上颌前部骨切开术,单纯行此手术,可行骨内坚固内固定,大大缩短愈合观察期,利于患者早日恢复进食。第二类是下颌问题,如骨性下颌后缩(小下颌),上颌正常,常选下颌升支矢状劈开前徙术。第三类是上下颌均为畸形,如骨性上颌前突伴骨性下颌后缩,常需选择双颌手术。上述三类畸形如伴有颏后缩,需辅助进行颏成形术(图12-23)。

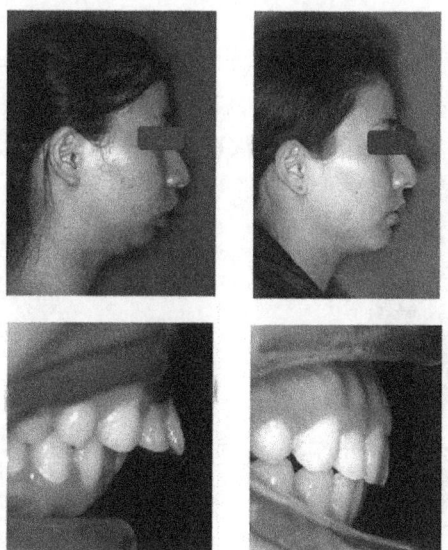

图12-23 骨性Ⅱ类患者的正畸-正颌联合治疗前后(加颏成形术)

骨性Ⅱ类错𬌗要恢复良好的形态和功能,在采用手术方法移动骨段来改善颌骨关系时,不可忽视手术前后正畸治疗的重要作用。尽管错𬌗的机制可能不同,但治疗原则是一致的。手术前后正畸治疗的重点是:①去代偿治疗,包括去除牙齿的代偿性错位或倾斜、去除牙弓的代偿性狭窄、去除𬌗曲线的代偿性增大。②协调牙弓,包括手术切口前后段牙弓的协调及上下牙弓的协调。③咬合调整,包括去除咬合干扰,前牙覆䯂、覆盖及后牙䯂关系的调整。此外,行下颌升支矢状骨劈开前徙术的病例,因需进行适当的颌间固定,术后应加强颞下颌关节的功能训练,嘱患者进行主动性张闭口训练,改善开口度,减少继发性颞下颌关节症状。

(张 芳)

第五节 Ⅱ类2分类错𬌗畸形的矫治

Ⅱ类2分类错𬌗是指临床中磨牙表现为Ⅱ类关系,上切牙舌倾,下切牙代偿性伸长,覆盖小、覆𬌗深,上颌𬌗曲线多为反补偿曲线的一类病例。在临床上Ⅱ类2分类错𬌗畸形较Ⅱ类1分类错𬌗畸形相对少见,占Ⅱ类畸形中5%~8%,也有学者报道为10%~18%。

一、分类及机制

根据内倾性深覆𬌗形成的机制不同,临床上也可将Ⅱ类2分类错𬌗区分为牙性和骨性两类。

(一)牙性

上、下颌前牙及前牙槽发育过度,后牙及后牙槽高度发育不足;上前牙长轴垂直或内倾,下前牙有先天性缺牙或下牙弓前段牙拥挤所致的下颌前段牙弓变短;磨牙关系可为中性𬌗、轻度远中𬌗或远中𬌗关系;面下1/3高度减小,头侧位片显示主要为牙长轴及牙槽的问题;颌骨的形态、大小基本正常,面部畸形多不明显(图12-24)。

(二)骨性

不仅有上下前牙内倾、前牙及前牙槽发育过度、后牙及后牙槽高度发育不足的问题,同时伴有颌骨与面部的畸形。头影测量显示 ANB 角增大,后、前面高比超过65%,下颌平面角减小,下颌升支过长,下颌呈逆时针旋转生长型。切牙内倾的深覆𬌗患者常伴有上、下颌牙列拥挤。(图12-25)

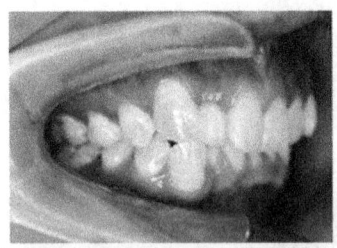

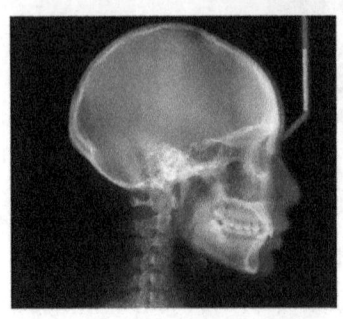

图12-24 Ⅱ类2分类牙性病例

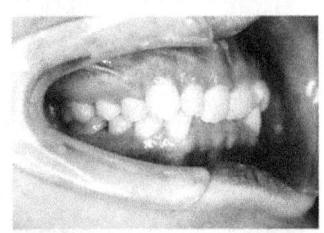

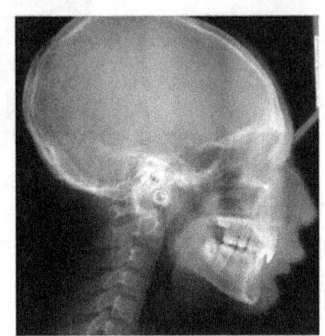

图12-25 Ⅱ类2分类骨性病例

二、临床表现与诊断

Ⅱ类2分类错𬌗畸形主要表现为下颌牙列Spee曲线曲度过大,下切牙伸长,牙列常出现拥挤。几乎不存在上牙弓狭窄,常常是左右尖牙间宽度稍大,牙弓呈方形。由于切牙覆𬌗特别深,很可能造成牙周支持组织的损害。口腔周围的肌肉功能同Ⅰ类错𬌗一样,是比较正常的,但也有许多病例口唇肌异常紧张,息止𬌗间隙大,常常出现闭合轨迹异常。

X线头影测量分析显示:Ⅱ类2分类的患者其下颌相对于颅面而言处于远中位置,下颌的长度均比正常略短一些,而颅底和上颌体的长度一般来说是正常的。有研究认为:Ⅱ类2分类错𬌗畸形,除了上切牙舌倾外,其骨性类似于Ⅱ类1分类错𬌗,∠SNA正常,∠SNB减小,∠ANB较大。还有研究发现40%的Ⅱ类2分类下颌为后缩位,下颌平面角倾斜度明显地减小,升支高度明显加大,前下面高度明显变小。下颌骨在水平方向和垂直方向上均有发育异常。可见下颌后缩也是Ⅱ类2分类错𬌗的明显特征。经软组织X线头影测量研究发现,Ⅱ类2分类错𬌗唇线过高是普遍存在的软组织特征。

Ⅱ类2分类形态特征的形成与生长发育异常有关。Björk关于生长发育的纵向研究发现Ⅱ类2分类错𬌗其下颌有向前、向上旋转生长的倾向,此逆时针方向生长发育的结果,可导致前牙深覆𬌗和颌骨垂直关系的异常。学者们又把下颌逆时针旋转生长的异常作为Ⅱ类2分类错𬌗畸形的生长发育特征。上下切牙,尤其是上颌切牙的舌倾,致使上下中切牙夹角过大,也是Ⅱ类2分类错𬌗的重要特征。由于上下切牙之间缺乏有效的轴向压力,上切牙过度垂直向萌出,加重了前牙的深覆𬌗。

(一)颜貌特征

1.较好的侧面曲线

Ⅱ类2分类错𬌗畸形患者,颌骨一般发育良好,鼻翼往外升高,颏突发育较明显,下颌角小,下颌角区丰满,咬肌较发达,一般呈短方面型。由于鼻、颏发育较好,鼻-唇-颏各呈S形弧曲,上下唇多在Ricketts审美线后方,故大多数患者具有较好的软组织侧貌。该类患者要求矫治的原因往往是前牙不整齐,因而在竖直上牙轴中应予特别小心,不要轻易改变患者的口唇形貌。

2.面下1/3微缩

由于深覆𬌗使得面下1/3高度变短,除单纯牙性畸形外,多数Ⅱ类2分类患者均表现为下颌后缩,面下1/3不足,口裂位置多居于面下1/2处(不是正常的上中1/3交界处)。由于面中下份比例近似孩童的"娃娃脸"比例,故面型能为公众所接受。

3.上牙拥挤,上唇张力不足

典型表现为上切牙内倾,以及后继牙(侧切牙区或尖牙)唇倾代偿,前牙覆盖浅、覆𬌗深。上唇肌张力常不足,闭口时下唇常覆盖上切牙牙冠切1/3,一般而言,Ⅱ类2分类患者的上颌较少前突,故上下唇多能自然闭合,鼻唇角多≥90°。但上唇长度不足的患者可表现为弧形唇,上唇向下闭合较困难,并出现开唇露齿。

4.颏突发育好

Ⅱ类2分类患者的骨颏及软组织颏多发育良好,从而部分代偿了下颌不足及位置靠后对美观的影响。但由于下颌前上旋,下面高不足,下唇直立受限,下唇常卷缩外翻,可致颏唇沟加深。且下颌骨性畸形表现越重,颏唇沟越深,因此,适当恢复下面高度,有利于颏唇沟形态的改善。

(二)颌骨形态位置

上下颌骨一般发育较好,颏发育好。全口牙位曲面体层X线片可见下颌角锐厚,下颌体下缘较平。侧位片示下颌平面角小,多为水平生长型。上下中切牙角增大,因前牙呈闭锁𬌗,下颌常处于功能性远中位,下颌前伸及侧方运动受限。

(三)咬合表现

1.切牙关系

上中切牙垂直或内倾而侧切牙唇向倾斜,也可表现为上切牙内倾而尖牙唇向,或所有上前牙内倾,前牙覆盖<3 mm,有时可为0~1 mm。此外,有部分患者上下前牙拥挤、内倾,呈严重闭锁𬌗,甚至咬伤上前牙舌侧或下前牙唇侧龈组织,引起创伤性牙龈炎、急性或慢性牙周炎,严重时可造成牙槽骨吸收及牙松动。

2.磨牙关系

由于下颌发育受限,使下颌被迫处于远中位,磨牙常呈远中关系;如仅为牙弓前段不调的患者,磨牙关系亦可呈中性关系,上下牙弓长度均减小。

3.咬合曲线

由于上牙弓补偿曲线和下牙弓Spee曲线呈相反的弧形,导致下颌前伸及侧方运动受阻。

4.咬合运动

下颌仅能做开闭式的铰链运动,临床上有时可观察到部分患者下颌可做侧方运动,这是由于上颌尖牙的远中侧已磨耗成沟槽。𬌗学的观点认为其闭锁型咬合形式为病理性𬌗,常伴发不同程度的颞下颌关节功能紊乱病。在功能性下颌后缩时,唇肌及咀嚼肌张力正常或过大,有的牙尖交错位(ICP)紧咬时各肌电位均增大。患者的咀嚼、发育、下颌运动甚至发音功能有可能发生障碍及影响。

(四)牙的异常

上切牙长轴垂直或内倾。多见为上颌中切牙内倾,上颌侧切牙唇倾,上前牙拥挤,下切牙内倾或伴有拥挤。

由于切牙的内倾造成牙弓长度变短,上下牙弓呈方形;下颌牙弓Spee曲线曲度增大,上牙弓因切牙内倾,补偿曲线常表现为反向(图12-26)。

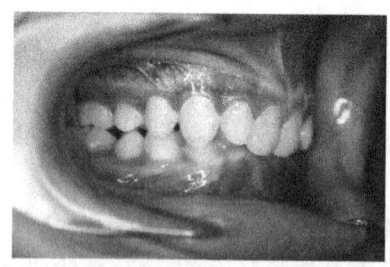

图12-26 下颌Spee曲线曲度增大;上颌补偿曲线为反向曲线

总之,Ⅱ类2分类错𬌗畸形患者表现多样,口内一般有三大特征:磨牙远中𬌗、上切牙内倾、前牙呈闭锁性的深覆𬌗,系矢状关系不调合并垂直关系的异常所致。有些表现为后部牙槽骨垂直向发育不足前部牙槽骨过度增生,有些仅仅表现为前部牙槽骨过度增生,也有一些患者只表现为牙性的改变。这些特征决定了其严重程度和矫治难易程度。临床上深覆𬌗其原因主要是磨牙萌出不足,下切牙过度萌出;上下中切牙间夹角过大(上下切牙都有一定程度的舌向倾斜)也是造成深覆𬌗的重要原因之一,下切牙的舌倾是由磨牙萌出不足造成的。此外,其颅面形态表现多样,大多数患者都有一定程度的下颌后缩,青少年患者尤为多见。随着生长发育的进行,患者的颅面形态得到了一定的改善,主要是由于颏部的代偿,从而维持面部侧貌的协调。同时,由于颅面复合体垂直向发育不足,导致下颌闭合过度,使得颏部更加突出;同时,下颌平面角较低表现为前面高减小。

三、矫治原则

鉴于Ⅱ类2分类错𬌗(内倾性深覆𬌗)常造成前牙不齐及功能影响,诸如 TMD 或牙周病理性损伤等,尤其是Ⅲ度内倾性深覆𬌗后果更为严重,应结合年龄、病因、机制及所伴发的畸形进行全面治疗。其矫治目标通常为:在解除牙列拥挤时,尽可能解除前牙深覆𬌗,恢复前牙的正常倾斜度;矫治后牙远中关系时恢复下颌正常的位置和适宜的面高比例。

Ⅱ类2分类错𬌗存在异常生长发育的趋势,即下颌骨的生长表现为逆时针旋转,加之存在着下颌后缩的特征,因此,改变Ⅱ类2分类错𬌗异常的生长发育的方向和改变下颌颌位,即由Ⅱ类颌骨关系变为Ⅰ类颌骨关系是矫治成功的关键。基于上述考虑,对正处在生长发育阶段的Ⅱ类2分类错𬌗进行早期矫治是必要的。研究显示在生长发育阶段,改变下颌的生长发育的方向和量,改变下颌的位置是可行的,也是至关重要的。尤其是对一些伴有牙弓长度明显不足或者有明显的下颌后缩畸形者,应尽早施行矫治。另外,在混合牙列期,牙齿垂直方向的控制也较易成功,如利用后倾曲,在混合牙列期,纠正前牙的深覆𬌗效果也比较理想。在可能的条件下,Ⅱ类错𬌗应在混合牙列期进行矫治,以期获得最好的效果。在恒牙列早期矫治效果尚可获得满意效果,而成年人疗效往往不佳。

(一)早期矫治

1.不良习惯的破除

口腔不良习惯是造成牙、颌、面畸形的病因之一,如吮指、吮颊、不良吞咽、咬下唇等不良习惯。应做早期阻断性矫治。

2.咬合平面导板的运用

去除咬合运动干扰,恢复正常的髁突位,抑制下前牙过长,促进后牙继续生长,有利于上下牙弓长度协调,纠正上下颌骨及牙弓关系。

3.早期深覆𬌗的治疗

(1)牙性深覆𬌗:治疗原则是纠正上切牙长轴,抑制上下切牙的生长,促进后牙及后牙槽的生长。常用上颌平面导板式可摘矫治器(图 12-27)维持上下切牙正常的覆𬌗、覆盖关系。对于上前牙牙长轴内倾的患者,可在内倾的上前牙舌侧设计双曲舌簧,舌簧上附平面导板。在矫治上切牙内倾的同时,去除闭锁𬌗,让下颌及下切牙向唇侧行调整,待上切牙长轴内倾及深覆𬌗改正后,再根据下颌的情况采取可摘或固定矫治器的治疗,以排齐下前牙,改正下切牙内倾和曲度过大的 Spee 曲线。

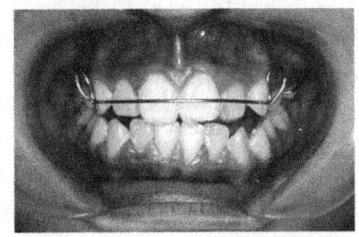

图 12-27　附平面导板抑制下切牙过度伸长及促进后牙萌出

(2)骨性深覆𬌗:治疗原则和常用的矫治方法为首先应矫治内倾的上前牙,解除闭锁𬌗,刺激后牙及后牙槽的生长。抑制前牙及前牙槽的生长,使颌面部正常发育。可利用前牙平面导板及舌簧的可摘矫治器或固定矫治器进行矫治。如利用固定矫治器应先粘结上颌托槽以矫治内倾的上切牙长轴,解除闭锁𬌗。如覆𬌗较深,可同时在上切牙舌侧做一个小平面导板,使后牙伸长,下颌自行向前调整。待上切牙的长轴矫治后,再粘结下颌托槽,以排齐下前牙并矫治曲度过大的Spee曲线。如磨牙为远中关系时,可进行Ⅱ类颌间牵引。如后牙萌出高度不足,临床常用上颌平面导板可摘矫治器,在正中咬合时,平面导板只与下前牙接触,后牙分离无接触(上下后牙离开5～6 mm),可使后牙继续萌出,必要时,可在双侧后牙做垂直方向牵引以刺激后牙及牙槽的生长。

(二)恒牙列初期的矫治

对于生长发育后期或已成年的患者,其发育已基本结束,治疗时只能矫治牙及牙槽的异常,且使用的矫治力应更轻、更柔和,以利于牙周组织的改建。

1.深覆的改正

(1)牙性深覆𬌗:首先矫治上颌,可利用固定矫治器竖直并压低舌倾的上颌切牙,解除闭锁𬌗,同时上颌可戴用平面导板。平面导板应以后牙打开咬合2～3 mm左右为宜,待上前牙的内倾纠正后,再做下颌矫治,使上下前牙建立正常的覆𬌗、覆盖关系。对下切牙先天缺失患者,可考虑对称拔除上颌前磨牙或下颌开拓间隙修复,从而达协调的上下对应关系,具体的处置应根据患者的临床表现而定。

(2)骨性深覆𬌗:同样,先矫治上颌内倾的切牙长轴,并附上颌舌侧平面导板,使后牙伸长改正𬌗曲线,对于上前牙过度萌出,后牙萌出不足的病例,必要时可采用J钩高位牵引以压低上切牙,后牙亦可垂直牵引以刺激后牙牙槽的生长。对于成年人骨性深覆𬌗的矫治,特别是后、前面高比例过大、下颌支过长、下颌平面角小的患者,治疗十分困难。中度骨性Ⅱ类2分类伴上牙列拥挤患者,预计排齐上牙列后下颌仍不能前移者,也可考虑对称拔除上颌两个前磨牙,做代偿性治疗。一般而言,骨性Ⅱ类2分类畸形患者,由于对颜面美观影响较小,除非伴有严重偏颌畸形,一般很少进行正畸-正颌联合治疗。

2.非拔牙矫治

恒牙列早期Ⅱ类2分类错𬌗畸形的治疗,无论是采用edgewise、Begg、直丝弓,还是Tip-edge矫治技术,因切牙区深覆𬌗均应先矫治上颌牙列,将上前牙唇倾并压入以打开咬合。此时上下颌牙列往往从Ⅱ类2分类变成Ⅱ类1分类状态,再依据前述Ⅱ类1分类的常规矫治程序进行治疗。

应当特别强调:对Ⅱ类2分类儿童病例的拔牙要特别谨慎(一般倾向于不拔牙治疗)。因为大多数此类患者,面型一般可接受或较好,唇部并不显前突,唇颏的S形曲线明显,无须通过拔牙改变唇位。同时,此类病例大多系下颌平面角小的低角病例,由于恒牙列早期下颌骨,特别是后牙牙槽骨有一定的生长潜力,一旦牙的闭锁咬合被解除,采用Ⅱ类牵引前移下颌,除能压低切牙及伸长磨牙外,下颌前移有利于前牙覆𬌗的减小。此外,也利于磨牙关系及面下高不足很快得到改善,故很少拔牙。

(1)唇向移动上颌切牙:临床上多采用下列方法来实现:一是初期使用成品的钛镍(Ni-Ti)丝,一般使用0.36 mm(0.014英寸)较为适宜,还可使用多股的麻花丝。随着复诊次数的增加,可不断更换较粗的弓丝,临床上采取循序渐进,由细渐粗的原则。二是使用多曲弓丝。磨牙颊侧管之前设计欧米加曲(omega loop),或停止曲(stop loop),前牙设计连续5个开大垂直曲(open vertical loop),使前牙唇倾。弓丝选用0.41 mm不锈钢丝或0.41 mm(0.016英寸)澳丝为好。

(2)Ⅱ类颌间牵引:通常是上颌弓丝设计T形曲或水平曲,应用6.34 mm(0.25英寸)的橡皮圈钩挂在下颌磨牙的拉钩上即可。注意每天更换新的皮圈。必要时让患者配合翼外肌训练,可增强其牵引效果。

3.拔牙矫治

是否伴有上前牙拥挤、下切牙先天缺失以及年龄因素直接关系到矫治拔牙与否的选择。在生长发育高峰期之前或之中进行矫治,非拔牙矫治是首选的方案。借助生长发育,下颌颌位较容易改变,同时牙齿在垂直方向上的问题也易于矫治。并且,在这个时期,有利于针对逆时针旋转的生长发育趋势来进行有效地纠正下颌颌位,使下颌骨朝正常的方向生长。一旦生长发育停止,特别是年龄较大的成年人,合并上下前牙严重拥挤,或下切牙先天缺失,以及下颌位置及咬合因长期磨耗面代偿稳定者,应考虑采取拔牙矫治的方法。根据不同情况采取以下拔牙术式。

(1)保持后牙的远中关系(需达到完全的远中关系):上颌采取拔除 4|4。利用拔牙间隙,解除前牙的拥挤。尽可能不实施Ⅱ类颌间牵引,下颌不拔牙,仅上颌拔除第一前磨牙。也有人主张,为了更好地改善侧貌外形和避免前牙根的吸收,用拔除 5|5 来替代拔除 4|4。

(2)下颌合并有严重的拥挤,一般应采用以下拔牙术式:①拔除四颗第一前磨牙。②拔除上颌两颗第一前磨牙和下颌两颗第二前磨牙。③拔除上颌两颗第一前磨牙和下颌一颗切牙以上3种可任意选择。采用上述拔牙式者应注意在矫治过程中,舌倾的上下切牙常需要进行控根(转矩)。待拔牙间隙关闭之后,Ⅱ类颌间牵引往往是必要的。不过,如果在拔牙之后,利用拔牙间隙,使磨牙关系得到了调整,在此种情况下,Ⅱ类颌间牵引可以免除。

(3)下颌先天性缺牙:可表现为缺失两个切牙,有的缺失一个切牙。矫治中首选在上颌代偿性拔除双侧第一前磨牙(适用于下颌缺少两个切牙的情况),之后关闭间隙,不需后期修复。待上下前牙排齐之后,再行Ⅱ类颌间牵引。但对下颌后缩明显,发育欠佳的患者,可在唇倾上下切牙后,开展出下颌缺牙的空隙,行后期修复缺失牙。此种方案虽需要行修复治疗,但侧貌改观明显,也是一种合理的矫治设计。

4.非典型矫治

(1)Ⅱ类2分类亚类:临床上也不少见,表现为一侧磨牙为Ⅱ类关系,一侧磨牙为中性关系。一般在唇倾上下前牙并纠正前牙深覆𬌗时,尽可能改正异常的磨牙关系;可采用单侧性口外弓、滑动杆技术单侧颌间牵引等推上颌磨牙向远中,同时牵下颌磨牙向近中移动,借此可将Ⅱ类磨牙关系改正为Ⅰ类磨牙关系。此类型的患者,在第二磨牙未萌出时进行矫治,有利于第一磨牙远中移动。用口外弓时,应强调患者的配合。此类患者常有上下牙弓中线不齐的情况,单侧磨牙向远中移动,既改正了后牙的尖窝关系,同时也纠正了中线不齐的问题。

(2)磨牙关系为Ⅰ类:在临床上也有相当一部分患者,除磨牙关系为中性外,其余均表现为Ⅱ类2分类错𬌗的特征。此类患者矫治原则应与上述有所不同。矫治中先唇倾上下前牙,纠正前牙深覆𬌗,不施行Ⅱ类颌间牵引。一些患者唇倾上下前牙后,恰好纠正了前牙区的拥挤,可按一般拥挤的情况处理。但还有一些患者,待前牙唇倾之后,余留较多的空隙。这时可以通过移动后牙向前或修复来解决。上述两种处理的方式都是可行的,可依患者的意愿来施行。

(三)成人期的矫治

一般而言,成人Ⅱ类2分类患者求治者较为少见,通常多因上切牙舌倾、严重拥挤、严重磨耗、牙周创伤及关节病等前来就诊。因此,首先应关注其牙周状况及进行系统的牙周检查治疗,并需要结合进行颞下颌关节病变的诊治。正畸常规治疗同恒牙列初期的方法,首先进行上颌治疗,可以考虑镍钛丝初步排齐牙齿后,后直接采用0.014多曲唇弓唇向开展内倾的上前牙。之后再次使用高弹性弓丝排齐上前牙后,选择性采用Uitility唇弓、J钩或上颌前庭沟种植体压低上颌前牙,打开咬合后,再粘结下颌矫治器辅以上前牙平面导板,必要时可在后牙区直接挂颌间牵引以伸长后牙。由于成年人下颌生长潜力已不大,对下颌过小,下牙弓及颌骨矢状向差异较大者,常应考虑上颌拔牙的代偿性矫治。对非拔牙矫治患者的Ⅱ类牵引则应十分谨慎,以防止造成不稳定的双重咬合,从而影响𬌗稳定和对关节造成损伤(图12-28)。

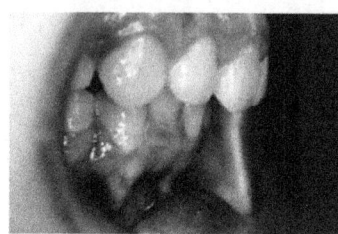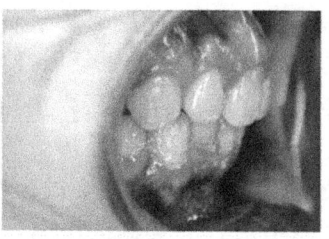

图12-28 双重咬合

特别严重的骨性深覆𬌗患者打开咬合、改正深覆𬌗的难度很大,必要时应采用正颌—正畸联合治疗,即先用正畸治疗的方法改正上下切牙的长轴,排齐上下牙列,再根据情况采用外科手术行前牙区截段骨切开术,压入前段牙及牙槽,以矫治过长的上下前牙及牙槽,恢复正常的覆𬌗、覆盖关系。对一些年龄较大、后牙磨耗过多,垂直高度不足的患者,上下牙排齐后如覆𬌗仍较深,无法用正畸方法矫治时,可采用修复的方法,在后牙区做金属𬌗垫以升高后牙,使上下切牙获得正常的覆𬌗、覆盖关系,并恢复面下1/3的高度。

(张 芳)

第十三章

Ⅲ类错𬌗畸形的矫治

第一节 Ⅲ类错𬌗畸形的概述

一、Ⅲ类错𬌗畸形的基本概念

(一)临床表述及形态特征

临床上常用于Ⅲ类错𬌗的名词表述有两点：①下颌前突，特指下颌发育过度和下颌前突。②反𬌗，一般包含所有的反𬌗畸形，可能磨牙关系为Ⅲ类，也有可能磨牙关系为Ⅰ类，有时甚至表现为Ⅱ类远中关系。

下颌前突的说法往往用于骨骼性畸形，而反𬌗则用于牙性和功能性畸形，有时也可作为总称。牙性畸形主要是牙和牙列的形态及位置异常，骨性畸形则是骨骼的异常，常常伴随有牙的代偿，上颌前牙唇侧倾斜，而下颌前牙则舌侧倾斜。

Ⅲ类错𬌗的牙𬌗特征，多表现出三向不调：①矢状向不调——前牙反𬌗。②水平向不调——后牙反𬌗。③垂直向不调——可能为正常、反深覆𬌗，也可能为浅覆𬌗或者开𬌗。对于一个具体的患者来说，可能表现出其中的一种或多种特征。临床表现则因其类型的不同而各不相同。本章所指的Ⅲ类错𬌗为涵盖所有牙-牙弓矢状向关系为AngleⅢ类的牙颌畸形。

(二)发病率及危害性

Ⅲ类错𬌗在东方人群中相对更为多见。有报道表明，中国人群Ⅲ类发病率为3.69%，而日本有报道其发病率高达13.5%。在日本，反𬌗的比例比较高，须有美研究了1960—1975年3 767例的正畸治疗患者，其中有1 291例为反𬌗，占32.5%，为第一位的错畸形。临床上，Ⅲ类错𬌗的诊断，治疗以及预后判断都比较困难。

随着牙龄的增加，反𬌗的发病率逐渐降低。按Hellman牙龄发育阶段，乳牙列完成期(ⅡA)到全部第一恒磨牙及前牙萌出完成期间，反𬌗的发生率比较高。而前磨牙替换时(ⅢB)反𬌗发生率就下降了许多(图13-1)。

研究发现，Ⅲ类错𬌗对颜面美观、咀嚼功能及心理成长的影响最大，其危害有：①妨碍颌骨的发育。反𬌗牙数目越多，反𬌗越深，反𬌗时间越长，颌骨发育的影响就越严重，畸形就越显著。最终导致上颌发育不足，下颌过度发育，形成下颌前突畸形。②咀嚼功能降低。如果全牙列反𬌗，上下前牙不能对刃，不能行使切割功能，下颌位置异常，咀嚼功能降低，后牙的咬合功能不能正常发挥。个别牙反殆时,切牙咬合错乱,妨碍正常功能运动,久之也可造成牙体硬组织的磨耗。③影响容貌妨碍美观。上颌发育欠佳,面中1/3凹陷,上唇塌陷,下颌前突畸形。有些患者还伴有前牙拥挤,这些均影响美观,也对患者心理上造成一定的伤害。④容易导致颞下颌关节的疾病。⑤对口腔和全身健康的危害:咬合创伤能引起牙周组织的创伤;拥挤,不易自洁,易患龋;交叉咬合容易导致牙体硬组织的磨耗。咀嚼功能降低,长期将导致消化不良,影响全身健康。

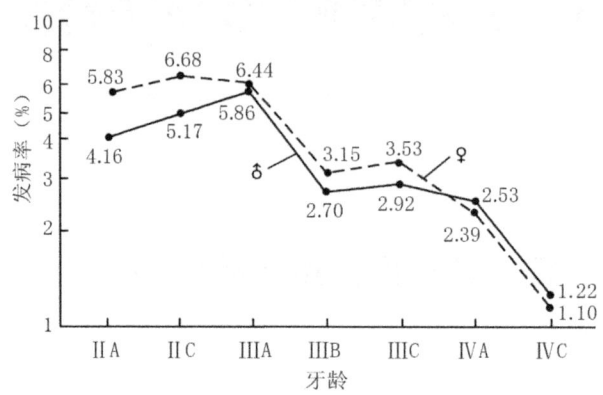

图 13-1 不同牙龄阶段反殆发现率

二、Ⅲ类错殆畸形的分类

(一) Moyers 分类

为便于诊治计划,临床多按照 Moyers 病因机制分类。将Ⅲ类错殆分为骨性、牙性以及功能性3类。骨性和功能性的畸形一般磨牙关系为Ⅲ类,前者是由于骨骼发育的异常所致,而后者则是由于咬合干扰造成的。Moyers 强调,以上3种因素同时存在的情况(即混合性)更为常见,在诊治中应予以充分注意。

1.骨性Ⅲ类错殆

骨性Ⅲ类错殆是由于下颌发育过度,或下颌前突,或者上颌发育不足,或上颌后缩,或者两者结合导致前牙反殆,磨牙Ⅲ类咬合关系。临床表现为上颌正常、下颌前突,或上颌后缩、下颌正常,或上颌后缩、下颌前突。

2.功能性Ⅲ类错殆

功能性Ⅲ类错殆是由于下颌前牙的唇倾,或上颌前牙的舌倾,或者两者结合,或者个别牙干扰,迫使下颌前移位,从而导致前牙反殆,磨牙为Ⅲ类咬合关系,上下颌骨的大小正常,有功能性的下颌移位,有肌位和牙位的不调。手推下颌可退至切对切,患者自己也可后退下颌,单纯的功能性反殆一般仅在乳牙期或替牙列期存在。

3.牙性Ⅲ类错殆

牙性Ⅲ类错殆是指由于替牙异常,或个别牙早失,或位置异常而致牙齿移位,磨牙为Ⅲ类咬合关系或Ⅰ类关系,前牙可以为反殆或者切殆。临床表现为上前牙、后牙舌向错位,下前牙唇向、后牙颊向错位。

图13-2A 显示的是一种牙性反殆,后牙关系为中性关系,上前牙舌向倾斜,下前牙唇向倾斜,前牙反殆。侧貌畸形不明显,ANB 角往往为正角;图13-2B 显示的是骨性Ⅲ类错殆,上颌发育不足,下颌发育过度,后牙近中关系。上前牙代偿性唇向倾斜,下前牙代偿性舌向倾斜,前牙反

𬌗。侧貌可以发现，患者面中份凹陷，下唇外翻。ANB 角为负角。

图 13-3 为一个功能性反𬌗的患者，图 A 显示的是 ICP 位时咬合情况，前牙呈反𬌗，反覆𬌗 V 比较深，反覆盖比较小。面型畸形较为明显。图 B 为息止颌位时的咬合情况。前牙近切𬌗。面型基本正常。功能性畸形的特点是在息止颌位时前牙关系基本正常，而在牙尖交错位时前牙可表现为反深覆𬌗或反深覆盖。

临床判断Ⅲ类畸形是功能性还是骨性Ⅲ类错𬌗时，除了临床检查有无下颌的功能性移位，下颌能否后退至切对切，有没有𬌗干扰等，客观的判断指标是可以将息止颌位和 ICP 位两个位置的 X 线头侧位片重叠做功能性分析。

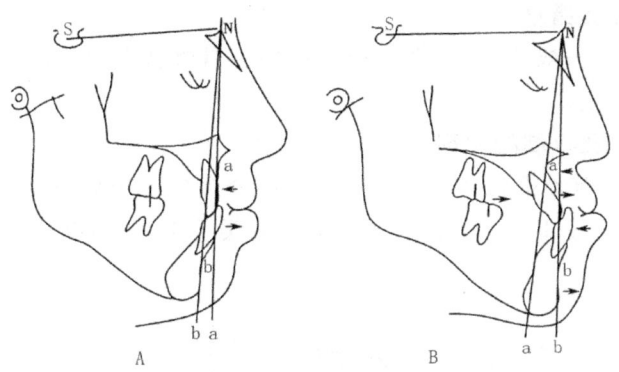

图 13-2　牙性反𬌗和骨性𬌗
A.牙性反𬌗；B.骨性反𬌗

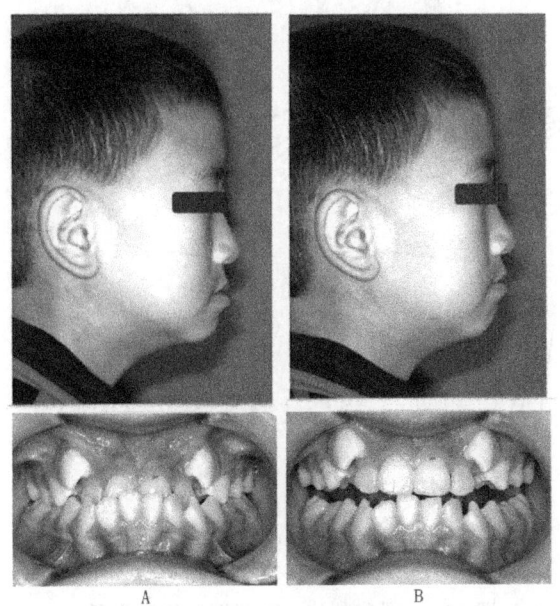

图 13-3　功能性反𬌗
A.牙尖交错位时；B.姿势位时

骨性Ⅲ类错𬌗的特征，在骨骼方面，主要包括下颌骨的长度增加，关节窝和髁突位于前方位导致下颌前移过度，以及上颌骨长度减小，位置靠后导致上颌发育不足。在牙槽方面，上颌牙弓往往比较狭窄甚至出现拥挤，下颌牙弓排列整齐甚至出现间隙，牙槽代偿包括上切牙唇向倾斜、下切牙舌向倾斜。

根据骨性Ⅲ类错𬌗的上下颌骨的形态以及位置的异常,牙的位置异常等,可以把骨性畸形再详细地分为5种亚型。图13-4为5种亚型平均模版图。图中虚线显示的是正常情况下的上下颌骨的位置。上左图,为A型,下颌骨处于前方位,治疗需要抑制下颌生长;上中图,为B型,上颌骨处于后方位,治疗是应该促进上颌生长;上右图,为C型,上下颌骨均处于正常范围内,但两者间关系表现为前牙反𬌗。此型即为牙性反𬌗,治疗相对较为容易。下左图,为D型:上颌骨处于后方位,而下颌骨处于前方位;下右图,为E型:上下颌骨均处于前方的位置,两者之间的关系表现出反𬌗。此两型属于严重的Ⅲ类畸形,治疗难度较大,预后也不理想。

(二)真性和假性Ⅲ类错𬌗

此种分类使用较少。一般认为,真性Ⅲ类错𬌗即为骨性错𬌗,假性Ⅲ类错𬌗即为非骨性错𬌗,包括牙性和功能性错𬌗。

(三)国内有关分类及机制相关研究

(1)1959年有学者以错𬌗机制、症状、矫治三者结合提出毛氏分类,将Ⅲ类错𬌗归入第Ⅱ类(长度不调)中的第一分类Ⅱ1——近中错𬌗或第三分类Ⅱ3——后牙中性,前牙反𬌗或其复合型等。

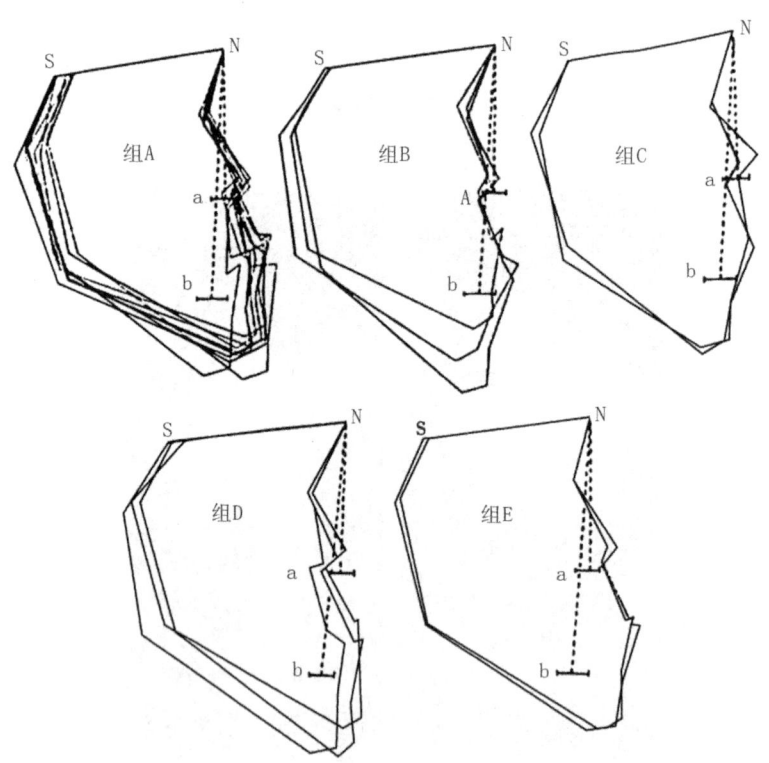

图13-4　Ⅲ类错𬌗5种亚型平均模版图

(2)1960年有学者从解剖学归类上,提出"三类三分类"的分类法。其中三类的划分(中性错𬌗、远中错𬌗、近中错𬌗)与Angle同,三分类(前牙错𬌗、后牙错𬌗、前后牙同时错𬌗)表示部位,型(间隙、拥挤、前突、反𬌗、开𬌗等)则用文字具体表述其形态。据此可将近中错、前牙反的分类定义为第三类错𬌗、第一分类、前牙反𬌗。

(3)有学者在20世纪60年代提出的"川医分类法"中,主张直接按畸形临床表现分为8型(牙错位、牙列间隙、牙列拥挤、深覆𬌗、开𬌗、反𬌗、锁𬌗、其他),据此分类,Ⅲ类错𬌗的临床表述统称为反𬌗类,又可细分为前牙反𬌗、全牙反𬌗等。

(4)20世纪80年代初,有研究发现乳牙列期Ⅲ类错𬌗多为功能性错𬌗,仅10%为骨性错𬌗,其表现是颅底短、颅底角小、关节窝及下颌位置靠前。

(5)有学者以ANB角分析替牙列期前牙反𬌗的颅面结构,结果如下:上颌正常、下颌前突:47%;上颌正常、下颌正常:22%;上颌、下颌均前突:16%;上颌后缩、下颌正常:11%;上颌后缩、下颌前突:2%;上下颌均后缩仅占2%。

(6)有学者对10~13岁骨性反𬌗的头测量指标聚类分析得出4个亚类:上颌前突不足,下颌正常,位置前移,下面高不足:49%;上颌正常,下颌发育过度,逆时针旋转生长:30%;上颌发育不足,下颌轻度发育过大:7%;上颌发育不足,下颌发育明显过大(上前牙唇倾,下切牙舌倾):14%。

(徐念川)

第二节　Ⅲ类错𬌗畸形的病因

一、遗传及先天因素

遗传及先天因素包括先天性疾病和遗传因素。先天性疾病多为妊娠期中疾病所致,如唇腭裂患者常常表现出前牙或全牙弓的反𬌗,这是由于上颌的裂隙存在,影响上颌的生长致发育不足。遗传因素也是一个重要的病因,骨性反𬌗患者具有明显的家族史,颜面畸形严重。

二、环境因素

(一)替牙障碍

1.上颌前牙先天缺失或外伤早失

上颌侧切牙先天缺失时,上颌牙弓长度缩短,前牙反𬌗。

2.乳牙早脱

乳牙早脱可以导致牙槽骨因缺乏功能性刺激,发育不良。另外,多数乳磨牙早脱,后牙区失去咀嚼功能,为获得比较良好舒适的功能性咬合作用,患儿常常前伸下颌用切牙咀嚼,逐渐形成功能性下颌前突,前牙反𬌗畸形。

3.乳牙迟脱

乳牙滞留时,后继恒牙不能正常萌出,常常错位萌出,与对𬌗牙形成反𬌗。例如,乳前牙的迟脱可以导致恒牙从腭侧萌出,前牙反𬌗。

(二)各种原因导致的下颌前伸

1.不良哺乳姿势

卧位哺乳或者奶瓶位置不佳,婴儿需前伸下颌才能吮吸,长期则使翼外肌功能增强,使下颌处于前伸位,导致前牙反𬌗。乳牙期反𬌗的原因多为此类。

2.乳尖牙磨耗不足

因为食物柔软及乳尖牙位置的原因,有的乳尖牙不如其他牙磨耗多,高出牙弓𬌗平面。当咬合时,因为尖牙早接触而引起创伤性疼痛,下颌为避开𬌗干扰而发生下颌前伸。

3.吮上唇咬上唇吮示指

不良习惯可使唇肌位于上下前牙间,对上前牙有舌向力而下前牙则有唇向力,导致反𬌗。有的孩子在吮示指的同时拉下颌向前,时间长了也会引起下颌前伸。

4.伸舌习惯

伸舌时常常导致下颌同时前伸,引起下颌前突,前牙反𬌗。舔下前牙时可以导致下前牙前突,出现间隙,前牙反𬌗的出现。

5.伸下颌习惯

长期前伸下颌骨,则翼外肌的张力增强,使下颌处于前伸的位置上,形成前牙反𬌗以及下颌前突。前牙反𬌗形成以后,上下前牙的锁结关系又使下颌不能后退,导致上下颌的生长发育形成恶性循环,使畸形越来越严重。

6.扁桃体肥大

由于炎症的慢性刺激,下颌需前伸,通气道才较通畅,久而久之,也可导致前牙反𬌗合并下颌前突。

图13-5显示的是1例扁桃体肥大术前口𬌗状态:扁桃体肥大导致舌低位,表现为下颌前突,前牙反𬌗。但是当手术摘除肥大的扁桃体后,舌的位置恢复正常,前牙的反𬌗也许就会减轻成切𬌗或者恢复正常。

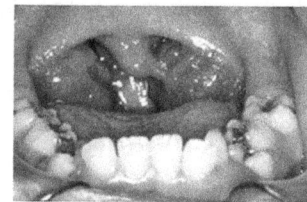
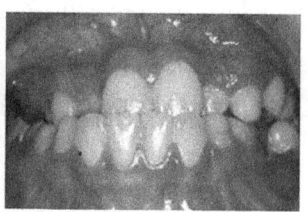

图13-5 咽扁桃体肥大致下颌前伸,前牙反𬌗

(三)内分泌疾病

1.肢端肥大症

因垂体功能亢进致下颌发育过度,常常在患者成年后发病。

2.佝偻病

由于钙磷代谢障碍,全身缺钙,骨质疏松,由于肌肉的牵拉使颌骨发生形态改变导致下颌前突,前牙开𬌗等畸形。

(徐念川)

第三节 Ⅲ类错𬌗畸形的诊断

Ⅲ类错𬌗畸形的诊断至为重要,目的是查明病因,了解畸形的形成机制,为确定治疗计划提供良好的基础。正确的诊断关系到治疗方法、治疗时机的选择和治疗效果预后的判断。Ⅲ类错𬌗在临床上表现为前牙反覆𬌗反覆盖,磨牙多为Ⅲ类关系,可伴有上下前牙牙轴的变化,有些患者还存在后牙反𬌗或全牙列反𬌗。对于错𬌗畸形的诊断需要综合各方面的信息。通过临床全面检查,包括面部、牙、下颌功能运动检查,充分的头影测量分析和模型分析,了解上下颌骨的大小、位置相对关系,才能得出诊断结果。

一、诊断要点

完整的诊断应该包括颜貌特征、颌骨的位置和形态有无异常,咬合有无异常,牙的异常是什么,并需要包括错𬌗的分类。

(一)颜貌特征

1.侧貌

通过侧貌观察,可全面评估患者水平及垂直高度方面的平衡及不足,初步判断其畸形部位及确定治疗目标。例如通过鼻唇角锐,面中份扁平,犬齿窝凹陷等可确定上颌不足问题;通过颏部前突,下颌下缘长,及生长方向可判断下颌过长问题;通过下面高度、上唇长短、颏唇沟深浅等可判断其软组织代偿及预后。由此可以初步确定是选择正畸还是正颌治疗。

2.侧面生长型(结合 X 线头侧位片进行)

在诊断Ⅲ类错𬌗时,判断其生长型对制订计划,评估预后十分重要。可通过仔细观察患者的侧貌,判断患者的面型属于水平生长型、平均生长型还是垂直生长型。判断生长型可以通过下颌平面角,前后面高比率以及前下面高/全面高比例 3 项指标进行判断。

下颌平面角的大小,即区分下颌高、低角对于支抗的选择、拔牙与否、矫治力使用以及颌间牵引力的使用等均有重要的指导意义。Ⅲ类高角患者的治疗相对更为困难,支抗要求高,慎用Ⅲ类颌间牵引,防止因牵引导致下颌后下旋转,面下 1/3 增加使畸形加重。而水平生长型预后相对较好,宜采用扩弓矫治。侧貌软组织鼻唇角是一个十分重要的指标。如果鼻唇角是锐角,则上颌前牙可以内收;如果鼻唇角是钝角,则需要早期前牵引上颌尽力改善患者的容貌外观。

(二)牙列(结合模型进行)

仔细检查牙列中有没有牙的异常,包括形态、位置和数目的异常。考虑有没有牙的畸形,如锥形牙、小牙;有没有牙的错位、异位,有没有多生牙、缺失牙等。

同时应仔细检查牙槽嵴形态是否正常,切牙有没有代偿等。一般来说,丰满的牙槽嵴一般预后良好,而凹陷的牙槽嵴则不容易内收前牙,预后不佳。有缺失牙和牙代偿的病例一般预后不良。

(三)咬合(主要通过口腔检查、模型并结合 X 线片均值进行)

1.前牙的轴向关系

前牙的倾斜等有无异常,指标有∠U1-SN、∠IPA(MP-L1)、∠FMA(FH-L1)。

2.前牙的咬合关系

覆𬌗,覆盖,中线,∠U1-L1。

3.磨牙的咬合关系

安氏 classⅢ(也可为 classⅠ,Ⅱ)。

4.颌骨的运动

功能性、骨性(classⅠ,Ⅱ,Ⅲ)。

5.牙弓的形态

牙弓的形态是尖圆形牙弓还是方圆形牙弓,有没有牙弓的局部狭窄等。

6.上下牙弓的协调

上下牙弓是否协调一致,有没有上牙弓小,而下牙弓大的情况。

(四)颌骨形态位置(参考侧貌及以下 X 线头侧位片的均值进行比较)

1.上下颌骨的矢状关系

颌突角,∠ANB,A-B平面角可以作为诊断指标。

2.上颌骨的长度

Ptm-A。

3.上颌骨的位置

∠SNA,Ptm-S。

4.下颌骨的形态

下颌角,Ar-Go,Ar-Pog,Go-Pog。

5.下颌骨的位置

∠SNB,下颌平面角,面角,Y 轴角。

诊断应包括安氏分类、骨性分类、侧貌以及可能的病因。所以,一个完整的诊断应该包括以下 4 个方面,即诊断为安氏分类(Ⅲ类),骨性分类(Ⅲ类),侧貌分类(Ⅲ类)及病因机制(上颌发育不足,下颌发育过度,上前牙唇倾下前牙舌倾,水平生长型,前牙反𬌗,上颌侧切牙先天缺失等内容)。

二、鉴别诊断

主要是区别骨性和非骨性畸形,明确畸形的分类,需要注意姿势位及正中颌位时的面型,下颌开闭口运动时下颌运动轨迹,头影测量分析等。

(一)有无家族史

骨性错𬌗一般都有家族史,但并不是所有的骨性错𬌗都有家族史。

(二)下颌功能性移位对比观察

1.功能性错𬌗常常有下颌的功能性移位

也就是说牙尖交错位时前牙为反𬌗关系,而在息止颌位时下颌可以后退至前牙切对切。功能性下颌移位越大,治疗相对也就越容易,预后也就越好。骨性Ⅲ类错𬌗往往没有下颌的功能性移位,下颌不能后退至切对切的关系。不过,也有一些骨性患者下颌可以有少许的后退。

2.面型对比

功能性错𬌗在牙尖交错位时为凹面型,而在息止颌位时面型明显改善,变为Ⅰ类面型,也就是直面型;骨性错𬌗的面型则没有变化。

(三)咬合关系比较

1.前牙覆𬌗覆盖关系

非骨性错𬌗前牙为反𬌗,反覆盖比较小,一般不会超过 3 mm,反覆𬌗可能会比较深;而骨性错𬌗的反覆盖较大,多超过 3 mm,反覆𬌗一般较小,甚至为开𬌗或开𬌗趋势。

2.磨牙关系

骨性畸形磨牙关系为近中关系;而功能性错𬌗在息止颌位时为中性或近中性关系,在牙尖交错位时磨牙为近中关系；牙性反𬌗有时候磨牙关系可为中性关系。

3.尖牙关系

尖牙关系与磨牙关系一样的变化，骨性畸形为近中，而非骨性畸形则不一定为近中关系。

4.上下切牙的代偿

骨性Ⅲ类错𬌗有前牙的代偿存在，上前牙唇向倾斜，下前牙舌向倾斜，以代偿上下颌骨本身的畸形；而非骨性错𬌗的前牙则一般没有代偿。

(四)颌骨关系差异比较

1.下颌平面角

功能性错𬌗的下颌平面角一般较为平坦，正常或稍低。骨性则下颌平面角较为陡峭，常常为高角病例。

2.ANB 角

0°～2°为轻度；—2°～—4°为中度；超过—4°表明畸形为重度。

3.Wits 值

Wits 值是上下颌牙槽点 A 和 B 点与𬌗平面垂线的垂足间的距离，中国人的正常值为 1±1.5 mm。与 ANB 角一样，判断上下颌骨前后向位置关系的一个重要指标。对于功能性下颌前伸的患者，需要参考息止颌位时的 Wits 值。Wits 值＜—1 或更小时，往往表现为Ⅲ类面型，值越负则Ⅲ类面型越明显。

Rabie 将非骨性Ⅲ类畸形称为假性Ⅲ类，认为假性Ⅲ类错𬌗的诊断特征是：①大部分无遗传史，主要由局部环境造成。②尖牙磨牙在息止颌位为Ⅰ类关系，在正中关系位为Ⅲ类关系或终末平面平齐。③面中份长度减小。④下颌位置前移，但下颌体长度正常。⑤上切牙舌倾，下切牙正常。

总结以上鉴别诊断的内容，综合如表 13-1。

表 13-1 牙性、功能性、骨性Ⅲ类错𬌗的鉴别诊断

	牙性	功能性	骨性
遗传史	无	无	一般有
息止颌位侧貌	基本正常	息止颌位正常侧貌	凹面型
牙尖交错位侧貌	基本正常	牙尖交错位凹面型	凹面型
下颌闭合道	正常	闭合道不规则，由姿势位至牙尖交错位下颌前伸	规则的圆滑弧形
下颌能否后退	不能	能	不能
磨牙关系	中性	牙尖交错位为近中关系，息止颌位可能为中性甚至远中关系	近中
尖牙关系	中性	同上	近中
覆𬌗覆盖	反	牙尖交错位为反𬌗，息止颌位可能为切对切	反𬌗
下颌平面角	一般正常	小/正常	大/正常
头影测量分析			
SNA	正常	正常	小/正常
SNB	正常	大	大/正常
ANB	正常	小/负角	小/负角
U1	舌倾	舌倾/正常	唇倾/正常

续表

	牙性	功能性	骨性
L1	唇倾	唇倾/正常	舌倾/直立
上颌长 Ptm-A	正常	正常	小/正常
下颌长 Go-Gn	正常	正常	大/正常
下颌平面角	正常	正常	大/正常

(徐念川)

第四节 Ⅲ类错𬌗畸形的矫治

一、矫治原则

(一)早除病因

Ⅲ类错𬌗的治疗原则是尽早去除病因,早期矫治,阻断矫治错位的牙齿、牙弓和颌骨关系的异常,抑制下颌的生长,促进上颌的生长。但是,需要明确的是,并非所有的Ⅲ类错𬌗经过早期治疗都能获得良好的治疗效果,有些遗传因素导致的严重的错𬌗畸形需要通过手术才能有所改善。

(二)尊重主诉

对于Ⅲ类的矫治,注重患者的主诉是非常重要的。明确患者的主诉是要求改正拥挤,纠正反𬌗,还是要改善面型。

(三)综合判断

对于患者的畸形表现,医师需要做一综合判断,是骨性、牙性、功能性还是混合性的。需要确定患者的骨骼畸形的严重程度、有无牙槽代偿以及拥挤的程度,覆𬌗的大小及患者是否可以退到切对切,确定生长发育的量,从而制订相应的治疗措施。

严重骨性Ⅲ类错𬌗往往具有较长的下颌骨,关节窝的位置相对更为靠前导致髁突位置也处于前方位置,使下颌前突;而上颌长度往往不足,且位置靠后导致上颌后缩。牙弓形态方面:上颌牙弓一般较窄,有时候还有拥挤。而下颌牙弓宽大,排列整齐或有间隙。上前牙代偿性唇倾,下前牙代偿性舌倾。覆𬌗也是一个重要的考虑因素。覆𬌗深的患者往往预后良好,而覆𬌗浅则预后不良。

此外,还要考虑是否需要拔牙以及拔牙部位。需要注意的是Ⅲ类上颌拔牙要慎重;不同的病例拔牙的选择不同,上颌第二前磨牙和下颌第一前磨牙是常见的拔牙选择。

(四)时机选择

患者的年龄、牙龄、骨龄也很重要,可以帮助医师判断患者是否处于生长发育高峰期以及颌骨还有多少生长潜力。

牙性和功能性的畸形应该在乳牙期或替牙期进行矫治,因为多数早期的反𬌗是一种假性的功能性Ⅲ类关系,此期矫治比较容易。如果拖延不治,常导致上颌发育受限及下颌发育过度。

中度的骨性畸形在恒牙早期应该积极进行治疗,但是需要注意估计生长的潜力以及正畸治疗通过牙代偿以掩盖骨性不调的程度。只要抓紧时机、设计合理，一般都能取得满意的疗效。特别是女性患者，由于恒牙列早期的全身状态更接近成人，生长的改变较小，矫治效果更为稳定。

对于严重的骨性畸形，应该待成人以后做正颌外科手术治疗。

二、乳牙列期矫治

早期进行预防性矫治，包括纠正不良的哺乳习惯，防止发生下颌前伸；尽早破除不良口腔习惯；治疗扁桃体肥大，保持口鼻腔呼吸道通畅；有替牙障碍者要早期对症治疗。乳牙期反𬌗，以功能性反𬌗为主，主要做阻断矫治，矫治下颌位置功能性前移。矫治方法包括以下几个方面。

（一）调磨乳尖牙

如果前牙反𬌗是由于乳尖牙磨耗不足导致个别牙的𬌗干扰所致，或导致一侧下颌偏斜，或反覆𬌗较深导致的𬌗创伤，就需要调磨乳尖牙。

（二）咬撬法

适用于个别牙反𬌗，且正在萌出，尚未建立锁结或锁结小；反𬌗牙长轴直立，反覆𬌗反超𬌗均小的病例。使用时将压舌板置于反𬌗牙的舌侧，上下牙咬合，以反𬌗牙牙龈发白为度。每天3次，每次20下即可。

（三）下颌连冠式斜面导板

适用于前牙反𬌗，反覆𬌗深，反超𬌗小，反𬌗牙不拥挤，上前牙较直立，下前牙有足够支抗，患儿年龄较小且能配合治疗者。矫治器的斜面与上切牙呈45°接触，斜面角度要适当，太平会压低下前牙，太陡又起不了上前牙的诱导作用。使用时注意：①使用时间不能过长。应用斜面导板时，后牙没有𬌗接触，可使后牙逐渐伸长，有利于反深覆𬌗的改正，但是使用时间过长会因后牙过度萌出导致前牙的开𬌗；若使用2～3周效果不佳应换用其他的矫治器。②要求戴上矫治器进食，饮食应为软食或流质。③每次复诊时注意调改斜面。保证反𬌗的上前牙与斜面接触受到唇向的推力，从而改正反𬌗。

（四）上颌𬌗垫式矫治器

这是最为常用的改正反𬌗的矫治器。适用于反覆𬌗中度，上前牙舌向错位，后牙支抗足够者。矫治器部件包括双曲舌簧、𬌗垫和固位装置。使用𬌗垫解除锁结，高度以前牙离开1.5～2mm为宜；双曲舌簧的弹簧平面置于反𬌗牙舌隆突上，与牙的长轴垂直，施以唇向的力量。注意事项：当前牙出现浅覆𬌗时应逐渐降低𬌗垫高度；当前牙有正常的覆𬌗覆盖时，可要求患者进食时戴用𬌗垫，其余时间不戴有利于上下后牙及牙槽高度的生长，一般1～2个月即可建立𬌗接触关系。患者如有前伸下颌的习惯可以配合使用颏兜。

三、替牙列期矫治

替牙列期是治疗Ⅲ类错𬌗最为重要的时期。这个时期的治疗选择主要有以下3个方面。

（一）阻断性矫治

目的是矫治错位牙和下颌位置前移。功能性Ⅲ类错𬌗在替牙期治疗后，由于消除了咬合干扰，下颌功能正常行使，利于牙齿和颌骨及颞下颌关节的健康，使后继牙齿能在正常的位置萌出，避免畸形的加重，对恒牙期畸形的治疗也有帮助。至于矫治器的选择，可以选用上述的活动矫治器，或者功能性矫治器以及简单的固定矫治器。

（二）生长导引

生长导引也就是矫形治疗，通过刺激上颌骨周围骨缝生长，抑制下颌向前下生长矫治Ⅲ类错殆。对于骨性畸形，可以早期通过生长改型治疗，利用患者的生长潜力，促使发育不足的上颌向前发育，治疗轻度的颌骨畸形，并减轻颌骨的畸形程度。前牙反殆伴拥挤的替牙列早期患者可以采用2×4矫治。矫治器也可以选用下述的前牵引矫治器、颏兜矫治器等。

（三）暂不矫治

对于一些诊断明确，极为严重的骨性Ⅲ类错殆患者（∠ANB<－4°，且上颌前牙明显唇倾，下切牙舌向倾斜，前牙反覆盖大的患者）则应该观察其生长发育的状况，暂时不做正畸治疗。

四、恒牙列期及成人期矫治

恒牙列期Ⅲ类错殆主要以牙性、骨性错殆为主，宜采用生长矫治加掩饰治疗的方法进行矫治。恒牙列早期可采用生长矫治刺激上颌骨的发育和/或抑制下颌骨的发育。对于轻中度骨性畸形，采用固定矫治器进行掩饰治疗，以牙代偿骨骼的不调。对于严重骨性畸形，成人可做正畸-正颌联合治疗。

五、Ⅲ类机制的治疗

病因和机制是两个不同的概念，其关注点不一样。前者了解畸形的发生发展的原因，而不是畸形本身；多种不同的病因可以导致相同机制的畸形。而机制关注的是畸形本身的情况，即畸形的部位、性质。临床上对于病因和机制的了解都十分重要，两者相辅相成，对于诊断以及治疗计划的确定都有重要的指导意义。

Ⅲ类错殆的形成机制一般可以分为四类：①上颌的发育不良，或者位置靠远中。②下颌的发育过度或位置靠近中。③上前牙的舌侧倾斜。④下前牙的唇侧倾斜。临床上，Ⅲ类错殆的形成是由于以上一种或多种机制共同作用的结果。因此，针对不同的畸形的形成机制，应该制订不同的治疗目标和方案。

对于下颌发育过度者，早期可使用头帽颏兜装置抑制下颌的生长，还可以使用FR-Ⅲ型或bionatorⅢ型，Ⅲ型肌激动器等矫治装置。对于上颌发育不足者，应该促进上颌的生长，可使用上颌前牵引装置。对于上前牙舌侧倾斜者，可以用固定矫治器或活动矫治器或舌侧弓使上前牙唇侧移动。对于下前牙唇侧倾斜的病例，用固定矫治器或活动矫治器使下前牙舌侧移动即可。

图13-6表示的是错殆畸形的不同形成机制。下颌前突可能是由于上颌发育不足造成的，这就需要促进上颌的生长；如果是由于下颌发育正常，但是位置靠前了，就需要后退下颌；而如果是下颌发育过度，治疗时就需要抑制下颌的生长。只有针对错殆形成的不同机制制订相应的治疗方案，才能取得良好的治疗效果。

（一）抑制下颌生长

1.头帽颏兜

颏兜使用已经有100多年的历史，颏兜常用于骨性下颌前突矫形治疗和垂直骨面型的控制。一般认为，7～9岁为最佳矫治年龄。年幼儿童错殆尚未发展得十分严重，骨组织可塑性较大，骨缝尚未发生骨性联合，颌骨还在生长发育，受矫治力作用后容易发生改建。对于大多数真性、轻中度的青春期及青春前期Ⅲ类错殆的儿童，颏兜矫治均有疗效。

第十三章 Ⅲ类错𬌗畸形的矫治

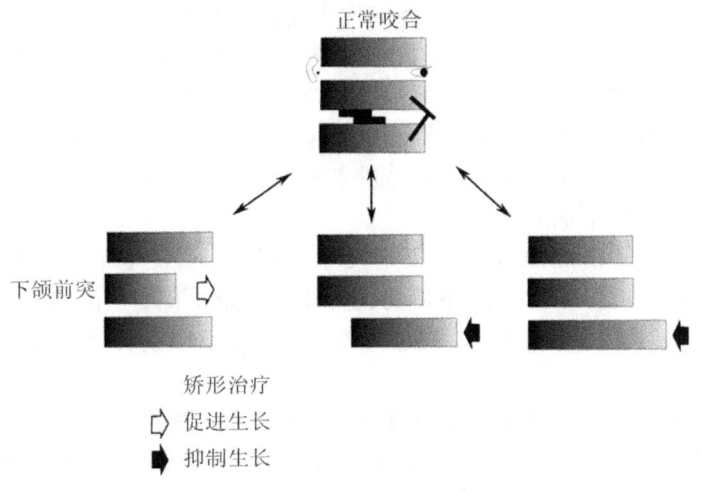

图 13-6　Ⅲ类错𬌗的形成机制

(1)装置：头帽、颏兜、橡皮圈；矫治力来源于橡皮圈；反覆𬌗较深时，可以加用𬌗板打开咬合。图 13-7 为 Hickham 头帽-颏兜示意图。

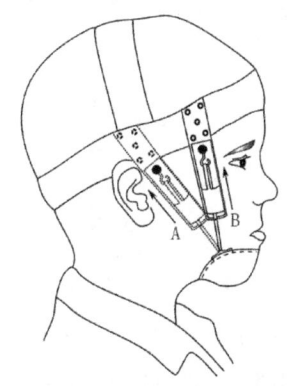

图 13-7　Hickham 头帽、颏兜及牵引
A.沿髁突的方向，后上方牵引，用于抑制下颌的生长；B.垂直牵引，合并有前牙开𬌗时使用

(2)颏兜的作用机制。①对颅底的作用：有学者认为颏兜引起颅底角(N-S-Ba)的减小，抑制后颅底点的向后生长和鞍点的前向生长。但是另一些学者则认为戴用颏兜的实验组与对照组在 TMJ 的结构上治疗前后无明显差异，不会导致关节窝向后移位。②对上颌的作用：早期矫治前牙反𬌗有利于上颌的发育；颏兜治疗使上颌向下生长受抑，引起上颌顺时针旋转；颏兜可通过后上的力抑制上颌垂直向发育。但有学者认为颏兜治疗本身对上颌没有作用。③对下颌的作用：改变下颌骨生长方向；下颌向后重定位；阻止下颌的生长发育；下颌形态的改建；下颌角减小；下切牙舌倾；覆盖增加；覆𬌗减少；髁突垂直向生长受抑制而纠正反𬌗。有研究表明颏兜治疗使下颌有效长度减小；颏兜短期治疗的效应在于下颌的后旋，长期治疗效应可抑制下颌支的高度和下颌体的生长，下颌角的明显减小，不仅改善 ANB 和 Wits 值，Ⅲ类畸形的整个形态得以改善。颏兜治疗后，下颌升支后移，下颌颈细长，改变髁突生长方向使髁头前弯，髁突向前上方向生长，关节窝变深变宽，关节间隙减小使下颌形态发生了变化，因而有效地补偿了下颌的过度生长。这种观点得到了 MRI 研究的证实：颏兜效应在于改变 TMJ 的形态和改建下颌骨；颏兜改变髁突的生长型，髁头前表面骨质沉积，髁颈部骨质吸收使髁头前弯，从而引起颅底结构的适应性变化。具

体表现:翼外肌紧张,上颌矢状向生长激活,髁突向前弯曲,髁突生长型发生改变,启动下颌的代偿机制,升支高度增加,下颌角减小,维持正常覆𬌗覆盖,下颌矢状向得到一定的控制,同时关节发生适应性生长改建。当整个下颌下旋时的后移效应被下颌角减小时的前移效应抵消,反映在B点、Gn点的横向和垂直向位置不变,则SNB无明显变化。所以如果患者的下颌角较大,使用颏兜矫治效果可能不理想。但是,Graber认为颏兜不能抑制下颌体长度;颏兜配合𬌗垫加Ⅲ类牵引治疗也没有发现明显的下颌后旋。

因此,一般认为颏兜的治疗效果包括以下几个方面:下颌骨基底部的后退,∠SNB减小,∠ANB增大;颏部的后退,∠SNP减小;下颌骨向后下方旋转,下颌平面角增大(所以需要注意,高角患者应用时要谨慎),下颌角变小;上颌前牙唇侧倾斜,下颌前牙舌侧倾斜;上颌向前生长,∠SNA变大。

因此,总的来说,颏兜的治疗效果主要是在下颌,抑制了下颌的生长,少数患者表现出上颌有一些向前的变化。图13-8是颏兜治疗后的效果示意图,粗箭头表示的是大多数患者戴颏兜以后的变化情况,细箭头表示的是少数患者表现出的变化。

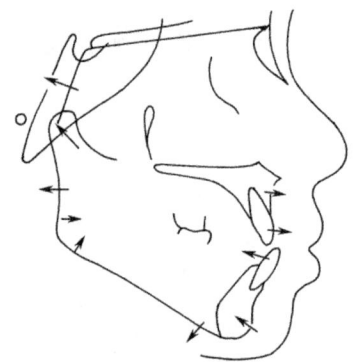

图 13-8 颏兜牵引力的作用效果

颏兜治疗反𬌗不仅有颌骨矢状向的改变,也与前牙的移动及颌骨的旋转相关。图13-9为上前牙唇侧倾斜改正反𬌗,∠U1-SN变化最大;图13-10是由于下颌骨向后下方旋转,∠SNB变化最大,从而改正了反𬌗;图13-11是由于上颌前牙唇侧倾斜,下颌前牙舌侧倾斜,同时下颌后下方旋转的共同结果改善了反𬌗;图13-12则是因为多因素的共同作用改善了反𬌗。

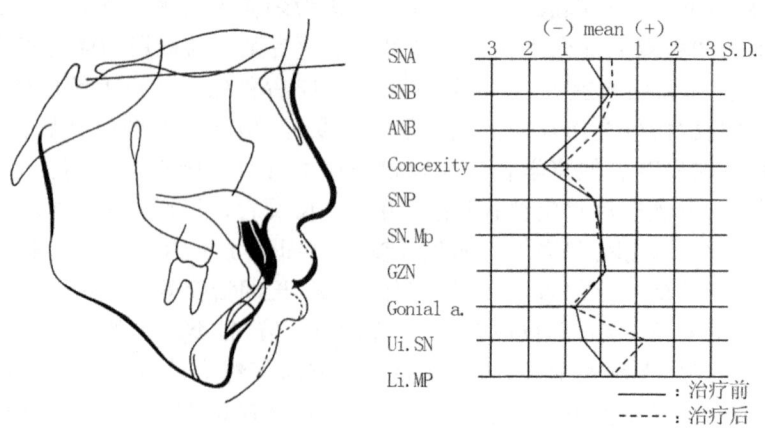

图 13-9 上前牙唇侧倾斜改正反𬌗

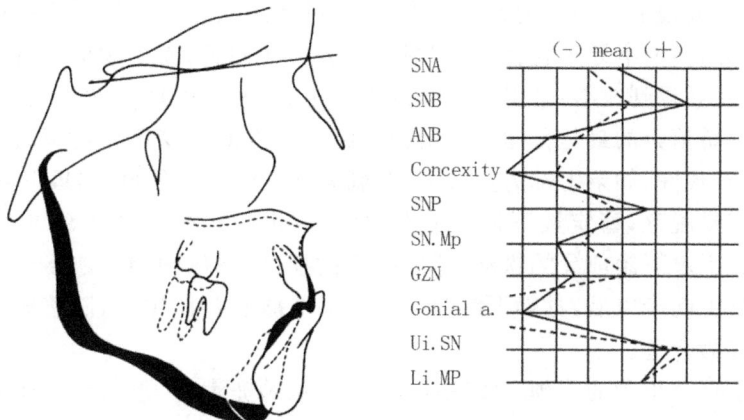

图 13-10 下颌骨后下旋转改正反𬌗

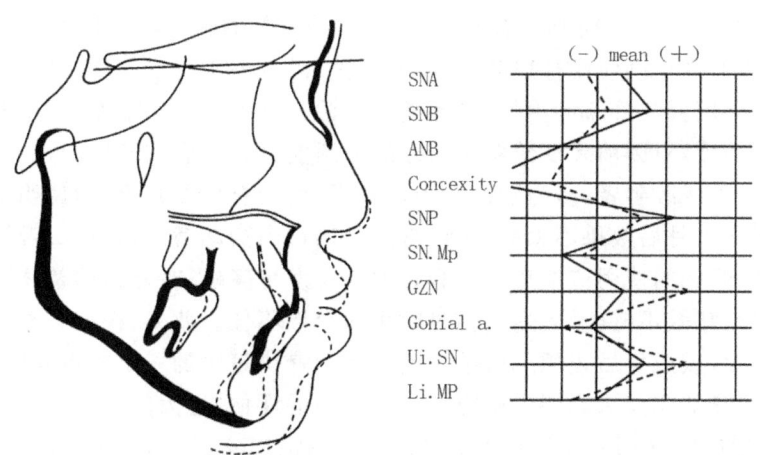

图 13-11 上前牙唇倾，下前牙舌倾，下颌后下旋改正反𬌗

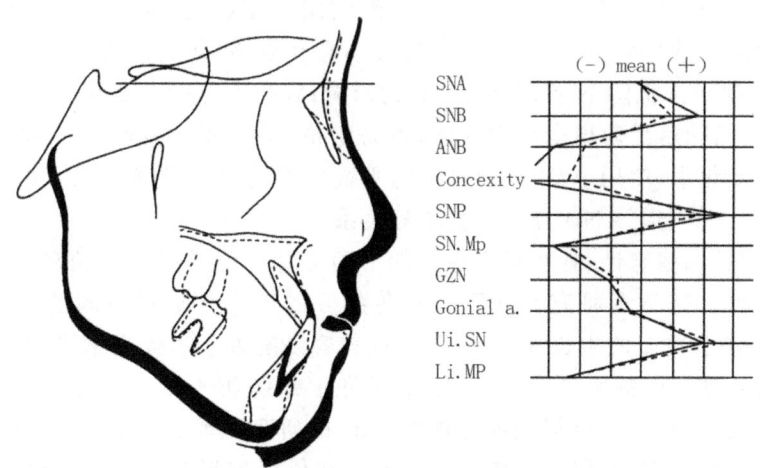

图 13-12 多因素的共同作用改正反𬌗

(3)影响颏兜作用的因素。①内因：遗传因素，覆𬌗情况。②力的作用时间：12～14 小时/天。Björk 发现下颌有向前漂移的趋势，颏兜治疗一直要持续到下颌骨生长完成。③力的方向：牵引

方向通常为下颌髁头或稍上方一点的方向。前牙覆盖较浅的话,方向可以再稍稍上方一点;当牵引力线通过髁突下方,使上下牙列轻轻离开,则可促进磨牙伸长,使下颌向后旋转,增加前面高,使下颌前突的Ⅲ类关系得到改善;牵引力线通过髁突中心,颏兜作用于颏点,方向以颏点和髁突连线为中心,是髁突矫治力的最佳方向。牵引力来源于橡皮圈。使用橡皮圈时作用于颏兜的力量应该上下左右一致最好,如果上部力量过大,会刺激下颌前牙的牙龈;如果下部的力量过大,则颏兜的力量过大,容易脱落,稳定性不好。④力的大小:每侧300~500 g,幼儿每侧200~300 g,力量不要过大,以免引起下颌前牙的松动,牙周组织的损伤,下颌角前切迹变形加深。临床上的判断标准是,患者早上起床以后,觉得下颌前牙以及关节略有些压迫感,随着时间的推移逐渐消失,这样的力量就较为合适。

(4)临床注意事项及患者的管理。①颏兜形态:注意颏兜大小,形状应该刚好与患者的颏部适应,左右不应太大,否则橡皮圈挂的时候不稳定。上下的尺寸也不应该过大,否则会压迫下颌前牙的牙龈组织,造成损伤。②患者的管理:应详细交代说明颏兜的使用方法;应确保每天戴用时间不少于14小时,低于10小时则没有治疗效果;初始时单侧施力应不超过200 g,不要自行增加力量,且注意左右对称正确使用橡皮圈;头帽不要洗,以免缩水变形。洗头以后不要直接戴用,要让头发吹干以后再用。③诊断性治疗:乳牙期的矫治4~5岁开始时最好,替牙期患儿来院治疗时往往已经换了前牙,对因前牙反𬌗希望治疗的下颌前突者可立刻开始治疗。一般而言,治疗期间为3个月左右,可以改善者,多为功能性因素较强,而没有什么效果,则说明患者的病因主要是骨性原因。如果3个月后效果不太好,应该考虑合用口内活动矫治器,𬌗垫舌簧等装置。对于骨性Ⅲ类错𬌗儿童,颏兜的使用应注意与牙和骨的生长发育高峰期一致,即替牙列晚期和恒牙列早期为好,太早治疗,疗效不持久,太迟则错过时机而疗效不佳。此外,根据患者骨面型正确选择正畸治疗或矫形治疗,或成年后正颌外科手术治疗是治疗决策中的一个难点问题。

(5)关于颏兜治疗的相关头影测量研究。①垂直向的评估:过大的下颌平面角及下颌角不适合颏兜治疗。治疗前 ANS-Me、N-Me、ANS-Me/N-ANS、MeGo′-SN、Ar-Go′Me 越大越容易失败,以下面高和下颌角为最关键因素,垂直距离是判断预后的重要参考。在长面型患者,后旋不利,对垂直向的控制是难点。②矢状向的评估:一般使用∠ANB 或 Wits 值(个体化 ANB 角)作为颏兜应用的矢状向评估指标。由于∠ANB 的大小会受到 N 点变化的影响,有学者推荐使用 Wits 值,认为 Wits 值可以消除 N 点对∠ANB 的影响;Wits 值若在 -5 mm 以上认为必须手术治疗;但是功能𬌗平面随后牙萌出变化而变化,不易定位,𬌗平面倾斜程度对 Wits 值影响较大。有学者认为腭平面变化小,使用 A/B 点相对于腭平面的变化是评价颌骨关系的良好指标;目前多数学者建议将 Wits 值与∠ANB 合用评价颌骨关系。

(6)颏兜治疗的长期稳定性:骨性Ⅲ类患者的下颌与骨性Ⅰ类患者比较在总的生长量、高峰期时间上无明显差异。有学者研究发现下颌骨各部分的大小与形状在同龄男女间没有差异,15岁以后男性的下颌有更多的生长潜力,提示男性较容易复发。由此提示可参考一般生长理论使用颏兜控制Ⅲ类骨性畸形的发展。Deguchi 的颏兜治疗随访4年未见复发,不过其受试者选择没有基于头影测量分析,不一定都是Ⅲ类骨性;Iida 的研究发现长面型和非长面型Ⅲ类患者颏兜治疗的长期效果均很稳定,并保持了各自治疗前的初始骨骼形态特征。年龄、加力阶段、治疗疗程以及固定矫治阶段的措施不影响颏兜疗效的稳定性。

但是也有很多不同意见,认为使用颏兜矫治力几乎不能改变下颌骨的生长型。抑制下颌的生长在理论上可行,但临床效果较差。颏兜矫治对上颌骨前后向的生长没有作用,面中份的生长为适应性改变,是为了保持上下颌骨间的协调生长。研究还发现颏兜治疗后有复发的趋势;认为短期疗效好,长期稳定性差,不能对抗青春期生长高峰的变化,患者最终难免手术。

Ferro认为颏兜治疗后Wits值和∠ANB较小、覆𬌗小、∠SNB角大的患者复发可能性大。Björk认为下颌前旋是在青春晚期的一个自然生长趋势。Tahmina也认为下颌继续生长前移及前上旋转是疗效不稳定的重要因素。当患者治疗前明显的前后向颌骨不调,下切牙代偿,开𬌗趋势,颏兜的治疗效果将很难保持,矢状向不调越严重,预后越差。复发的程度取决于颏兜改变的量和剩余的生长量之间的关系。下颌升支的生长是复发的最为关键的因素。Mitani认为在颏兜作用的前两年,治疗可以促进上颌的向前生长,抑制上颌的垂直向生长和顺时针旋转,此效应可以维持;对下颌而言,当髁突适应治疗应力后,只要面部生长未停止,即使已经改变了的下颌形态和髁突的形态也会继续生长导致复发的出现。

此外,一些学者的研究表明颏兜治疗可能有一些危险因素,例如,非生理性颏兜作用力时间过长,对关节的影响尚有待研究;有学者认为颏兜引起关节窝加深和关节结节增高,使下颌运动时髁道更陡,可能对下颌运动造成影响;一项颏兜治疗后患者的长期随访研究(2~11年)说明颏兜不是TMD的危险因素但也不是有效的防治方法;生物力学研究认为应用颏兜时对垂直生长型患者可能产生"下颌骨变形综合征",建议选择水平生长型或平均生长型患者颏兜治疗。

对于Ⅲ类的治疗,最好不要使下颌旋转;深覆𬌗和牙尖交错𬌗的维持,以及最大可能地纠正颌骨关系有利于稳定,但是并不能保证防止复发;对于真性下颌前突,上颌无明显后缩的骨性Ⅲ类患者,没有关节症状和不准备手术的患者若选择颏兜治疗,应一直持续到生长停止,达到过矫治,并在夜间戴用作为保持。

总结起来,颏兜矫形的主要效应在于髁突生长型改变和下颌体形态改建。颏兜不适用于垂直生长型的Ⅲ类患者;对于垂直向的控制,主要效应在于减小下颌角和牙槽改建;颏兜的生物力学研究尚不充分;颏兜的治疗需要长期保持。临床上现在倾向于主要用于改正患者的下颌前伸习惯。

2.FR-Ⅲ型矫治器

(1)装置:FR矫治器是一类功能性矫治器,它有几种类型,治疗Ⅲ类错𬌗的是Ⅲ型。其结构包括上唇挡、上腭弓、下唇弓、颊屏等。适应证是上颌轻度发育不足,下颌基本正常或轻度前突;功能性下颌前突;处于生长发育高峰期或高峰前期的患者。

(2)FR矫治器的机制:①依靠咀嚼肌、颊肌和口轮匝肌的肌力,使用颊屏、唇挡牵张骨膜促进骨质增生,刺激牙槽骨与基骨的生长,促进上颌骨的生长,抑制下颌骨的生长。②利用颊屏支开颊肌、唇肌,发挥舌肌的作用,消除异常的肌力,恢复肌肉正常功能。③通过后退位做𬌗重建,在下颌后退位制作矫治器。当矫治器就位时,就将强迫下颌后退的力量通过颊屏传导至上颌,利用唇挡伸开唇肌对上颌骨前段的压力,使上颌骨内外侧肌动力平衡被打破,相对说来,舌肌力量加强,可使上颌骨的唇颊向发育得更好。同时唇挡和颊屏的边缘伸展可牵张骨膜,刺激上颌骨的发育,从而可以矫治反𬌗(图13-13)。

(3)FR矫治器的制作:特别强调制作上唇挡时,前庭区模型的正确修整及铺蜡,以使其戴入时,上唇的作用将肌力传导到矫治器,唇挡可以牵张前庭沟底的骨膜,促进上颌骨的发育,同时作用力将通过弓丝传导至下颌,引导下颌后退(图13-14)。

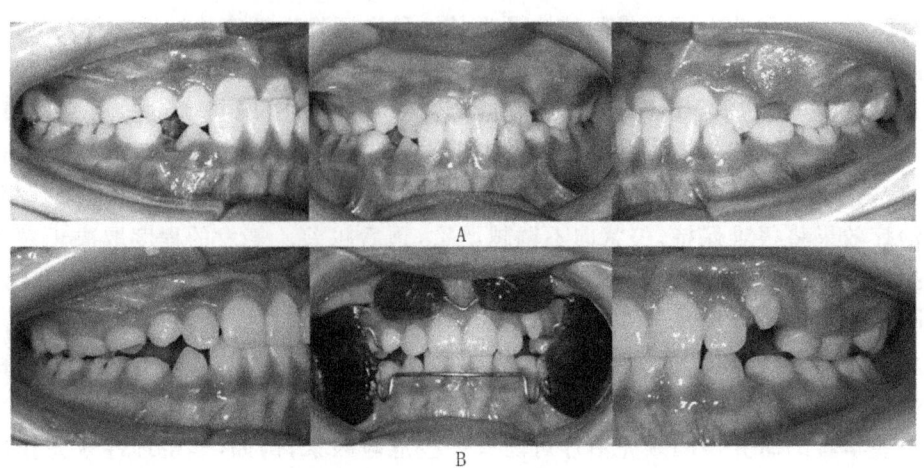

图 13-13　FR-Ⅲ型矫治器矫治反𬌗
A.治疗前；B.治疗后

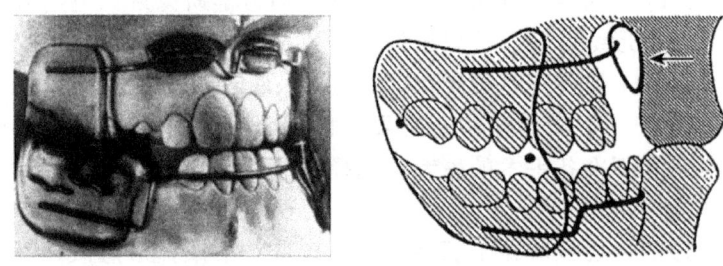

图 13-14　FR-Ⅲ型矫治器唇挡伸开唇肌

3.Ⅲ型肌激动器

（1）装置：Ⅲ型肌激动器也是一种功能性矫治器。在日本称为 FKO，在国内称为肌激动器。主要是由树脂和唇弓组成的（图 13-15）。可以调节上下颌的矢状关系。它也是利用重建咬合后的肌力来达到抑制下颌的生长，使下颌远中移动，上前牙唇侧移动，下前牙舌侧移动的目的。

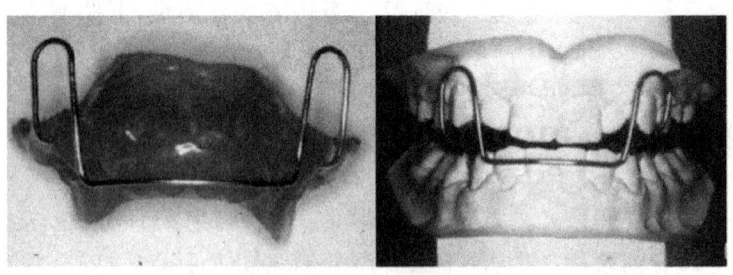

图 13-15　FKO 矫治器

矫治器戴入以后，强制性地让下颌处于远中的位置，从而使功能性环境发生了变化，肌力会导致下颌向前，回到原来的位置，但是下颌唇侧的诱导丝会对下前牙有压力，其反作用力会导致上颌前牙唇侧移动，这样就可以导致牙槽性移动。另一方面，FKO 戴入以后，肌肉和关节会发生适应性的变化，从而最终使治疗后效果稳定（图 13-16）。

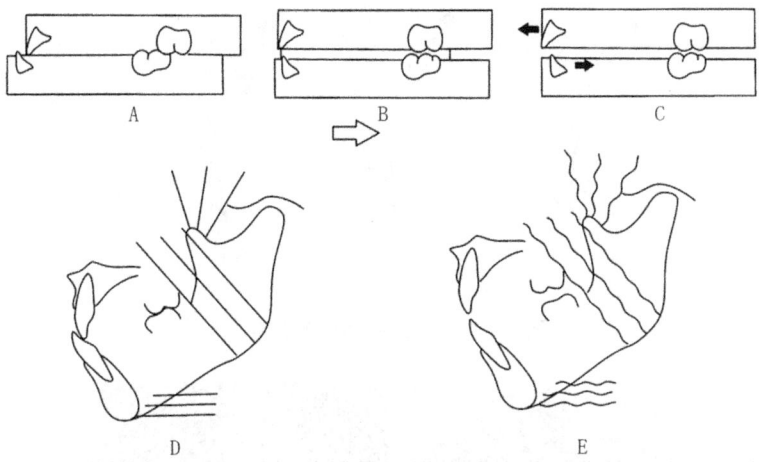

图 13-16　FKO 的咬合重建及肌力改变

A.最初的咬合位;B.重建的颌位;C.矫治器作用方向:促下颌后退,上颌向前移动;D.咬合位的肌紧张状态;E.重建颌位的肌肉松弛状态

(2)FKO 作用机制(图 13-17)。

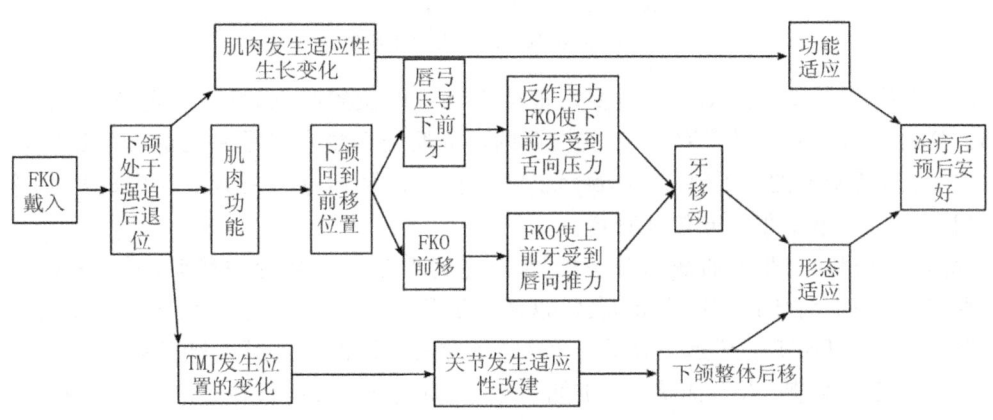

图 13-17　FKO 作用机制示意图

(3)诱导面的修整:目的为促进Ⅲ类患者上颌前移,下颌后移。①前牙诱导面:修整下前牙的舌侧基托前邻接面,在下前牙的舌侧调磨出一个诱导空隙(每次约 1 mm),以利下前牙向舌侧移动,从而改善反𬌗(图 13-18)。②后牙诱导面修整:修整上后牙舌面的近中部分,形成牙弓可向近中移动的诱导空隙(每次约 1 mm)。同时,修整下后牙舌面的远中部分,形成牙弓向远中移动的诱导面。③𬌗面修整:前牙反覆𬌗正常者,不修整;反深覆𬌗,依𬌗曲线的情况而定。④切缘修整:Ⅲ类反深覆𬌗者,下切牙的切缘应覆盖塑胶;Ⅲ类下颌前突伴开𬌗者,如切牙萌出不足,可磨去切缘接触处基托塑胶,以利切牙伸长;Ⅲ类反覆𬌗正常者,切缘塑胶也应保留。

4.bionatorⅢ型

(1)装置。bionatorⅢ型的主要结构有:反向唇弓及颊曲,用 1.0 mm 不锈钢丝制作,就位于下颌前牙的唇侧;U 形腭杆,用 1.2 mm 不锈钢丝制作,开口向后;树脂基托。改良设计时可附上颌唇挡,或者把下颌前段的塑胶变成连接体(图 13-19)。

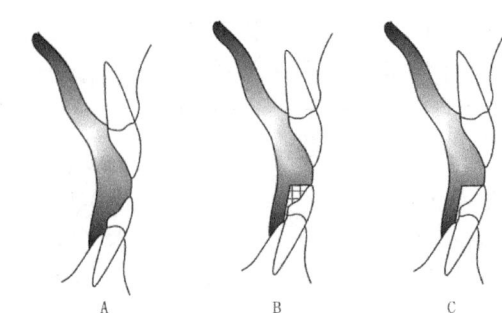

图 13-18 前牙诱导面的修整

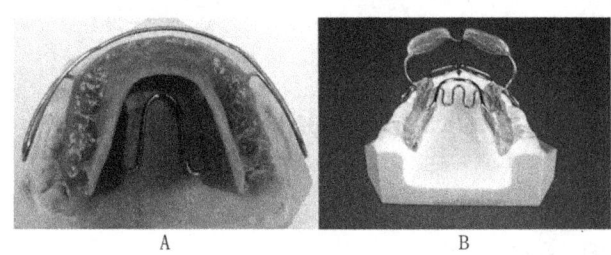

图 13-19 bionatorⅢ型装置
A.bionatorⅢ型；B.改良型(增加上唇挡)

(2)作用机制：舌的功能运动非常重要。Ⅲ类患者舌的位置靠前，使下颌前移，致下颌前突，前牙反𬌗。通过bionatorⅢ型矫治器，建立协调的口周肌力环境和口颌系统的功能适应性，消除异常的肌张力，阻断畸形的发展，引导牙颌面正常生长。该矫治器主要调节肌肉的功能活动，而不是激活肌肉。一般不主张过分打开咬合。

(3)诱导面的修整：与Ⅲ型肌激动器一样，Ⅲ类患者希望上后牙近中移动，下后牙远中移动。①后牙的修整：调磨上后牙舌侧近中邻面区，以便上后牙近中移动；调磨下后牙的远中舌面区，近中面与牙紧密接触，以便下后牙远中移动。②前牙的修整：缓冲下前牙舌侧的基托，以便下前牙舌侧移动。③𬌗面的修整：开𬌗患者，为压低后牙，让前牙萌出，只修整后牙𬌗面部中央窝的塑胶，保持牙尖与塑胶接触，压低后牙；深覆𬌗的患者，以𬌗曲线的情况而定。如需上下后牙均伸长时，则应去除上下后牙𬌗面塑胶。如需下后牙伸长，不需上后牙伸长时，可以只去除下后牙𬌗面塑胶。

5.其他

如反式双板矫治器(Twin-Block)、磁力矫治器施以磁力Ⅲ类牵引等均可用于早期功能性及轻中度骨性Ⅲ类限制下颌的矫治。

(二)促进上颌生长

1.常用前牵引上颌矫治器

(1)面罩式前牵引装置(图13-20)。①适应证：上颌发育不足、下颌发育基本正常的年轻患者。②装置：口内𬌗垫式矫治器，上尖牙处附牵引钩或固定矫治器；头帽，面罩。③矫治力：橡皮圈每侧300 g起。④使用目的：利用重力牵引，刺激上颌骨周围骨缝增生，从而刺激上颌骨的发育，改正颌骨关系。

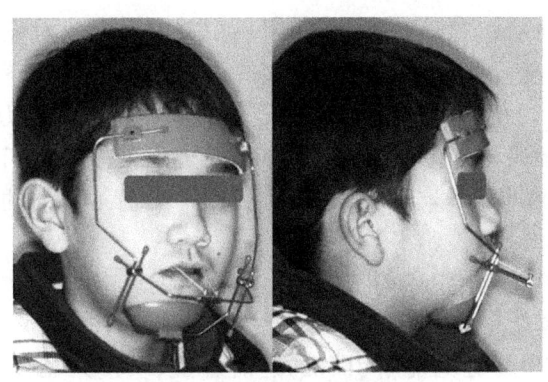

图 13-20 面罩式前牵引

(2)改良颏兜上颌前牵引矫治器。①适应证:上颌发育不足、下颌发育过度的年轻患者,最好是生长发育高峰前期最好。②装置:口内𬌗垫式矫治器,上尖牙处附牵引钩;头帽;改良颏兜;口内矫治器也可以使用固定矫治器,主弓丝采用 0.018 英寸以上的弓丝,附舌弓,将舌弓与主弓丝用结扎丝连在一起。③矫治力:橡皮圈,每侧 300 g 起。④使用目的:通过早期重力牵引,将抑制下颌生长的力量传导至上颌,可使上牙弓前移,上前牙前倾,上颌骨前移,从而完全或部分矫治颌骨的矢状不调。头影测量显示:A 点前移,可促进上颌的前方生长;使上颌牙列近中移动;矫治器如果配合有扩弓装置还可观察到上颌牙弓的扩大。下颌骨的远中移动;后下旋转。所以,对于垂直生长型的患者要慎用。待矢状关系改善后再用固定矫治技术进行常规治疗,最后到达正常的尖窝相对的咬合关系。

2.前牵引矫治的原理

Ⅲ类错𬌗在东方人群中发病率高于西方。其中 42%～63% 的骨性Ⅲ类患者上颌骨发育不足。Ⅲ类错𬌗是一种与生长发育有关的畸形,随着生长有加重的趋势。因此,在儿童生长发育过程中,适时适当使用上颌骨前牵引,可以早期矫治上颌发育不足产生的骨性Ⅲ类错𬌗,改善上颌发育,获得较理想的面型。为了获得良好的前牵引效果,需要掌握前牵引的时机,选择具有明显的上颌骨发育不足且磨牙Ⅲ类关系的患者,选择适当的矫治器,并注意使用方法,才能获得比较好的治疗效果。

(1)刺激上颌骨矢状向与垂直向的生长:上颌前牵引矫治器能够将合适的力作用于上颌骨周围的骨缝:额颌缝、颧颌缝、颧颞缝、翼腭缝,刺激骨缝区的骨沉积,使上颌骨得到改建,从而矫治上下颌骨关系不调所致的骨性错𬌗。

(2)升高上颌磨牙:在用前方牵引时,牵引力的作用会使上颌磨牙升高,刺激后部牙槽突的生长,从而使下颌向后旋转。这样对水平生长型的患者是有利的,而垂直生长型高角的患者需慎用。但是如果使用𬌗垫式口内矫治器,可以比较好地控制后牙的伸长。

3.患者的管理和使用

口外前牵引力对上颌骨与牙齿的影响取决于:力的方向、力的大小、力的作用时间、力的作用点位置等。

(1)前牵引的方向:重力作用下,上颌骨的移动方向与前牵引的方向及施力点有关。当力线通过上颌复合体的阻力中心,则可使上颌骨近水平前移。有学者通过鼻上颌复合体的三维有限元模型精确测定了上颌阻力中心的三维坐标位置,即在正中矢状面上,高度约在梨状孔下缘,前后位置约在第二前磨牙和第一磨牙之间,这就为临床上前牵引的方向提供了直接的证据。

Tanne 研究上颌前牵引方向从相对𬌗平面+90°~-90°范围内变化对颅面复合体的生物力学效应后,发现水平牵引时上颌复合体向前上旋转,而在-45°~-30°斜向下方牵引复合体几乎平行移动。有学者提出Ⅲ类错𬌗的患者其上颌后缩可能导致上颌复合体阻力中心较正常人有前移趋势,因此,若希望上颌复合体平动而非旋转移动,则应该适当加大向前下牵引的角度,以前下-40°为宜。Hata 等却认为,除非施以向下方的重力,否则一般前下方向的前牵引力不能克服上颌复合体的逆时针方向旋转。

临床上实际操作要达到此角度有一定的困难,在此位置前牵引矫治器极易脱出;而且牵引角度过大,橡皮圈会压迫患者口角,引起不适。因此实际运用时以-30°~-15°左右向下牵引为宜。有开𬌗倾向的Ⅲ类患者,为避免前牵引时的逆时针旋转,应采用前下 30°方向的矫形力,而对于前牙深覆𬌗的Ⅲ类患者,可借助前牵引的逆时针旋转减小覆𬌗,应该使用与功能𬌗平面平行或稍上的牵引角度。

(2)前牵引点:上颌骨的旋转还和牵引力作用点的位置有关。当牵引力点靠近上颌牙弓后部时,上颌骨逆时针旋转明显,为了避免这种不良反应,口内牵引点应尽量靠前。Ishii 等研究比较了口内牵引点不同对矫治效果的影响,发现上颌第一磨牙处牵引比前磨牙区处牵引所致的上颌前移及上颌旋转更多,认为会有开𬌗趋势,提倡前牵引点应该靠前,但是对于上颌发育严重不足前牙反覆𬌗深者,前牵引点可以适当靠后。

(3)牵引力的大小:牵引时应该用较大的矫形力,文献报道在每侧 400~800 g 都可以,也有学者提出每侧>1 000 g。如果牵引力过小,则只能对上颌牙齿产生正畸移动而非对上颌骨的矫形作用。前牵引力的大小应根据个体的年龄、组织感受性、畸形程度以及戴矫治器的时间等进行调整。

(4)戴用时间:一般认为,每天矫形力的作用时间不应低于 12 小时,否则效果不明显。为了获得尽可能多的骨移动和尽可能少的牙移动,建议使用间断重力牵引,因为间断重力可使骨的潜行性吸收减少,骨效应多,牙移动少。因此,24 小时戴口外牵引力是不必要的和有害的,宜每天使用 12~14 小时为佳。

4.前牵引矫治器的使用时机

对前牵引的使用时机目前尚有争议。一般认为,前牵引矫治应该在儿童生长发育迸发期到来之前进行。但是,到底什么年龄段的儿童进行前牵引才能达到最好效果呢?为此许多学者把不同年龄的儿童分组进行临床试验。有学者将患儿分为 3~6 岁、6~9 岁、9~12 岁 3 组进行前牵引治疗,观察上颌的矢状向变化。研究结果表明:尽早治疗有利于颌骨关系的调整。年轻的患者在更短的时间内会有更好、更快的效果,面貌改观大,并且会减少畸形对患者的心理影响。Andrew 等将患儿分为 4~6 岁、8~10 岁、12~14 岁 3 组比较年龄对其上颌骨、牙、软组织改建的影响,发现虽然早期治疗的效果最好,但是对>10 岁的患者也有较好的疗效。Baik 研究发现 8~13 岁各年龄段患者矫治后骨的改建无明显差异。Hägg 研究得出>8 岁或<8 岁患者改建是一致的,都得到了相似的上颌骨前牵引骨效应。还有研究发现,侧切牙萌出 2/3 时使用前牵引矫治器,可以使∠SNA 变大,∠ANB 的变化更为明显,此期矫治效果最好;另一方面,侧切牙如果只有 1/3 萌出或者完全萌出以后,治疗效果主要是切牙的牙轴倾斜,∠SNA 的变化相对就较少。也就是说,∠SNA 的变化量与前牙牙轴的倾斜程度成反比。治疗周期较短如 1 个月就有覆盖的改善,往往可以发现∠SNB 的变化比较大,而如果 3~4 个月或更长时间才有覆盖的改善,往往可以发现伴随有∠SNA 的较大变化。

目前比较公认的前牵引最佳治疗时机有几个观点:Mc Namara 认为混合牙列早期恒上中切

牙萌出阶段比较好；Hickham 认为8岁以前最好；而 Proffit 提倡9岁以前开始矫治。临床上一般建议替牙列晚期和恒牙列早期开始前牵引治疗，此期的患者多处于生长发育的高峰前期或高峰期，相对比较容易合作，效果更好。

5.前牵引矫治器的改良运用

(1)种植支抗：有学者报道，当口内固位不佳时，在上颌利用小钛板及微种植钉，在牙槽上植入种植支抗进行上颌骨前牵引，及在上颌后部及下颌前部植入种植钉做Ⅲ类牵引，每侧800 g，20°~30°牵引，这类骨支抗的设计，效果良好(图13-21)。

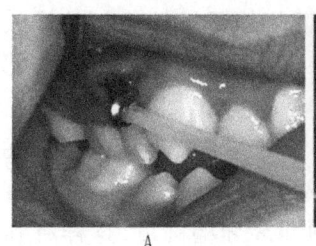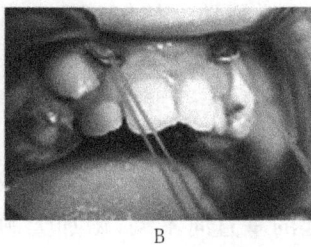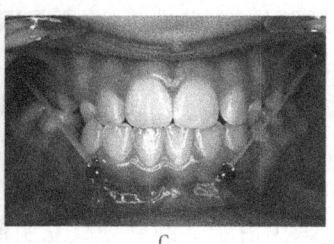

图 13-21 利用种植体支抗

A、B.面框前牵引；C.Ⅲ类牵引

(2)MPBA：日本学者 Kajiyama 用一种改良的前牵引矫治器 MPBA 来治疗骨性Ⅲ类。MPBA 也由三部分组成：面弓、牵引橡皮圈无特殊。其特点为口内装置的设计包括：在上颌第一乳磨牙和第一恒磨牙上粘结带环，四个带环在腭部被腭托连接为一体。乳磨牙带环颊侧焊拉钩。力量：400 g/侧；牵引方向：20°~30°；时间：10~12 小时，牵引 10 个月。这位学者提出，通过 MPBA 的矫治，患者前牙达到正常覆𬌗覆盖、后牙关系改为中性、面中份发育良好，侧貌得到很大改善，更重要的是患者治疗后不需保持，并在治疗1年后回访无复发。

(3)前牵引与快速腭扩展(rapid maxillary expansion, RME)的联合运用：研究发现，前牵引的内向分力作用于颅面复合体会产生对腭中缝的挤压力，这种压力由后向前增加，因此会造成腭部尤其是腭前部的压缩，建议在前牵引上颌的同时常规联合进行上颌扩弓。Turley 认为快速扩弓能打开上颌复合体周围的骨缝系统，激活骨缝内的细胞反应，从而增加前牵引的治疗效果，减少前牵引的治疗时间。Kim 也认为先扩弓再前牵引使 A 点有更多的前移，能产生更多的骨改建和较少的牙变化；如不扩弓直接牵引则上切牙更多的前倾，且需要更大的牵引力，治疗时间也延长。他认为扩弓可增加牙弓的支抗，且可使牙列产生间隙，有利于前牙轴倾度的改善。Baik 比较了联合运用时扩弓与牵引应用顺序上的差异，发现前牵引与扩弓同时进行者矫治后的腭平面倾斜度比先扩弓后牵引者减少更多，即先扩弓后牵引更有利于防止矫治后腭平面的逆时针旋转。Baccetti T 对患儿进行 RME+前牵引，发现联合使用会扩大前牵引对上颌结构的影响。不过也有不同意见，Vaughn 将5~10岁的患儿分为三组，比较在面具前牵引的同时进行 RME，结果发现进行 RME 与否对前牵引的效果并无影响。现在，临床已经将 RME 作为上颌前牵引治疗的常规组成部分。

(4)与其他矫治器的联合运用：Arslan 对一位12.5岁的严重骨性Ⅲ类女性患者联合使用了头帽前牵引、RME、斜导和固定矫治器。治疗结束后，获得了理想的覆𬌗覆盖关系和美观效果。Cozza 等将 Delair 面具与 bionatorⅢ型联用，矫治后，患者∠SNA、A-NPg、A-PNS 均有较大变化，下颌骨顺时针旋转，∠SNB 减小，Ⅲ类关系得到改善。

6.前牵引治疗的稳定性

关于前牵引后的稳定性,仍有争议。有学者对22名面具前牵引治疗后儿童与未经治疗的骨性Ⅲ类患者的生长发育进行比较,发现前者上下颌骨生长趋势及上颌骨的生长量与后者无差异。另一个研究观察了16位使用面具前牵引+RME+唇舌弓矫治器的Ⅲ类患者,并与未做以上治疗的Ⅲ类患者在3.6年时间内的变化做比较,发现两者无差异。不少学者对前牵引稳定性的研究趋向于前牵引后的生长与未经治疗的Ⅲ类上颌骨生长发育趋势和生长量是一致的。

有研究发现上颌面具前牵引+RME治疗后的患者进行常规Hawley式保持器保持,经过13.7个月的随访,覆盖减少,主要是因为上颌骨生长较正常少,而下颌骨继续生长的缘故。如果前牵引后用FränkelⅢ型保持6个月,治疗效果大部分得以保持,FränkelⅢ型可刺激面部垂直向发育,面中份发育较好。因此,前牵引治疗后需要继续刺激上颌骨的生长才能维持疗效。

依据Moss功能基质假说的渐成控制理论,生长发育受外源性和内源性两个因素的控制。因此,kondo提出前牵引后主要应该通过功能来保持。首先应该建立一个稳定的咬合:重建功能性牙合平面;减少由于下颌磨牙直立引起的垂直向不调;增加上颌前牙牙槽高度,这样有利于保持下前牙的倾斜度和垂直高度,从而获得更佳的唇形;开拓舌的活动空间,改善通气道、改正异常的舌习惯;进行唇舌系带切断术,规范咀嚼肌的活动性,并且经常进行功能舌活动训练(咀嚼口香糖),这样有利于治疗后的牙位的保持。

综上所述,前牵引的疗效已被肯定,使用前牵引后上下颌骨的矢状关系改变,∠ANB增大;上颌基骨增长,A-PNS距离增大,Ptm-S距离一般变化不大,说明上颌骨的长度增加,而相对与颅底的位置没有改变。上牙列前移,上前牙唇倾,上颌磨牙前移,磨牙达中性关系。下颌后下旋转,下前牙舌倾,∠SNB略减小。前下面高增大,面中份突度增加,侧貌得到改善。

图13-22是一位患者使用了5个月的前牵引的效果示意。患者为9岁10个月的女孩,实线为治疗前,虚线是治疗后。我们可以看出治疗后上颌骨向前改建,下颌后下旋转,侧貌有了明显的改善。该患者矫治前后的头侧位片分析表明,∠ANB由治疗前的-7°变为治疗后的2°,治疗发生了5°的变化。

图13-23是一位唇腭裂患者前牵引前后的重叠图,治疗前患者9岁,治疗了27个月,可以看到上颌明显向前移动,下前牙略有一些舌侧倾斜,下颌后下旋转,共同的作用使患者改善了咬合和面容。

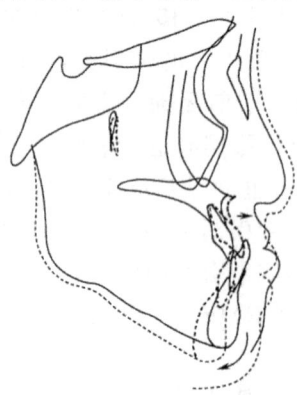

图13-22 前牵引的效果
ANB角-7°→-2°

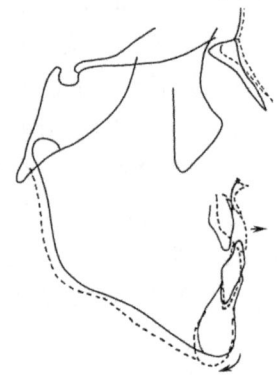

图13-23 前牵引的效果
上颌前移,下前牙舌倾,下颌后下旋转

(三)唇侧移动上前牙

唇侧移动上前牙的方法有多种:固定矫治器,𬌗垫式矫治器,舌侧弓矫治器。𬌗垫式矫治器等前已述及。在此介绍仅一种国内使用较少的活动舌弓式矫治器。

1.装置

上颌第一磨牙作带环,预成舌面弓管(S-T lock,图 13-24)、舌弓丝、弹簧;其中弹簧包括指状弹簧、单式弹簧、复式弹簧等。

图 13-25 为该舌侧弓矫治器的示意图。图中 A 是主弓,一般为 1.0 mm 以上的不锈钢丝;B 是辅助弹簧,为作用力部分,一般为 0.7~0.8 mm;C 是主弓固位的部分。这是活动式的,主弓借助后份 S-T lock 结构插取固定,也可以取下做调整后再重新戴入。整个舌弓丝,由三段弓丝组成,即前段弓丝、左右附插销的成品弓,根据牙弓形态弯制成形后焊接相连成一整体舌弓,因为分段弯制,因而成形十分方便贴合。

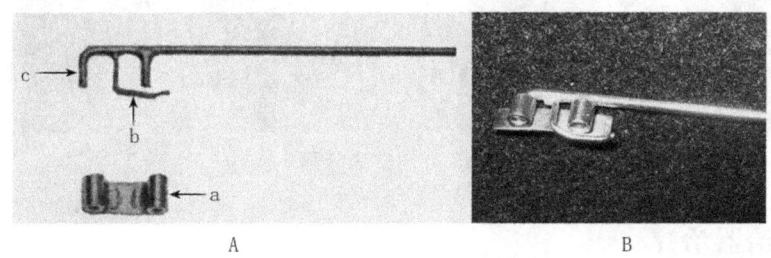

图 13-24　S-T lock
a.插管(基底可点焊于带环舌侧);b.固定丝;c.插销

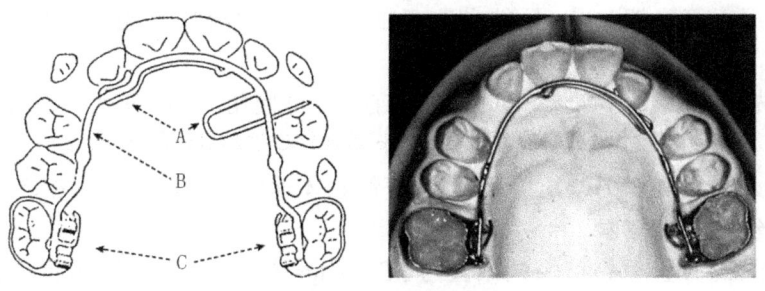

图 13-25　舌弓示意图
A.舌弓;B.舌簧;C.S-T lock

2.设计

矫治力源为在舌弓上焊接各种辅簧。通过辅簧力使牙列中的牙做各个方向的移动(图 13-26),必要时还可以使牙弓扩大(图 13-27),加上附属结构还可以改正吮指的习惯。

(四)舌侧移动下颌前牙

舌侧移动下前牙可以使用固定矫治器或活动矫治器。活动矫治器的装置包括下颌第一磨牙的箭头卡环固位,使用唇弓加力或橡皮圈内收下前牙。矫治力来源于弓丝和橡皮圈。多用于下前牙有间隙的患者。

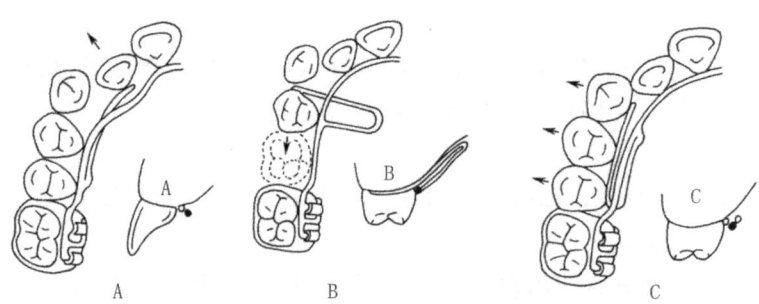

图 13-26 使牙做各个方向的移动
A.唇侧移动前牙；B.远中移动前磨牙；C.颊侧移动多个牙

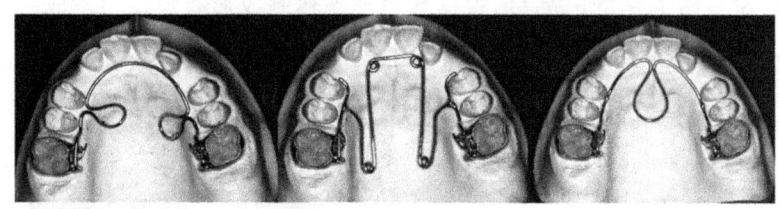

图 13-27 扩大牙弓

六、固定矫治器治疗

(一)2×4 矫治器

多用于替牙期的反𬌗；2×4 矫治器,即为 2 个带环和 4 个前牙托槽的矫治器,同时配合Ⅲ类颌间牵引。主要用于第一期治疗,目的是改正前牙反𬌗,同时尽可能地使后牙关系改为中性关系。

使用时可以先用 0.014 英寸的 Ni-Ti 丝排齐前牙；再使用 0.016 英寸不锈钢丝弯制上颌弓丝,可以在颊面管的近中作 Ω 曲,唇侧开展上前牙,下颌弓丝也使用 0.016 英寸不锈钢丝,颊面管的近中附阻挡曲,配合Ⅲ类牵引改正前牙反𬌗,下颌整体远中移动,使磨牙关系改成中性。

(二)标准方丝弓矫治技术

各类固定矫治器(方丝弓、直丝弓、细丝弓、Tip-edge 等)均可用于矫治Ⅲ类错𬌗,但其矫治程式及步骤均大同小异,基本一致。以下仅简介采用标准方丝弓矫治技术二步法治疗Ⅲ类错𬌗的矫治过程、弓丝弯制要点及注意事项,大体均可简化为以下 4 个步骤。

1.排齐及排平

(1)弓丝制作要点:弓丝可直接选用 0.014~0.016 英寸的不锈钢圆丝,在第一磨牙的近中附有阻挡曲,一般前牙需要唇倾时,阻挡曲应该抵住颊面管；而不需要前牙唇倾时则离开颊面管 0.5~1 mm。末端后倾弯 30°~40°,有适当的末端内倾弯。弓丝的宽度要以初诊时模型的尖牙和第一磨牙宽度为基准,不能过宽或过窄。强调上下颌的弓丝应该很好地协调,协调时应该呈这种状态：上牙弓前段较尖,下牙弓前段较平,两者之间有一个新月状的间隙,这就是覆𬌗覆盖。后段弓丝要平行(图 13-28)。非拔牙的病例,尖牙处应该做外展弯,不过对于拔牙病例则没有这个必要,可以不作外展弯。

(2)注意事项:整平时常常要使用开大螺旋弹簧,如侧切牙拥挤时在尖牙和中切牙之间使用,注意此时的结扎应该松一点。如果不希望前牙唇倾,则应在颊面管与磨牙阻挡曲之间做末端后拴扎,使尖牙远中移动,解除前牙拥挤;如果希望前牙适当唇倾,则不需做末端后拴扎,使前磨牙处也可以有少许开展;如果有中线偏移时,可以考虑单侧不做末端后拴扎,有利于中线的改善。

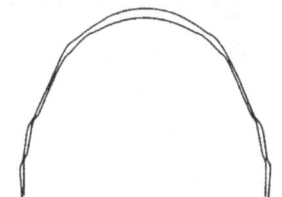

图 13-28 上下弓丝协调形态

2.尖牙远中移动

(1)弓丝弯制要点:使用 0.016 英寸圆丝附阻挡曲,并抵住颊面管,弓丝较整平时稍大一点。结扎时注意,尖牙结扎只结扎远中翼,避免出现尖牙的远中旋转。因为尖牙移向远中的过程中,可能会出现尖牙的远中旋转。

(2)常用尖牙移动方法:①链状橡皮圈:尖牙远中移动的方法之一,使用链状橡皮圈。从磨牙(6/7)牵至尖牙的托槽远中翼。不强调末端后拴扎。②开大螺旋弹簧:尖牙远中移动的方法之二,是使用开大螺旋弹簧。不需前牙唇倾时,必须做末端后拴扎。这样后牙和前牙可以作为一个整体作支抗,移尖牙向远中。③激活螺旋弹簧:尖牙远中移动的方法之三,是使用长结扎丝激活螺旋弹簧,绕过第二前磨牙托槽的近中龈方至远中𬌗方,再到磨牙颊面管上的拉钩,最后回到前方结扎(图 13-29)。④J 钩:用于需要强支抗的病例,直接使用 J 钩力量使尖牙远中移动,支抗磨牙可以不动。同时还可以使上前牙有一定程度的压入,有利于咬合的打开,改善露龈。

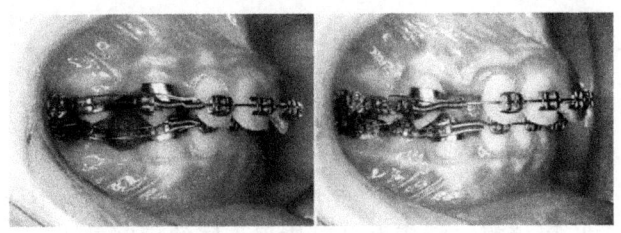

图 13-29 拴扎丝加力螺旋弹簧移尖牙向远中

3.关闭间隙

(1)弓丝弯制要点:上颌 0.018 英寸×0.025 英寸方丝,下颌 0.017 英寸×0.025 英寸方丝,均附有垂直关闭曲。垂直关闭曲设计于侧切牙托槽的远中 2 mm 处,高约 7 mm(下颌减 1 mm)。第一磨牙处有外展弯。末端后倾弯稍小一点,约 5°~10°。尖牙处一般不做外展弯。磨牙处焊接拉钩便于加力。依据侧位片上前牙的倾斜度,如果较直立而且前牙内收较多时,可以用较大冠唇向的转矩;如上前牙已经代偿性唇倾,则可以加一定角度的冠舌向的转矩以控制上前牙的位置。内收下颌时,为避免下前牙舌倾,建议前牙段加一定的冠唇向的转矩。尖牙至第二磨牙转矩依据牙的具体位置确定。

(2)注意事项。①焊接:是标准方丝弓矫治技术的一个重要部分,许多矫治部件的制作都会用到焊接。焊接时注意:使用还原焰;调节焊媒的浓度,使用量要适当;焊金使用量与主弓丝的粗细匹配;焊接时不能过热,保护主弓丝;至少 3/4 的主弓丝应该被焊金包绕。焊接好的拉钩与主弓丝呈 45°,结扎加力后可以使垂直关闭曲打开,每次打开 1 mm 即可内收前牙关闭拔牙间隙

1 mm。②牵引：注意当前牙没有咬合，反覆盖较大时，应该先用Ⅲ类牵引配合弓丝内收下前牙，建立上下颌前牙间的正常咬合以后，再同时内收关闭间隙。因为有咬合力且上下前牙同时内收时，可以更好地控制牙的转矩。③时机：关闭间隙阶段是调整中线及磨牙关系的最有利时机，牙弓呈3段，调整相对容易，注意利用。改善Ⅲ类关系，需要使上颌第一磨牙近中移动，而下颌第一磨牙远中移动。使用的力系是Ⅲ类牵引，使上颌第一磨牙近中移动，同时向下伸出移动，有利于下颌的后下旋转。同时下颌方丝附阻挡曲，可使下颌第一磨牙甚至下牙弓远中移动。但是由于牵引会使上磨牙伸长，下颌后下旋转，这对于高角患者是不利的，使用时要综合判断。

4.标准弓

(1)弯制要点：上颌为0.018英寸×0.025英寸的方丝，下颌为0.017英寸×0.025英寸的方丝。上下颌弓丝应该很好的协调。前牙和后牙的转矩度数应该依据具体情况在上一阶段的基础上作适当的调整。

(2)注意事项：使用各种牵引，如三角形、箱形牵引调整牙位，稳定磨牙关系。

(三)拔牙矫治及正颌外科手术治疗

Ⅲ类错𬌗矫治中，由于拥挤的存在，常常需要拔牙。不同的病例拔牙的选择不同，常常是上颌第二前磨牙和下颌第一前磨牙。但是注意一个原则，可能的情况下，上颌拔牙要特别慎重，避免拔牙导致上颌发育更加不足。对骨性Ⅲ类错𬌗，早期拔除第三磨牙胚，有利于终止其对下牙列的生长促进。此外，骨性Ⅲ类治疗中拔除第二恒磨牙(第三磨牙胚应正常)，常更有益于磨牙关系的调整及减小下切牙的过度舌倾。

对于严重骨性错𬌗并影响面型美观的Ⅲ类患者，则需选择正颌外科手术治疗，才能最终解决形态、功能和美观的恢复和稳定的疗效。

(四)其他特殊情况的处理

1.扩大牙弓

当Ⅲ类患者的上颌发育不足牙弓狭窄时，特别是唇腭裂患者，多使用扩弓矫治器装置，包括RME、活动式扩弓装置、Hyrax扩弓矫治器、Hass扩弓矫治器、粘结式扩弓矫治器、四眼簧扩弓矫治器等。此外，具有扩弓作用的设计还有：弓形略大于牙弓的弓丝，多曲弓丝、直的Ni-Ti丝、Malligan辅弓、改良多用弓、唇挡等。临床上可以依据不同的病例灵活选用。

扩弓的适应证包括：间隙分析认为是轻、中度拥挤；Howes分析：前磨牙基骨弓宽应约等于12个上牙宽的44%，基骨弓有足够的长度容纳所有牙齿。如果比率小于37%，则表明患者基骨长度发育不足，需要拔牙。如果第一前磨牙基骨弓宽度大于第一前磨牙牙弓宽度，则可安全有效地扩大前磨牙区。

时机的选择对扩弓的成败至关重要。对扩弓矫治的阻力影响最大的是腭中缝的钙化锁结情况，而后者主要取决于患者的年龄。一般认为，对扩弓的年龄并无严格的限制，混合牙列期、恒牙列早期直至成人都可。一般认为青春前期是扩弓的最佳时机。此期进行矫治，不但速度快，而且效果稳定。研究结果表明，恒牙列早期矫治组(平均年龄9.2±1.3岁)的效果较混合牙列期组(平均年龄12.7岁±1.2岁)更稳定。两组患者对比，发现混合牙列期组磨牙和尖牙间宽度复发量更大($P<0.01$)，此期牙和牙槽骨的倾斜移动更多。需要注意的是，年龄不是决定扩弓疗效的唯一因素，即使年龄相同的患者，其骨缝钙化的程度也存在极大的变异，不能单纯根据年龄预测扩弓的稳定性，还应结合牙龄、骨龄、全身发育状况及咬合片等多种因素，进行综合判断。

(1)临床研究和改进：采用带𬌗垫的扩弓矫治器，发现牙移动更接近平行，从而提高了骨效应的比例,有利于矫治效果的稳定,并减少后牙的伸长。能克服一般扩弓矫治器伸长后牙导致开𬌗倾向的缺点,尤其适用于垂直生长型患者。随着成人矫治的兴起,外科辅助的快速扩大上颌(surgical aided rapid maxillary expansion,SARME)应运而生。通过外科手段松解腭中缝或者行 Le Fort Ⅰ型手术切开颊侧骨皮质或两者同时进行,以减小阻力,再快速扩。比较 SARME 与 RME 的疗效和长期稳定性的研究表明,两者都能达到扩大牙弓的目的,但 SARME 的变化中骨矫形成分更多,效果更稳定,且牙龈退缩明显少于 RME 组。对不愿意手术且畸形程度不严重的成人患者也可进行常规的 RME 治疗,矫治的效果主要来自牙槽骨的改建和牙的倾斜移动。有学者提出将快扩和慢扩相结合用于成人扩弓——"半快扩法",即先快扩 1 周以启动骨缝,再改用慢扩,以减小对牙和牙周组织的损伤。可使骨效应在成人患者总的扩弓效果中的比例达到40%,并且经过 3 年随访后,疗效稳定。

(2)扩弓的效果:扩弓主要的效果是扩大牙弓宽度,增加牙弓周长。一般认为扩弓矫治中,切牙前后向位置的变化对牙弓周径的影响最大,牙弓宽度的扩展次之。切牙前移 1 mm,牙弓周径约增加 2 mm;尖牙间宽度增大 1 mm,牙弓周径约增加 1 mm;前磨牙间宽度增大 1 mm,牙弓周径约增加 0.7 mm;磨牙间宽度增大 1 mm,牙弓周径增加 0.3~0.5 mm。对下牙弓的变化存在两种认识,一些学者认为下牙弓会随上牙弓扩宽,而另一些学者的观察则认为下磨牙间宽度没有明显变化。除了上述效果,RME 还有使腭盖变平、上颌前移、鼻腔宽度增加和使下颌顺时针方向旋转、前下面高增加的效果。

扩弓治疗也有一定的不良反应,主要包括牙齿的颊向倾斜、旋转、牙龈退缩以及下颌后旋等。可以通过增加𬌗垫将后牙联成一体的方法控制牙齿的颊向倾斜,用高位头帽颏兜牵引来对抗下颌的后旋。

(3)扩弓后的保持:扩弓矫治后一般采用 Hawley 式保持器或正位器保持,这两种保持器均可获得良好的保持效果。部分学者推荐尽量采用固定保持如腭杆或舌杆,认为这样比活动保持效果更稳定。

扩弓后保持时间尚存在争论。文献报道保持 3 个月至 5 年,一般主张 3~6 个月,有学者建议尽量延长保持时间。放射性同位素研究显示保持 3 个月后,骨活性恢复正常水平,认为保持3 个月就足够完成骨改建。唇颊舌张力研究显示保持 3 个月后,唇颊侧张力恢复到矫治前水平,而舌侧张力仍较矫治前低,说明舌的适应较唇颊软组织慢,并建议延长保持时间。

扩大牙弓是正畸临床常用的矫治手段之一,其稳定性受到多种因素的影响。通过合理选择适应证,优化矫治和保持方法可以减少复发,提高矫治效率。

2.伴有牙缺失时,可使用自体牙移植

Ⅲ类错𬌗矫治中,常面临有上前牙埋伏阻生、异位、过小、缺失问题,并导致前颌骨部发育不足,而此区的牙缺失对面型的影响十分明显。而正畸治疗有时会拔除下颌牙齿,内收下前牙,改正反𬌗。这时,自体牙移植就是一个非常好的选择。自体牙移植最大的问题是供齿。一般来说,除了第三磨牙,其余的牙拔除的可能性都不大。但是,正畸治疗时,由于拥挤或前突需要拔牙的场合很多,于是,拔除的牙可以作为供齿,自体移植于缺失处,成为治疗牙缺失的一个有效的选择方法。

自体牙移植在正畸中的应用是一个比较新的研究方向。自从奥斯陆大学正畸科的Slagsvold 教授首次报道了前磨牙自体移植成功之后,引起了广泛的关注。他们考察了 43 颗牙根未完成的前磨牙移植后的牙根生长,结果表明:3 年后移植牙的存活率是 100%,只有 5% 的移植牙牙根变短了 10%。如果牙根未完成的移植牙上皮保存完全,基本上可以继续正常发育。Schwartz 对 291 例自体牙移植进行了多变量分析研究,表明移植的成功与否和移植牙牙根的发育完成程度、患者的年龄、移植牙的种类、移植牙有无异位、移植牙在口腔外的时间、口腔外科医师的技术等密切相关。近几十年随着外科手术水平的进一步完善、相关基础研究的进行、冷冻保存技术的提高,自体牙移植逐渐在国外临床上广泛应用。作为正畸医师,有必要具有自体牙移植的相关知识,从而与他科医师合作,为患者提供更好的服务。

自体牙移植的类型多种多样,主要有以下 3 类:前磨牙的移植,可以移植到除下前牙以外的几乎所有牙位;异位萌出的尖牙的移植;第三磨牙移植于第一或第二磨牙区。有学者调查了日本新潟大学近 8 年来所做的 49 例 60 颗自体移植牙的情况,结果表明:移植牙的 88% 是修复失牙间隙,其余 12% 是外科移动的尖牙和侧切牙。移植牙的 60% 是前磨牙,这是由于正畸治疗减数时大多拔去前磨牙,17% 为下颌第三磨牙。生存率是 100%,其中有 82% 的移植牙没有任何临床症状,另有 5% 有明显的松动,还有 13% 发生了固着。为了提高移植牙的生存率,减少并发症的发生,需要很好地把握自体牙移植的各个相关环节。

(1)牙移植前的检查:①患者有无全身疾病,如果有糖尿病则不适合移植。②移植牙的牙周袋深度,一般认为牙周袋不应大于 3 mm,这样才有足够的健康的牙周膜附着。③移植牙的牙根形态和长度,如果是弯根或多根牙,拔牙时较为困难,容易伤及牙根表面,影响牙周膜的附着,所以不宜用于移植。④牙根发育的完成程度。牙根未完全形成的牙髓有再生的可能性,可不做根管治疗进行观察。而牙根完全形成的牙拔牙后牙髓坏死,感染可以通过牙本质小管至牙根表面,引起牙根的吸收,所以应该在牙移植后 3 周左右做根管治疗。Czochrowska 等研究了 45 颗前磨牙移植于上前牙区 4 年后牙周组织的状态,并与正常前牙进行了比较。结果表明:移植牙的动度较正常牙稍有增加,龈乳头有增生,未发现有髓腔病变。冠根比例两者基本相同,表明青年期前牙缺失后,用牙根尚未完全形成的前磨牙移植后,可以诱导骨的改建。可能的情况下,最好在牙根尚未完全形成时作移植最为理想。⑤受移植部位牙槽骨的宽度和高度,即使宽度不足但高度足够者仍可作移植。注意,术后移植牙不能承受侧方的咬合力。⑥移植部位距上颌窦腔底部和下牙槽神经管的距离。如果距下牙槽神经管的距离不足,则不能做牙移植,否则易引起下牙槽神经的麻痹损伤。对于上颌窦腔来说,不是那么严格。有报道移植牙洞穿上颌窦腔后,窦腔黏膜可以逐渐修复覆盖牙根表面。⑦移植部牙龈是否健康。移植区若有残根或牙周病患牙存在,术后缝合后形成无效腔的可能性较高。此时,应先拔除残根或患牙,组织修复之后再作牙移植;移植部如果有较大的囊肿或埋伏牙等,应在移植前 1 个月左右手术摘除。

(2)移植前的正畸治疗:移植前正畸治疗的主要目的是集中间隙并确定受移植部位。与种植牙的植入相同,要确保移植部位有足够的间隙,避免与邻牙牙根过于接近。利用开大螺旋弹簧集中间隙,方丝上加上适当的转矩角度调整邻牙牙根的位置等是常用的治疗手段。

(3)外科式。①移植牙的拔除:注意不要损伤或污染牙周膜,不要接触牙根表面,尽量不要让牙根表面粘上唾液。减少移植牙在口腔外的逗留时间。拔牙时如果发生小的根折,可以先做移植观察,因为仍有可能发生牙周膜的再生。②移植窝的准备:注意不要造成骨组织的热损伤。③移植后的位置:将移植牙放入移植窝内,使其与牙龈牙槽骨等周围组织轻轻接触,处于中立的平衡位置。这时,移植牙与对殆牙无殆接触,移植牙应稍低于殆平面 1 mm 左右。如果移植牙高于殆平面,则咬合力作用容易导致牙根的吸收,牙根变短。另一方面,移植牙在 1~3 个月会发生自发的伸出运动,达到咬合平面,同时可以观察到牙槽骨高度也随之增加。④龈瓣的缝合:使牙龈和移植牙紧密接触,不留无效腔,防止感染的发生。为减轻术后的肿胀,可放置引流条,第2天拔除。⑤移植后的固定:固定一般用正畸弓丝或固定用树脂。注意用树脂时不要污染牙根表面。为使移植牙适应新的环境,同时避免妨碍其自发的伸出移动,维持牙行使功能时的生理性动度,防止或减少固着的发生,建议用半固定。3～6周左右拆除。因为6～12周是大多数移植牙发生伸出移动的时期。有报道术后3周即观察到有早期的伸出移动。若固定时间过长,会对移植牙有压入力,影响了其伸出运动。不过,对于移植牙的伸出,也有学者认为是由于移植窝处的新骨形成,从而使牙伸至𬌗平面,此观点尚未得到实验证实。另有学者建议用两阶段法,即移植窝形成后2周再做牙移植,其有效性并不明确。

(4)术后观察:①移植后1周拆线,3～6周以后去除固定。②牙周袋深度的检查:一般希望牙周袋在3 mm以下。③松动度:如果牙周膜修复正常,3个月后移植牙有正常的生理动度;如果完全没有动度则说明发生了置换性吸收,移植牙发生了固着。④叩诊音:置换性根吸收时叩诊音较高清脆,而炎症性根吸收则是钝性的叩诊音。⑤牙片检查:4个月以后可以在牙片上看到牙周膜的再生,移植牙牙根周围有清晰的牙周间隙。骨白线一般7个月之后才能观察到。⑥髓腔的变化:牙根未完全形成的牙,移植后如果髓腔变窄,表明牙髓已经存活。髓腔没有变化时,则牙髓坏死的可能性较高。⑦术后的修复或正畸治疗要在牙周膜再生确认之后再进行,一般4个月以后。⑧特别要注意术后6个月至1年的随访观察。因为牙周膜再生以后是否发生牙根吸收,以及吸收的速度对于移植牙的长期存活的预后判断非常重要。⑨关于根管治疗:牙根已完成的牙应该在移植后第3周左右做 $Ca(OH)_2$ 根管治疗以防止炎症性根吸收的发生。6个月至1年后再做牙胶尖根管充填。至于治疗时间,建议移植后在口内无菌环境下进行,不赞成拔牙后在口腔外做根管治疗,因为容易引起根尖部的置换性吸收,并有可能发生牙周袋加深,无效腔形成或移植牙固着。

(5)术后并发症。牙根吸收及处理:①表面性根吸收。牙根表面牙骨质的损伤较浅,范围较小时(多因拔牙时拔牙钳造成的),可通过成牙骨质细胞增生逐渐修复。②炎症性根吸收。其发生是由于牙髓坏死或感染根管的残留,导致感染沿牙本质小管移向牙根表面,发生牙骨质的吸收。牙片可见透过影像。牙冠变色,钝性叩诊音,松动度增加是炎症性根吸收的初期症状,但也有患者并无上述症状却也发生了根吸收。牙根未完成的移植牙若发生这种情况,可暂时不做根管治疗,观察1个月以后再做决定。多数情况下,炎症性根吸收可以通过 $Ca(OH)_2$ 根管治疗而停止。③置换性根吸收。当牙根表面的损伤较深范围较广时,在周围的成牙骨质细胞修复之前,牙槽骨会发生改建包围移植牙的牙根。严重时会很快发生牙冠的脱落。一般发生于移植后6个月～1年之间。无自觉症状。检查可发现有较高的叩诊音,无生理性的牙动度,牙片显示牙周膜间隙消失,无明显的透过影像。置换性根吸收一旦发生就很难制止。

(6)术后正畸治疗:对牙根未完成的牙,建议至少4个月以后进行正畸治疗。为避免正畸治疗时矫治力对牙髓血液循环的影响,尽量在髓腔闭合,移植后6～9个月完成正畸治疗。但是,如果确因需要要延长正畸治疗的时间,也可视情况对移植牙做根管治疗,移植6个月以后再开始正畸移动。对于已做根充的移植牙可在牙周膜修复完成之后2个月开始做正畸治疗。不过,目前有关的基础和临床的研究还有许多不明之处。例如,移植牙固着后可以做半脱臼处理,然后直接施与矫治力以改善其固着状态。也许,将来可以在移植术后直接施加正畸力,进行牙移动。研究表明:移植后的前磨牙与未移植的其他前磨牙相比要短一些,如果施与正畸力牙根有进一步缩短的倾向。但是其他的接受正畸治疗的牙因治疗力系的不同也有不同程度的缩短,所以没有必要对移植牙正畸移动后的牙根缩短过于担心。

3.微种植体在Ⅲ类错𬌗正畸治疗支抗中的应用

矫治Ⅲ类错𬌗时常常需要内收下前牙,通常使用Ⅲ类牵引或下颌颌内牵引。对于高角患者长期使用Ⅲ类牵引可能导致上颌磨牙过度伸长,不利于面型的改善;另一方面长期使用下颌颌内牵引关闭间隙会导致下颌磨牙前移,不利于磨牙近中关系的改善。这时使用微种植体就是一个很好的选择。在下颌第一磨牙和第二磨牙之间植入微种植体,主弓丝使用 0.017 英寸×0.025 英寸以上的方丝,尖牙和侧切牙之间焊一拉钩,微种植体与牵引钩之间进行弹性牵引,一次完成6个下前牙的内收。这样可以减少弓丝的弯制,缩短疗程,减少支抗的丧失。据生物力学分析,这样下颌前牙内收时力量更加接近阻力中心可以使前牙尽可能的整体内收。而且在这个过程中,支抗磨牙也可能由于种植体产生的后移力,引起整个下颌牙弓整体向后移动。此外,以微种植体为骨支抗行Ⅲ类颌间牵引,可前移上颌、内收下颌,使整个牙弓相对移动,这对颜面外观的改善有重大意义。

4.MEAW 技术治疗Ⅲ类错𬌗

MEAW 技术治疗Ⅲ类错𬌗的适应证是轻中度骨性Ⅲ类,下后牙近中倾斜,高角伴开𬌗倾向的病例。MEAW 技术治疗Ⅲ类错𬌗的原理是:第一,使后牙压低竖直,使𬌗平面得到调整;第二,期待髁突的改建可以有利于Ⅲ类错𬌗的矫治。

MEAW 技术使用 0.022 英寸系统的方丝托槽,常规排齐整平后,制作 MEAW 弓丝。可以上下颌都使用多曲弓丝,也可以上颌使用带磨牙阻挡曲的平直弓丝,下颌弓丝上制作多曲。上颌弓丝的前段加一定的冠唇向转矩,并将颊面管与阻挡曲紧紧扎在一起,使上颌牙弓成为一个整体;下颌弓丝在每个靴形曲的远中加 5°左右的后倾弯,同时配合前牙间垂直牵引对抗后倾弯的不良反应以及短Ⅲ类牵引。通过下后牙的竖直获得间隙,使下颌牙弓逐渐后移,上牙弓整体前移,可以使反𬌗得到改正,磨牙关系也有可能改成中性。对于单侧Ⅲ类关系的患者,可以在磨牙关系近中侧加一定的后倾弯,如上所述加重力牵引。中线不齐时可以使用斜行牵引。

(徐念川)

第十四章

儿童口腔疾病

第一节 儿童牙周组织疾病

儿童牙周组织疾病包括牙龈病和牙周疾病,儿童及青少年常见的牙龈病如边缘性牙龈病、青春期龈炎、增生性龈炎及药物性牙龈增生等属于菌斑性牙龈病,遗传性牙龈纤维瘤属于非菌斑性牙龈病,牙周疾病中的侵袭性牙周炎在青少年中较为常见,分为局限性与弥漫性,乳恒牙列均可见。除此之外,与血液病有关的牙周炎,与遗传有关的牙周炎也是青少年较为常见的全身病表征的牙周炎。

一、边缘性龈炎

边缘性龈炎又称单纯性龈炎,特点是牙龈缘附近的组织炎症,没有附着丧失或牙槽骨破坏。是由于牙龈缘和龈沟内生物膜中的细菌引起的,某些局部因素在儿童牙龈炎中起到重要作用:牙列拥挤或佩戴矫治器时不利于口腔卫生清洁,容易发生牙龈炎。口呼吸导致上颌唇侧牙龈慢性干燥脱水,容易产生局限性牙龈炎。

(一)诊断

(1)牙龈的颜色及形态发生改变,一般仅限于游离龈及龈乳头。牙龈增生时牙间乳头和游离龈体积增大,组织充血发红,肥大的牙龈柔软,表面光滑发亮。

(2)牙龈有炎性肿胀或增生时,龈沟可加深 3 mm 以上,但上皮附着仍位于正常的釉牙骨质界处,无附着丧失。

(3)探诊:轻探龈沟容易出血。

(4)龈沟液渗出增多。

(5)一般无自发性出血,常因刷牙或咬硬物时出血。

(6)局部刺激因素:①常可发现局部刺激因素,如牙列拥挤、佩戴矫治器、清洁效果差等。②口呼吸习惯。

(二)鉴别诊断

与牙周炎相鉴别:牙龈炎无附着丧失和牙槽骨吸收。

(三)治疗

(1)牙龈炎是可逆的,帮助患儿认真刷牙,彻底清除菌斑、牙石及软垢。

(2)改善口腔卫生状况可使症状缓解、消失。口呼吸习惯的患者,应排除鼻咽疾病后,纠正不良习惯。

(3)炎症性牙龈增生可以通过改善口腔卫生控制菌斑得到缓解,一般不需要牙龈切除手术治疗,较为严重的可酌情手术修整外形。

二、增生性龈炎

增生性龈炎是指牙龈组织受到局部因素刺激而发生的慢性炎症,表现为牙龈组织明显的炎性肿胀,同时伴有细胞和胶原纤维的增生。多见于青少年。好发部位为前牙唇侧。

(一)临床检查

(1)上、下前牙的唇侧牙龈缘呈深红或暗红色,松软光亮。

(2)龈缘肥厚,龈乳头呈球状增生,龈沟深度超过3 mm,但附着无丧失。

(3)探诊容易出血。

(4)病程较长的患者,牙龈的炎症程度减轻,颜色变浅或接近正常,探诊出血亦减轻。

(二)局部刺激因素

(1)常可发现局部刺激因素:菌斑,牙石,食物嵌塞,牙列拥挤,佩戴矫治器,清洁效果差等。

(2)口呼吸,前牙唇侧牙龈暴露于干燥的空气中而不断受到气流的刺激,使牙龈肿大的发生率较高。

(三)鉴别诊断

(1)药物性牙龈增生:多有药物长期服用史。

(2)牙龈纤维瘤病:多有家族史,牙龈增生范围广泛、程度重。

(四)治疗

(1)去除一切刺激因素 洁治术去除菌斑和牙石;针对口呼吸的原因进行治疗。

(2)或可配合局部药物治疗,如龈袋冲洗及袋内上药。

(3)牙龈纤维增生的部分常需手术切除并施行牙龈成形术。

(4)必须教会患者正确刷牙和控制菌斑的方法,养成良好的口腔卫生习惯,以防止复发。

三、遗传性牙龈纤维瘤

遗传性牙龈纤维瘤病又称特发性牙龈纤维瘤病,为牙龈组织的弥漫性纤维增生。

(一)诊断

(1)最早可发生于乳牙萌出后,一般开始于恒牙萌出之后。

(2)牙龈广泛地逐渐增生,可累及全口的龈缘、龈乳头和附着龈,甚至直达龈膜联合处,以上颌磨牙腭侧最为严重。

(3)增生的牙龈可盖住部分或整个牙冠,以致妨碍咀嚼,牙齿可发生移位。增生的牙龈颜色正常,组织坚韧,表面光滑,有时也呈结节状。

(4)不易出血。

(二)鉴别诊断

与药物性牙龈增生相鉴别:有服药史而无家族史,牙龈增生主要累及龈缘和龈乳头。

(三)治疗

(1)牙龈成形术:切除增生的牙龈并修整外形。

(2)应给予患者教育,进行良好的菌斑控制。

四、萌出性龈炎

萌出性龈炎是指牙齿萌出初期牙龈组织发生的暂时性炎症性改变,可能与萌出时不适继发引起的咀嚼、触碰擦伤或牙冠周围的食物及软垢堆积感染造成。

(一)诊断

(1)常见于乳牙和第一恒磨牙萌出时。

(2)表现为沿牙冠的牙龈组织充血,但无明显的自觉症状,随着牙齿的萌出而渐渐自愈。

(3)发生于乳牙萌出前时,临床有时可见覆盖牙的黏膜局部肿胀,呈青紫色,内含组织液和血液,有萌出性囊肿之称。

(4)一般不会影响牙的萌出。

(二)鉴别诊断

边缘性龈炎:结合牙的萌出时间不难确诊。

(三)治疗

(1)加强局部清洁,可配合局部清洗。

(2)若萌出受阻,需切开去除部分牙龈组织,使牙冠外露。

(付 丹)

第二节 儿童口腔黏膜疾病

一、婴幼儿创伤性溃疡

婴幼儿创伤性溃疡是因局部机械刺激与不良习惯所造成的口腔组织破损。按部位不同,可分为李-弗病、贝氏口疮、自伤性溃疡及其他创伤性溃疡。

(一)李-弗病

(1)发生于舌腹部的口腔溃疡。

(2)新萌出的下颌乳中切牙的切缘锐利,摩擦舌系带,导致溃疡。

(3)舌系带通常过短,系带附着处近舌尖,患儿吸吮摩擦下切牙导致舌系带中央两侧溃疡。

(4)有时舌系带正常,但下颌乳中切牙过早萌出,吸吮时摩擦舌腹部。

(5)溃疡特点 位于舌系带中央两侧,溃疡面随着受摩擦的时间延长逐渐增大。

(6)病程较长时,可以形成肉芽肿,质地韧或硬,影响舌的运动。

(二)贝氏口疮

常因为喂养不当,如用过硬奶嘴或乳头孔过小,或吸吮拇指习惯等。

(1)溃疡表现为圆形或椭圆形的、较浅的溃疡。

(2)一般为在上腭翼钩处,左右对称。也可出现于一侧或正中。

(三)自伤性溃疡

自伤性溃疡指的是因儿童的不良习惯如习惯性咬舌、唇、颊等软组织,或手指、异物等刺激上述软组织引起的口腔溃疡。

(1)检查常可在对应部位发现局部刺激因素或询问病史有自伤习惯。

(2)随着时间的增长,创伤面积会变大变深,有时局部变硬。

(四)创伤性溃疡

创伤性溃疡多是由于乳牙残冠、残根持续损伤相对应的黏膜造成。

(1)除乳牙残冠、残根外,还包括慢性根尖周炎而致根尖外露刺激形成。

(2)早期损害色鲜红,逐渐发展成溃疡,陈旧性损害呈紫红或暗红色,溃疡底部可有灰白色或黄白色膜状物。长期未治疗者,边缘呈不均匀隆起,基底稍硬。

(3)多与创伤因子契合。

(五)鉴别诊断

复发性阿弗他口腔溃疡:有反复发作史,能自愈。

(六)治疗

(1)去除刺激因素:磨除牙尖,拔除残根及根尖外露牙齿,治疗龋齿等。

(2)改变喂养方式:用汤匙喂养,减少吸吮时的摩擦,促进溃疡愈合。

(3)局部应用促进溃疡愈合的喷剂:如表皮生长因子等。

(4)舌系带短者待溃疡愈合后,应做舌系带矫正术,避免复发。

(5)纠正不良习惯。

(七)预防

定期检查牙齿,及时治疗口腔病变。

二、复发性口腔溃疡

复发性口腔溃疡也称复发性阿弗他溃疡,是指反复发生在口腔黏膜的溃疡,有周期性。主要与机体免疫有关,免疫功能过高或低下都会导致口腔溃疡。此外,全身疾病如胃十二指肠溃疡,肝胆疾病等都易导致口腔溃疡。遗传及感染因素也能导致口腔溃疡。

(一)诊断

复发性阿弗他溃疡的临床类型尚不统一,目前广为接受的分类方法是轻型口疮、重型口疮及疱疹样溃疡。

1.轻型口疮

(1)有溃疡反复发作史。

(2)口疮发生前局部敏感、不适,或有触痛灼烧感。

(3)溃疡数目不多,通常1~5个,好发于角化区(如唇、颊等处)黏膜,角化区的牙龈、硬腭处少见。

(4)溃疡为小圆形或椭圆形,直径一般为2~4 mm,边缘整齐,周边有约1 mm充血带,表面覆有浅黄色假膜。

(5)溃疡有自限性,持续7~14天可以自愈,不会遗留瘢痕。

2.口炎型口疮

(1)溃疡特点与轻型口疮相似,但数量较多,可有10~30个。

(2)溃疡散在分布,而非成簇状。

(3)常伴有发热、下颌下淋巴结肿大等。

3.重型口疮

(1)溃疡较大而深在,直径10～30 mm,深及黏膜下层甚至肌层,又称腺周口疮。溃疡周围组织红肿且微显隆起,扪之较硬,大多边缘整齐,愈后有瘢痕或者有组织缺损。

(2)可发生于任何部位,但好发于口腔的后部,颊、咽旁、硬腭或软腭交界处。数量一般为1个,周围或有数个小溃疡。疼痛较重。

(3)疼痛剧烈,常伴有局部淋巴结肿大。

(4)持续时间较长,有月余、数月或半年。

(5)有自限性,复发的间歇期不定。

(二)鉴别诊断

1.癌性溃疡

长期不愈合,基底发硬,表面突起呈菜花状,边缘不整齐,病理检查可见细胞癌变。

2.创伤性溃疡

有契合因子,形状各异,并有肉芽形成。

3.疱疹性口炎

牙龈充血红肿,溃疡成簇状,边缘不规则。

(三)治疗

1.局部治疗

(1)止痛类药物:表面涂1%丁卡因或1%普鲁卡因或0.5%～1%利多卡因饭前含漱。

(2)消炎类药物:金霉素药膜或氯己定药膜、加入丁卡因的金霉素软膏、0.1%曲安西龙软膏、甲硝唑糊剂等涂于溃疡表面。

(3)促溃疡愈合药物:溃疡膏、溃疡膜、中药养阴生肌散、促表皮生长因子等。

(4)腐蚀性药物:灼烧溃疡表面,使蛋白凝固,形成假膜,促进愈合。常用药物有10%硝酸银、50%三氯醋酸、5%乙醇、8%氯化锌等。

(5)局部封闭:对持久不愈或疼痛明显的溃疡,如腺周口疮,可于溃疡部位做黏膜下封闭注射。常用药物2.5%醋酸泼尼松龙混悬液25 mg/mL加等量1%普鲁卡因液,每次0.5～1 mL,溃疡下局部浸润。

(6)理疗:用激光、微波灯照射溃疡面。

2.全身治疗

(1)查找诱因,消除可能的致病因素。

(2)补充维生素,如B族维生素等。

(3)免疫调节剂:转移因子、左旋咪唑、胸腺素等。

(四)预防

摸索复发规律,寻找复发诱因,避免和减少诱发因素的刺激。

三、疱疹性口炎

疱疹性口炎属于一种急性感染性炎症,多发于6岁前的儿童,出生后6个月至3岁的婴幼儿更为多见。

病原体为单纯疱疹病毒。口腔及颜面部的疱疹主要由单纯疱疹病毒Ⅰ型(简称HSV-Ⅰ)感染所致。感染单纯疱疹病毒Ⅱ型(简称HSV-Ⅱ)损害主要发生于生殖器、子宫颈及周围皮肤。

(一)诊断

(1)起病急,流涎,烦躁拒食与发热,下颌下淋巴结肿大、压痛,咽喉部轻度疼痛。

(2)通常全身症状逐渐减轻时,口腔损害开始出现。

(3)疱疹可发生于口腔黏膜角化程度不等的任何部位,如唇、颊、舌、牙龈与上腭等处。水疱一般成簇状,破溃后形成不规则溃疡面。

(4)牙龈充血水肿,易出血。

(5)舌背白苔较厚。

(6)口周皮肤可见疱疹,破溃后形成黄色痂皮。

(7)病程一般7～14天。伴有继发感染时,病程延长。

(8)实验室检查。①血常规检查:病毒感染时白细胞总数正常或偏低,淋巴细胞比例偏高。②病毒分离有助于病原诊断。③病毒抗原的血清学检查有助于诊断。

(二)鉴别诊断

1.疱疹性咽峡炎

疱疹性咽峡炎为柯萨奇病毒A4所致。好发于软腭、悬雍垂、扁桃体等口咽部,初为丛集或成簇的小水疱,破裂后形成溃疡。损害少发于口腔较前部位,病程约1周,全身反应与前驱症状都较轻。

2.手足口病

手足口病为柯萨奇病毒A16及EV71病毒所致的皮肤黏膜病。好发于春秋季,前驱症状为低热、困倦、淋巴结肿大,随后于手掌、足底及口腔黏膜发生散在的水疱、丘疹或斑疹。口腔内水疱破溃成溃疡,症状较皮肤重。少数患者可出现脑炎及脑脊髓炎、肺水肿、循环衰竭等,严重时可危及生命。

(三)治疗

(1)治疗一般以对症治疗为主。休息,足够的饮水。补充B族维生素、维生素C及有营养、易消化的食物。

(2)保持口腔卫生,进食后用淡盐水漱口,以防止继发感染。

(3)可涂搽鱼肝油软膏促其愈合,并可减轻疼痛;进流食或软食。

(4)口服抗病毒药如板蓝根、健儿清解液,清热解毒口服液等抗病毒口服液。

(5)皮肤损害的治疗以保持洁净、防止感染、促使干燥结痂为主。

(6)有继发感染者可服用抗生素。

(7)同时对患者应适当隔离,暂时不要上学或去幼儿园,以减少该病流行的可能。

四、球菌性口炎

球菌性口炎是由金黄色葡萄球菌、溶血性链球菌、肺炎双球菌等为主的球菌感染所引起,临床上以形成假膜损害为特征,又称膜性口炎。由金黄色葡萄球菌、溶血性链球菌、肺炎双球菌等为主的球菌感染所引起。多为继发感染。

(一)诊断

(1)口腔黏膜普遍充血、水肿,表面出现大小不等、界限清楚的糜烂面,并有纤维素渗出物形成的假膜。剥脱假膜则呈现出血面。

(2)由于致病菌不同,假膜的颜色也稍有区别,一般多为暗灰白色或黄褐色假膜。

(3)患处疼痛明显,流涎增多,伴有轻微口臭。
(4)局部淋巴结肿大,体温升高,白细胞增多,有时有寒战。
(5)全身症状数天即可消退,但口腔黏膜症状一般仍持续一定时间。
(6)实验室检查。①血常规检查:白细胞计数升高。②涂片检查或细菌培养:细菌涂片检查可见大量链球菌或葡萄球菌,有助于诊断和治疗。

(二)鉴别诊断

1.白色念珠菌性口炎

局部症状较轻,绒毛状膜状物易于拭去。涂片检查可发现真菌芽孢。

2.疱疹性龈口炎

全身症状较重,口腔内成簇状溃疡的表现。

(三)治疗

1.口腔护理

可用依沙吖啶清洗口腔。由于引起假膜性口炎的细菌不是厌氧性菌,因此不必用氧化剂,特别是过氧化氢酸性较强,刺激黏膜增加患儿痛苦。2.5%金霉素鱼肝油可促黏膜上皮生长。

2.全身治疗

抗生素口服或静脉滴注,可用青霉素、螺旋霉素等。补充维生素 B_1、维生素 B_2、维生素 C 等。

五、急性假膜型念珠菌口炎

假膜型念珠菌口炎是口腔内白色念珠菌感染所致口腔黏膜表面凝乳状假膜,又称雪口病、鹅口疮。多发于婴幼儿。

白色念珠菌可以存在于正常人口腔中,人类血清中含有抗真菌的成分,能抑制白色念珠菌的生长。新生儿、婴儿体内此成分的含量低于成人,出生后 6~12 个月时达成人水平。所以,新生儿和 6 个月内的婴儿最易患此病。分娩是使新生儿受感染的重要环节。乳头或哺乳用具等受到白色念珠菌污染时,也常使婴儿口腔黏膜发生感染。

(一)诊断

(1)通常无明显自觉症状,少数患儿烦躁不安、啼哭、哺乳困难,有时有轻度发热,全身反应一般较轻。

(2)好发于唇、舌、颊、软腭等黏膜。损害区黏膜充血、水肿,表面出现散在的凝乳状斑点,并逐渐扩大融合形成片状假膜。

(3)个别病例可能蔓延到食管和支气管,引起念珠菌性食管炎或肺念珠菌病。

(4)使用一般抗生素可加重病情,促其蔓延。

(5)实验室检查:①涂片检查可以发现大量念珠菌丝和孢子。②分离培养可确诊为白念珠菌感染。

(二)鉴别诊断

(1)球菌性口炎:黏膜充血水肿明显,有成片的灰黄色假膜,表面光滑致密,且易被拭去,遗留糜烂面而有渗血。全身反应重,区域淋巴结肿大。

(2)白斑、扁平苔藓等白色病变,白色损害不能拭去。

(三)治疗

(1)局部药物治疗 1%～2%碳酸氢钠溶液局部涂布,可以抑制念珠菌的生长。

(2)制霉菌素混悬剂局部涂用效果良好,病变消失后需继续使用数天,以防复发。

(3)加强营养,注意口腔卫生。婴儿用具要清洗消毒;母亲哺乳期应注意清洁消毒,消除感染源。

(4)全身抗真菌治疗 重症者可使用酮康唑、氟康唑、伊曲康唑等口服。但婴幼儿较少使用。

(付　丹)

参 考 文 献

[1] 于秀莉,杨宪珍,邢晓华.口腔正畸与修复[M].上海:上海交通大学出版社,2023.
[2] 易建国,孙雪梅.口腔修复学[M].武汉:华中科技大学出版社,2022.
[3] 吴龑,孟玲娜,望月,等.口腔临床操作技术与疾病治疗[M].开封:河南大学出版社,2021.
[4] 王文梅,杨旭东.口腔颌面部相关综合征[M].南京:东南大学出版社,2022.
[5] 杜阳.口腔多学科临床思维与实践[M].沈阳:辽宁科学技术出版社,2021.
[6] 欧平花,李翠,苏花,等.口腔疾病规范化诊治方案[M].长沙:中南大学出版社,2022.
[7] 殷悦,李轶杰,么远.口腔医学基础与临床实践[M].郑州:郑州大学出版社,2022.
[8] 杜礼安,宋双荣.口腔正畸学[M].武汉:华中科技大学出版社,2021.
[9] 阴绪超,李春燕,吕海秀.临床口腔诊疗技术[M].长春:吉林科学技术出版社,2021.
[10] 程传花.实用口腔疾病诊疗学[M].长春:吉林科学技术出版社,2021.
[11] 王东波,陈蕊,何茂影,等.实用口腔医学基础与临床[M].上海:上海交通大学出版社,2023.
[12] 秦满.现代儿童口腔医学规范诊疗手册[M].北京:北京大学医学出版社,2023.
[13] 毛广文.实用口腔疾病诊疗技术[M].长春:吉林科学技术出版社,2021.
[14] 杜芹,林木.儿童口腔疾病诊治与舒适化操作[M].北京:中国纺织出版社,2022.
[15] 何文丹,龚斌,张敏,等.精编临床口腔医学理论与实践[M].北京:科学技术文献出版社,2021.
[16] 方贺.现代口腔科实用诊疗技术[M].北京:中国纺织出版社,2022.
[17] 王惠元,阎杰.口腔解剖学[M].长沙:中南大学出版社,2021.
[18] 李晓箐.口腔解剖生理学[M].上海:上海科学技术文献出版社,2023.
[19] 张震康.口腔颌面外科学[M].北京:北京大学医学出版社,2023.
[20] 李春茹,米娜,闫嘉群,等.口腔科操作技术与疾病处置[M].北京:中国纺织出版社,2022.
[21] 郭传瑸,孙勇刚,王兴,等.现代口腔颌面外科学规范诊疗手册[M].北京:北京大学医学出版社,2022.
[22] 应彬彬,韦宁,俞梦飞.口腔保健与常见疾病防治[M].杭州:浙江大学出版社,2022.
[23] 吴朋.口腔疾病诊断治疗[M].北京:科学技术文献出版社,2021.
[24] 付爽,白轶昕,薛心,等.现代口腔医学基础与实践[M].北京:中国纺织出版社,2022.
[25] 华红.现代口腔黏膜病学规范诊疗手册[M].北京:北京大学医学出版社,2023.

[26] 赵玥.临床口腔疾病检查与治疗[M].长沙:湖南科学技术出版社,2021.

[27] 徐鲁勇.实用口腔疾病诊断与治疗[M].北京:科学技术文献出版社,2021.

[28] 秦晶.现代儿童口腔医学[M].西安:陕西科学技术出版社,2021.

[29] 黄元清,黎祺.口腔颌面外科学[M].武汉:华中科技大学出版社,2021.

[30] 呼明燕.眼耳鼻咽喉与口腔科疾病诊疗技术[M].长春:吉林科学技术出版社,2022.

[31] 王培军,吕智勇,李冀,等.口腔疾病诊疗与康复[M].北京:科学出版社,2021.

[32] 董贤亮.口腔科临床诊疗技术研究[M].汕头:汕头大学出版社,2022.

[33] 谢涌涛.现代口腔疾病治疗与技术[M].沈阳:辽宁科学技术出版社,2021.

[34] 戴辛鹏.口腔专科诊疗技术与临床[M].北京:中国纺织出版社,2022.

[35] 李铁军.现代口腔颌面病理学规范诊断手册[M].北京:北京大学医学出版社,2023.

[36] 金作林.埋伏阻生牙的正畸综合治疗[J].口腔疾病防治,2023,31(5):305-311.

[37] 刘好好,刘嘉靓,陈美华.超声检查在口腔医学中应用的研究进展[J].口腔材料器械杂志,2023,32(2):130-133.

[38] 吴昊泽,张晓,程小刚,等.龋病和牙周病患者唾液菌群和代谢产物的比较研究[J].中华口腔医学杂志,2023,58(2):131-142.

[39] 刘吉玥,刘奕.咬合调整对颞下颌关节紊乱病的影响[J].中国实用口腔科杂志,2023,16(2):147-151.

[40] 程杰,王士杰,孙寒蕾.儿童龋齿病因综合分析与防治[J].医学信息,2023,36(3):189-192.

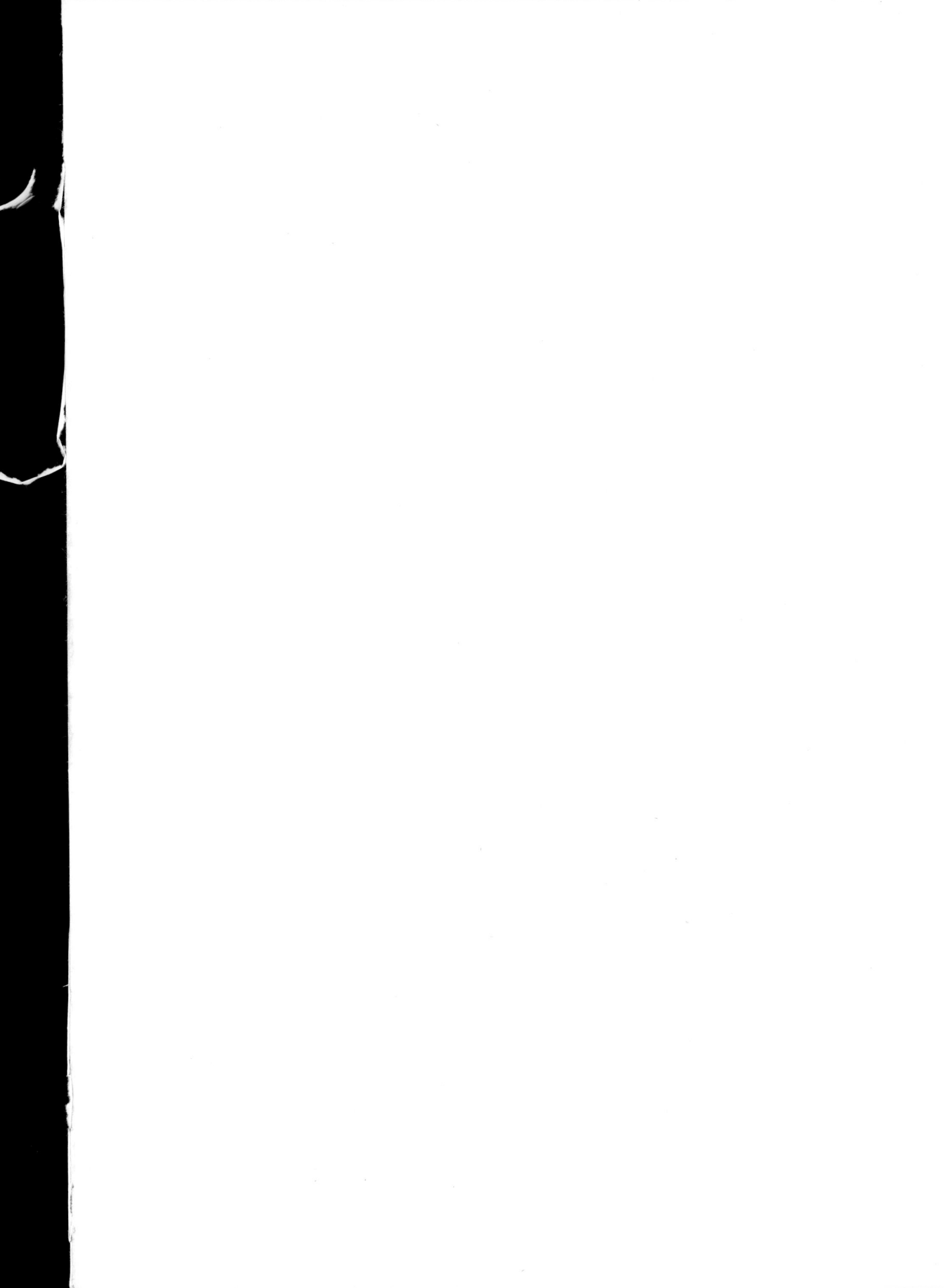